江西中医药大学自编创新教材

江西省高校高水平学科中药学学科建设创新教材

临床中药学

（供中医药类、中西医结合等专业用）

主　编　聂　晶　刘红宁

副主编　赵海平　李　瑛

主　审　张廷模

编　委（以姓氏笔画为序）

　　　　刘红宁　李　瑛　张　丽

　　　　罗　云　赵海平　聂　晶

U0286938

上海科学技术出版社

图书在版编目(CIP)数据

临床中药学/聂晶,刘红宁主编.—上海:上海科学技术出版社,2015.6(2019.7 重印)
ISBN 978-7-5478-2615-7

Ⅰ.①临…　Ⅱ.①聂…②刘…　Ⅲ.①中药学—中医学院—教材　Ⅳ.①R28

中国版本图书馆 CIP 数据核字(2015)第 080552 号

临床中药学

主编　聂　晶　刘红宁

上海世纪出版股份有限公司
上海科学技术出版社　出版
(上海钦州南路71号　邮政编码 200235)
上海世纪出版股份有限公司发行中心发行
200001　上海福建中路193号　www.ewen.co
苏州望电印刷有限公司印刷
开本787×1092　1/16　印张 26.5
字数 640 千字
2015年6月第1版　2019年7月第4次印刷
ISBN 978-7-5478-2615-7/R·897
定价:48.00元

前　言

本书为江西省高校高水平学科中药学学科建设创新教材,主要适用于中医药类及中西医结合等各专业本科教学,亦为从事中医药教学、医疗、科研、生产等领域专家、学者的重要参考书,也可供全国中医药院校研究生及其他各层次中医药教育学习临床中药学使用。

本版教材吸收各版教材的编写经验和内容精华,根据学科的发展和中医药本科教学更新、更高的要求进行编写,有所突破与创新,全书的结构和分类更为合理,名词术语更为规范;对中药学分类章节名重新思考,结合中医药理论及临床大胆寻求突破;教材内容注重知识更新,吸收现代研究的成果;同时按照中药学教学大纲并参照国家执业中医师和执业药师考试大纲的要求,结合目前各学校安排的教课学时,把握了适宜的广度和深度。

本教材内容共分为三部分:总论、各论、附篇。其中总论9章,第一章绪论,重点介绍了中药、中药学、临床中药学相关概念、中药学的学科分化及临床中药学与相关学科的关系。第二章中药的起源及中药学的发展,重点介绍中药学的发展历史。第三章中药的品种、产地与采集,主要介绍中药品种、产地、采集与药效的关系。第四章中药的炮制,主要介绍炮制的目的及常用炮制方法。第五章中药的作用,主要介绍中药作用的基本原理,中药的功效及不良作用。第六章中药的性能,着重介绍各主要性能的含义、确定依据、与功用的关系和临床意义。第七章中药的配伍,重点介绍配伍的意义,药物七情的含义及对临床用药的指导意义。第八章中药的用药禁忌,主要介绍配伍禁忌、妊娠用药禁忌、病证禁忌、服药饮食禁忌。第九章中药的剂量与用法,重点介绍剂量的含义、确定剂量大小的依据及给药途径、应用形式、煎煮方法、服药方法。各论将所收药物按其主要功效分为23章,与现行本科教材不同的是:依据中医基础理论及临床实际将温里药章名更名为温里祛寒药;清热药章将清热凉血药改名为清营凉血药,删除清虚热药(节),新增清热解暑药(节);化痰药、止咳平喘药及平抑肝阳药、息风止痉药均独立成章;收涩药章将固表止汗药改名为敛汗药;各药的性能、功效,逐一考订,更加规范、合理和实用;在应用项下,注意阐明主治病证与功效的关系,个性特点,以便理解和记忆;药物项下新增临床新用(超越药典教材所述功效的临床应用)项,反映了学科进展,有利于拓宽学生的视野,培养创新思维;其他项增加了药物常用处方名,以便让学生了解中药用名的历史,但不提倡现代处方使用,临床应按法规规定的"正名"使用;每章新增问题与思考(书中无现成答案)及辨证用药练习,以培养学生分析问题、解决问题的能力,符合新时期大学生培养目标的要求。附篇除药名索引外,重点介绍中药化学成分研究进展及中药现代药理研究进展,改良了目前教材关于中药化学成分及药理研究或分散各药简述或干脆弃而不用的编写形式,有利于学生获得较为系统和完整的知识。

　　本教材由江西中医药大学临床中药学专家及青年才俊组成的编委会通力协作编写而成。其分工如下:刘红宁、赵海平、罗云编写总论,李瑛编写解表药、止血药、活血化瘀药、化痰药、止咳平喘药;赵海平编写清热药、化湿药、理气药、平抑肝阳药、息风止痉药;张丽编写泻下药、消食药、驱虫药、安神药、开窍药、收涩药;聂晶编写祛风湿药、利水渗湿药、补虚药;罗云编写温里祛寒药、涌吐药、攻毒杀虫燥湿止痒药、拔毒去腐生肌药及中药化学成分研究进展、中药现代药理研究进展。聂晶负责全书统稿,主审成都中医药大学张廷模教授对全书内容进行了审定。

　　本教材在编写过程中,得到了江西中医药大学各级领导的大力支持,以及学科建设办公室的帮助,在此一并表示感谢!

　　由于编者水平有限,差错难免,对本教材不足之处,欢迎同仁及广大读者批评指正,以便不断完善与提高。

《临床中药学》编委会

2015 年 2 月

目　录

上篇　总　论

下篇　各　论

附　篇

上 篇

总 论

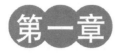

绪　论

　　我国疆域辽阔、物产富饶,拥有着种类繁多的天然药材资源。近代以前本草典籍记载药物品种超过 3 000 种,20 世纪 90 年代中药资源普查显示,种类已达 12 800 余种。在漫长的历史岁月中,这些宝贵资源得以有效利用,对维护我国人民健康、促进中华民族的繁衍昌盛作出了不可磨灭的贡献。而今我国宪法规定"发展现代医药和我国传统医药",这里的传统医药主要包括中医药、民族医药和民间医药三个部分。中药作为我国传统医药的主流用药,在健康领域有着不可替代的优势。随着不断的研究与发展,中药将会对全人类的健康作出更大的贡献。

一、中药与中药学的概念

(一) 中药及其相关概念

　　1. **中药**　中药是指在中医理论指导下,用于预防、诊断、治疗疾病和养生保健的药用物质及其制剂,主要有中药材、饮片和中成药三种形态。其来源包括植物、动物和矿物等,其中植物性药材居多,使用也最普遍,所以自古沿袭把药学称为"本草"。改称为"中药",是约 19 世纪后期西方医药全面、系统传入我国后,为了区别于西药,对我国传统药物的称呼。

　　2. **传统药物**　传统药物是指各国历史上流传下来的药物,主要是动物药、植物药和矿物药。我国传统药物主要是中药,也包括民族药(如藏药、蒙药、苗药等)、民间药物(蕴藏在民间的单方验方、草药等)。

　　3. **民族药**　民族药应当是我国各民族独特理论指导下使用的药物及其药学类学科。但是目前一般认为民族药是指除汉族以外各兄弟民族使用的、以本民族传统医药理论和实践为指导的药物。民族药发源于少数民族地区,具鲜明地域性和民族传统文化如藏药、维吾尔药、蒙药、壮药、苗药、羌药等。中药则主要指汉族的传统药物。

　　4. **草药**　草药之名始于宋代,当时是指主流本草尚未记载,官方中医机构和人员少用,为民间医生所习用,且加工炮制尚欠规范的部分药物。非专指草本类药物,也包括动物药和矿物药。在医疗实践中,草药逐渐由经验用药向理论指导用药过渡,最终形成中药。两者无本质区别,合称中草药。

　　5. **中药材**　中药材是指经过采收,可以作为中药饮片使用,但未经必要加工炮制,而且尚未按照有关质量标准检测的植物、动物和矿物的天然产物。

　　6. **中药饮片**　中药饮片是经过挑拣净选将中药材按照有关炮制规范制成的片状、块状、段节及粉末等形状的加工炮制品;饮片除干燥的固体外,还可以是鲜药、液汁、半流体或提取物;除常见的单味药饮片外,也有建曲、芜荑之类"复方"饮片。因其质量符合国家标准、部颁标准或地方标准,可直接用于调配和制剂。因中医临床治疗多以"汤剂"饮服为主,故名"饮片",古代又称"咀片"。

7. **中成药**　中成药是指在中医药理论指导下,以中药饮片为原料,按照处方标准并依据药材的理化特点制成一定剂型的现成制剂,可直接用于防治疾病,是中药的重要组成部分。中成药虽便于贮存、运输和使用,但也存在不能灵活因证加减、载药量有限及质量可控性较差等问题。

8. **天然药**　天然药是指动物、植物和矿物等自然界中存在的有药理活性的天然产物,可直接入药或从中提取有效成分入药,主要相对于化学药而言。天然药与中药都使用动物、植物和矿物,但用作中药的物质必须以中医药理论为指导原则。

9. **现代药**　现代药是指19世纪以来发展起来的,用现代医学观点表述其特性,能被现代医学使用的药品。是用现代科学方法得到,并用现代医学理论和方法筛选确定其药效的。

(二)中药学

中药学是研究中药基本理论和各种中药的品种来源、鉴定、种植(或养殖)采集、储存、炮制、制剂、性能、功效、应用、药理、化学成分及其营销和管理等知识的一门学科,是祖国医药学的一个重要组成部分。在"中药"一词出现之前,也把古代记载中药的典籍中药学称为本草学。中药学包括了一切与中药有关的知识,在其分支学科的发展演变中,又称为广义的中药学。

二、中药学的学科分化

中药学作为一个学科体系,随着自身发展及其他学科渗透,研究领域更加扩大,分支学科日趋成熟。南北朝时期炮制学专著——《雷公炮炙论》的出现,标志着本草新分支学科的产生,奠定了中药炮制学的基础。近代以来,随着西方医药知识大量传入我国,中药的现代研究日渐受到重视,对中药化学和药理进行了系统研究,同时也涉及中药药性、鉴别、栽培、资源调查、制剂及炮制等方面。这些研究发展促进了中药学的学科分化。目前,该学科已经逐步分化为临床中药学、中药资源学、中药栽培学、中药炮制学、中药化学、中药制剂学、中药药理学、中成药等分支学科,均融入了大量现代研究方法及其他学科知识,并进一步向各自领域纵深发展。其中,临床中药学在该学科分支群中处于核心地位,具有统率作用。

三、临床中药学的概念及与相关学科的关系

临床中药学是在中医药理论指导下,以临床安全、有效、合理用药为目的,研究中药基本理论和各药临床应用规律的一门学科。

在我国现有的学科目录中,中药学是与中医学并列的,都属于一级学科。临床中药学既是中医学的二级学科,也是中药学的二级学科,具有其独特、完整的理论体系。具体研究内容有性能理论、功效理论、应用理论、配伍理论以及各种中药的性能、功效、应用知识以及本草发展史,同时也涉及其他影响中药临床效应的相关知识。

在中医学学科群中,临床中药学是一门专业基础学科,和方剂学一起,在中医基础学科与中医临床学科之间起承上启下的作用,使理、法、方、药成为一个有机整体。在中药学学科群中,临床中药学是龙头学科,为其他二级学科的现代研究提供依据的同时,又将各二级学科新的研究成果加以综合提升,纳入临床中药学的理论体系,最终促进中药学现代化发展。

问题与思考

1. 何为"中药"?如何界定现代中药的涵盖范围?
2. 如何认识"中药学"与"临床中药学"概念的区别与联系?

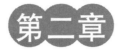

中药的起源及中药学的发展

第一节 中药的起源

中药起源于人类长期生活和医疗实践,如《淮南子·修务训》谓:"神农……尝百草之滋味,水泉之甘苦,令民知所避就,当此之时,一日而遇七十毒。"这一传说形象而生动地反映了药物知识的起源。

随着社会生产力的发展,药物来源由野生药材、自然生长逐步发展到部分人工栽培和驯养,并由动、植物扩展到天然矿物及若干人工制品。尤其人工酿酒和汤液的发明与应用,对医药学的发展起了巨大的促进作用。酒具有祛寒邪、通血脉、行药势、消毒和助溶等作用,后世称之为"百药之长"。

我国药物知识正式的文字记载可追溯到公元前一千多年的西周时代。如《尚书·说命篇》云:"药不瞑眩,厥疾弗瘳。"《周礼·天官冢宰下》谓:"医师掌医之政令,聚毒药以供医事。"以及"以五味、五谷、五药养其病"。《诗经》一书,涉及植物140余种,动物100余种,后世作为药物的植物就有50多种。《山海经》收录了植物、动物及矿物127种,对于药物产地更加具体,并明确了若干品种的性能和功效。1975年长沙马王堆汉墓出土的《五十二病方》是我国现已发现的最早方书,用药多达240余种,医方280多个,所治疾病涉及内、外、妇、五官等科,其载药数目之多,复方用药之早,所治疾病之广,说明先秦时期药学发展已具相当规模。《黄帝内经》是我国现存最早的医学典籍,描述了秦汉以前我国医药学的发展状况,标志着中医药学由单纯积累经验阶段发展到理论总结阶段,为中药学的发展提供了理论依据。

第二节 中药学的发展

一、秦汉时期

秦汉时期,本草学内容日渐丰富,我国药学已初具规模。西汉时期已有本草专著问世,并拥有众多的通晓本草的教授者,如《史记·仓公列传》记载,吕后八年(前180年)公乘阳庆将《药论》

传于弟子淳于意;并且提到的汉代药学书目还有多种。《汉书·平帝纪》云:"元始五年(5年)征天下通知……本草以及五经、论语、孝经、尔雅教授者……遣至京师。"然而,遗憾的是专门的本草文献未能遗留下来。

《神农本草经》是现存最早的本草专著,原书早佚,目前各种版本均系明清以来学者从其他相关书籍中考订、整理、辑复而成。《神农本草经》大约成书于东汉末年,"序列"部分言简意赅地论述了药物四气、五味、有毒无毒等药性基本理论,以及配伍、服药方法、剂型、产地、采集、加工、鉴别等内容。载药365种,按药物功效的不同分为上、中、下三品,后世称为"三品分类法"。所载药物大多朴实有验,至今仍然习用,如乌头止痛、当归调经、黄连治痢等。该书系统总结了汉以前的药学成就,初步奠定了我国药学基础,对后世本草学发展有深远的影响,故被尊为药学经典之著。

二、两晋南北朝时期

汉末以来,临床用药品种日渐增多,本草著作的数量与种类也大大增加。中药的本草著作,除《吴普本草》《李当之本草》《名医别录》《雷公药对》《徐之材药对》外,首推梁代陶弘景所辑《本草经集注》。

《神农本草经》由于战乱破坏及多次传抄等原因,内容混乱,错误较多,部分药物的性味、功效等内容与原来的记述不尽相同。因此,陶弘景对当时传抄错简的《神农本草经》进行整理注释,并增加了汉魏以来名医的用药经验(主要源于《名医别录》),大约于公元500年撰成《本草经集注》。该书"序例"部分,首先回顾了本草的发展概况,接着对《神农本草经》序例条文逐一加以注释、发挥,并以当时药材伪劣品较多的事例,补充了大量采收、鉴别、炮制、制剂及合理取量方面的理论和操作原则,还增列了"诸病通用药""解百药及金石毒例""服药食忌例""凡药不可入汤酒者""诸药畏恶七情表"(原书无标题,以上题目为后人所习用)等。大大丰富了药学理论的内容,具有较高的学术水平。在各论部分,首创按药物自然属性分类的方法,将所载730种药物,分为玉石、草、木、虫兽、果菜、米食、有名未用七类,各类中又结合三品分类安排药物顺序,改变了"三品混糅,冷热舛错,草木不分,虫兽无辨"的现象;各药之下,依次为《神农本草经》文、《名医别录》文、《雷公药对》文和陶氏注文。陶氏注文广涉药物各方面的知识,但以"区畛物类"为重点。为便于保存文献资料,采用朱写《神农本草经》文,墨写《名医别录》文,小字作注的方式。对于药性,又以朱点为热,墨点为冷,无点为平。这在全凭手抄药书的时代,不失为一种事半功倍的办法。该书系统、全面地整理和补充了《神农本草经》的内容,反映了魏晋南北朝时期的主要药学成就,标志着综合性本草模式的初步确立,后世大型综合本草无不以此书为基本框架。

南朝刘宋时代雷敩著《雷公炮炙论》是我国第一部炮制专著,收录了300种中药的炮制方法,提出药物经过适宜炮制可提高药效,降低毒性,便于贮存、调剂与制剂等。此书对后世中药炮制的发展产生了极大的影响。

三、隋唐时期

隋唐时代,经济文化繁荣,交通、外贸发达,外来药品日益增多,国家医药及其教育机构的扩大,本草学又有了较大的发展。这一时期,各地使用的药物品种已达千种以上,各类本草亦接近百种之多,尤其是药名音义、药图、食疗、外来药物等专类本草的大量出现,构成了唐代本草学的一大特色。

《本草经集注》成书于南北分裂时期,缺乏对北方药物情况的了解,内容局限,加之在以后一百多年的传抄中出现了不少错误,已经不能适应当时的社会需要,因而有必要对本草进行再次全面整理总结。唐显庆四年(公元 659 年)颁行了经政府批准,由长孙无忌、李勣领衔,苏敬实际负责,23 人参加撰写的《新修本草》(又名《唐本草》)。因是以政府权力编撰与颁行的,故称为我国第一部药典,比 1542 年欧洲纽伦堡药典要早 800 余年。该书卷帙浩繁,共 54 卷,由"本草""药图""图经"三部分组成,收药 844 种(一说 850 种),新增药物 114 种(一说 120 种),分为玉石、草、木、兽禽、虫、鱼、果菜、米谷、有名未用九类。书中增加了药物图谱,并附以文字说明,图文并茂的方法开创了世界药学著作的先例,具有较高的学术水平与科学价值,反映了唐代本草学的辉煌成就,对后世药学的发展也影响极大,很快流传到国外。如 731 年即传入日本,并广为流传,日本律令《延喜式》即有"凡医生皆读苏敬《新修本草》"的记载。

此后,开元年间(公元 713~741 年),陈藏器对《新修本草》进行增补和辨误,编写成《本草拾遗》。此书扩展了用药范围,根据药物功效,提出宣、通、补、泻、轻、重、燥、湿、滑、涩十种分类方法,对后世方药分类产生了很大影响。故明代著名医药学家李时珍评价:"其所著述,博及群书,精覆物类,绳订谬误,搜罗幽隐,自本草以来,一人而已。"

五代时期,韩保昇等也以《新修本草》为蓝本,编写成《蜀本草》。该书对药品的性味、形态和产地等做了许多补充,尤其图形绘制精细是其特点,对后世药物学的发展有一定影响。此外,新增补胡黄连、地不容等药物 14 种;并对《神农本草经》的药物七情配伍内容进行了统计归纳,后世"十八反"之说,即源于该书的统计。

唐代开始使用动物组织、器官及激素制剂,而用羊靥(羊的甲状腺)和鹿靥治甲状腺病,见于《千金方》;酵母制剂在唐代已普遍地用于医药,如《千金方》和《药性论》都对神曲的性质、功用有明确的叙述。

唐至五代时期对某些食物药与外来药都有专门研究。《千金方》中已经设食治篇。著名医学家、饮食家孟诜原著,后经其弟子张鼎增补而成的《食疗本草》,全面总结了唐以前的营养学和食疗学经验,是世界上现存最早的食疗专著,孟诜被誉为世界食疗学的鼻祖。本草学家李珣所著的《海药本草》,载药 124 种,其中大多数是从海外传入或从海外移植到中国南方的,且以香药记载较多,对介绍国外输入的药物知识和补遗中国本草内容作出了很大贡献。

四、宋、金元时期

宋代药学发展呈现出蓬勃局面,开国一百年内多次组织大型官修本草编撰。开宝元年(公元 973~974 年)刊行了《开宝本草》,1060 年刊行《嘉祐补注本草》。1061 年刊行的《本草图经》(又名《图经本草》),所附 900 多幅药图是我国现存最早的版刻本草图谱,对辨认药材真伪和指导采集起到重要作用。

1082 年,四川名医唐慎微,整理了经史百家 246 种典籍中有关药学的资料,在《嘉祐本草》《本草图经》的基础上,编写成《经史证类备急本草》(简称《证类本草》)。该书是今天完整保存下来的综合本草之中年代最早的一部,全书 33 卷,载药 1 558 种(或谓 1 700 余种),各药之后附有药图,并附列方剂,此种图文并重,方药兼收的编写体例,较前代本草又有所进步。各药还附以制法,为后世提供了药物炮制资料。书中对所收载的资料采用原文照录,注明出处的方法,使宋以前大量方药资料得以保存,具有极高的学术价值与文献价值。正如李时珍所言:"使诸家本草及各药单方,垂之千古,不致沦没者,皆其功也。"

国家药局的设立,是北宋的一大创举,也是我国药学史上的重大事件。1076 年,宋朝廷在京城开封创办了专卖成药和饮片的官方"熟药所",其后发展为出售药物的"惠民局"和修合药物的"和剂局"。这些机构的出现,促进了药材检验、处方优选、成药生产及药政管理的发展,带动了炮制、制剂技术的提高。"秋石"是从人尿中提取的性激素制剂,其制备方法最早见于《苏沈良方》,英国学者李约瑟将之列为中国古代科技的二十六项发明之一。《宝庆本草折衷》还有"猪胆合为牛黄"的记载。此外,宋代用升华法制取龙脑、樟脑,蒸馏法制酒等,皆都反映了当时中药制剂所取得的成就,至今仍有重要的实用价值。

注重探究药理,是宋代本草的一大特色。北宋末年编成的《圣济经》,设有"药理篇"1卷,后世将其依据药物自然特征,进行药理推衍的内容,称为"法象药理学",对金元时期药理的发展及本草论药方式有极大的影响。另外,这一时期药性理论发展也较为突出,著名的药性理论医籍有寇宗奭的《本草衍义》、王好古的《汤液本草》、李杲的《药类法象》《用药心法》、张元素的《医学启源》及《珍珠囊》等,进一步丰富了中药学的升降浮沉、归经等理论。

元代忽思慧于1330年所著《饮膳正要》是饮食疗法的专门著作,论述了养生避忌、妊娠食忌、高营养物质烹调法、营养疗法、食物卫生、食物中毒等内容,介绍了不少回、蒙民族的食疗方法,至今仍有较高的参考价值。1331年,吴瑞所著《日用本草》,主要摘录了各本草中可食用之品540余种,论其性味功用,使其便于向普通百姓普及,以防饮食不当而致害,颇具有实用价值。

五、明代

随着医药知识不断丰富,沿用已久的《证类本草》已不能满足时代的要求,需进一步总结和提高。弘治十六年(1503年),太医院院判刘文泰等人奉敕,按"删《证类》之繁以就简,去诸家之讹以从正"的原则,修订宋代以来的本草著作,写成《本草品汇精要》,是明代唯一的一部官修本草。该书共42卷,载药1815种,绘有1385幅精美的彩色药图和制药图。所载药物内容分24项记述,虽反映了对药物认识的进步,但分项过于繁杂,反而招致一些混乱。稿成之后,因刘文泰获罪受审而存于内府未能刊行,直至1937年始由商务印书馆出版,因此未能在历史上发挥应有的作用。

伟大的医药学家李时珍,以《证类本草》为蓝本,参考了800多部医药著作,对古本草进行了系统全面的整理总结。历时27年的实践考查,稿凡三易,于1552~1578年间完成科学巨著《本草纲目》。该书共52卷,载药1892种(新增374种),绘图1109幅,附方11000多首。序例部分对明以前中药理论内容进行了全面系统的总结和发挥。各论按自然属性分为水、火、土、金石、草、谷、菜、果、木、服器、虫、鳞、介、禽、兽、人共16部,以下再分为60类(如木部分:香木、乔木、灌木、寓木、苞木、杂木6类)。每味药都按释名、集解、修治、气味、主治、发明、附方等项分别叙述,详细地介绍了药物名称的由来和含义、产地、形态、真伪鉴别、采集、栽培、炮制方法、性味功能、主治特点。尤其是发明项下,主要是介绍李时珍对药物观察、研究和实际应用的新发现、新经验,更加丰富了本草学的内容。该书药物分类方法先进,纲目清晰,为植物学分类奠定了基础。《本草纲目》"虽命医书,实该物理",不仅总结了我国16世纪以前的药物学知识,还广泛介绍了植物学、动物学、矿物学、冶金学等多学科知识,被称为"16世纪中国的百科全书"。17世纪初传播海外,先后形成了多种文字译本,丰富了世界科学宝库。

另外明代缪希雍的《炮炙大法》,是继其本人所著《先醒斋医学广笔记》一书所载诸多中药炮制品基础上扩充而成,是明代影响最大的炮制专著。朱橚编著的《救荒本草》既扩大了食物资源,又丰富了植物学、本草学内容。李中立编著的《本草原始》注重生药学的研究。兰茂编著的《滇南本草》是一部专门记载西南高原地区药物,包括民族药物在内的珍贵著作,也是我国第一部地方本草专著。明末的《白猿经》所记"射罔",系采用新鲜乌头榨汁、日晒、烟熏,使药面上结成冰,冰即是乌头碱的结晶,比起19世纪欧洲人从鸦片中提出吗啡——号称世界第一种生物碱还要早100多年。可见,明代本草,在药物基原、鉴别、栽培与品种,以及分类、炮制、制剂及药理探讨、功用总结等多方面的认识上，都有较大进步。不少本草著作中，对药物分项入说、条分缕析的论述方法，为现代中药学体例的确立做了有益探索，其总体学术水平明显提高。

六、清代

清代前期社会稳定，商业贸易繁荣，各民族之间经济文化交流日益加深，大大推动了以《本草纲目》为代表的明代药学成就的普及与传播。并且临证医学的发展，温病学派的崛起及西方医药知识的传入，也进一步促进了本草学发展。该时期药学方面多以《本草纲目》的增补、删繁、辑佚等为主，在众多的本草著作中，综合性本草首推赵学敏编撰的《本草纲目拾遗》，是继《本草纲目》之后，我国封建社会的最后一部综合性本草。全书共十卷，载药 921 种，其中新增药物 716 种，主要是疗效确切的民间药与外来药。该书卷首"正误"中，纠正或补充《本草纲目》内容 34 条，十分可贵；其分类参照《本草纲目》16 部分类，删除人部，新增藤、花两部，把"金石"类分为"金""石"两类。西方制药露的方法及金鸡勒等数十种外来药，由此首先转载。书中收录了大量已散失方剂书籍的部分内容，具有重要的学术价值，反映了 16～18 世纪本草学的新成就和新动态。

清代本草的主流是返约和折中的，临床药学特征更加浓厚，在诸多本草著作中，涌现出了一批适应于临床医家需要的临床简约性本草，如汪昂《本草备要》从《本草纲目》选录 478 种临床常用药，概述性味、主治功用，每味药均标明"十剂"所属，内容精炼，广为流传。吴仪洛《本草从新》除介绍性味、主治外，对辨伪、修治也有所论述，内容更加完善。严西亭《得配本草》除记载各药性味、归经、功用和主治外，详述各种不同药物之间相互配合应用，是一部探讨中药配伍规律的本草，作者订出了药物的得、配、佐、和，并取前二字作为书名。黄宫绣的《本草求真》上篇详述药物形态、性味、功用等，下编阐述脏腑病证主药、六淫病证主药、药物总义等内容，切合临床实际。

清代专题类本草门类齐全，其中也不乏佳作，如吴其浚《植物名实图考》，收录植物 1 714 种，新增 519 种，详细记载了植物的文献出处、形态、产地、栽培、性味功用等，并附有插图，是清代水平较高的植物学专著。张仲岩的《修事指南》，为炮制类专著。郑肖岩的《伪药条辨》为辨药专书。唐容川的《本草答辩》、徐灵胎的《医学源流论》中的 10 余篇药理论文，均属药理专著。章穆的《调疾饮食辩》、王孟英的《随息居饮食谱》则属于较好的食疗专著。

七、民国时期

民国时期，虽然当局对中医药采取不支持与歧视的政策，但中医药学仍以其卓著的临床疗效和科学底蕴继续向前发展，并取得了一定成果。

在西方医学的影响下，这一时期出现了"改良中医药""中医药科学化"等口号，也产生了一批中西药汇通类本草。该类本草以传统理论及功用为主，仿照西药的分类方法，进行了中西药结合的初步尝试。随着本草学现代研究的开始启动，许多药学工作者致力于药材资源调查及中药化学成分与药理作用研究，其研究成果对本草学发展起到了很大的促进作用，如赵燏黄编写的《中国新本草图志》《现代本草生药学》（与徐伯鋆合编）、《本草药品实地之考察》，杨华亭的《药物图考》，周太炎的《药用植物试验栽培法》等；以及对麻黄、延胡索、贝母等所含生物碱成分的研究，对三七、羊角拗所含苷类成分的研究；对麻黄、钩吻、防己、乌头、洋金花等药物的药理研究。

药学辞典类工具书的出现，是民国时期对本草学发展的一大贡献。在日益增多的药学辞典类工具书中，影响最大的首推陈存仁主编的《中国药学大辞典》，全书约 200 万字，收录词目 4 300 条，既广罗古籍，又博采新说，且附有标本图册，受到药界之推崇。虽有不少错讹，仍不失为近代第一部具有重要影响的大型药学丛书。

在 20 世纪 30 年代前后,随着中医药院校的建立,涌现出一批适应教学和临床应用的中药学讲义。如张山雷的《本草正义》、何廉臣的《实验药物学》、张锡纯的《药物讲义》等,其对各药功用主治的论述大为充实,将药之性能、功效、主治、配伍密切配合,颇有发挥,这与现代临床中药学的分类及分项十分相似。

该时期较有特色的本草著作,还有肖步丹的《岭南采药录》,系统总结自清代以来岭南医家和民间运用草药的经验,为目前所存岭南本草典籍中内容最详细、描述最严谨、影响最深远的珍贵资料,是近代重要的地方性本草。曹炳章的《增订伪药条辨》是在郑肖岩《伪药条辨》基础上增补编写的一部集大成的鉴药专著。虞哲夫的《药名汇考》是一本药物别名专著,集中摘录诸药别名,便于查索。王一仁的《分类饮片新参》(又名《饮片新参》),其中药物的形色、性味 2 项,为实际观察尝试所得,每多新见。杨叔澄的《中国制药学》(1938 年)是一部炮制学著作,上编为制药学总论及丸、散、膏、丹、酒、露、胶、锭的制法和成药贮藏等;下编为生药制法,包括火制、水制、水火合制、酒制、药制、自然制等各法,在制药学方面颇有参考价值。丁泽周的《丸散膏丹自制法》、郑显庭的《丸散膏丹集成》也各有制剂经验。

八、当代

新中国建立以来,政府高度重视中医药事业,并通过一系列政策措施使之走上健康发展的轨道,本草学也取得了前所未有的成就。陆续影印、重刊或校点评注了《神农本草经》《新修本草》(残卷)、《证类本草》《滇南本草》《本草品汇精要》《本草纲目》等重要古代本草专著。对亡佚本草的辑复也取得突出成绩,大部分正式出版发行。

各版《中华人民共和国药典》(简称《中国药典》)制定并逐步提升了常用中药的质量标准,可为中药的生产、供应、检验和使用等提供依据,由卫生部药典委员会组织编撰,经国务院批准后颁布施行。第一部《中国药典》发行于 1953 年,目前每隔 5 年修订一次。2010 年版《中国药典》一部收载药材和饮片、植物油脂和提取物、成方制剂和单味制剂等,品种共计 2 165 种,其中新增 1 019种(包括 439 个饮片标准)、修订 634 种;附录新增 14 个、修订 47 个。《中药大辞典》(1977 年,上海科学技术出版社)内容丰富,资料齐全、系统,是中华人民共和国成立以来中药最全面的巨型工具书之一。《中药志》(1959 年,人民卫生出版社)是结合现代药学成就整理中药材的著作。《全国中草药汇编》(1975 年出版,1986 年修订再版,人民卫生出版社)是对中华人民共和国成立 20 多年来中药研究和应用的一次大总结。《中华本草》(1999 年,上海科学技术出版社)是国家中医药管理局主持编纂,全面总结了我国两千多年来中药学成就。全书共 34 卷,其中前 30 卷为中药,后 4 卷为民族药专卷,共载药 8 980种,插图 8 534 幅,篇幅约 2 200 万字,引用古今文献 1 万余种,在全面继承传统本草学成就的基础上,增加了化学成分、药理制剂、药材鉴定和临床报道等内容,充分揭示了本草学发展的历史轨迹,客观地体现了中药学术的完整体系,在深度和广度上,超过了以往的本草文献,是一部反映 20 世纪中药学科发展水平的综合性本草巨著。

20 世纪 50 年代以来,政府对中药资源进行了多次大规模调查。目前一些进口药材国产资源的开发成绩显著,中药资源保护、植物药异地引种和人工栽培、药用动物驯化等也取得了很大成绩。1956 年起,随着多所中医学院的相继建立,中医教育步入了现代正规高等教育行列。1959年创办了中药学本科专业,目前有 30 余所高等医药院校设置了该专业,国家级、省市级以及部队医院相应成立了中医药研究院所。1978 年以来相继开始招收中药学硕士学位和博士学位研究生。20 世纪末我国中药教育已形成了中专、大专、本科到硕士、博士及博士后不同培养层次的完整体系。

中药现代化是中药走向世界为全世界所接受认可的必要基础。其本质就是继承和发扬中医药的优势和特色,采用现代先进的科学技术方法,研究生产出符合国际医药标准和规范的、以现代化和高科技为特征的现代中药。其发展经历了基础累积阶段(1949~1992 年)、发展阶段(1993~2000 年)、快速发展阶段(2001 年至今)。近年来,我国政府对中药的现代化研究十分重视,给予了大力支持,形成了一批有影响的中医药科研成果。然而尽管我国中药现代化发展已取得较大成果,但中药走向国际仍然任重而道远。

问题与思考

1. 试述在本草学发展过程中,药物的分类方法的发展规律与成就。

2. 试述《神农本草经》《神农本草经集注》《新修本草》《本草拾遗》《证类本草》《本草纲目》在本草发展史上的成就与贡献。

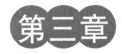

中药的品种、产地与采集

中药的品种、产地和采收是否适宜，直接影响药材质量和临床疗效。品种优良、产地适宜、采收适时，则药材质量好、疗效好。历代医药家均对此十分重视，并在长期实践中积累了丰富的知识和经验。《神农本草经》云："阴干、暴干，采造时月，生熟，土地所出，真伪陈新，并各有法。"梁代陶弘景《本草经集注》云："术乃有两种：白术叶大有毛而作桠，根甜而少膏，可作丸散用；赤术叶细无桠，根小苦而多膏，可作煎用；东境术大而无气烈，不任用。"唐代孙思邈《千金翼方》专论"采药时节"及"药出州土"。《用药法象》谓："凡诸草木昆虫，产之有地；根叶花实，采之有时。失其地则性味少异，失其味则性味不全。"《本草衍义》云："凡用药必择土地所宜者，则药力具，用之有据。"现代科学研究也发现中药的品种、产地和采收与其有效成分的种类和含量有较大关系。可见，中药的品种、产地和采集对于保证药材质量和保护药材资源都有十分重要的意义。

第一节　中药的品种

中药品种，一般是指中药所来源的生物或矿物物种。品种的真伪优劣是影响中药疗效的主要因素之一。古人十分重视中药品种的"真伪"，强调使用正品中药。如陶弘景指出："众医睹不识药，唯听市人，市人又不辨究，皆委采送之家。采送之家，传习治抽，真伪好恶莫测……以此治病，理难即效。"临床治病，如果使用伪劣品种的药材，有的可能无效，有的可能使病情加重，甚至危及生命，亦如陶弘景所言："一物有谬，便性命及之。"

长期以来，由于同名异物、同物异名等现象普遍存在，中药品种使用比较混乱，影响了中药的临床应用、实验研究和学术交流。目前，绝大多数动、植物都有统一的名称，即"学名"，一般用拉丁文表示，由三部分组成：属名、种名和定名人（定名人一般用缩写）。在不同的文献中，拉丁名相同的中药，即使中文名不同，也是指同一品种的中药。

中药品种大多数被沿袭应用，少部分被淘汰、更替或发生变迁，并不断有新品种被发现和应用。如理气药枳实，《神农本草经》所载者为芸香科枸橘 *Poncirus trifoliate*(L.)Raf. 的成熟果实，而现在使用的却是宋代才出现的酸橙 *Citrus aurantium* L. 的未成熟果实，这是通过临床实践经验总结出来的，现药典已予肯定。中药的品种数目随着时代的推进在不断增加，从《神农本草经》载药 365 种发展至近年出版的《中华本草》收载药物已有 8 980 种。常用的中药品种有 500～700 种，《中华人民共和国药典》（2010 版一部）收载中药材 593 种。

中药大多只来源于一种植物、动物或矿物的全体或某一部分，如人参、杜仲、蛤蚧、雄黄等，也有少部分来源于两种或两种以上植物、动物或矿物的全体或某一部分,如大黄来源于掌叶大黄、唐古特大黄和药用大黄的干燥根及根茎,熊胆来源于棕熊和黑熊的干燥胆汁,寒水石来源于红石膏和方解石等。

目前,有人主张"一物一名",要求逐步将多基源的中药分列为不同的药名。这对于中药的监管能提供方便,有其必要性。但在尚未清楚不同基源品种临床功用差异,用药的医生在不了解的情况下急于求成,会对中医药的传承造成严重的负面影响。尤其是《药典》对于国家标准"正品"的确定,更应慎重。

单一物种来源的中药品种质量可因产地不同而不同,故有"道地药材"之说(见下文)。而多物种来源的中药因其所含化学成分的种类和数量不同,临床疗效也有一定的差异。如麻黄,来源于麻黄科亚灌木草麻黄 *Ephedra sinica* Stapf、木贼麻黄 *Ephedra equisetina* Bge. 及中麻黄 *Ephedra intermedia* Schrenk et C. A. Mey. 的干燥草质茎,当麻黄用以发汗解表、宣肺平喘时,以麻黄碱含量较高的木贼麻黄为佳;当用以疏散水湿、解表化饮时,以含伪麻黄碱较高的中麻黄为佳;在抗变态反应和治疗哮喘及皮肤疾患时,则以含甲基麻黄碱较高的草麻黄为优。

临床用药时,应首选名实相符的正品中药,尤其是品质优良的道地药材,慎用中药代用品,杜绝使用伪品劣药,以确保临床用药安全有效。

第二节　中药的产地

天然药材的分布和生产,离不开特定的自然条件。我国疆域辽阔,自然地理环境复杂多样,各地的水土、日照、气候、生物分布等生态环境不尽相同,甚至差别很大,为多种药用动、植物的生长提供了有利的条件,同时也使各种药材的生产,无论品种、产量和质量都有一定的地域性。现代研究也发现,产地对中药材有效成分含量影响较大,如四川产黄连含小檗碱 6.7%,湖北产黄连小檗碱含量为 4.0%;越南产肉桂中挥发油含量达 6.4%,国内引种肉桂挥发油含量仅为 2.3%;由于日照条件等不同,产于南方的黄花蒿中青蒿素含量明显高于产自北方者等。

历代医家经过长期的使用、观察和比较,发现药材由于产地不同,其质量有优劣之分,并逐渐形成了"道地药材"的概念。道地药材又称地道药材,是指历史悠久、产地适宜、品种优良、产量宏丰、炮制考究、疗效突出、带有地域特点的药材,是优质纯真药材的专用名词。从《神农本草经》起,众多的本草文献都记载了名贵药材的品种产地资料,如四川的川芎、贝母、乌头、附子等,甘肃的当归,宁夏的枸杞,青海的大黄,内蒙古的黄芪,东北的人参、细辛、五味子,山西的党参,河南的地黄、牛膝、山药、菊花,云南的三七、茯苓,山东的阿胶、北沙参,浙江的贝母、乌药、延胡索、山茱萸,江苏的薄荷、苍术,广东的陈皮、砂仁,江西的栀子、枳壳、香薷、乌骨鸡、夏天无等,这些都是著名的道地药材。

道地药材是在长期的生产和用药实践中形成的,但并不是一成不变的。环境条件的变化使上党人参绝灭,人们遂贵东北人参;三七原产广西田州,称为广三七或田七,云南引种成功,后来居上,称为滇三七,成为三七新的道地产区。

长期临床实践证明,重视中药产地与质量的关系,强调道地药材的开发利用,对保证中药疗效具有十分重要的作用。但随着中医药事业不断发展,中药材的需求量不断增加,道地药材已无法满足临床需要。实际上,在保证疗效的情况下,不可过于拘泥道地药材的地域限制,进行药材引种栽培以及药用动物驯养已成为解决道地药材不足的重要途径。如原产北美的西洋参,过去依靠进口,现已在国内引种成功;原主产贵州的天麻,现已在陕西大面积人工引种;此外,人工养鹿锯茸、人工养麝活体取香等都是在药用动物人工驯养方面比较成功的例子。当然,在合理规划、大力发展道地药材、科学引种植物药和驯化动物药的同时,还应注意保护生态环境,加强基础研究,阐明生态环境与药材质量相关性,这对中药事业的可持续发展具有重要意义。目前,我国已按照国际标准建立了多个中药材生产质量管理规范(GAP)基地,对稳定中药材的质量具有重要意义。

第三节　中药的采集

　　动植物在其生长发育的不同时期,药用部位所含有效成分或毒性成分的种类与数量不同,因而药物的疗效和毒副作用也往往有较大差异,故药材必须在适当的时节采集。尤其是植物药材,其根、茎、叶、花、果实等各种器官生长成熟期具有明显的季节性,故采收时间和采集方法应根据植物的种类和药用部位各有不同。孙思邈《千金方》云:“早则药势未成,晚则盛时已歇。”《千金翼方》也谓:“夫药采取,不知时节,不以阴干暴干,虽有药名,终无药实,故不依时采取,与朽木不殊,虚费人工,卒无裨益。”强调了药物适时采收的重要性。现代研究也发现,采收时间对中药材有效成分含量影响较大,如甘草在生长 3 年后,甘草酸含量最高;桑叶中的总黄酮在 9 月达到最高;栀子在 10 月下旬果实变黄时,栀子苷含量最高;红花在早晨 6～8 时,红花黄色素含量最高等。

　　一般来讲,药材应当在其药用部位有效成分含量最高、毒性成分含量最低、产量最大的时候采集,但迄今为止多数药用动植物中有效成分消长规律尚未完全清楚,通常只能以药用部位的成熟度为依据确定药材的采收时节。与此同时,中药的采收应注意资源保护,属于濒危物种,只能使用人工种植或驯养的品种,严禁采集和猎杀野生动植物。

　　根据前人的长期实践经验,植物类药材的采收时节和方法,按药用部位的不同可归纳为以下几类。

　　1. **全草类**　大多在枝叶生长最茂盛、花朵初开时采集。以地上部分入药者,从根以上割取,如益母草、荆芥、紫苏、豨莶草、青蒿等;以带根全草入药者,则可拔起全株,如蒲公英、白头翁、车前草、紫花地丁等;以带叶花梢入药者,需花期采收,如夏枯草、薄荷等;须用嫩苗入药者,更应适时采收,如茵陈等。以茎叶同时入药的藤本植物,其采收原则与此相同,应在生长茂盛的时候割取,如忍冬藤、夜交藤。此外,菌类、藻类和蕨类药材大多全植株入药,亦应在其生长最旺盛时或成熟时采收,如灵芝、冬虫夏草、海藻、石韦等。

　　2. **叶类**　通常在花蕾将放或正盛开时采集,此时叶片茂盛、性味完壮、药力雄厚,最适于采收,如荷叶、大青叶、枇杷叶、艾叶等。也有特定的药物如桑叶,需在深秋或初冬经霜后采集。

　　3. **花和花粉类**　花类药材,一般在含苞待放或刚开放时采集,因为随着花朵的开放和凋谢,其中的有效成分往往会散失或花瓣散落而影响质量。由于花朵大多次第开放,应分次适时采收。有要求采集花蕾的,如金银花、槐米、辛夷、丁香等;有宜在花刚开放时采集的,如红花、月季花、洋金花等;有需要在花盛开时采集的,如菊花、旋覆花、槐花等。此外,花朵还应尽量选择晴天,在清晨采集,最好等露水干后采集更好,以便晾干;阴天采集花朵,应及时焙干,防止腐烂变质。至于蒲黄等以花粉入药者,则须在花朵盛开时采取。

4. **果实和种子类**　果实类药材大多都在果实接近成熟或成熟时采收,如瓜蒌、栀子、山楂、槟榔、马兜铃等;少数品种要在果实未成熟时采收果皮或果实,如乌梅、青皮、枳实等;容易变质的浆果最好在略熟时于清晨或傍晚时分采收,如枸杞子、覆盆子、女贞子等。种子类药材,通常在果实完全成熟后采集,如酸枣仁、莲子、荔枝核、白果、沙苑子、菟丝子等;种子成熟时易脱落或果壳易开裂导致种子散失的,应在刚成熟时采集,如茴香、牵牛子、莱菔子、决明子、绿豆、豆蔻、凤仙子等。

5. **根和根茎类**　大多在春初或秋末即农历二月、八月采收,因为春初"津润始萌,未充枝叶,势力淳浓""至秋枝叶干枯,津润归流于下",且"春宁宜早,秋宁宜晚"。早春二月,新芽未萌;深秋时节多数植物的地上部分停止生长,其营养物质多贮存于根或根茎中,其中的有效成分含量较高,此时采收则产量和质量都较高,如天麻、苍术、葛根、玉竹、大黄、桔梗等。天麻在冬季至翌年清明前茎苗未出时采收者名"冬麻",体坚色亮,质量较佳;春季茎苗出土时采收者名"春麻",体轻色暗而中空,质量较差。此外,也有少数例外,如半夏、太子参、延胡索等则要在夏季采收。

6. **树皮和根皮类**　通常在春、夏时节(清明至夏至期间)剥取树皮。此时植物生长旺盛,植物体内浆液充沛,药性较强,疗效较好,且易于剥离,如黄柏、厚朴、杜仲等。但肉桂多在十月采收,此时油多易于剥离。在采收过程中,应尽量避免伐树取皮,以保护药源。根皮类药材与根和根茎类相似,以秋后苗枯后或早春发芽前采收为宜,如牡丹皮、苦楝皮、地骨皮等。

动物类药材的采收因品种不同而异,具体时间的确定以保证药效及易于获得为依据。如斑蝥、全蝎、蜈蚣等昆虫类药材,大多在夏末秋初数量较多的活动期捕捉;桑螵蛸为螳螂的卵鞘,应在深秋卵鞘形成后至翌年春季虫卵未孵化前采收,并用开水煮烫以杀死虫卵,以免孵化成虫;蝉蜕为黑蝉羽化时蜕的皮壳,多在夏秋季采取;石决明、牡蛎、蛤壳、瓦楞子等贝壳类药材,多在夏秋季捕采,此时发育生长旺盛,钙质充足,药效最佳。大型动物类药材,四季皆可捕捉,但一般宜在秋季猎取,而鹿茸须在清明后45～60日锯取,过时则幼角骨化,制阿胶的驴皮应在冬至后剥取,皮厚质优。

矿物类药材大多随时可采。

总之,植物药、动物药及矿物药的采收方法虽各不相同,但还是有一定规律可循。

问题与思考
1. 试述对道地药材的理解。
2. 植物药采收的总原则是什么?
3. 简述植物药各药用部位的采收季节和方法。

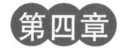

中 药 的 炮 制

炮制是中药材在临床配方或制成各种剂型前必要的加工处理技术和工艺的总称,包括对原药材的修治整理和部分药材的特殊处理,古时又称炮炙、修事、修治、修制等,但随着炮制学科的发展,现在以上术语发生了细微的变化,一般"炮炙"仅用于概括火制药物的方法;"修治"多用于概括净制、切制及粉碎等简单处理方法,唯"炮制"一词总括炮炙和修制。炮制是我国的一项独特制药技术,中药炮制后入药也是中医临床用药的特色和优势。中药材大都是生药,具有成分复杂,一药多效的特点,一般应根据临床、调剂、制剂的不同要求,并结合药材自身特点,进行一定的加工处理,才能使之充分发挥疗效又避免或减轻不良反应的发生。可见,合理的炮制对于保证药效、用药安全、便于制剂和调剂都有十分重要的意义。

第一节 炮 制 的 目 的

炮制的目的主要是为了保证临床用药的安全性和有效性,大致可以归纳为以下六个方面。

1. **降低或消除药物的毒副作用,保证用药安全** 对一些毒副作用较强的药物经过加工炮制后,可以明显降低药物毒性及副作用,保证临床用药安全。如巴豆压油取霜,砂炒马钱子,醋煮甘遂、大戟,酒炒常山,姜矾水制半夏、天南星,胆巴水制附子等,均能降低毒副作用。

2. **增强药物作用,提高临床疗效** 在中药的炮制过程中,常加入一些辅料,如蜂蜜、酒、姜汁、胆汁等,这些辅料本身就是药物,与被拌和的药物存在协同配伍关系。如蜜炙麻黄、百部、紫菀、款冬花能增强润肺止咳作用,酒炒川芎、红花、党参能增强活血作用,醋制延胡索、香附能增强止痛作用,姜汁炙黄连、竹茹能增强止呕作用,羊脂炒淫羊藿能增强补肾助阳作用。不加辅料的其他炮制方法也能增强药物的作用,如棕榈皮煅炭后能增强止血的作用,明矾煅为枯矾后能增强收敛燥湿的作用。

3. **改变药物性能或功效,使之更适应病情的需要** 药物经特殊炮制后,其主要性能和功效会发生较大的变化,适应证也会随之变化,应用范围相应扩大。如吴茱萸,其性辛温燥烈,能温中止呕,用于治疗胃寒呕吐腹痛,若以黄连水拌炒后,去其温烈之性,对于肝火犯胃引起的胃热呕吐腹痛亦常用之;再如天南星晒干生用或以白矾、生姜水炮制后用(称制南星),性温,能燥湿化痰、祛风解痉,用于治疗湿痰、寒痰、风痰有寒诸证;经牛胆汁制后称胆南星,性凉,能清化热痰、息风止痉,用于治疗热痰、痰火、风痰有热诸证;又如地黄生用清热凉血,制成熟地黄后则能补血益精填髓。

再者,每味中药往往具有多种功效,而这些不同的功效可能并不完全适用于某一临床病证,如麻黄具有发汗解表、止咳平喘等功效,用于风寒表实兼有喘咳者,可全面发挥其功效;当用于肺热咳喘汗出者,其发汗作用不利于病情,通过蜜炙后,其发汗之力减弱,而止咳平喘作用增强,更适应病情的需要。

4. 纯净药材,保证药材品质和用量准确　一般中药原药材,多混有泥土、沙石、霉变品、非药用部位及其他异物,必须清洁干净,才能保证药材的品质和临床用量的准确。如石膏挑出沙石、茯苓去净泥土、防风去芦头、黄柏去粗皮、鳖甲去残肉、枳壳去瓤等。同一药物,来源不同,入药部位还需分拣入药,如麻黄(茎)与麻黄根,荷叶与莲子等。再如人参、三七等贵重药材尚须分拣,区分优劣等级。

5. 改变药物性状,便于贮存、调剂和制剂　由于产地、季节等因素的限制,很多药材无法直接使用鲜品,都需要干燥处理,避免在贮存和运输过程中腐烂、变质、霉变。一些昆虫类药材要经过蒸、炒等处理,杀死虫卵,防止贮存过程中孵化而失效,如桑螵蛸等。一些含苷类成分的药材,其苷在贮存过程中可能被药材自身含有的酶类所分解,在贮藏前需加热将酶灭活,以利久存,如黄芩、杏仁等。大多数药材在临床配方之前都需要制成一定规格的饮片(如片、段、丝、块等),便于调剂时准确称量,同时可以增加药材与溶剂之间的接触面积,利于有效成分的煎出,便于制剂。

6. 矫味、矫臭,便于服用　一些动物药或其他具有特殊臭味的药物,通过漂洗、麸炒、酒制、醋制后,能起到矫臭和矫味的作用,以便临床服用,如水漂海藻、麸炒白僵蚕和斑蝥、滑石烫刺猬皮、酒制乌梢蛇、醋制乳香和没药等。

然而,还应看到有时采用某种方法或选用某种辅料炮制某种药物,其目的往往是多方面的,不应将其简单化、绝对化。如苍耳子炒制,可以便于配方、增效和降低毒性;醋制可以增效,也可以降低毒性。

第二节　常用炮制方法

炮制方法是历代逐步发展和充实起来的。在历代中医药文献中,既有不少中药炮制的散在记载,也有《雷公炮炙论》《炮炙大法》及《修事指南》等炮制专著。参照前人的记载以及现代实际炮制经验,炮制方法大致可以分为以下五大类。

一、修治

1. 净制　采用挑、拣、筛、簸、刮、刷、撞等方法,除去灰屑、泥沙、杂质及非药用部位等,使药物清洁纯净,这是原药材加工的第一道工序。如拣去合欢花、辛夷中的枝、叶,筛选王不留行及车前子,簸去薏苡仁的杂质,刷除枇杷叶、石韦叶背面的绒毛,刮去厚朴、肉桂的粗皮,除掉龟甲、鳖甲、海蛤壳、石决明的残肉留壳,撞去泽泻的须根及粗皮,碾去刺蒺藜的硬刺。再有像西洋参、天麻、冬虫夏草、三七等按药材质量不同,经过挑选区分等级。

2. 切制　采用切、铡的方法将纯净药材软化后切成片、丝、段、块等一定的规格,便于干燥、贮藏和调剂时称量及进行其他炮制,也有利于有效成分溶出,提高煎药质量。根据药材性质或制剂及临床需要的不同,还有不同的切制规格要求。如天麻、槟榔等宜切薄片,白术、泽泻等宜切厚片、甘草、白芍等宜切圆片，肉桂、厚朴等宜切圆盘片，黄芪、鸡血藤等宜切斜片，枇杷叶、桑白皮、陈皮等宜切丝，麻黄、香薷、白茅根、柴胡等宜切段，葛根、茯苓等宜切块等。

3. **粉碎药材**　采用捣、碾、研、磨、镑、锉等方法，使药材粉碎成一定细度，以符合制剂和其他炮制的要求。如石膏、胆矾等矿物类，牡蛎、石决明、珍珠母等贝壳类，牛蒡子、砂仁、郁李仁等果实种子类等捣碎便于煎煮；琥珀、川贝母、人参、三七、黄连等研末便于吞服；水牛角、羚羊角等镑成薄片或锉成粉末，便于制剂或服用。

二、水制

用水或其他液体辅料处理药材的方法称为水制法，其目的主要是清洁药物除去杂质、软化药材便于切制、降低药材中的盐分和不良气味、降低毒性及调整药性等。常用的方法有洗、淋、浸泡、润、漂、水飞等。

1. **洗**　将药材放入清水中，快速洗涤，除去上浮和下沉杂物，及时捞出晒干或晾干备用。除少数易溶于水，或不易干燥的花、叶、果实及肉类药材外，大多需要淘洗，如菟丝子淘洗去泥沙。

2. **淋**　将不宜浸泡的药材，用少量清水浇洒喷淋，使其清洁和软化。

3. **浸泡**　将质地松软或经水泡易损失有效成分的药物，置于水中浸湿立即取出，称为"浸"；而将药物置于清水或辅料药液中，使水分渗入，药材软化，便于切制，或用以除去药物的毒质及非药用部分，称为"泡"。如用白矾水浸泡半夏、天南星，用胆巴水浸泡附子等。根据浸泡的目的、季节、气温的不同，掌握浸泡时间及搅拌和换水次数，以免药材腐烂变质影响药效。

4. **润**　又称闷。根据药材质地的软硬、加工时的气温、工具的不同，可采用淋润、浸润、泡润、晾润、盖润、伏润、露润、复润等多种方法，使清水或其他液体辅料徐徐渗入药物组织内部，至内外的软化均匀，便于切制饮片。如淋润荆芥、泡润槟榔、酒润当归、姜汁浸润厚朴，伏润天麻，盖润大黄等。

5. **漂**　是将药物置于宽水或长流水中浸泡一段时间，反复地换水，以除去盐分及腥味。如盐附子、海藻、昆布漂去盐分，紫河车漂去腥味等。

6. **水飞**　是借药物在水中的沉降性质分取药材极细粉末的方法。将不溶于水的药材粉碎后置乳钵、碾槽、球磨机等容器内，加水共研，然后再加入多量的水搅拌，待粗颗粒下沉后，倾出上部混悬液，剩余粗粉加水再研。倾出的混悬液沉淀后，倾去上部清水，干燥后即得。此法所得粉末极细，又减少了加工时粉末飞扬，常用于矿物类、甲壳类药物的制粉，如水飞朱砂、炉甘石、滑石、蛤粉等。此外，还可同时除去药物中的可溶性有害物质，如雄黄中的三氧化二砷。

三、火制

火制是用火加热处理药物的方法。根据加热的火候(温度)、时间和方法的不同，可分为炒、炙、煅、煨、烘等。

1. **炒**　有炒黄、炒焦、炒炭等程度不同的清炒法，也有加固体辅料的炒法。

(1)炒黄：用文火将药物炒至表面微黄。炒黄能使药材易于粉碎加工，并缓和药性，种子类药材炒后煎煮时有效成分易于溶出，如炒牛蒡子、炒苏子。

(2)炒焦：用武火将药物炒至表面焦黄，内部颜色加深，并有焦香气。炒焦能增强药物健脾的作用(焦香健脾)，如焦山楂、焦白术、焦麦芽等。

(3)炒炭：用武火将药物炒至表面焦黑，部分炭化，内部焦黄为度，但仍保留药材固有的气味(炒炭存性)。炒炭能缓和药物的烈性或副作用，或增强其收敛止血、止泻的作用，如艾叶炭、地榆炭、姜炭等。

（4）加固体辅料炒：将药物与土、麦麸、米等固体辅料同炒，可减少药物的刺激性，增强疗效，如土炒白术、麸炒枳壳、米炒斑蝥等。将药物与作为中间传热体的砂、滑石粉、蛤粉等固体辅料同炒，也称"烫"，可使药物受热均匀、酥脆，便于有效成分煎出和制剂服用，并可矫味矫臭，如滑石粉烫制刺猬皮，砂烫穿山甲，蛤粉烫阿胶珠等。

2. 炙　将药物与液体辅料拌炒，使辅料逐渐渗入药物组织内部或附着于药物表面，以改变药性、增强疗效或降低毒副作用。常用的液体辅料有蜜、酒、醋、姜汁、盐水、甘草汁等。如蜜炙麻黄、百部、款冬花、枇杷叶可增强润肺止咳作用；酒炙川芎、当归、牛膝可增强活血之功；醋炙香附、柴胡可增强疏肝止痛功效；醋制芫花、甘遂、大戟可降低毒性；盐炙杜仲、黄柏可引药入肾和增强补肾作用；酒炙常山可减弱催吐作用；姜炙半夏、竹沥可增强止呕作用；甘草水炙吴茱萸可缓和其燥烈之性。

3. 煅　用火直接或间接煅烧药物，可使药物质地松脆，易于粉碎，便于有效成分煎出，充分发挥疗效；或使药材性能功效发生改变。将质地坚硬的矿物药或贝壳类药直接放火上或不密闭容器中煅烧，称为明煅，如煅紫石英、煅石膏、煅龙骨、煅牡蛎等。将质地轻松、易炭化的药物置于耐火密闭容器中间接煅烧，称为焖煅，如煅棕榈炭、煅血余炭等。

4. 煨　将药物用湿面皮或湿纸包裹后，置于热火灰中或热滑石粉中，或用吸油纸与药物隔层分放，缓缓加热的方法，称为煨法。其目的是除去药物中的部分挥发性及刺激性成分，以缓和药性，降低副作用，增强疗效，如煨肉豆蔻、煨木香、煨生姜、煨葛根等。

5. 烘　将药材用微火加热，使之干燥的方法。

四、水火共制

这类炮制方法既要用水又要用火，有些药物还必须加入其他辅料进行炮制，常用的包括蒸、煮、焯、淬等方法。

1. 蒸　是以水蒸气或附加成分将药物蒸熟的加工方法。不加辅料者，为清蒸；加辅料者，称为辅料蒸。前者如清蒸玄参、桑螵蛸，后者如酒蒸山茱萸、大黄等。蒸制的时间因炮制的目的而不同。为改变或增强药物性能的，宜久蒸或反复蒸晒，如蒸熟地、何首乌、黄精等；为使药材软化，便于切制者，以变软透心为度，如蒸茯苓、厚朴；为便于干燥或杀死虫卵，利于保存者，蒸至"圆气"，如蒸白果、女贞子、桑螵蛸。

2. 煮　是将药物与水或辅料共同加热的方法，可减低药物的毒性和烈性，增强疗效。如水煮乌头、醋煮芫花、姜矾水煮半夏、甘草水煮吴茱萸、酒煮黄芩。

3. 焯　是将药物快速放入沸水中短暂烫过，立即取出的方法。常用于种子类药物的去皮及肉质多汁类药物的干燥前处理。如焯杏仁、桃仁、扁豆以去皮；焯马齿苋、天冬以便晒干贮存。

4. 淬　是将药物煅烧后，迅速投入冷水或醋等液体辅料中，使之骤然冷却而酥脆的方法。淬后药材不仅易于粉碎，且辅料被其吸收，增强疗效，如醋淬磁石、自然铜、鳖甲，黄连煮汁淬炉甘石。

五、其他制法

1. 制霜　种子类药材压榨除去部分油得到残渣，如巴豆霜、千金子霜、瓜蒌仁霜；将芒硝装入西瓜或苦瓜中析出到外皮上的白色结晶性粉末，即西瓜霜、苦瓜霜；鹿角经煮提后剩下的残渣研细，即鹿角霜。

2. **发酵**　将药材与辅料拌和,在一定温度和湿度条件下,利用酶菌使其发泡、生霉,从而改变原药材的性能和功效,如神曲、建曲、半夏曲、淡豆豉等。

3. **发芽**　将具有发芽能力的种子类药材用水浸泡后,保持一定的温度和湿度,使其萌发幼芽,如谷芽、麦芽、大豆黄卷等。

4. **杀青**　利用蒸、煮、烫、烘等热处理过程迅速破坏新鲜药材中各种酶的活性,从而抑制酶促化学反应,保留有效成分。杀青还可促进药材中低沸点芳香类物质挥发,从而去除不良气味,并可促进芳香醇类等物质转化形成中药特有的香味和形色,达到形成性状、提高品质和利于临床取效等目的。如金银花、菊花、杜仲叶、大青叶等。

5. **发汗**　将新鲜药材堆积起来,或用微火烘至半干或微煮、蒸后,再堆置起来发热,使其内部水分向外渗出,变软、变色、增加香味或减少刺激性,利于干燥,如厚朴、杜仲、续断、茯苓、秦艽、玄参、独活、川牛膝、地黄、板蓝根、白芍、黄芪、丹参、大黄、川芎、天麻等。

6. **榨汁**　采用压榨装置榨取新鲜药材的汁液,如生姜、白茅根等。

7. **压制**　在不改变中药饮片外观形状及内在质量、不添加任何辅料的条件下,将饮片用一定压力制成一定形状,并用适当包装材料封装,直接调配无需称量的一种饮片包装方式,具有便于生产、运输、储存、携带、调剂、机械化包装等优点,适用于质地疏松、体积大、粉尘大、流动性较差等中药,如红花、金银花、菊花、淫羊藿、夏枯草、大青叶、竹茹、麻黄等。

8. **冷冻干燥**　将新鲜药材冷冻后,在低温低压条件下,使药材中的水分直接从固态升华变成气态而除去,以达到干燥目的。冷冻干燥在低温下进行,使许多热敏性、挥发性活性物质得以保留,还能保持药材原有形状和气味,如西洋参、人参、鹿茸等。

9. **微波处理**　是指用微波加热技术来炮制中药。微波具有穿透力强、选择性高、加热效率高等特点,可使细胞内的极性物质尤其是水分子吸收微波能,产生大量热量,使药材温度迅速上升,达到炮制的目的。如决明子、补骨脂、阿胶、穿山甲、附子、川乌等。

此外,尚有硫黄熏蒸法,它是以硫黄燃烧生成的二氧化硫(SO_2)气体直接杀死药材内部的害虫,抑制细菌、霉菌的活性,是传统习用且简便、易行的方法,适量且规范的硫黄熏蒸可以达到防腐、防虫的目的,但滥用或过度使用会对中药材及饮片质量产生影响,国家禁止以外观漂白为目的的硫黄熏蒸。国家药典委还制订了中药材及饮片中亚硫酸盐残留量(以二氧化硫计)不得超过150 mg/kg的限量。同时,考虑到山药、牛膝、粉葛、天冬、天麻、天花粉、白及、白芍、白术、党参等10种鲜药材质地的特殊性,其在产地加工过程中干燥十分困难,易腐烂生虫等,规定了该10种中药材及其饮片中亚硫酸盐残留量(以二氧化硫计)不得超过400 mg/kg的限量。

以上各种炮制方法,除应按照不同的药性和治疗要求来选择运用外,还应注意操作技术和火候,适度炮制,否则也难达到预期目的,正如明代陈嘉谟所谓"凡药制造,贵在适中,不及则功效难求,太过则气味反失"。

问题与思考

1. 举例说明中药炮制的主要目的。

2. 常用的炮制方法有哪些? 炮制常用的固体、液体辅料有哪些? 各有什么作用?

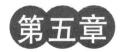

中药的作用

第一节　中药作用的基本原理

中药的作用是指中药对机体的影响，或机体对药物的反应。可分为防治作用与不良作用。

在古代本草文献中，除记载了药物对人体的医疗作用外，还包括一些非医疗作用。医疗作用中有一部分是针对其他生物的，其效应因物种差异与人体也不一定相同。非医疗作用，如《神农本草经》载丹砂"能化为汞"，石胆"能化铁为铜"，是指矿物药在冶金或化工等学科的应用。因而中药的非人体的或非医疗作用均不属于中药学研究的范围。

中医学认为，人体的脏腑经络、气血阴阳，以及人体与外界环境之间，均处于动态平衡状态时，属于"阴平阳秘"的健康状态。也即《素问·平人气象论》云："平人者，不病也。"而人体产生疾病是由致病因素引发机体阴阳偏盛偏衰，脏腑经络功能失调所致。中药防治疾病的原理，就是中药针对患者不同病机，或祛邪去因，或扶正固本，或协调脏腑经络功能，以纠正机体的阴阳偏盛偏衰，使之最大程度上恢复到"阴平阳秘"的正常状态。前人将中药的这种纠正作用概括为药物的偏性，也即以药物的偏性纠正疾病所表现的阴阳偏盛或偏衰。如清代医家徐灵胎总结说："凡药之用，或取其气，或取其味……各以其所偏胜而即资之疗疾，故能补偏救弊，调和脏腑，深求其理，可自得之。"

第二节　中药的功效

中药的功效，是在中医理论指导下，对于药物诊断、治疗、保健作用和相应效果的高度概括。即指中药防治、诊断疾病及强身健体的作用，是药物对于人体医疗作用在中医学范畴内的特殊表述形式。

中药功效的认识与概括，是在中医药理论指导下，根据机体的用药反应及用药前后症状、体征的变化，通过辨证求因、辨证论治及归纳分析的方法反推而得。在中药学中，中药的"作用"与中药的"功效"经常互用，但两者既紧密联系，又有所差异。当以"功效"代替"作用"时，仅指药物对机体疾病的防治作用而已。

中药的主治是指药物治疗功效所适应的疾病、证候或症状，又称"应用"或"适应范围"，简称主治。从认识的角度，主治是确定功效的依据；从临床运用的角度看，功效可提示中药的适应范围。如依据鱼腥草能治疗肺痈咳吐脓血、肺热咳嗽、热毒疮疡及热淋小便不利等病证，可确定其具有清热解毒、排脓、利尿的功效。反之，鱼腥草的清热解毒、排脓、利尿等功效，提示其可以治疗热性或湿热性的疮痈和淋证。

明代以前，本草著作在记述药物时，对功效与主治的含义缺乏明确界定，常常将两者混用，如黄连"治五劳七伤，益气，止心腹痛、惊悸、烦躁、润心肺"。明末以后，随着医药学家对于中药功效概念明确，功效与主治区别的廓清，功效专项开始分列，中药编写体例发生了变化，促进了中药按功效分类的发展，加强了中药性能、主治、证候禁忌等内容与功效的有机联系；鉴于中药功效的纽带作用，使得中医学理法方药成为统一整体。

中药功效分类复杂，就整个系统而言，主要可分为治疗类功效与保健类功效两类，且大多数属于前者。

中药治疗类功效的总结，既基于药物的临床实践，又依赖于中医理论的概括。可分为：① 针对证候的治疗功效，如平肝潜阳是针对肝阳上亢证，活血化瘀是在针对瘀血证，发散风热是针对风热表证。② 针对疾病的治疗功效，如截疟治疗疟疾病、驱蛔虫治疗蛔虫病。③ 针对症状的治疗功效，如杏仁之止咳，麻黄之平喘，生姜之止呕，延胡索之止痛，三七之止血，均属"对症"之功效。

保健类功效是在中医药理论指导下，将中药对人体预防和养生、康复作用进行总结而形成的。可分为：① 预防功效，如苍术烟熏"辟一切恶气""弭灾沴"，佩兰煎汤沐浴"辟疫气"，大蒜"辟瘟疫"。② 养生功效，古文献所载关于药物增强人体适应能力，强身健体，调理情志，养护脏腑，延缓衰老等作用，如灵芝久食，轻身不老，延年；首乌能黑髭鬓，悦颜色等，多属于中药的养身功效，也即现代的保健功效。然而，"保健"功效与"治疗"功效并无本质上的区别。

此外，与中医辨证学理论相对应，还有不同的功效描述系统，如结合八纲辨证，有发表、温里、补虚、泻实、滋阴、补阳等；结合脏腑辨证，有清肺、补脾、和胃、利胆等；结合气血津液辨证，有益气、养血、生津、利水等；结合经络或六经辨证，有和解少阳、散太阳经风寒等；结合卫气营血辨证，有清气分热、清营凉血、透营转气等。中药的功效表述是相对的，不同体系与层次的功效交叉互补，构建了较为完善的中药功效体系。

中药主治的表述与分类，常见的有：① 证名类主治，如热淋、血淋、湿热黄疸等。② 病名类主治，如疟疾、肺痈、水火烫伤、蛇虫咬伤等。③ 症状类主治，如呕吐、疼痛、耳鸣、口臭等。还有个别药物的主治病证描述，借用现代病名，如胃下垂、高血压病、高脂血症等。

在中药学中，中药功效是联系中药主治与性能的枢纽，同时也是本草文献学研究、临床中药应用、现代中药实验研究的出发点和分科研究后综合提高的归宿，也是中药学未来发展的生长点。在学习过程中抓住这一核心，可以执简驭繁，事半功倍。

第三节　中药的不良作用

中药的不良作用，是指中药在正常及非正常用法用量下，对机体造成的损害性作用。其中，在正常用法用量下,药物对机体的损害作用,称为中药的不良反应;而在非正常用法用量下,药物对机体的损害作用,则属于不良医学事件的范畴。中药的不良反应也是药品不良反应的一部分,我国《药品不良反应报告和监测管理办法》规定:"药品不良反应是指合格药品在正常用法用量下出现的与用药目的无关的或意外的有害反应。"药品不良反应大致包括:副作用、毒性反应、过度作用、特异质反应、耐受性、变态反应、依赖性以及致癌、致畸、致突变作用等。

副作用是指在常用剂量下,患者用药后出现的与治疗所需无关的不适反应,一般对机体损害较轻微,多为一过性可逆性功能变化,伴随治疗作用同时出现,停药后能自愈。其产生原因主要是由于一味中药具有多种作用,治病时发挥治疗作用的只是某一种或几种,其他作用便造成了机体的不适。中药的副作用与治疗作用是相对的,如大黄能清热泻火、泻下攻积,适宜于热结便秘,其两项功效均为治疗作用;但若治冷积便秘,其清热泻火作用则成为副作用。又如吴茱萸能温中、止呕,适宜于胃寒呕吐,其两项功效均为治疗作用;若用治胃热呕吐,其温中作用则成为副作用。

毒性反应指药物引起的人体组织与器官在生理生化功能方面的异常和结构方面的改变。毒性反应和副作用较难区别,但其发生与剂量有关,是药理作用的加强,也是可以预知的。毒性反应造成的功能障碍或器质性病变,有的停药后可逐渐恢复,但也常造成一些不可逆的损害,终身不愈。因服用剂量过大,立即发生的毒性,称为急性毒性,多损害循环、呼吸及神经系统功能;因长期用药蓄积而逐渐发生的毒性,称为慢性毒性,多损害肝、肾、骨髓、内分泌等功能。三致反应(致癌、致畸、致突变)多属于慢性毒性范畴。

中药的不良反应是客观存在的,早在《神农本草经》中就提到,有的药物有毒,用时要"斟酌其宜";有的"多毒,不可久服"。再如"是药三分毒""人参杀人无过,大黄救人无功"等认识,均说明古人对药物的治疗作用与毒副作用已相当了解。现代研究发现,有的药物甚至在正常用量范围内使用,有时也会引起不良反应。如麻黄在正常使用情况下,因其所含主要有效成分——麻黄碱,可兴奋大脑皮质和皮质下中枢,有时会引起失眠、神经过敏、不安和震颤等。

中药的不良反应不同于不良医学事件,清代名医徐灵胎言:"误用致害,虽甘草、人参亦毒药之类也。""药品不良反应"的概念在内容上排除了因药物滥用、超量误用、不按规定方法使用药品及质量问题等情况所引起的反应。若将此类反应不加分析研究而等同于中药不良反应的做法是不科学的。

因此,通过增加药物剂量或延长疗程等方法实现治疗目的的方法是有限度、有风险的。理性对待中药的不良反应,充分利用其治疗作用,是临床安全合理用药的有力保障。

问题与思考

1. 如何理解中药功效是联系中药主治与性能的枢纽作用?
2. 临床应用中药,避免发生副作用的关键是什么?

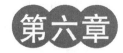

中药的性能

中药的性能是对中药作用的基本性质和特征的高度概括,又称药性。是基于机体用药后的效应变化,从多个角度概括中药的多个特性,是中药基础理论的核心。主要包括四气、五味、归经、升降浮沉、有毒无毒等。

中药的性能不同于药物的性状。药物的性状:是以药物为观察对象,通过人的感官直接感知而得到的认识,如药物的形状、颜色、气臭、滋味、质地(软硬、轻重、疏密、润燥及坚脆)等。中药的性能:是以人体为观察对象,以药物作用于机体的反应为基础,运用中医基础理论归纳概括出来的抽象概念。

第一节 四 气

四气,又称四性,是寒、热、温、凉四种药性。它反映了药物影响人体阴阳盛衰、寒热病理变化的作用倾向,是说明药物作用性质的重要概念之一。《神农本草经》序例云:"药有酸咸甘苦辛五味,又有寒热温凉四气。"这是对四气五味内涵的最早概括。

四气之中寒凉与温热是相对立的,寒凉属阴,温热属阳。而"凉次于寒""温次于热",仅是程度上的差异。有些药物还标以"大热""大寒""微温""微凉"等,是对中药四气程度不同的进一步区分。从四性本质而言,只有寒热两性的区分。平性是指药物对机体寒热变化影响不明显,介于寒热两性之间,故也有"寒热平"三性之说,在常用药中,平性药也占有一定比例。

药性之寒、热、温、凉,是依据患者服药后,药物对机体寒热病证的改善总结出来的,是与疾病性质相对而言的,即"所谓寒热温凉,反从其病也"。如石膏、知母、栀子能改善高热烦渴、面红目赤、咽喉肿痛、脉洪数等气分热证,药性寒凉;附子、肉桂、干姜能改善脘腹冷痛、四肢厥逆、脉沉无力等里寒证,药性温热。总之,能减轻或治疗热证的药物,性属寒凉;能减轻或治疗寒证的药物,性属温热。另外,部分药物的寒热性质是基于药物对机体直接产生的寒热效应加以概括的。如薄荷入口有凉爽感,其性"凉";生姜入胃有温热感,其性"温"。

一般来讲,寒凉药分别具有疏散风热、清热泻火、凉血解毒、清化热痰、凉血止血等作用;温热药分别具有发散风寒、温里散寒、补火助阳、温化寒痰、温经通络等作用。

《素问·至真要大论》"寒者热之,热者寒之",《神农本草经》序例"疗寒以热药,疗热以寒药"指出了药性寒热与治则的关系。寒凉药用治阳热证,温热药用治阴寒证,是临床应该遵循的用药原则。如里热证者,一般用石膏、黄芩、知母、寒水石、栀子等属寒凉的药物治疗;里寒证者,则可选用附子、吴茱萸、干姜、丁香、肉桂等属温热的药物治疗。"阳虚则外寒,阴虚则内热",可选用偏温热的补阳药散内生之阴寒;选用偏寒凉的补阴药退内生之虚热。反之,就可能导致病情进一步恶化,甚至引起死亡。亦如王叔和云:"桂枝下咽,阳盛则毙;承气入胃,阴盛以亡。"李中梓《医宗必读》谓:"寒热温凉,一匕之谬,覆水难收。"若为寒热错杂之证,因其发生、发展和变化极为复杂,应当寒性药与热性药同用,方能全面切中证情,兼收寒热并除之效。若为真寒假热证或真热假寒证,亦当遵循上述用药原则,分别以热性药或寒性药治疗,但有些患者服药后会引起呕吐等不适的"格拒"现象,为此,尚需在热性药中"反佐"少量寒凉药,或于寒性药中"反佐"少量温热药,以期避免或减轻"格拒"的发生。如叶天士言:"若热极用寒药逆治,则格拒而反甚,故少加热药为引导,使无格拒,直入病所;用热药治寒病,少加寒药,以顺病气而无格拒,使之同气相求。"

第二节　五　　味

五味,是指酸、苦、甘、辛、咸五种药味,用以反映药物补、泻、散、敛等作用性质,是中药性能的重要组成部分。

药物的真实滋味实际不止五种,有些还具有淡味或涩味,前人受五行学说影响,将淡附于甘,涩附于酸,习称五味。在阴阳属性方面,辛、甘、淡属阳,酸、苦、咸属阴。

"五味"最早是在春秋战国时期,作为饮食调养理论内容出现的,如四时五味的宜忌,过食五味所产生的不良后果等。而作为药性理论的五味始见于《黄帝内经》《神农本草经》。前者对五味的作用、阴阳五行属性及应用做了系统论述;后者则明确指出"药有酸、咸、甘、苦、辛五味"的内涵。后经历代医家的不断补充发展,形成了较为完善的五味理论。

味的确定,最初是依据药物的滋味或气味,是药物性状的真实反映。后来随着实践中用药知识的积累,发现了滋味与作用间的关联性,如辛味与发散、甘味与补虚、苦味与泄燥、酸味与收涩等,遂以药物滋味表达其作用特点,形成了药性的五味。由此,五味有可能是表示药物性状的真实滋味或气味,但更主要是用以反映药物功效在补、泻、散、敛等方面的作用特征,是对药物作用规律的高度概括。如枸杞子之甘,既标示其真实滋味,也标示其具有补肝肾、益精血的补益特性;而葛根之辛,则仅标示其具有解表散邪的发散特性,本身并无辛的真实滋味。

1. **辛**　能散、能行,有发散、行气、行血的作用。一般治疗表证的解表药,如麻黄、桂枝;治疗气滞和血瘀的行气药,如陈皮、枳实;活血化瘀药,如川芎、郁金等,均标以辛味。此外,部分气味芳香辛辣的药物,如化湿药、开窍药、温里药等,也具有"散""行""开"的特性,而标以辛味。

2. **甘**　能补、能和、能缓,有补虚、和中、缓急止痛、调和药性或调和药味的作用。补虚药及具有缓急止痛、缓和毒烈药性、调和药味的药物,如人参、甘草、大枣等,均标以甘味。

3. **酸**　能收、能涩,即具有收敛、固涩等作用。能收敛固涩,治疗滑脱证(如体虚多汗、肺虚久咳、久泻肠滑、遗精滑精、遗尿尿频、崩带不止等)的药物,如乌梅、五味子等,多标以酸味。

4. **涩**　能收、能涩,与酸味药的作用相似,历来将滋味不酸,但具有收涩作用的药物,多标以涩味,如龙骨、牡蛎、乌贼骨等。

5. **苦**　能泄、能燥。

泄指:① 降泄,降泄肺气以治肺气上逆之咳喘,如杏仁、葶苈子等;或降泄胃气以治胃气上逆之呕吐呃逆,如赭石、柿蒂等。② 清泄,清除火热邪气以治火热上炎之神躁心烦,目赤口苦等证,如栀子、夏枯草等。③ 通泄,通泄肠道以泻下通便,如大黄、芦荟等。

燥即燥湿,用于湿证。湿证有湿热与寒湿之分,治疗湿热的苦味药,称苦寒燥湿,如黄连、黄芩等;治疗寒湿的苦味药,称苦温燥湿,如苍术、厚朴等。

因此,止咳平喘药、攻下药、清热药、燥湿药,一般标以苦味。

6. 咸　能下、能软,有软坚散结、泻下通便的作用。能消散痰核、瘰疬、癥瘕等病证的药物,多标以咸味,如海藻、昆布、鳖甲等。能软坚泻下以治大便秘结的芒硝虽也标以咸味,但作用特点比较局限。

7. 淡　能渗、能利,有渗湿、利水的作用。具有此类作用以治水肿、小便不利的药物很多,但历来标以淡味的很少,如茯苓、薏苡仁、通草等。

中药性能之五味,凸显了药物功效的作用特点,是临床选药处方的重要依据。如治疗咳逆上气的药物颇多,若属外邪郁闭所致者,可选辛散之品;属肺虚所致者,可选甘补之品;属肺气不敛所致者,可选酸收之品……如此在很大程度上避免了用药的盲目性。而中药性状之五味,则是中药性状鉴定的重要内容,有助于辨别药材的真伪优劣,同时也有助于医生调整处方之口感,便于患者服用。

性和味只是分别从不同角度反映药物的作用性质,两者合参并结合其他性能特点,才能较全面地认识药物的特性。但性和味又都属于性能的范畴,只反映药物作用的共性与基本特点,因此,还须与药物的具体功效结合起来,以准确指导药物临床应用。

《黄帝内经》与《医便·饮食论》已有五味过伤的论述,如"多食咸则脉凝涩而变色,多食苦则皮槁毛拔,多食辛则筋急而爪枯,多食酸则肉胝䐢而唇揭,多食甘则骨肉痛而发落","五味入口,不欲偏多,多则随其脏腑各有所损,故咸多伤心,甘多伤肾,辛多伤肝,苦多伤肺,酸多伤脾"。临床实践证明,辛味药过用,易耗气、伤津,不宜于气虚津亏者;甘味药过用,易腻膈碍胃,令人中满,不宜于脾虚湿盛中满者;酸涩味药过用,易收敛邪气,不宜于湿热未尽,表邪未解者苦味药过用,易伤津、败胃,不宜于脾胃虚寒或受寒者;咸味药过用,易致血液凝滞,不宜于气滞血瘀者。

第三节　归　　经

归经,是指药物对机体某一或某些部位(脏腑或经络)的选择性作用,用以表示药物对机体作用部位、作用范围,也即药效所在,有"定位"的特点,是药物性能的重要组成部分,也是阐明药物作用机理,指导临床用药的药性理论基本内容之一。

前人对中药归经理论的初步认识,始于先秦和秦汉,发展于唐宋,成熟于金元,完善于明清,经历时间较长。直至清代沈金鳌在《要药分剂》中,总结了历代本草书中有关归经的论述,首次将"引经""向导""行经""入""走""归"等统称为药性名词"归经",迄今依然相沿习用。

中药归经理论的形成,是在中医基本理论指导下,以脏腑经络理论为基础,以药物所治具体病证的疗效为依据加以概括的。即基于中医辨证用药的效应变化,将疾病的病位与药物作用的部位或范围密切结合,用以表达某些药物对某一或某些脏腑、经络病变所发挥的治疗作用。如当患者出现昏迷、失眠、健忘、呆痴及癫狂等精神、思维、意识异常的症候时,依据"心主神志"的藏象理论,可断定病位在心。而能缓解或消除上述与"心"有关病变的药物,如能开窍醒神,治疗闭证神昏的麝香、冰片,能宁心安神,治疗失眠的酸枣仁、琥珀,能益智安神,治疗健忘的人参、远志等,则均归心经。同理,苍术能治湿阻中焦,山楂能治饮食积滞,黄芪能治中气下陷,炮姜能治虚寒性吐血便血,益智能治脾肾虚寒之多涎等,虽各药主治不同,但依据脾主运化,主升清,主统血,在液为涎等藏象理论,其主治又皆与"脾"相关,故各药都归脾经。

经络与脏腑既有联系,又有区别,分别形成了各自的辨证体系,而且经络辨证体系的形成还要早于脏腑辨证体系。因此,经络系统也是确定药物归经的重要依据。早期药物的归经,大多以经络名称来归纳,如白芷归胃经,羌活、防风归膀胱经等,就是依据"十二经"的经络辨证体系总结而得。随着临床实践的发展,新的辨证体系不断涌现,历来医家在诊治疾病,确定药物归经时,因侧重的辨证方法不同,导致有些药物的归经含义有所差异。如羌活、泽泻均归膀胱经,但羌活能发散风寒、祛风湿止痛,主治外感风寒湿邪病证,其归经依据是六经辨证,盖足太阳膀胱经主一身之表,为一身之藩篱。而泽泻利水渗湿,其所归膀胱经,是指膀胱之腑。同样,卫气营血、三焦证候等也与脏腑经络关系密切,其相应辨证体系也是某些药物归经的主要依据。至于有的药物只归一经,有的归数经,说明不同药物的作用范围有广、狭之分。

掌握药物归经,有助于提高临床用药的准确性。正如徐灵胎所言:"不知经络而用药,其失也泛,必无捷效。"对那些性味与主要功效相同,而主治部位不尽一致的药物,尤其如此。如用寒凉药物治疗肺热之咳喘,当选用归肺经药物桑白皮、地骨皮等;胃火牙痛,当选用归胃经药物石膏、黄连等;若心火亢盛所致之心悸失眠,当选用归心经药物朱砂、丹参等;若肝热目赤,当选用归肝经药物夏枯草、龙胆草等。

运用归经理论,必须考虑脏腑经络在生理病理上的相互关系。有的病证虽表现在某一脏或某一经,但并不一定只用归该经的药物。应当重视"虚则补其母,实则泻其子"及滋水涵木、益火补土、培土生金、金水相生、抑木扶土、培土制水、佐金平木等治法,必要时应该两经或多经同时用药。如肺病见脾虚者,每兼用补脾之品,使肺有所养而逐渐痊愈;肝阳上亢证,除选用平肝潜阳药外,还配以滋补肾经的药物。也即徐灵胎所言:"执经络而用药,其失也泥,反能致害。"

第四节　升降浮沉

升降浮沉是表示药物作用趋向的一种性能,是与所治疾病的病势趋向相对立而言的,表明了药物作用的定向概念,也是说明药物作用性质的概念之一。

升降浮沉理论,从萌芽到形成,经历了较为漫长的时期,虽早在秦汉时期《黄帝内经·素问》就有很多篇幅论述其相关内容。但直至金代医家张元素,在其所撰的《医学启源》《珍珠囊》中,对药物升降浮沉理论进行了很大发挥,最终形成了以升降浮沉为中心的"药类法象"思想。明代李时珍、陈嘉谟、张景岳等医家进一步丰富充实了升降浮沉理论,这一时期的本草著作,大多都将之作为辨证用药的说理工具,使升降浮沉理论得以普及和推广。升与降,浮与沉是向对的。升,即上升提举,趋向于上;降,即下达降逆,趋向于下;浮,即向外发散,趋向于外;沉,向内收敛,趋向于内。

按阴阳属性区分,升浮属阳,沉降属阴。

"升降出入,无器不有。"气机升降出入同样也是人体生命活动的基础。人体"非出入,则无以生长壮老已;非升降,则无以生长化收藏"。因此,气机升降出入失常,机体必然处于不同的病证状态,产生不同的病势趋向,如泻利、崩漏的病势趋下;呕吐、咳喘的病势趋上;风邪外束,麻疹疹出不畅的病势趋内;自汗、盗汗的病势趋外。而能改善或消除这些病证的药物,分别具有升、降、浮、沉的作用趋向。

一般具有升阳发表、祛风散寒、涌吐、开窍等功效的药物,都能上行向外,药性都是升浮的;而具有清热、泻下、安神、利水渗湿、潜阳息风、降逆止呕、收敛固涩及止咳平喘等功效的药物,则能下行向内,药性都是沉降的。由于药物的作用具有多效应、多层次特点,故有些药物具有二向性,如麻黄既能发汗(向外),又可平喘、利尿(向下);胖大海即可宣肺利咽(升浮),又可清泻通便(沉降)。有些药物的升降浮沉特性不明显,如消食药、外用药等。

历代本草在概括总结中药升降浮沉理论的过程中,考量了药材的质地、植物药的不同入药部位、气味薄厚、四气、五味、归经、配伍、炮制等诸多影响因素。而后世的升降浮沉理论主要是用以反映中药作用趋向特性的,属于药物"性能"范畴,与药材的自然属性没有必然的一致性。故影响中药药性升降浮沉的主要因素为:① 炮制:大多药物,酒制则升、姜炒则散、醋炒则收敛、盐炒则下行,如黄连、大黄酒炙,苦寒沉降之性减弱,更宜于上焦热证。但有些药物例外,如酒炙常山是为减弱涌吐之烈性;姜炙草果、竹茹是为和胃止呕。② 配伍:药物之升降浮沉可通过配伍发生改变。在复方中,升浮药在大队沉降药中能随之下降;反之,沉降药在大队升浮药中能随之上升,如牛膝引血下行为沉降药,与桃仁、红花及桔梗、柴胡、枳壳等升达清阳、开胸行气药同用,也随之上升,主治胸中瘀血证。当两类药物的作用相互拮抗时,升降浮沉之性改变尤其明显,如麻黄与石膏配伍,麻黄升散之性受到石膏沉降之性制约后,可用治肺热咳喘。正如李时珍所说:"升降在物,亦在人也。"

通过升降浮沉理论,掌握各药的作用趋向特性,可更好地指导临床用药。① 逆病势选药:应用药物的升降浮沉性能,调节或纠正人体气机升降出入,使之恢复正常。如以柴胡、升麻、黄芪等升浮之品治疗中气下陷之泄泻、脱肛、阴挺等证;用麝香、冰片等芳香开窍启闭之品抢救神昏窍闭证等均属此类。② 顺应正气趋向而选药:因势利导,祛邪外出,避免进一步损伤正气。如食积腹胀作呕者,选用涌吐之药,祛除积滞;治湿热泻痢,配以槟榔、大黄祛除湿热积滞,以"通因通用"。③ 利用药物的二向性,调整脏腑功能:如麻黄不仅能宣发肺气以解表,还可苦降肺气以平喘,其对肺气宣降功能的调整,又达到了通调水道,开发水之上源的利水目的。

药物的多个具体性能之间是既有联系,又有区别的。一般而言,凡味属辛、甘,气属温、热的药物,大都是升浮药,如麻黄、升麻、黄芪等;凡味属苦、酸、咸、性属寒、凉的药物,大都是沉降药,如大黄、芒硝、山楂等。正如李时珍言:"酸咸无升,辛甘无降,寒无浮,热无沉。"而此处之"无"应当是大多数。可见,药物的各个性能只代表概括药物作用特性的一个视角,要全面认识与掌握药物的应用规律,尚需对药物的多个性能综合参考。

第五节　有毒无毒

有毒无毒是指药物对人体能否造成损害的一种性能,用以反映中药的安全性。是中药药性理论不可缺少的组成部分。

古代劳动人民在觅食过程中,发现和认识药物治疗作用的同时,逐步了解到药物的毒性。正式文字记载可追溯到西周时代《尚书·说命篇》云:"若药弗瞑眩,厥疾弗瘳。"《神农本草经》序例首先提出:"药有……及有毒无毒。"并谓"若用毒药疗病,先起如黍粟,病去即止,不去倍之,不去十之,取去为度。"前人对药物有毒无毒的认识是一个漫长过程,先后经历了药食不分,有毒、无毒,毒性大小,以及有毒药物标注毒性等阶段。正是历代医药学家在继承前人经验和理论基础上的不断探索,推动了中药毒性理论逐步丰富与发展。

历代本草文献中药物有毒无毒有广义与狭义之分,所谓广义的"有毒",具有二:① 药物的总称。如《周礼·天官》所云:"医师掌医政令,聚毒药以供医事。"《素问·脏气法时论》云:"毒药攻邪,五谷为养,无果为助。"正如《药治通义》言:"毒药二字,古多连称,见《素问》及《周官》,即总括药饵之词。"反映出当时对药物的治疗作用和毒性作用还不能很好把握,故统称为"毒药"。② 药物的偏性。如《类经》云:"药以治病,因毒为能,所谓毒药,以气味之有偏也。"中药之偏性除能以偏纠偏,发挥治疗作用外,也可因偏致偏,对机体造成不良作用。《儒门事亲》:"凡药有毒也,非止大毒小毒谓之毒,甘草、苦参不可不谓之毒,久服必有偏胜。"《神农本草经疏》云:"药石禀天地偏至之气者也……然所禀既偏,所至必独,脱也用违其性之宜,则偏重之害,势所必至。"也即现代《普遍毒理学导论》所言:"药物的任何作用,对健康人和非适应证的人都是具有毒害作用的;在这种情况下,药物具有有毒的性质。"可见,偏性也是药物"毒性"的内在依据。

所谓狭义的"有毒",单指药物对人体的损伤,属于中药不良反应的范畴。正如隋代《诸病源候论·卷二十六》云:"凡药物云有毒及大毒者,皆能变乱,于人为害,亦能杀人。"依据药物致机体损伤程度,《素问·五常政大论》将药物分为大毒、常毒、小毒和无毒四类;五代时期《日华子本草》针对有毒中药分类增加了"微毒"一级,使三级划分变为四级划分;李时珍的《本草纲目》也沿袭使用大毒、有毒、有小毒、微毒分类法;现代《有毒中药大辞典》按极毒、大毒、有毒和小毒四级标准划分;《中药大辞典》按剧毒、大毒、有毒、小毒和微毒五级标准划分;目前《中国药典》和高等院校《中药学》教材均以"大毒""有毒""小毒"三级标准划分。

也有学者认为,"毒"又有暴烈、猛烈之本意,如唐代柳宗元《贞符》:"爨以毒燎,煽以虐焰。""毒燎"即猛烈之火。药物的毒性也可表示治疗作用的强弱。正如《灵素节注类编》谓:"毒者,峻猛之谓,非鸩毒也。"《类经·卷四》云:"毒药,为药之峻利者。"《本草蒙筌》亦云:"有无毒治病之缓方者,盖药无毒,则攻自缓也。""有药有毒之急方者,盖药有毒,攻击自速,服后上涌下泻,夺其病之大势者是也。"可见,此处药物之毒性,实指药性刚烈,作用峻利,取效迅捷之意,并非伤正夺命之谓。

有毒与无毒是相对而言的。所谓无毒,即指单用某药在不超过常用量时不会对人体造成伤害。无毒药物一般性质平和、偏性较小、安全性高,治疗剂量幅度通常较大,但在超量、超时应用时,也可能会对机体造成一定损伤。现代药学认为有毒药物,其治疗剂量幅度小,安全性低,稍超量应用,就可能对机体产生损害性作用,甚至发生死亡事件。

对中药毒性的认识,前人主要是基于中医理论指导,在长期临床应用观察和经验积累的医疗实践基础上进行归纳总结。现代则大多偏重于以化学及动物实验为基础,与生理、生化、病理等现代医学相结合的综合研究。但两者均强调药物对机体造成的损害。

药物能否产生中毒反应与药物的品种、质量、贮存、加工炮制、配伍、剂型、给药途径、用量、用药时间长短及病人的体质、年龄、性别、种属、证候性质等都有密切关系。其中,主要依据为:

(1) 药物是否含有毒性成分:一般有毒药物主含毒性成分,如砒石、马钱子等;无毒药不含毒性成分或含毒性成分甚微。

（2）药物整体是否有毒：中药大多为天然药，一药中常含许多成分，这些成分相互制约，有毒成分也不例外，致使有些含毒性成分的中药在整体上不显示毒性。

（3）使用剂量是否适当：是确定药物有毒无毒的关键依据。一般来说，剂量适当，不会对机体造成损害，即无毒。若超出人体对药物的最大承受剂量，对机体造成损害，出现中毒反应，即为"有毒"。故机体能够承受药物最大剂量是药物有毒无毒的界线。

历代本草文献中对药物毒性的记载大多是正确的，但由于受历史条件的限制，其中也有一些错误之处，尚需结合现代的研究认识加以纠正，如《神农本草经》载丹砂无毒；《本草纲目》载马钱子无毒等等。同时，也应该认识到古人对药物毒性的总结，主要来源于急性毒性反应，而对慢性中毒和蓄积中毒未能系统、深入观察和总结，是当前应该重视的研究领域。对于中药中毒的诊断与解救，古文献中有不少记载。但在当今条件下，应结合现代的认识水平、诊断技术以及解救措施和方法，使之不断完善。

临床应用中药时，既不能因"无毒"，而盲目加大剂量，致使出现中毒反应，也不能因"有毒"，而"畏毒如虎"，不敢使用。使用有毒药物，必须采用多种有效措施，从多个环节降低或消除其毒性，力求取得临床最佳疗效。另外，我国也制定了《药品不良反应监察报告制度》，医疗人员应当依法执行，以加强对有毒药物的认识与监管。

问题与思考

1. 如何理解徐灵胎所言的"盖入口则知其味，入腹则知其性"？

2. 如何理解李时珍所说的"升降在物，亦在人也"？

3. "不知经络而用药，其失也泛，必无捷效""执经络而用药，其失也泥，反能致害"两句话对临床用药有什么启示？

4. 如何认识中药"有毒无毒"的科学内涵？

第七章

中药的配伍

一、中药配伍的含义

中药的配伍是指在中医药理论指导下,有目的地依据病情需要和药性特点,有选择地将两味及两味以上的药物配合使用。

临床实践过程中,为适应复杂多变,或病势沉重的情况,通常需要将药物合理配伍使用,以增强疗效,降低或消除毒副作用,扩大适应范围,全面照顾病情。前人将单味药的运用及药物配伍后,药物之间发生的种种变化关系总结为七种情况,称为"七情"。该提法首次见于《神农本草经·序例》云:"药……有单行者,有相须者,有相使者,有相畏者,有相恶者,有相反者,有相杀者,凡此七情,合和视之。"

方剂学中讨论的配伍,主要是指药物在方剂中所占有的地位或发挥的作用不同,用"君臣佐使"加以反映,是另一种配伍关系。

二、中药七情中各情的含义

中药七情主要包括单行、相须、相使、相畏、相恶、相反、相杀七个方面。

1. **单行**　明代以来,由于受到陈嘉谟、李时珍的影响,一般认为单行指单用一味药来治疗某种病情单一的疾病。即对病情比较单纯的病证,选择一种针对性较强的药物就可达到治疗目的。如古方独参汤,单用一味人参,治疗大失血所引起元气虚脱的危重病证;清金散,单用一味黄芩,治疗肺热出血的病证。而《本经》的原意是指两味药物配伍后,各药单独取效,互不影响各自原有临床效应的配伍关系。如《内外伤辨惑论》枳实导滞丸治疗湿热食积证,其中泽泻利水渗湿,神曲消食化滞,二药同为病情所需,但彼此又不会削弱各自疗效或毒副作用,属于单行的配伍关系。

2. **相须**　指性能功效相似的药物配合使用,以增强或产生某种治疗效应的配伍关系。其中配伍的两味药,一般多为配伍药对,强调二药在协同增效方面一方需求另一方,彼此相需而不可分离,即其他药物难以替代。如麻黄配伍桂枝,能增强发汗解表之功;全蝎配伍蜈蚣配伍,能增强息风止痉之功。陶弘景根据《本经》记载,指出"相须不必同类",但后世临床所见的相须药对,大多是"同类"的。

3. **相使**　指某方面性能功效相似或治疗目的一致的药物配合使用,一药为主,另一药为辅,辅药可以提高主药在某方面治疗效应的配伍关系。其中配伍的两味药,仅是较单味药应用时疗效有所增强,不存在特殊的协同作用,因而并非不可替换,强调两味药配合取效时的主辅地位。如黄芪配伍茯苓治脾虚水肿,黄芪为健脾益气,利尿消肿的主药,茯苓淡渗利湿,可增强黄芪益气利尿的作用。

4. **相畏**　指一种药物的毒副作用能被另一种药物降低或消除的配伍关系。如生半夏、生南星的毒副作用能被生姜降低或消除,称生半夏、生南星畏生姜;甘遂畏大枣,即大枣可降低或消除甘遂的毒副作用。

5. **相杀**　指一种药物能降低或消除另一种药物毒副作用的配伍关系。如生姜能降低或消除生半夏、生南星的毒副作用,称生姜杀生半夏、生南星的毒。与相畏是同一配伍关系的两种不同提法。

在相畏、相杀的药对中,有时相配的两味药对患者均可能产生毒害效应,并且彼此都能使对方的毒害效应减轻或消除。如洋金花和生草乌,两者都有毒,洋金花能导致心率加快,口干;生草乌可导致心跳缓慢,流涎。二药配伍则相互拮抗,彼此的毒害效应都会降低。

6. **相恶**　指两味药合用后,一药或二药某方面,或几方面的治疗效应降低或丧失的配伍关系。如人参恶莱菔子,莱菔子能削弱人参的补气作用;生姜恶黄芩,黄芩能削弱生姜的温肺、温胃的作用。而临床配伍可能产生相恶情况的主要有:① 寒热药性相反,作用部位有相同之处的药物配伍。如温脾胃药与清泄脾胃药(附子恶大黄)、温肺药与清肺药(黄芩恶干姜)等。② 作用趋势相反的药物配伍。如止汗药与发汗药(牡蛎恶麻黄)、止泻药与泻下药(赤石脂恶大黄)等。③ 扶正药与祛邪药配伍。有的祛邪药在祛邪的同时,可能损伤正气,因而可能与扶正药相恶(半夏恶皂角、蛇床子恶巴豆、大黄恶人参等)。

7. **相反**　指两味药合用后,使原有毒副作用增强或产生毒副作用的配伍关系。如甘草反甘遂;贝母反乌头等,详见用药禁忌"十八反""十九畏"中若干药物。

三、中药七情对临床用药的指导意义

中药七情配伍关系中,单行是单味药应用取效,还是两味药配伍应用,各自单独取效,应根据临床病情需要,恰当选择;相须、相使可增强疗效,相畏,相杀减轻或消除毒副作用,使临床用药更加安全有效,故是临床值得充分利用的配伍关系。相恶会降低或消除药物疗效,原则上应当避免使用。相反会导致毒副作用增加或产生新的毒副作用,是临床应当禁忌的配伍关系。

然而,正如《本草纲目》言:"古方多有用相恶、相反者。""相恶"的两味药合用时,并不等同于每味药的全部性能(或功效)都降低,或两味药的各种性能(或功效)都相恶。有时利用可能"相恶"的药对,但这种配伍关系此时减弱的是不利于所治病证的某些性能(或功效),发挥"相制相成"之效,使之更有利于病情,这时的同一药对已成为相畏与相杀的配伍关系,并不是有意使用"古方多有用相恶、相反者"。如黄连与吴茱萸配伍组成的左金丸,主治肝火犯胃之呕逆。其中黄连苦寒,可清泄肝火,辛热之吴茱萸虽可降逆止呕,但又能助长肝火,而以6:1(黄连:吴茱萸)配伍,则吴茱萸温热之性尽除而无助肝火之弊;吴茱萸温热之性亦可缓解黄连之苦寒,以免黄连伐肝太过。两者虽相恶,然相制相成,使肝火清而呕逆止。因此相恶在某些方面又可成为一种能够利用的配伍关系,并非绝对配伍禁忌。同样,对于药物相反的配伍关系,历代医家用于临床者也不乏其例。尤以甘草配海藻、甘草配甘遂、附子配半夏的应用较为多见,其中甘草配海藻治疗各种癌瘤及痰结病证疗效较佳。可见,古今对药物相恶、相反的认识具有一定的局限性与片面性,有待于在临床实践研究中进一步探讨。总之,中药的"七情"理论,总体上比较完善,但限于历史条件,有些配伍关系如"十八反""十九畏"等,有待商榷。各种药物之间的"七情"配伍关系将随着临床实践与实验研究的深入而逐步厘清,中医临床用药最终将会更有效、更安全、更合理。

问题与思考

1. 简述中药"七情"对临床用药的指导意义。

2. 你对"勿用相恶、相反"有何看法?

第八章

中药的用药禁忌

为了确保临床疗效和避免不良反应的产生,用药时应避忌的问题,称为用药禁忌。中药的用药禁忌主要包括配伍禁忌、妊娠用药禁忌、病证用药禁忌和服药饮食禁忌四个方面。

一、配伍禁忌

配伍禁忌是指某些药物合用会产生剧烈的毒副作用或降低药效,因而应当避免合用,也即《神农本草经》所谓:"勿用相恶、相反者。"目前医药界共同认可的配伍禁忌,有"十八反"和"十九畏"。

五代后蜀韩保昇《蜀本草》统计《本经》中相反的药物,提出"相反者十八种",今人所谓"十八反"之名盖源于此。"十八反"歌诀最早见于金代张从正《儒门事亲》:"本草明言十八反,半蒌贝蔹及攻乌,藻戟遂芫俱战草,诸参辛芍叛藜芦。"共载相反中药十八种,即乌头反半夏、瓜蒌、贝母、白蔹、白及;甘草反海藻、大戟、甘遂、芫花;藜芦反人参、丹参、玄参、沙参、苦参、细辛、芍药。事实上,"十八反"中的药物从开始记载就不止18味,加上后来的分化,如乌头分为川乌、附子、草乌,瓜蒌分为全瓜蒌、瓜蒌皮、瓜蒌子、天花粉,贝母分为川贝母、浙贝母,芍药分为赤芍、白芍。

"十九畏"是金元以后医家概括出的19味配伍禁忌药。由于从宋代开始,一些医药著作中出现了畏、恶、反名称使用混乱的状况,与《本经》中的原义不符,作为配伍禁忌的"十九畏"正是在这种情况下提出的。"十九畏"并非19种具有"相畏"配伍关系的药物,这些药物的配伍关系大多属于"相恶"或"相反"的范畴,应当避免合用。"十九畏"歌诀首见于明代刘纯《医经小学》:"硫黄原是火中精,朴硝一见便相争,水银莫与砒霜见,狼毒最怕密陀僧,巴豆性烈最为上,偏与牵牛不顺情,丁香莫与郁金见,牙硝难合京三棱,川乌、草乌不顺犀,人参最怕五灵脂,官桂善能调冷气,若逢石脂便相欺,大凡修合看顺逆,炮爁炙煿莫相依。"指出了共19味相恶或相反的药物:硫黄畏朴硝,狼毒畏密陀僧,巴豆畏牵牛,丁香畏郁金,川乌、草乌畏犀角,牙硝畏三棱,官桂畏赤石脂,人参畏五灵脂。

将"十八反"和"十九畏"作为配伍禁忌,其本意在于强调配伍用药时,应尽量避免疗效降低和毒性增强情况的发生,使临床用药更有效、更安全,因此历代医药学家遵信者居多,但也有认为它们并非绝对的禁忌。对于特定的病症,相反药同用,能相反相成,产生较强的功效,运用得当,可愈沉疴痼疾。不少文献记载了反药同用的情况,如《本草纲目》说:"相恶、相反同用者,霸道也,有经有权,在用者识悟尔。"《金匮要略》甘遂半夏汤中甘遂、甘草同用治留饮;赤丸以乌头、半夏合用治寒气厥逆;《千金翼方》中大排风散、大宽香丸用乌头配半夏、瓜蒌、贝母、白及、白蔹;《儒门事亲》通气丸中海藻、甘草同用;现代文献报道芫花、大戟、甘遂与甘草合用治结核性胸膜炎,人参、五灵脂同用治冠心病,均取得了较好的效果,都说明了"十八反""十九畏"中的药物可以同用。现代研究也提示"十八反""十九畏"只有在特定病理生理条件下才显示毒性增强或疗效降低。

目前,对待"十八反""十九畏"的正确态度应当是:若无充分根据和应用经验,不宜盲目配伍使用"十八反"和"十九畏"所涉及的药物;亦不能盲目否定"十八反"和"十九畏"。

二、妊娠用药禁忌

妊娠用药禁忌是指妇女在妊娠期间的用药禁忌。妊娠禁忌的药物大多具有影响胎儿生长发育、孕妇身体健康以致堕胎的副作用。根据药物对妊娠危害程度的不同,一般可分为慎用与禁用两大类。慎用的药物对妊娠危害较小,主要是一些具有活血化瘀、行气、攻下、温里等功效的药物,如桃仁、红花、川芎、牛膝、枳实、大黄、番泻叶、芦荟、芒硝、附子、肉桂、干姜等;禁用的药物对妊娠危害较大,多系毒性较强或药性峻猛及堕胎作用较强的药物,如水银、砒霜、轻粉、雄黄、斑蝥、马钱子、蟾酥、川乌、草乌、藜芦、巴豆、牵牛、甘遂、大戟、商陆、芫花、干漆、三棱、莪术、水蛭、虻虫、麝香等。

禁用的药物在一般情况下禁止使用;慎用的药物可以根据病情的需要斟酌使用。如《金匮要略》以桂枝茯苓丸治妊娠瘀病;吴又可用承气汤治孕妇时疫见阳明腑实证。对待妊娠用药禁忌的正确态度应当是:如无特殊必要,应尽量避免使用,以免发生事故;如孕妇患病非用不可,则应注意辨证准确,掌握好剂量与疗程,并通过恰当的炮制和配伍,尽量减轻药物对妊娠的危害,做到安全有效。

三、病证用药禁忌

由于药物的药性不同,其作用各有专长和一定的适应范围,因此某类或某种病证应当避免使用某类或某种药物,称为病证用药禁忌。如麻黄性温味辛,能发汗解表,适宜于外感风寒表实无汗证,而对于表虚自汗及阴虚盗汗者应忌用,以免加重出汗,耗伤津液。一般情况下,里寒证忌用清热药,以免寒凉伤阳;实热证及阴虚火旺者,忌用温燥药,以免助热伤阴;邪气盛正不虚者,忌用补虚药,以免误补益疾;正虚而邪不盛忌用攻邪药,以免误攻伤正;妇女月经过多及出血而无瘀滞者,忌用破血逐瘀药,以免加重出血;表邪未解者,忌用收敛止汗药;湿热泻痢者,忌用涩肠止泻药,以免闭门留寇;溃疡脓毒未清,腐肉未尽者,不宜过早使用敛疮生肌药,以免藏毒等。一般药物都有病证用药禁忌,具体内容详见各论中每味药物的"使用注意"部分。

四、服药饮食禁忌

服药饮食禁忌是指在服药期间对某些食物的禁忌,简称食忌,也就是通常所说的忌口。古今中医皆比较重视饮食禁忌,其目的是避免不良反应的发生和疗效降低,导致病情恶化,影响病人康复。在服药期间,一般应忌食生冷、油腻、腥膻、辛热、有刺激性的食物。此外,根据病情的不同,饮食禁忌也有不同。热性病应忌食辛辣、油腻、煎炸类食物;寒性病应忌食生冷;胸痹患者应忌食肥肉、脂肪、动物内脏及烟、酒等;肝阳上亢所致头晕目眩、烦躁易怒等应忌食胡椒、辣椒、白酒等辛热助阳之品;脾胃虚弱者应忌食油炸黏腻、寒冷固硬、不易消化的食物;肾病水肿应忌食过咸和酸辣太过的刺激食品。

问题与思考

1. 简述中药禁忌的主要内容及其临床意义。
2. 什么是"十八反""十九畏"?应怎样看待"十八反""十九畏"?
3. "七情"配伍中的"相畏"与"十九畏"有何不同?

第九章

中药的剂量与用法

第一节　中药的剂量

中药剂量即临床用药量,一般是指一味中药的成人一日用量,也有是指在方剂中药物间的相对用量。本书中每味药物标明的用量,为临床用药时的参考用量,除特别注明以外,都是指干燥饮片在汤剂中成人一日的内服用量;鲜品入药和药物入丸、散剂及外用,或小儿的用量则另加注明。

中药计量单位在古代曾有重量(斤、两、钱、分、厘等)、度量(尺、寸等)、容量(斗、升、合、勺等)、数量(如生姜三片、蜈蚣两条、大枣七枚、芦根一支、荷叶一角、葱白两只等)。据考证,宋代以前方书中的剂量,除特别标明大斤两者外,一般可按 1 两＝14 g 计。宋代以后至民国初年,法定衡制基本未变,一般可按 1 两＝37 g 计。民国年间至中华人民共和国成立初期,我国普遍采用"市制"计量方法,即 1 市斤(16 进位制)＝16 两＝160 钱＝500 g,即 1 两＝31.25 g;1 钱＝3.125 g。目前,我国对中药生产计量采用公制,即 1 公斤＝1 000 g。为处方和调剂换算方便,按国家计量局规定以如下的近似值进行换算:1 市斤＝500 g;1 两＝30 g;1 钱＝3 g;1 分＝0.3 g;1 厘＝0.03 g。

中药剂量是确保临床疗效和用药安全的重要因素之一。剂量过小,起不到治疗作用而贻误病情;剂量过大,可能损伤正气,引起不良反应,或造成药材不必要的浪费。同时,中药多以复方用药,其中药物剂量的变化,可以导致整个处方的功效和主治病证的改变。因此,对待中药剂量应采取科学、谨慎的态度。除了剧毒药、作用峻猛药、精制药及某些贵重药外,一般中药常用内服剂量为 5～10 g;部分常用量较大的剂量为 15～30 g;新鲜药物常用量 30～60 g。临床上应根据所用药物性质、用药方法、患者情况以及所处环境等多方面因素来确定中药的具体用量。

1. **药物性质和性能**　花、叶、皮、枝等质轻者,用量宜小;矿物、贝壳等质重者,用量宜大。干品药材用量宜小;鲜品药材含水分较多用量宜大。气味浓厚或作用峻猛者,用量宜小;气味淡薄或作用温和者,用量宜大。药材质优力强者,用量可小些;质次力弱者,用量可大些。无毒药物,剂量变化幅度较大,可适当增大用量;有毒或作用峻烈的药物,应严格控制剂量,开始时用量宜轻,逐渐加量,一旦病情好转后,应当立即减量或停服,中病即止,防止过量或蓄积中毒。贵重药材如麝香、牛黄、猴枣、羚羊角、鹿茸、珍珠等,在保证药效的前提下应尽量减少用量,避免浪费。

2. **用药方法和目的**　单味药使用时用量宜大,复方中应用时剂量宜小;在方中作主药时用量宜大,作辅药时用量宜小;入汤剂用量宜大,入丸、散剂的用量宜小;某些中药用量不同表现出不同的作用,故根据使用目的的不同,其用量也可能不同,如槟榔用于行气消积,用量 3～10 g 即可,用于驱绦虫则须用 30～60 g。

3. 患者情况 确定药物的具体用量,还应考虑患者的年龄、性别、体质、病程、病势、职业和生活习惯等差异。一般来说,小儿发育尚未健全,老人气血渐衰,对药物的耐受力均较弱,用量宜轻。五岁以下小儿通常用成人量的四分之一,五六岁以上通常用成人量的一半。对于一般的药物,男女用量差别不大,但妇女在月经期、妊娠期,用活血化瘀通经药一般不宜过大。体质强壮者,对药物的耐受力较强,用量可稍大;体质虚弱者,对药物(尤其是攻邪药)的耐受力较弱,用量宜轻,即使是补虚药,也应从小剂量开始,以免虚不受补。一般来说,新病对患者正气损伤较小,患者对药物的耐受力较强,用量可稍大;久病多伤元气,患者多体虚,对药物的耐受力较弱,用量宜轻。病急病重者,用量可稍大,有利于控制病势;病缓病轻者,用量宜轻,以免损伤正气。体力劳动者腠理一般较脑力劳动者致密,使用发汗解表药时,对体力劳动者的用量可较脑力劳动者稍重一些。平素不喜食辛辣热烫物或处高温下作业者,用辛热药疗疾时,用量宜轻,反之用量宜大。

此外,在确定药物剂量时,还应考虑季节、气候及居处的自然环境等因素,做到"因时制宜""因地制宜"。如夏季发汗解表药及辛温大热药不宜多用,而苦寒降火药用量宜重;冬季发汗解表药及辛热大热药可以多用,苦寒降火药则用量宜轻。

第二节 中药的用法

中药的用法所包含的内容十分广泛,本书主要介绍中药的给药途径和剂型、汤剂的煎煮方法和不同剂型的服药方法。

一、给药途径和剂型

给药途径也是影响药物疗效的因素之一。给药途径不同,药物的吸收、分布、代谢、排泄过程不同,产生的作用强度不同。有的药物甚至必须以某种特定途径给药才能发挥某种作用。中药的传统给药途径以口服和皮肤给药为主,还有吸入、舌下、黏膜表面和直肠给药等多种途径,现代又增添了皮下注射、肌内注射、穴位注射、静脉注射等。

中药在服用前,都需要加工成一定的剂型。传统中药剂型中,口服剂型有汤剂、丸剂(蜜丸、水蜜丸、水丸、糊丸、蜡丸)、散剂、锭剂、酒剂、煎膏剂(膏滋)、胶剂等,皮肤外用的剂型有膏药(黑膏药、白膏药)、散剂、丹剂、搽剂、洗剂、灸剂、熨剂等;供体腔使用的有栓剂、药条等。现代中药剂型中,口服剂型有浓缩丸、片剂(咀嚼片、含片、泡腾片、肠溶片)、胶囊剂(硬胶囊、软胶囊、肠溶胶囊)、颗粒剂(可溶颗粒、悬浮颗粒、泡腾颗粒)、合剂、滴丸剂、糖浆剂、酊剂、流浸膏剂、浸膏剂、茶剂等,皮肤外用的有贴膏剂(橡胶膏剂、凝胶膏剂、贴剂)、气雾剂、喷雾剂、涂膜剂、凝胶剂、软膏剂、露剂等,还有注射剂(注射液、注射用无菌粉末、注射用浓溶液)、眼用制剂(滴眼剂、眼膏剂)、鼻用制剂(滴鼻剂、洗鼻剂、鼻用喷雾剂、鼻用软膏剂、鼻用乳膏剂、鼻用散剂)、供体腔使用的阴道片、阴道泡腾片等。

不同的给药途径和剂型各有其特点。临床用药时,具体选择何种途径和剂型给药,不仅要考虑各种给药途径和剂型的特点,充分发挥其优势,还应注意病证与药物对给药途径和剂型的选择。《神农本草经》强调了药物对剂型的选择,指出:"药性有宜丸者,宜散者,宜水煮者,宜酒渍者,宜膏煎者,亦有一物兼宜者,亦有不可入汤酒者,并随药性,不得违越。"即是说,只有所含有效成分水溶性好而且耐热的饮片才可以入汤剂,否则便应选择粉末饮片或丸剂、散剂或酒剂;珍稀、名贵、濒危药材选择丸散剂,可以提高利用率、减少用量,有利于资源保护和可采持续利用。继后,《本草经集注》又提出了病情对于剂型的选择,强调:"病有宜服丸、服散者,服汤、服酒者,服膏煎者,亦兼参用,察病之源,以为其剂也。"一般来说,病情较急宜服相对速效的汤剂等,慢性病宜服缓而药效持续的丸剂等。

二、汤剂的煎煮方法

汤剂是中药临床最为常用的剂型之一,并且大多由病家自制,为了保证获得预期的临床疗效,医生应将汤剂的正确煎煮方法清楚地交代给病家。

1. **煎药器具**　最好是用化学性质稳定、不易与药物成分发生化学反应,并且导热均匀、保温性能良好的砂锅、瓦罐等陶瓷器皿;其次可用搪瓷罐或不锈钢锅;忌用铝、铜、铁锅等金属器皿,以免金属元素与药物成分发生化学反应,可能使疗效降低,甚至产生毒副作用。中药煎煮比较费时费力,为了方便患者服药,一些医院药房配备了煎药机,患者只需将药交给药房煎制,取回煎好并分装好的汤剂,整个疗程可一次性带回家保存备用,携带服用都方便。

2. **煎药用水**　煎药宜用洁净、无异味、杂质少的水。一般来说,人们在生活中饮用的水如自来水、井水、纯净水等,都可用以煎煮中药。

3. **加水量**　按理论推算,加水量应为饮片吸水量、煎煮过程蒸发量及煎煮后所需药液量的总和。虽然实际操作时加水量很难做到十分准确,但也可根据饮片质地的疏密、吸水性能及煎煮时间的长短来估计加水量。确定加水量的一般做法是,将饮片适当加压后,以液面高出饮片 2 cm 左右为宜。质地坚硬、黏稠、需要久煎的药物加水量可比一般药物略多;质地疏松,或由于有效成分易挥发或破坏而煎煮时间较短的药物,则液面稍高出饮片即可。

4. **煎前浸泡**　煎煮前将饮片用水适当浸泡,既有利于有效成分的溶出,又可缩短煎煮时间,避免因煎煮时间过长,导致有效成分散失或破坏过多。如果饮片不经浸泡,直接煎煮,会使饮片表面的淀粉、蛋白质迅速膨胀或变性,阻塞毛细管道,使水分难于进入饮片内部,不利于有效成分的充分溶出。多数药物宜用冷水浸泡,一般浸泡 20～30 min 即可,以种子、果实为主者,可浸泡 1 h。夏天气温高,浸泡时间不宜过长,以免药液腐败变质。

5. **煎药火候**　火候是指火力大小和煎煮时间长短。煎药一般宜先用武火(大火)使药液尽快煮沸,沸后改用文火(小火)保持微沸状态,以免药汁溢出或过快熬干。解表药及其他含挥发性成分药物,一般用武火迅速煮沸,改用文火再煮 10～15 min 即可。有效成分不易煎出的矿物类、贝壳类、骨角类、甲壳类药物以及补虚药,一般宜用文火久煎,使有效成分充分溶出。

6. **趁热滤汁**　药煎好后,应趁热滤取药汁,以防药液放冷后,一些有效成分会因溶解度降低而沉淀或由于药渣的吸附作用而有部分损失,降低疗效。

7. **绞渣取汁**　由于一般药物加水煎煮后都会吸附一定的药液,已溶入药液中的一些有效成分也可能被药渣再吸附,因此药渣应榨取药汁,以防有效成分的损失。实验表明,从榨药渣得到有效成分相当于原方含量的三分之一。尤其是一些遇高热有效成分容易损失或破坏而不宜久煎或只煎一次的药物,药渣中所含有效成分会更多,榨渣取汁的意义更大。

8. **煎煮次数**　一般中药可煎 3 次,至少应煎 2 次。煎煮过程中,有效成分会先溶解于进入饮片组织内的水液中,然后再扩散到饮片外部的水液中,当饮片内外溶液的浓度相同时,有效成分不再扩散了,这时,只有将药液滤出,重新加水煎煮,有效成分才会继续溶出。为了充分利用药材,避免浪费,一剂药最好煎煮 2 次或 3 次。

9. **入药方法**　一般药物可同时入药煎煮。但某些药物因其性质、性能及临床用途不同,所需煎煮的时间和方式不同,因此煎制汤剂时还应讲究入煎的方法。

(1) 先煎:一些有效成分不容易煎出的药物,应先入煎一定时间后,再与其他药物同煎。一般来说,矿物类药物(如磁石、代赭石、生铁落、生石膏、寒水石、紫石英、龙骨等)、贝壳类药物(如牡蛎、海蛤壳、瓦楞子、珍珠母、石决明、紫贝齿等)、甲壳类药物(龟甲、鳖甲等),大多需要先煎30 min 左右,再纳入其他药物同煎。此外,久煎可以降低某些药物的毒性(如川乌、附子、雷公藤等),附子、川乌应先煎 0.5～1 h(煎至入口无麻舌感),雷公藤应先煎 1～2 h,再与其他药物同煎,以确保用药安全。再有特殊需要,如大黄久煎泻下力缓,欲减其泻下力则应先煎。

(2) 后下:一些气味芳香的药物,久煎其有效成分易挥发的药物(如金银花、连翘、肉桂、沉香以及解表药、化湿药中的大部分药物)或有效成分不耐煎煮,久煎易破坏的药物(如青蒿、钩藤、大黄、番泻叶、杏仁、白芥子等),应在其他药物煎沸一定时间后放入同煎。有的药物甚至只需用开水或其他药物的煎液趁热浸泡即可,不必入煎(如大黄、番泻叶用于泻下通便以及藏红花、胖大海等)。

(3) 包煎:饮片有绒毛,因其难于滤净,混入药液刺激咽喉者(如辛夷、旋覆花等),或花粉、细小种子及细粉类饮片,因其漂浮水面,不利于煎煮者(如海金沙、蒲黄、葶苈子、滑石粉、蛤粉等),或含淀粉、黏液质较多的药物,煎煮时易糊化、焦化,煎煮液混浊或黏稠不便于过滤者(如五灵脂、灶心土、车前子等)宜用纱布包裹入煎。

(4) 另煎:少数贵重药材(如人参、西洋参、羚羊角、鹿茸等),为了更好地煎出有效成分应单独煎 2～3 h,同时也可避免与其他同煎时煎出的有效成分被其他药物的药渣吸附,造成浪费。煎液可以另服,也可与其他煎液兑服。

(5) 烊化:某些胶类药物及黏性大而易溶的药物,为了避免入煎粘锅或黏附于其他药物上,既造成胶类药物的浪费,又影响其他药物有效成分的溶出,用水或黄酒将此类药加热溶化后,用煎好的药液兑服,或将此类药放入已煎好的药液中加热溶化后服用、如阿胶、鹿角胶、龟甲胶、鳖甲胶、鸡血藤胶及蜂蜜、饴糖等。

(6) 冲服:芒硝等入水即化的药物,与饴糖、蜂蜜、竹沥等新鲜药材制备的液体类药物,以及羚羊角、沉香等药加水磨取的药汁,不需入煎,宜直接用水或药汁冲服。

(7) 调服:粉末饮片,当用药汁、开水调匀吞服。正如《千金方》所说:"凡汤中用麝香、牛黄、犀角、羚羊角、蒲黄、丹砂,须熟细末如粉,临服纳汤中,搅令调和,合服之。"

三、服药方法

口服是临床使用中药的主要途径,口服给药的效果,不仅受剂型等因素影响外,还与服药时间、多少及冷热等服药方法有关。

1. **服药时间**　适时服药也是合理用药的重要方面,具体服药时间应根据胃肠状况、病情的需要及药物的特性来确定。

(1) 空腹服:清晨空腹时,胃及十二指肠内均无食物,所服药物可避免与食物混合,能迅速进入肠中,充分发挥药效。如峻下逐水药、攻积导滞药在晨起空腹时服药,不仅有利于药物迅速入肠发挥作用,还可避免夜间频频如厕影响睡眠。驱虫药在空腹时服药,有利于药物与虫体相互接触,更好的发挥驱虫效果。

(2) 饭前服:饭前胃中亦空虚,有利于药物迅速进入小肠消化吸收,故大多数药特别是补虚药和治疗胃肠疾病的药物都宜饭前服。

（3）饭后服：饭后胃中存有较多食物，所服药物与食物混合，可减轻其对胃肠的刺激，故对胃肠有刺激的药物宜饭后服用。消食药宜饭后及时服用，以利充分发挥药效。一般药物，无论饭前服还是饭后服，服药与进食都应间隔 1 h 左右，以免影响药物与食物的消化吸收。

（4）睡前服：为了顺应人体生理节律而充分发挥药效，有些药物宜睡前服。如安神药宜在睡前 0.5～1 h，以便安眠；涩精止遗药宜在临睡时服，以便治疗梦遗滑精；缓下剂宜在睡前服，以便翌日清晨排便。

（5）定时服：有些疾病定时而发，只在发病前某时服才能见效，如截疟药应在疟疾发作前 2 h 服用。

（6）不拘时服：病情危急，则当不拘时服，以便力挽狂澜。

2. 服药次数 一般疾病服药，多采用每日一剂，每剂分 2～3 次服用。病情急重者，可每隔 4 h 左右服药 1 次，昼夜不停，以利顿挫病势；病情轻缓者，可间日服或煎汤代茶，以图缓治。呕吐患者宜小量频服，以免量大引起呕吐。应用发汗药、泻下药时，服药一般以得汗得下为度，中病即止，不必尽剂，以免汗下太过，损失正气。

3. 服药冷热 一般汤药多宜温服，服时还应振荡，以免药液煎煮后冷却过久产生过多沉淀被抛弃而影响实际的利用量造成浪费。一般来说，治疗寒证用温热药宜热服，特别是用发散风寒药治疗外感风寒表实证时，不仅要热服，而且服药后还须温覆或进热粥，以助汗出。至于治疗热证用寒凉药时，如热在肠胃，患者欲饮冷者，宜凉服；如热在其他脏腑，患者不欲饮冷者，宜温服。此外，治疗真热假寒证用寒药时可温服，治疗真寒假热证用温热药时可凉服，以防患者格拒，此即《内经》所谓"治热以寒，温以行之；治寒以热，凉以行之"的服药方法。而服用丸、散等固体制剂时，除特别规定外，一般宜用温开水送服。

问题与思考

影响中药疗效的因素有哪些？

下 篇

各 论

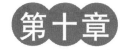

解 表 药

凡以发散表邪为主要功效,常用于治疗外感表证的药物,称为解表药。

本类药物依据其性能特点及功效主治之不同,大致可分为发散风寒药、发散风热药两类。

解表药大多味辛,目前按脏腑辨证确定,主入肺经;古代本草多按六经或经络辨证确定,则主入膀胱经,主升浮,长于达表上行。

辛能发散,轻扬升浮,肺合皮毛,膀胱经主一身之表。故解表药善走肌表,疏通腠理,透散外邪或能促进机体发汗,使表邪随汗而解,从而解除表证。即《内经》所谓:"其在皮者,汗而发之。"其中发散风寒药性味辛温,以发散风寒为主要功效,主治风寒表证;发散风热药性味以辛凉为主,以发散风热为主要功效,主治风热表证。

部分解表药兼能祛风止痒、祛风湿、止痛、利水消肿、止咳平喘、透疹、止痛、消疮等功效。可用于皮肤瘙痒、风湿痹证、头痛及水肿、咳喘、麻疹、风疹、痛证、疮疡初起等病症。

应用解表药时,应针对外感风寒、风热表邪之不同,相应选择长于发散风寒、发散风热的药物,并作适当的配伍以增强疗效。由于四时气候变化的不同,如冬季多风寒,春季多风热,夏季多夹暑湿,秋季多兼燥邪,故应适时地配伍化湿、祛暑、润燥药;温病初起者,邪在卫分,宜选用发散风热药,配伍清热解毒药;若虚人外感,正虚邪实者,则应根据患者气虚、阳虚、血虚、阴虚之不同,分别与益气、助阳、补血、养阴药配伍,以扶正祛邪。

解表药辛散发汗,尤其是辛温之品发汗力较强,在使用时应注意中病即止,以取微汗出为宜,不可过量,以免汗出过多而耗散阳气,损及津液。并注意因时因地而适当增减药量,如夏天汗多,用量宜轻;冬季腠理致密,用量宜重;北方寒冷用量宜重;南方温暖用量宜轻。又汗为津液,血汗同源,故表虚自汗、阴虚盗汗以及疮疡日久、淋证、失血患者,虽有表证,也应慎用。

解表药大多气味芳香,煎煮时间不宜过长,以免影响药效。

第一节 发散风寒药

本类药物性味多属辛温,以发散风寒为主要功效,发汗作用较强,主要用于风寒表证,症见恶寒发热,无汗或汗出不畅,头身疼痛,鼻塞流涕,口不渴,舌苔薄白,脉浮紧等。部分药尚兼有祛风止痒、止痛、祛风湿、止咳平喘、利水消肿、消疮等功效,又可用治风疹瘙痒、痛证、风湿痹证、咳喘以及水肿、疮疡初起等兼有风寒表证者。

麻　黄

Máhuáng

EPHEDRAE HERBA

《神农本草经》

为麻黄科亚灌木植物草麻黄 *Ephedra sinica* Stapf.、中麻黄 *Ephedra intermedia* Schrenk et C. A. Mey. 或木贼麻黄 *Ephedra equisetina* Bge. 的干燥草质茎。主产于河北及山西、内蒙古等地。秋季采收,晒干,除去木质茎、残根及杂质,切段。

【**主要性能**】辛、微苦,温。归肺、膀胱经。

【**功效**】发汗解表,宣肺平喘,利水消肿。

【**应用**】

1. **风寒表证**　本品辛温发散之力强,为"发汗解表第一药"。宜用于恶寒发热,无汗头痛,脉浮紧的外感风寒表实证,每与桂枝相须为用,如《伤寒论》麻黄汤。治阳虚外感,发热无汗,脉反沉者,常与附子、细辛等温里散寒之品配伍,以奏助阳解表之功,即《伤寒论》麻黄附子细辛汤。

2. **咳喘**　本品宣散中兼有降气之功,以利肺司宣降,为治疗肺气壅遏所致喘咳之要药。治风寒外束,肺气壅遏的喘咳实证,常配伍苦杏仁、甘草,如《和剂局方》三拗汤。治寒痰停饮,咳嗽气喘,痰多清稀者,常与温肺化饮之细辛、干姜等同用,如《伤寒论》小青龙汤。若肺热壅盛,高热喘急者,当与清肺平喘之石膏、杏仁、甘草配用,如《伤寒论》麻杏甘石汤。

3. **水肿**　本品既能宣肺发汗,使肌肤水湿外散,又能通调水道、下输膀胱而利水消肿,宜于风邪袭表,肺失宣降所致水肿初起兼有表证之风水水肿证,每与甘草同用,如《金匮要略》甘草麻黄汤;或与发汗利水之生姜、白术同用,如《金匮要略》越婢加术汤。

此外,取麻黄散寒通滞之功,也可用治风寒痹证,阴疽,痰核。

【**用法用量**】生用、蜜炙或捣绒用。煎服,2～10 g。发汗解表宜生用,止咳平喘多蜜炙用。

【**使用注意**】表虚自汗、阴虚盗汗及肺肾虚喘者均当慎用。

【**参考文献**】

1. **本草文献**

《神农本草经》:"主中风,伤寒头痛,温疟。发表出汗,去邪热气,止咳逆上气,除寒热,破癥坚积聚。"

《名医别录》:"通腠理,解肌。"

《本草纲目》:"散目赤肿痛,水肿,风肿。""麻黄乃肺经专药,故治肺病多用之。张仲景治伤寒,无汗用麻黄,有汗用桂枝。"

2. **临床新用**

(1) 治睡眠呼吸暂停综合征:用麻黄、益母草、桔梗、生甘草的提取浓缩液,制成鼾静通口服液,半月为1个疗程。共治疗136例,经2个疗程观察,有效率97.05%。[河南中医,2001,20(1):59]

(2) 治老年皮肤瘙痒:用桂枝二麻黄一汤加味,血虚者加鸡血藤20 g、当归12 g;气虚者加黄芪15 g;瘙痒甚者加蝉蜕6 g、全蝎4 g。每日1剂,10 d为1个疗程。治疗期间停服其他药物。总有效率为94.2%。[山东中医杂志,1999,18(12):567]

3. **其他**　本品常用处方名有麻黄、净麻黄、麻黄绒、炙麻黄。

桂 枝

Guìzhī

CINNAMOMI RAMULUS

《名医别录》

为樟科常绿乔木植物肉桂 *Cinnamomum cassia* Presl 的干燥嫩枝。主产于广东及广西、云南等地。春夏采收,除去叶,晒干或切片。

【主要性能】辛、甘,温。归心、肺、膀胱、脾经。

【功效】发汗解表,温通经脉,助阳化气。

【应用】

1. **风寒表证** 本品开腠发汗之力较麻黄温和,但能温通扶阳,助卫实表。对于外感风寒,无论虚实,有汗无汗皆可应用。用于外感风寒,表实无汗之证,常与麻黄同用,以开宣肺气,发汗解表,如《伤寒论》麻黄汤;若外感风寒,表虚有汗而表证不解,恶风、发热者,常与白芍配伍以调和营卫,发汗解肌,如《伤寒论》桂枝汤。

2. **寒凝血滞诸痛证** 本品具有温通经脉,散寒止痛之功。用治风寒湿痹,肩臂疼痛,可与附子同用,如《伤寒论》桂枝附子汤;若中焦虚寒,脘腹冷痛,则常与白芍、饴糖等同用,如《金匮要略》小建中汤;如妇女寒凝血滞,月经不调,经闭痛经,产后腹痛,多与当归、吴茱萸同用,如《金匮要略》温经汤。

3. **胸痹、心悸、痰饮、蓄水证** 本品具有助阳化气之功,能上助心阳以通脉,中温脾阳以健运,下温肾阳以助气化,为治阳气不振之胸痹、痰饮、蓄水证之常用药。如胸阳不振,气机不畅,痰瘀痹阻之胸痹,常与薤白、枳实配伍以温通胸阳,化痰散结,如《金匮要略》枳实薤白桂枝汤;若心阳不振,心动悸,脉结代者,则常与补益心气之炙甘草、人参等同用,以补气养血,通阳复脉,如《伤寒论》炙甘草汤;如脾阳不运,水湿内停所致的痰饮者,常与健脾利水渗湿之茯苓、白术同用,如《金匮要略》苓桂术甘汤;如膀胱气化不行,水肿、小便不利者,每与利水消肿之茯苓、猪苓、泽泻等同用,如(《伤寒论》)五苓散。

【用法用量】生用。煎服,3～9 g。

【使用注意】凡外感热病、阴虚火旺、血热妄行等证,均当忌用。孕妇及月经过多者慎用。

【参考文献】

1. **本草文献**

《本经》:"主上气咳逆,结气,喉痹吐吸,利关节。"

《珍珠囊》:"去伤寒头痛,开腠理,解表发汗,去皮肤风湿。"

《本草经疏》:"实表祛邪。主利肝肺气,头痛,风痹骨节疼痛。"

2. **临床新用** 治神经性皮炎:用桂枝、金银花各 30 g,枳壳 15 g,煎水,待微温时洗患处,可起到祛风止痒、活血散结的作用。[中国中医药现代远程教育,2009,9:77]

3. **其他** 本品常用处方名有桂枝、桂枝尖、川桂枝、细桂枝、嫩桂枝、蜜桂枝。

紫 苏 叶

Zǐsūyè

PERILLAE FOLIUM

《名医别录》

为唇形科一年生草本植物紫苏 *Perilla frutescens* (L.)Britt. 的干燥叶(或带嫩枝)。我国大部分地区均产。夏季枝叶茂盛花序刚长出时采收。除去杂质,阴干,切段。

【**主要性能**】辛,温。归肺、脾、胃经。

【**功效**】散寒解表,行气和胃。

【**应用**】

1. **风寒表证**　本品散寒解表之力缓和,用治风寒表证,轻者单用,重者与其他发散风寒药同用。因其兼能行气和胃,尤宜于风寒表证,兼有气滞,胸脘痞闷,恶心呕逆者,常与香附、陈皮等药同用,如《和剂局方》香苏散。本品又略能化痰止咳,风寒表证兼有咳喘痰多者,则与前胡、桔梗、杏仁等药同用,如《温病条辨》杏苏散。

2. **脾胃气滞证**　本品行气以消除胀满,和中止呕,安胎,适宜于中焦气机郁滞之胸脘胀满,恶心呕吐。偏寒者,配砂仁、丁香以温中止呕;偏热者,配黄连、芦根以清胃止呕;治气滞痰凝之梅核气证,配半夏、厚朴等,以理气化痰散结;治气滞胎动不安,胸闷呕吐者,配陈皮、砂仁等,以增强止呕安胎之效。

此外,本品能解鱼蟹毒,适宜于鱼蟹中毒引起的腹痛吐泻,单用或配伍生姜、陈皮、藿香同用。

【**用法用量**】生用。煎服,5～10 g,不宜久煎。

【**参考文献**】

1. **本草文献**

《名医别录》:"主下气,除寒中。"

《食疗本草》:"除寒热,治冷气。"

《本草纲目》:"解肌发表,散风寒,行气宽中,消痰利肺,和血,温中,止痛,定喘,安胎,解鱼蟹毒,治蛇犬伤。"

2. **临床新用**

(1) 治鞘膜积液:用紫苏叶50 g,煎水熏局部,待冷却至皮温,将睾丸放入药内浸泡10～20 min,每日1次,一般用药3～10 d可痊愈。或将紫苏叶,蝉蜕,枯矾,五倍子用布包好,加水1 500 ml,煎10 min,趁热熏洗,水温可耐受时将阴囊放入药液中浸泡,每日2次,用上方治疗36例小儿鞘膜积液。结果,治愈30例,有效4例,无效2例。[中药临床新用.人民卫生出版社,2000:530]

(2) 治出血性疾病:临床用本品制成紫苏注射剂、止血纸、止血粉及止血纱布,可治疗妇科出血症、鼻出血、拔牙后出血、刀伤出血、骨科手术或截肢后骨断面渗血等。[江苏中医,1992,83(2):35]

3. **其他**　本品常用处方名有紫苏、红苏、赤苏、苏叶、红紫叶、赤苏叶、香苏叶等。

【**附药**】

紫苏梗　为紫苏的干燥茎。性味辛、甘,微温。归肺、脾、胃经。功能理气宽中,止痛,安胎。主要适用于胸膈痞闷,脘腹疼痛,嗳气呕吐,胎动不安等证。煎服,5～10 g,不宜久煎。

生　姜
Shēngjiāng
ZINGIBERIS RHIZOMA RECENS
《名医别录》

为姜科多年生草本植物姜 *Zingiber officinale* Rosc. 的新鲜根茎。我国各地均产。秋、冬二季采挖,除去须根及泥沙,切片。

【主要性能】辛,微温。归肺、脾、胃经。

【功效】散寒解表,温中止呕,温肺止咳。

【应用】

1. 风寒表证　本品散寒解表力弱,多用于风寒感冒轻证,可单煎或配红糖、葱白煎服。若治风寒感冒重证,本品多作为辅助药,与桂枝、羌活等辛温解表药同用,以增强发汗解表之力。

2. 呕吐　本品能温胃散寒,和中降逆,尤善止呕,素有"呕家圣药"之称,随证配伍可治疗多种呕吐。因其性温,故对胃寒呕吐最宜,如寒犯中焦或脾胃虚寒之胃脘冷痛、食少、呕吐者,可收祛寒开胃,止痛止呕之效,宜与高良姜、白豆蔻等药同用;若痰饮呕吐者,常配伍半夏,即《金匮要略》小半夏汤;若胃热呕吐者,可配黄连、竹茹等清胃止呕药。若脾胃气虚者,宜与人参、白术等补脾益气药同用。

3. 肺寒咳嗽　本品能温肺散寒、化痰止咳,用于肺寒咳嗽,不论有无外感,或痰多痰少,皆可选用。若风寒客肺,咳嗽咳痰,每与麻黄、杏仁同用,如《和剂局方》三拗汤。若外无表邪而痰多者,常与陈皮、半夏等药同用,如《和剂局方》二陈汤。

此外,本品可解生半夏、生南星等药物之毒,以及鱼蟹等食物之毒,煎汤或取汁冲服。

【用法用量】生用。煎服,3～10 g,或捣汁服。

【使用注意】热盛及阴虚内热者忌服。

【参考文献】

1. 本草文献

《名医别录》:"除风邪寒热,伤寒头痛鼻塞,咳逆上气,止呕吐,去痰下气。"

《药性论》:"主痰水气满,下气;生与干并治嗽,疗时疾,止呕吐不下食。"

《医学启源》:"温中去湿。制厚朴、半夏毒。"

2. 临床新用

(1) 治小儿遗尿:用生姜30 g,捣泥;炮附子6 g,补骨脂12 g,共研细末;合为膏状,填入脐中。外用无菌纱布覆盖,胶布固封。5 d换药1次。治疗25例,取得了良好的效果。[江苏中医杂志,1984,(2):封三]

(2) 消皮肤硬结:新鲜生姜去皮,切成1～2 mm薄片,直接外敷于硬结处,于每次注射后立即在患部用姜片轻轻外擦或作环形按揉2～3 min,或配合理疗,治疗臀部注射后硬结30例,取得了较好的疗效。[中国民间疗法,2001,9(2):63]

3. 其他　本品常用处方名有生姜、鲜生姜。

【附药】

1. 生姜汁　将生姜洗净捣汁入药。性味辛,微温。功能化痰、止呕。主要适用于恶心呕吐及咳嗽痰多等症。并可用于由于天南星、半夏中毒所导致喉舌麻木肿痛,或呕逆不止、难以下食者,取汁冲服,易于入喉;也可配竹沥,冲服或鼻饲给药,或可用治中风卒然昏厥而痰多者。用量3～10滴,冲服。

2. 生姜皮　即生姜的外皮。性味辛,凉。功能利尿消肿,主要适用于水肿,小便不利等症,可配伍冬瓜皮、茯苓皮等同用。3～10 g,煎服。

3. 煨姜　将鲜生姜洗净,用草纸包裹,放在清水中浸湿,直接放在火中煨,待草纸焦黑,姜熟为度;或直接放火中烤熟。性味辛,温。功能和中止呕,主要适用于脾胃不和,恶心呕吐之症。用量2～3片,煎服。

香薷
Xiāngrú
MOSLAE HERBA
《名医别录》

为唇形科多年生草本植物石香薷 *Mosla chinensis* Maxim. 或江香薷 *Mosla chinensis* 'Jiangxiangru' 的干燥地上部分。前者称青香薷,主产于广西、湖南、湖北等地,系野生,多自产自销;后者称江香薷。主产于江西,为栽培品,产量大而质量佳,行销全国。夏、秋二季茎叶茂盛、果实成熟时采割,除去杂质,晒干,切段。

【主要性能】辛,微温。归肺、脾、胃经。

【功效】发汗解表,化湿和中,利水消肿。

【应用】

1. 风寒表证及暑湿证　本品外能发汗解表,内能化湿和中,多用于风寒感冒而兼脾胃湿困,症见恶寒,发热,头痛身重,无汗,脘满纳差,苔腻,或恶心呕吐,腹泻者。因该证多见于夏日贪凉饮冷之人,感寒夹湿(阴暑证),故前人称"香薷乃夏月之麻黄"。常配伍化湿行气之厚朴、扁豆,如《和剂局方》香薷散。若暑温初起,复感风寒。证见恶寒发热,无汗,心烦面赤,口渴,苔白者。则在香薷散基础上加金银花、连翘以解暑热,如《温病条辨》新加香薷饮。

2. 水肿,小便不利　本品发越阳气,通利水湿以利尿退肿,多用于水肿而有表证者。治疗水肿、小便不利以及脚气浮肿者,可单用或配伍健脾利水的白术,如《外台秘要》深师薷术丸。

【用法用量】生用。煎服,3～10 g。利水消肿,量宜稍大,且须浓煎。

【使用注意】表虚多汗者及阳暑证当忌用。

【参考文献】

1. 本草文献

《名医别录》:"主霍乱腹痛,吐下,散水肿。"

《滇南本草》:"发汗,温胃,和中。"

《本草纲目》:"世医治暑病,以香薷饮为首药。然暑有乘凉饮冷,致阳气为阴邪所遏,遂病头痛,发热恶寒,烦躁口渴,或吐或泻,或霍乱者,宜用此药,以发越阳气,散水和脾……盖香薷乃夏月解表之药,如冬月之用麻黄。气虚者尤不可多服。"

2. 临床新用　治轻症低钾性软病:选用香薷饮合鸡苏散(香薷 6～10 g,厚朴 3～8 g,扁豆 10～12 g,六一散 0.5～1 包,薄荷 6～10 g),水煎,每日 1 剂分服。24 例中痊愈 19 例,好转 4 例,效果不明显者 1 例。[中西医结合杂志,1985,5:19]

3. 其他　本品常用处方名有香薷、香茹、香茸、陈香薷、四香薷、香戎。

荆　芥
Jīngjiè
SCHIZONEPETAE HERBA
《神农本草经》

为唇形科一年生草本植物荆芥 *Schizonepeta tenuifolia* Briq. 的干燥地上部分。主产于江苏、浙江、江西等地。多为栽培。夏、秋二季开花穗绿时采割,除去杂质,晒干,切段用。或只取花穗入药。

【**主要性能**】辛,微温。归肺、肝经。

【**功效**】祛风解表,透疹消疮,炒炭止血。

【**应用**】

1. **外感表证** 本品微温不燥,性较平和,长于祛风解表。对于外感表证,无论风寒、风热或寒热不明显者,均可广泛使用。用治风寒感冒,恶寒发热、头痛无汗者,常与防风、羌活、独活等药同用,如《摄生众妙方》荆防败毒散;治疗风热感冒,发热头痛者,每与辛凉解表药银花、连翘、薄荷等配伍,如《温病条辨》银翘散。

2. **麻疹不透、风疹瘙痒** 本品祛风透疹止痒。用治表邪外束,麻疹初起、疹出不畅,常与蝉蜕、薄荷、紫草等药同用;治风疹瘙痒,可配伍苦参、防风、白蒺藜等药。

3. **疮疡初起兼有表证** 本品祛风解表,而兼消疮之功,用于疮疡初起兼有表证。偏于风寒者,多配伍羌活、川芎、独活等药;偏于风热者,常与银花、连翘、柴胡等药配伍。

4. **出血证** 本品炒炭则味涩,长于止血,用于吐血,衄血,便血,崩漏,产后血晕等多种出血证。治血热妄行之吐血、衄血,常配伍生地黄、白茅根、侧柏叶等药;治下焦血热便血、痔血,每与凉血止血地榆、槐花、黄芩炭等药同用;治妇女崩漏下血,可配伍棕榈炭、茜草等固崩止血药。

【**用法用量**】生用或炒炭用。煎服,5～10 g,不宜久煎。发表透疹消疮宜生用;止血宜炒用。荆芥穗擅长于祛风。

【**参考文献**】

1. **本草文献**

《神农本草经》:"主寒热,鼠瘘,瘰疬生疮,破结聚气,下瘀血,除湿痹。"

《本草纲目》:"散风热,清头目,利咽喉,消疮肿,治项强、目中黑花及生疮阴痿、吐血、衄血、下血、崩中、痔漏。"

《滇南本草》:"荆芥穗,上清头目诸风,止头痛,明目,解肺、肝、咽喉热痛,消肿,除诸毒,发散疮痈。治便血,止女子暴崩,消风热,通肺气鼻窍塞闭。"

2. **其他** 本品常用处方名有荆芥、荆芥穗、炒荆芥、荆芥炭。

防 风

Fángfēng

SAPOSHNIKOVIAE RADIX

《神农本草经》

为伞形科多年生草植物防风 *Saposhnikovia divaricata*(Turcz.) Schischk. 的干燥根。主产于东北及内蒙古东部等地。春、秋二季采挖未抽花茎植株的根,除去须根及泥沙,晒干切片。

【**主要性能**】辛、甘,微温。归膀胱、肝、脾经。

【**功效**】祛风解表,胜湿止痛,止痉。

【**应用**】

1. **外感表证** 本品质润和缓,为"风药中之润剂",治风通用之品。以祛风解表为主,并有胜湿,止痛之功,故外感风寒、风湿、风热表证均可配伍使用。治风寒表证,微恶风寒,头痛身痛,常配以荆芥、羌活、独活等药同用,如《摄生众妙方》荆防败毒散;治外感风湿,头痛如裹、身重肢痛者,常与羌活、独活、川芎等祛风胜湿药同用,如《内外伤辨惑论》羌活胜湿汤;治风热表证,发热恶风、咽痛口渴者,常与薄荷、牛蒡子、连翘等辛凉解表药配伍。又因其发散作用温和,对卫气不足,肌表不固,而感冒风邪者,本品与黄芪、白术等益卫固表药同用,共奏扶正祛邪之效,如《丹溪心法》玉屏风散。

2. **风湿痹证**　本品为较常用的祛风湿、止痹痛之品。治疗风寒湿痹,肢节疼痛、筋脉挛急者,可配伍独活、桂枝等祛风湿、止痹痛药,如《医学心悟》蠲痹汤。若风寒湿邪郁而化热,关节红肿热痛,成为热痹者,可与地龙、乌梢蛇等药同用。

3. **风疹瘙痒**　本品祛风止痒,且无伤阴之弊,用于治疗多种皮肤病,因以祛风见长,药性平和,故风湿、风热所致之瘾疹瘙痒皆可配伍使用。如风湿、风热侵袭人体,浸淫血脉者,常与苍术、荆芥、蝉蜕等配伍,如《和剂局方》消风散,该方中又常配伍当归、生地、胡麻仁等活血养血药,以寓"治风先治血,血行风自灭"之意,而用于血虚风燥,皮肤瘙痒者;若证属风热者,常配伍薄荷、蝉蜕、僵蚕等药;若兼里实热结者,常配伍大黄、芒硝、黄芩等药,如《宣明论方》防风通圣散。

4. **破伤风**　本品止痉效力较弱,用治风毒内侵,引动内风所致破伤风,多作辅助药,常与天麻、天南星、白附子等祛风止痉药同用,如《外科正宗》玉真散。

此外,以其升清燥湿之性,亦可用于脾虚湿盛,清阳不升所致的泄泻,可与人参、黄芪、白术等药配伍,如《脾胃论》升阳益胃汤。若用于肝脾不和,肝郁乘脾之腹痛而泻者,常与白术、白芍、陈皮同用,如《景岳全书》痛泻要方。

【**用法用量**】生用或炒炭用。煎服,5~10 g。

【**使用注意**】阴血亏虚、热病动风者不宜使用。

【**参考文献**】

1. **本草文献**

《神农本草经》:"主大风头眩痛,恶风,风邪,目盲无所见,风行周身,骨节疼痹,烦满。"

《名医别录》:"胁痛,胁风头面去来,四肢挛急,字乳金疮内痉。"

《珍珠囊》:"治上焦风邪,泻肺实,散头目中滞气,经络中留湿。"

2. **临床新用**　治眩晕:以苍术、白术、茯苓、白芍各 10 g,防风 6 g 组成升阳除湿防风汤,随证加减,治眩晕 33 例。治愈 28 例,好转 3 例。[四川中医,2000,18(3):23]

3. **其他**　本品常用处方名有防风、炒防风、防风炭。

羌　活
Qiānghuó
NOTOPTERYGII RHIZOMA ET RADIX
《神农本草经》

为伞形科多年生植物羌活 *Notopterygium incisum* Ting ex H. T. Chang 或宽叶羌活 *Notopterygium forbessi* Boiss. 的干燥根茎及根。前者主产于四川、云南、甘肃等地。后者主产于四川、青海、陕西等地。春、秋二季采挖,除去须根及泥沙,晒干,切片。

【**主要性能**】辛、苦,温。归膀胱、肝、肾经。

【**功效**】散寒解表,胜湿止痛。

【**应用**】

1. **风寒夹湿表证**　本品气味雄烈,善于升散达表有较强的祛风散寒,胜湿止痛之功。故外感风寒夹湿,症见恶寒发热无汗、头痛项强、肢体酸痛较重者,尤为适宜,常与祛风止痛的防风、细辛、川芎等药同用,如《此事难知》九味羌活汤;若风湿在表,头项强痛,腰背酸重,一身尽痛者,可配伍祛风胜湿止痛的独活、藁本、防风等药,如《内外伤辨惑论》羌活胜湿汤;若风寒、风湿所致的头风痛,可与川芎、白芷、藁本等药配伍,如《审视瑶函》羌活芎藁汤。

2. 风湿痹证 本品善祛筋骨间风湿而止痛,有较强的祛风湿、止痛作用,为治风湿痹痛常用之品,因其善入足太阳膀胱经,又以上半身风寒湿痹、肩背肢节疼痛者尤为多用,常与防风、姜黄、当归等药同用,如《百一选方》蠲痹汤。

【用法用量】生用。煎服,3～10 g。

【使用注意】血虚痹痛,阴虚外感,表虚汗多均当忌用。

【参考文献】

1. 本草文献

《药性论》:"治贼风,失音不语,多痒血癞,手足不遂,口面㖞斜,遍身顽痹。"

《珍珠囊》:"太阳经头痛,去诸骨节疼痛。"

《本草品汇精要》:"主遍身百节疼痛,肌表八风贼邪,除新旧风湿,排腐肉疽疮。"

2. 临床新用

(1) 治疗白癜风:羌活 90 g,当归 60 g,赤芍 60 g,旱莲草 90 g,熟地黄 60 g,制水泛丸,为 1 个疗程。每次服 9 g,日服 2 次。治疗白癜风每获良效。[中医杂志,1999,40(9):519]

(2) 治疗霉菌性阴道炎外阴炎:以羌活 50 g,白鲜皮 30 g,水煎 2 次,每日早晚熏洗坐浴,用于治疗霉菌性阴道炎及外阴炎,其效甚佳。药理研究表明,羌活具有较好的抑制真菌作用。[中医杂志,1999,40(10):584]

3. 其他 本品常用处方名有羌活、西羌活、川羌活。

白 芷

Báizhǐ

ANGELICAE DAHURICAE RADIX

《神农本草经》

为伞形科多年生草本植物白芷 Angelica dahurica (Fisch. ex Hoffm.)Benth. et Hook. f. 或杭白芷 Angelica dahurica (Fisch. ex Hoffm.)Benth. et Hook. f. var. formosana (Boiss.)Shan et Yuan 的干燥根。产于浙江、福建、四川等地,习称"杭白芷"和"川白芷";产于河南长葛、禹县者,习称"禹白芷";产于河北安国者,习称"祁白芷"。夏、秋间叶黄时采挖,除去须根及泥沙,晒干或低温干燥。

【主要性能】辛,温。归肺、胃、大肠经。

【功效】散寒解表,祛风止痛,燥湿止带,宣通鼻窍,消肿排脓。

【应用】

1. 风寒或风湿表证 本品祛风散寒除湿之力较温和,而以止痛、通鼻窍见长,宜于外感风寒湿邪,头身疼痛,鼻塞流涕之证,常与防风、羌活、川芎等药同用,以达祛风散寒除湿止痛之功,如《此事难知》九味羌活汤。

2. 多种痛证 本品止痛力强,且善入足阳明胃经,为治阳明经前额头痛、眉棱骨疼痛、牙龈肿痛之要药。属风寒者,可单用,如《百一选方》都梁丸,或与防风、细辛、川芎等祛风止痛药同用,如《和剂局方》川芎茶调散;属风热者,可配伍薄荷、菊花、蔓荆子等药;治疗风冷牙痛,可与配伍细辛、全蝎、川芎等同用,如《御药院方》一捻金散;若风寒湿痹,关节疼痛,屈伸不利者,可与苍术、草乌、川芎等药同用,如《袖珍方》神仙飞步丹。

3. 带下证 本品善除阳明经湿邪而燥湿止带。治寒湿下注,白带过多者,可与白术、山药、白扁豆等健脾除湿药同用;若湿热下注,带下黄赤者,宜与车前子、黄柏等清热利湿、燥湿药同用。

4. **鼻塞不通**　本品既可疏风散寒燥湿,又善宣肺气,通鼻窍而止疼痛,故可用治风寒湿邪犯肺所致鼻塞不通、浊涕不止、前额疼痛,每与苍耳子、辛夷等散风寒、通鼻窍药同用,如《袖珍方》苍耳子散。

5. **疮痈肿毒**　本品长于消肿排脓,若疮疡初起,红肿热痛者,每与金银花、当归、穿山甲等药配伍,可收散结消肿止痛之功,如《校注妇人大全良方》仙方活命饮;若脓成难溃者,与人参、黄芪、当归等益气补血药配伍,共奏托毒排脓之功,如《外科正宗》托里消毒散。

此外,本品祛风止痒,可用治皮肤风湿瘙痒。外用可治多种皮肤疾病,如隐疹、湿疹、白癜风、面部色斑、狐臭等。

【**用法用量**】生用。煎服,3～10 g。外用适量。

【**使用注意**】阴虚血热者忌服。

【**参考文献**】

1. **本草文献**

《神农本草经》:"主女人漏下赤白,血闭阴肿,寒热,风头侵目泪出,长肌肤,润泽。"

《滇南本草》:"祛皮肤游走之风,止胃冷腹痛寒痛,周身寒湿疼痛。"

《本草纲目》:"白芷,色白味辛,行手阳明;性温气厚,行足阳明;芳香上达,入手太阴肺经。如头、目、齿诸病,三经之风热也;如漏、带、痈疽诸病,三经之湿热也。""治鼻渊、鼻衄、齿痛、眉棱骨痛,大肠风秘,小便出血,妇人血风眩运,翻胃吐食;解砒毒,蛇伤,刀箭金疮。"

2. **临床新用**

(1) 治疗黄褐斑:白芷 40 g,白及 20 g,薏苡仁 30 g。市售水溶型白色乳膏基质加至 300 g,制成均匀、乳白色、细腻的霜剂,外涂,早、晚各 1 次,连用 1～2 个月。[中国民间疗法,2012,8:80]

(2) 治疗足跟痛:取川芎、白芷、白芥子各等分,制成白芷散。治疗时,取药粉 5 g,置于小碗中,滴入适量陈醋,将药粉揉捏成 5 分硬币大小 3 mm 厚的小药饼,置于伤湿止痛膏中心,将药饼正对足跟压痛点,敷贴于患处。每帖使用 2 d,第三日将药膏取下,洗干净脚,如法再换贴 1 帖。[燕山大学学报,2012,1:89]

3. **其他**　本品常用处方名有白芷、香白芷、杭白芷、川白芷、禹白芷。

藁　本
Gǎoběn
LIGUSTICI RHIZOMA ET RADIX
《神农本草经》

为伞形科多年生草本植物藁本 *Ligusticum sinense* Oliv. 或辽藁本 *Ligusticum jeholense* Nakai et Kitag. 的干燥根茎及根。藁本主产于陕西、四川、湖北等地。辽藁本主产于辽宁、吉林、河北等地。秋季茎叶枯萎或次春出苗时采挖,除去泥沙,晒干或烘干。

【**主要性能**】辛,温。归膀胱、肝经。

【**功效**】祛风散寒,除湿止痛。

【**应用**】

1. **风寒或风湿表证**　本品善达巅顶,以发散太阳经风寒湿邪见长,并有较好的止痛作用,常用于风寒或风湿表证头痛,巅顶疼痛,偏头痛,每与羌活、苍术、川芎等祛风湿止痛药同用,如《和剂局方》神术散;若外感风寒夹湿,头身疼痛明显者,常羌活、独活、防风等药,以祛风散寒、除湿止痛,如羌活胜湿汤。

2. **风湿痹证** 本品能祛除风寒湿邪,蠲痹止痛。治疗风湿入侵,一身尽痛,配伍羌活、防风、苍术等祛风湿药,如《内外伤辨惑论》除风湿羌活汤。

【用法用量】生用。煎服,3～10 g。

【使用注意】阴血亏虚、肝阳上亢、火热内盛之头痛者忌服。

【参考文献】

1. **本草文献**

《神农本草经》:"主妇人疝瘕,阴中寒,肿痛,腹中急,除风头痛。"

《珍珠囊》:"治太阳头痛,巅顶痛,大寒犯脑,痛连齿颊。"

《本草正义》:"藁本味辛气温,上行升散,专主太阳太阴之寒风寒湿,而能疏达厥阴郁滞,功用与细辛、川芎、羌活近似。"

2. **其他** 本品常用处方名有藁本、川藁本、北藁本、辽藁本、西藁本、香藁本。

细 辛

Xìxīn

ASARI RADIX ET RHIZOMA

《神农本草经》

为马兜铃科多年生草本植物北细辛 *Asarum heterotropoides* Fr. Schmidt var. *mandshuricum* (Maxim.) Kitag.、汉城细辛 *Asarum sieboldii* Miq. var. *seoulense* Nakai 或华细辛 *Asarum sieboldii* Miq. 的干燥根和根茎。前两种习称"辽细辛",主产于东北地区;华细辛主产于陕西、山东、浙江等地。夏季果熟期或初秋采挖,除去地上部分和泥沙,阴干,切段。

【主要性能】辛,温。有小毒。归肺、肾、心经。

【功效】散寒解表,祛风止痛,通窍,温肺化饮。

【应用】

1. **风寒表证** 本品散寒力佳,又长于祛风止痛,宜于寒邪束表,发热恶寒,无汗,头身疼痛较甚者,常与羌活、防风、白芷等祛风止痛药同用,如《此事难知》九味羌活汤;因其散风寒,又能通鼻窍,多用于风寒感冒而见鼻塞明显者,常配伍白芷、苍耳子等药以达祛风通窍之功;若阳虚外感,邪犯少阴而见恶寒发热、无汗、脉沉者,多用《伤寒论》麻黄附子细辛汤,既能外助麻黄以发汗解表,又能内助附子以扶阳温肾。

2. **头痛,牙痛,风湿痹痛** 本品祛风散寒,且止痛之力颇强,尤宜于风寒性头痛、牙痛、痹痛等多种寒痛证。用治外感风寒,偏正头痛,常与川芎、白芷、羌活同用,如《和剂局方》川芎茶调散;若治风冷头痛,又当配伍祛风止痛之羌活、独活、川芎等,如《症因脉治》独活细辛汤;治风痰头痛,可配燥湿化痰的制南星、制半夏,如《证治准绳》芎辛导痰汤;治疗风冷牙痛或龋齿牙痛者,可单用或加露蜂房煎水含漱;若胃火牙痛者,又当配伍清胃泻火之生石膏、黄连、升麻等药,如《证治准绳》升麻散、白芷散;治风寒湿痹、骨节疼痛或手足逆冷等证,则与当归、桂枝等同用,如《伤寒论》当归四逆汤。

3. **鼻塞不通** 本品散风寒,通鼻窍,常用治伤风鼻塞、鼻窒、鼻鼽、鼻渊等鼻科疾病之鼻塞、流涕、头痛者,可与辛夷、白芷、苍耳子等散风寒、通鼻窍药同用。

4. **寒饮咳喘** 本品外能发散寒邪,内能温肺化饮。治疗外感风寒,水饮内停之恶寒发热,无汗,喘咳,痰多清稀者,常与麻黄、桂枝、干姜等同用,无论有无表寒,均可随证用之,如《伤寒论》小青龙汤、《金匮要略》苓甘五味姜辛汤。

【用法用量】生用。煎服,1～3 g;散剂每次服 0.5～1 g。

【使用注意】阴虚阳亢头痛,肺燥伤阴干咳者忌用。不宜与藜芦同用。

【参考文献】

1. 本草文献

《神农本草经》:"主咳逆,头痛、脑动、百节拘挛,风湿痹痛、死肌,久服明目,利九窍。"

《本草别说》:"细辛若单用末,不可过半钱匕,多则气闷塞,不通者死。"

《神农本草经百种录》:"细辛,以气为治也。凡药香者,皆能疏散风邪,细辛气盛而味烈,其疏散之力更大。且风必夹寒以来,而又本热而标寒,细辛性温,又能驱逐寒气,故其疏散上下之风邪,能无微不入,无处不到也。"

2. 其他　本品常用处方名有细辛、北细辛。此外,运用细辛时,注意避免直接吞服单方的散剂用量过大,及较大剂量入汤剂煎煮时间过短。以免出现中毒反应。

辛　夷

Xīnyí

MAGNOLIAE FLOS

《神农本草经》

为木兰科植物望春花 *Magnolia biondii* Pamp.、玉兰 *Magnolia denudata* Desr. 或武当玉兰 *Magnolia sprengeri* Pamp. 的干燥花蕾。主产于河南、安徽、四川等地。玉兰多为庭园栽培。冬末春初花未开放时采收,除去枝梗,阴干入药用。

【主要性能】辛,温。归肺、胃经。

【功效】发散风寒,通鼻窍。

【应用】

1. 风寒表证　本品能发散风寒,宣通鼻窍。用治外感风寒之恶寒发热,头痛鼻塞,可配伍白芷、细辛等发散风寒药。若风热感冒而鼻塞头痛者,亦可配薄荷、金银花等疏散风热药。其散寒解表力弱,一般风寒感冒临床少用。

2. 鼻塞不通　本品善通鼻窍,为治伤风感冒、鼻室、鼻鼽、鼻渊等所致头痛、鼻塞、不闻香臭、浊涕常流等症之要药。偏风寒者,常与白芷、细辛、苍耳子等散风寒、通鼻窍药同用,如《济生方》苍耳子散;偏风热者,多与薄荷、连翘、黄芩等疏风热、清肺热药同用。

【用法用量】生用。煎服,3～10 g;本品有毛,易刺激咽喉,入汤剂宜用纱布包煎。

【使用注意】鼻病若属阴虚火旺者忌服。

【参考文献】

1. 本草文献

《神农本草经》:"主五脏身体寒热风,头脑痛。"

《名医别录》:"温中解肌,利九窍,通鼻窍、涕出,治面肿引齿痛,眩冒、身几几如在车船之上者。生须发,去白虫。"

《本草纲目》:"辛夷之辛温,走气而入肺,能助胃中清阳上行通于天,所以能温中、治头面目鼻之病。"及"鼻渊,鼻鼽,鼻室,鼻疮及痘后鼻疮。"

2. 其他　本品常用处方名有辛夷、辛宜、辛夷花、毛辛夷、木笔花、春花、迎春、木笔。

苍 耳 子

Cāngěrzǐ

XANTHII FRUCTUS

《神农本草经》

为菊科一年生草本植物苍耳 *Xanthium sibiricum* Patr. 的干燥成熟带总苞的果实。产于全国各地,多自产自销。秋季果实成熟时采收,干燥,除去梗、叶等杂质。

【主要性能】辛、苦,温。有毒。归肺、肝经。

【功效】散寒解表,通鼻窍,祛风除湿,止痛。

【应用】

1. 风寒或风湿表证　本品功能发散风寒湿邪,又善通鼻窍、止痛,可用治外感风寒或风湿所致恶寒发热,头身疼痛,鼻塞流涕者,与防风、白芷、藁本等同用。因其发汗解表之力甚弱,故一般风寒感冒少用。

2. 鼻塞不通　本品善通鼻窍,又能止痛,为治伤风鼻塞、鼻窒、鼻鼽、鼻渊等鼻疾见头痛、鼻塞、不闻香臭、浊涕常流之要药。若鼻渊而复感风寒者,常与辛夷、白芷等散风寒、通鼻窍药配伍,如《济生方》苍耳子散。若鼻渊证属风热外袭或湿热内蕴者,又常配伍薄荷、黄芩等疏散风热之品。

3. 风湿痹证　本品能祛风除湿,通络止痛,用治风湿痹证,关节疼痛,可配伍羌活、威灵仙、木瓜等药。

此外,本品以其散风祛湿之力,与地肤子、白鲜皮、白蒺藜等药同用,治风疹瘙痒。

【用法用量】炒去硬刺用。煎服,3～10 g。或入丸、散。

【使用注意】血虚头痛不宜服用。过量服用易致中毒。

【参考文献】

1. 本草文献

《神农本草经》:"主风头寒痛,风湿周痹,四肢拘挛痛,恶肉死肌。"

《日华子本草》:"治一切风气,填髓暖腰脚,治瘰疬疥癣及瘙痒。"

《本草备要》:"善发汗,散风湿,上通脑顶,下行足膝,外达皮肤。治头痛,目暗,齿痛,鼻渊,去刺。"

2. 临床新用　治银屑病:苍耳子 300 g,苯甲酸 0.6 g,乙醇 4 ml,蔗糖 250 g,香精适量,蒸馏水适量,制成糖浆。每日 3 次,每次 10 ml,口服。[医师进修杂志,1993,8:16]

3. 其他　本品常用处方名有苍耳子。此外,本品过量中毒主要为肾脏损害,引起氮质血症,使肝脏充血、脂肪变性,肝功能急剧损害,继发脑水肿,引起强直性痉挛,最后导致死亡。

【附药】

苍耳草　为苍耳的茎叶。性味苦、辛,微寒;有小毒。功能祛风,清热,解毒。主要适用于风湿痹痛,四肢拘急等症。也可用于麻风、疔毒、皮肤瘙痒诸证。本品有毒,内服不宜过量,亦不能持续服用。用量 6～15 g,水煎或熬膏及入丸、散。外用适量。本品散气耗血,体虚者慎用。

表 10－1　发散风寒药参考药

药名	来　源	药　性		功　效	应　用	用法用量	使用注意
葱白	为百合科植物葱近根部的鳞茎	辛、温。	归肺、胃经	发汗解表，散寒通阳	1. 风寒感冒 2. 阴盛格阳证	煎服，3～9 g。外用适量	
胡荽	为伞形科植物芫荽的全草	辛、温。	归肺、胃经	发表透疹，开胃消食	1. 麻疹不透 2. 胃寒食积	煎服，3～6 g。外用适量	热毒壅盛而疹出不畅者忌服
柽柳	为柽柳科植物柽柳的嫩枝叶	辛、平。	归肺、胃、心经	发表透疹，祛风除湿	1. 麻疹不透，风疹瘙痒 2. 风湿痹证	煎服，3～10 g。外用适量	麻疹已透者不宜使用。用量过大易致心烦、呕吐
鹅不食草	为菊科植物石胡荽的干燥全草	辛、温。	归肺、肝经	发散风寒，通鼻窍，止咳，解毒	1. 风寒感冒 2. 鼻塞不通 3. 寒痰咳喘 4. 疮痈肿毒	煎服，6～10 g。外用适量	

第二节　发散风热药

　　本类药物味多辛苦，性偏寒凉，以发散风热为主要功效，发汗解表作用较疏风散寒药缓和。主要用于风热表证以及温病初起邪在卫分，症见发热、微恶风寒、咽干口渴、头痛目赤、舌边尖红、苔薄黄、脉浮数等。部分疏风清热药分别兼有清头目、利咽喉、透疹、止痒、止咳的功效，又可用治风热所致目赤多泪、咽喉肿痛、麻疹不透、风疹瘙痒以及风热咳嗽等证。

薄　荷
Bòhe
MENTHAE HAPLOCALYCIS HERBA
《新修本草》

　　为唇形科多年生草本植物薄荷 *Mentha haplocalyx* Briq. 的干燥地上部分。主产于江苏、浙江、湖南等地。夏、秋二季茎叶茂盛或花开至三轮时，选晴天，分次采割，晒干或阴干。

　　【主要性能】辛，凉。归肺、肝经。

　　【功效】疏散风热，清利头目，利咽透疹，疏肝行气。

　　【应用】

　　1. 风热表证，温病初起　本品宣散表邪之力较强，有一定发汗作用，为疏散风热常用之品。治风热表证或温病初起、邪在卫分，发热、微恶风寒、头痛等症，常与金银花、牛蒡子、荆芥等配伍，如《温病条辨》银翘散。

　　2. 风热上攻证　本品功善疏散上焦风热，清头目、利咽喉。主治风热上攻，头痛眩晕，宜与川芎、石膏、白芷等药配伍，如《丹溪心法》上清散；治疗风热上攻之目赤多泪，可与桑叶、菊花、蔓荆子等同用；亦可用治风热壅盛，咽喉肿痛，常配伍桔梗、生甘草、僵蚕，如《喉科秘旨》六味汤。

　　3. 麻疹不透，风疹瘙痒　本品有疏散风热，宣散透疹，祛风止痒之功，用治风热束表，麻疹不透，常配伍蝉蜕、牛蒡子、柽柳等药，如《先醒斋医学广笔记》竹叶柳蒡汤；治疗风疹瘙痒，可与荆芥、防风、僵蚕等疏风止痒药同用。

4. 肝气郁结证　本品兼能疏肝行气,常配伍柴胡、白芍、当归等疏肝理气调经之品,治疗肝郁气滞,胸胁胀痛,月经不调,如《和剂局方》逍遥散。

【用法用量】生用。煎服,3～6 g;宜后下。薄荷叶长于发汗解表,薄荷梗偏于疏肝行气。

【使用注意】体虚多汗者不宜使用。

【参考文献】

1. 本草文献

《新修本草》:"主贼风伤寒,发汗。治恶气腹胀满,霍乱,宿食不消,下气。"

《滇南本草》:"上清头目诸风,止头痛、眩晕、发热。去风痰,治伤风咳嗽,脑漏,鼻流臭涕。退虚痨发热。"

《本草备要》:"消散风热,清利头目,头风头痛,失音痰嗽,眼耳咽喉口齿诸病,皮肤瘾疹,瘰疬疮疥。"

2. 临床新用

(1) 治口腔溃疡:用冰片 1 g,薄荷脑 2 g,50％酒精(或 48°～52°白酒)30 ml,溶解后蒸馏水加至 100 ml,备用。生理盐水棉球清洁口腔后,用棉签蘸药液涂患处,每日 3 次。[山西中医,2001,17(3):42]

(2) 治风湿性关节炎:用鲜薄荷茎叶 150 g,鲜虎杖茎叶 150 g,鲜艾叶 30 g,均切成小段,水煎后去药渣倒入盆内,温度高时先熏患处,温度适宜时外敷,有显著疗效。[中国中医药科技,2003,10(1):3]

(3) 治急性乳腺炎:薄荷、桔叶各 2 两,水煎,过滤后用毛巾浸汤热敷患处。每日 1 剂,分 2 次用。热敷治疗肿痛难忍、尚未溃脓的急性乳腺炎 40 余例,一般用药 1～2 d 后痊愈。[广西赤脚医生,1977,1:43]

3. 其他　本品常用处方名有薄荷、卜荷、苏荷、南薄荷、苏薄荷、薄荷叶、薄荷梗

牛 蒡 子

Niúbàngzǐ

ARCTII FRUCTUS

《名医别录》

为菊科二年生或多年生草本植物牛蒡 *Arctium lappa* L. 的干燥成熟果实。中国大部分地区均产。秋季果实成熟时采收果序,晒干,打下果实,除去杂质,再晒干后入药。

【主要性能】辛、苦,寒。归肺、胃经。

【功效】疏散风热,利咽透疹,解毒消肿。

【应用】

1. 风热表证,温病初起　本品功能疏散风热,发散之力虽不及薄荷等药,但宣肺祛痰,清利咽喉之力强,故多用于风热感冒而见咽喉红肿疼痛者。用治风热感冒,或温病初起,发热,咽喉肿痛等症,常配银花、连翘、桔梗等同用,如《温病条辨》银翘散。

2. 麻疹不透,风疹瘙痒　本品能疏散风热,透泄热毒以透疹,用治麻疹不透或透而复隐,常与薄荷、柽柳、竹叶等疏风散热透疹药同用,如《先醒斋医学广笔记》竹叶柳蒡汤。若风湿所致的疮疥瘙痒,常配伍荆芥、蝉蜕、苍术等药,如《外科正宗》消风散。

3. 热毒证　本品能外散风热,内解热毒,有清热解毒,消肿利咽之功,故可用治痈肿疮毒、丹毒、痄腮喉痹等热毒病证。用治风热外袭,火毒内结,痈肿疮毒,兼有便秘者,常与泻热解毒通便

之栀子、大黄、芒硝等同用;治疗瘟毒发颐、痄腮喉痹等热毒之证,用本品配伍玄参、黄连、板蓝根等清热泻火解毒药,如《东垣试效方》普济消毒饮;治疗乳痈肿痛,尚未成脓者,可与金银花、栀子、瓜蒌等药同用,如《外科正宗》牛蒡子汤;因其兼滑肠通便,故上述病证兼有便秘者尤为适宜。

【用法用量】生用或炒用,用时捣碎。煎服,6～12 g。炒用可使其苦寒及滑肠之性略减。

【使用注意】脾虚便溏者慎用。

【参考文献】

1. 本草文献

《药性论》:"除诸风,利腰脚,又散诸结节筋骨烦热毒。"

《本草经疏》:"恶实,为散风除热解毒之要药,辛能散结,苦能泄热,热结散则脏气清明,故明目而补中。风之所伤,卫气必壅,壅则发热,辛凉解散则表气和,风无所留矣。藏器主风毒肿诸瘘;元素主调肺,散结气,利咽膈,去皮肤风,通十二经络者,悉此意耳。故用以治瘾疹,痘疮,尤获奇验。"

《本草正义》:"牛蒡之用,能疏散风热,起发痘疹,而善通大便,苟非热盛,或脾气不坚实者,投之辄有泄泻,则辛泄苦降,下行之力为多。"

2. 临床新用

(1) 治扁平疣:炒牛蒡子 200 g,研末去皮,每日 3 次,内服,每次 3～5 g,14 例均获痊愈,据药理研究,牛蒡子对多种致病性皮肤真菌有不同程度的抑制作用,及抗病毒作用。[四川中医,1999,17(9):32]

(2) 防治糖尿病肾病、慢性肾炎、肾病综合征及慢性肾衰竭:牛蒡子可有效防治糖尿病肾病、慢性肾炎、肾病综合征及慢性肾衰竭等慢性肾病。[中国中西医结合肾病杂志,2010,12:1115]

3. 其他　本品常用处方名有牛蒡子、牛子、大牛子、炒牛蒡。

桑　叶

Sāngyè

MORI FOLIUM

《神农本草经》

为桑科落叶乔木植物桑 Morus alba L. 的干燥叶。分布于我国南北各地。初霜后采收,除去杂质,晒干入药。

【主要性能】甘、苦,寒。归肺、肝经。

【功效】疏散风热,清肺润燥,平肝,明目。

【应用】

1. 风热表证,温病初起　本品疏散风热作用较为缓和,兼能清肺止咳,故常用于风热感冒,或温病初起,症见发热、咳嗽、咽痒等症,常与菊花相须为用,并配伍连翘、薄荷、桔梗等药,以达疏风清热,宣肺止咳之功,如《温病条辨》桑菊饮。

2. 肺热燥咳　本品既清肺热,又润肺燥,用于风热或燥热伤肺,咳嗽痰少,色黄而黏稠,或干咳少痰,咽痒等症。轻者可配清肺热、润肺燥之品,如杏仁、沙参、贝母等药同用,如《温病条辨》桑杏汤;重者可配清肺、养阴、润燥之品同用,如生石膏、麦冬、阿胶等,即《医门法律》清燥救肺汤。

3. 肝阳上亢证　本品清肝凉肝以平降肝阳,用治肝阳上亢,头痛眩晕,头重脚轻,烦躁易怒者,常与菊花、石决明、白芍等平抑肝阳药同用。

4. 目赤昏花　本品又具疏散风热,清肝明目之功,且甘润益阴。故常用治风热上攻、肝火上炎所致的目赤、涩痛、多泪,可配伍菊花、夏枯草、决明子等药以疏散风热,清肝明目;若肝肾精血不足,目失所养,眼目昏花,视物不清,常配伍滋补精血,养肝明目之黑芝麻、枸杞子、桑椹子等药。

此外,本品尚能凉血止血,还可用治血热妄行之咳血、吐血、衄血,宜与其他凉血止血药同用。

【用法用量】生用或蜜炙用。煎服,5~10 g;或入丸、散。外用煎水洗眼。蜜制长于润肺。

【参考文献】

1. 本草文献

《神农本草经》:"除寒热,出汗。"

《本草纲目》:"治劳热咳嗽,明目,长发。"

《本草从新》:"滋燥,凉血,止血。"

2. 临床新用

(1)美发:取霜桑叶或鲜桑叶500 g,除去梗叶,研末;另取黑芝麻250 g,炒熟研末;两者加白糖调匀或制成大蜜丸,每日早晚各服20 g,白开水送服。[浙江中医杂志,1992,27(9):432]

(2)治皮肤病:① 治痤疮:用桑叶煎剂治疗痤疮,每日取鲜桑叶50 g,煎水分3次服,一般15 d可见效。若取鲜桑叶适量,捣烂后敷于痤疮处,每日30 min,也有满意的效果。② 治疗褐色斑:取市售桑叶500 g隔水蒸煮消毒,去杂质,干燥后备用。每日15 g,沸水浸泡后代茶饮。连服1个月为1个疗程,有效。[浙江中医杂志,1992,27(9):432]

3. 其他 本品常用处方名有桑叶、冬桑叶、霜桑叶、双叶、炙桑叶。

菊 花

Júhuā

CHRYSANTHEMI FLOS

《神农本草经》

为菊科多年生草本植物菊 *Chrysanthemum morifolium* Ramat. 的干燥头状花序。主产于浙江、安徽、河南等地。四川、河北、山东等地亦产。野生或培栽,以栽培者为佳。9~11月花盛开时分批花采收,阴干或焙干,或熏、蒸后晒干。生用。根据产地和加工方法的不同,分为"亳菊""贡菊""滁菊""杭菊"等,其中以亳菊和滁菊品质最优。由于花的颜色不同,又有黄菊花和白菊花之分。

【主要性能】辛、甘、苦,微寒。归肺、肝经。

【功效】疏散风热,平肝,明目,清热解毒。

【应用】

1. 风热表证,温病初起 本品功能疏散风热,但发散表邪之力不强。用治风热感冒,或温病初起,温邪犯肺,发热、头痛、咳嗽等症,常与桑叶相须为用,并配伍连翘、薄荷、桔梗等,如《温病条辨》桑菊饮,其运用同桑叶。

2. 肝阳上亢证 本品能清肝热、平肝阳。治肝阳上亢,头痛眩晕,可与平肝潜阳药之石决明、珍珠母、白芍等同用;肝火上攻而眩晕、头痛,以及肝经热盛、热极动风者,可与羚羊角、钩藤、桑叶等清肝热、息肝风药同用,如《通俗伤寒论》羚角钩藤汤。

3. 目赤昏花 本品能清肝明目。用治肝经风热,或肝火上攻所致目赤肿痛,常与清肝明目之蝉蜕、木贼、白僵蚕等药配伍;若肝肾精血不足,目失所养,眼目昏花,视物不清,又常配伍枸杞子、熟地黄、山茱萸等滋补肝肾、益阴明目药,如《医级》杞菊地黄丸。

4. 疮痈肿毒 本品具清热解毒之功,可用治疮痈肿毒,常与金银花、生甘草同用。因其清热解毒、消散痈肿之力不及野菊花,故临床较野菊花少用。

【用法用量】生用。煎服,5～10 g。疏散风热宜用黄菊花,平肝、清肝明目宜用白菊花。

【参考文献】

1. 本草文献

《神农本草经》:"主诸风头眩、肿痛,目欲脱,泪出,皮肤死肌,恶风湿痹,利血气。"

《本草纲目拾遗》:"专入阳分。治诸风头眩,解酒毒疔肿。""黄茶菊:明目祛风,搜肝气,治头晕目眩,益血润容,入血分;白茶菊,通肺气,止咳逆,清三焦郁火,疗肌热,入气分。"

《本草便读》:"平肝疏肺,清上焦之邪热,治目祛风,益阴滋肾。"

2. 其他　本品常用处方名有菊花、白菊花、黄菊花、滁菊花、杭菊花、怀菊花、甘菊花。

蝉　蜕

Chántuì

CICADAE PERIOSTRACUM

《名医别录》

为蝉科昆虫黑蚱 *Cryptotympana pustulata* Fabricius 的若虫羽化时脱落的皮壳。中国大部分地区亦产。主产于山东、河北、江苏等地。夏、秋二季采集,除去泥土、杂质,晒干入药。

【主要性能】甘,寒。归肺、肝经。

【功效】疏散风热,透疹止痒,明目退翳,息风止痉。

【应用】

1. 风热表证,温病初起,咽痛音哑　本品长于疏散肺经风热以宣肺利咽开音,故尤宜于风热表证,温病初起,症见声音嘶哑或咽喉肿痛者。治风热表证或温病初起,发热恶风,头痛口渴者,常配伍疏风散热之薄荷、前胡、牛蒡子等药。治风热火毒上攻之咽喉肿痛、声音嘶哑,可与薄荷、牛蒡子、连翘等疏散风热、解毒利咽药同用。

2. 麻疹不透,风疹瘙痒　本品宣散透发,疏风止痒,用治风热外束所致麻疹不透,可与辛凉透疹之葛根、牛蒡子同用;若风湿或风热之邪所致皮肤瘙痒,常配祛风止痒之荆芥、防风、苦参等同用,如《外科正宗》消风散。

3. 目赤翳障　本品善疏散肝经风热而有明目退翳之功,故可用治风热上攻或肝火上炎之目赤肿痛,翳膜遮睛,常与清肝明目之菊花、决明子、车前子等同用,如《银海精微》蝉花散。

4. 急慢惊风,破伤风证　本品既能疏散肝经风热,又可凉肝息风止痉,故可用治小儿急慢惊风,破伤风证。治疗小儿急惊风,如《幼科释迷》天竺黄散中,以本品配天竺黄、栀子、僵蚕等药;治疗小儿慢惊风,如《幼科释迷》蝉蝎散,以本品配伍全蝎、天南星等药;用治破伤风证牙关紧闭,手足抽搐,角弓反张,常与天麻、僵蚕、天南星同用,如(广州中医学院主编《方剂学》引山西省史全恩家传方)五虎追风散。

此外,本品还常用以治疗小儿夜啼不安。

【用法用量】生用。煎服,3～10 g,或单味研末冲服。止痉用量稍大。

【参考文献】

1. 本草文献

《名医别录》:"主小儿惊痫。"

《本草纲目》:"治头风眩运,皮肤风热,痘疹作痒,破伤风及疔肿毒疮,大人失音,小儿噤风天吊,惊哭夜啼,阴肿。"

《本草衍义》:"治目昏翳。又水煎壳汁,治小儿疮疹出不快。"

2. 临床新用

(1) 治小儿阴茎水肿:取蝉蜕10 g,生甘草梢10～15 g,煎水,滤渣,先温洗小儿阴茎数次,再用药棉蘸药水外敷3～5 min,日3～5次。治29例全部治愈(治愈标准:阴茎水肿消失)。[中医外治杂志,1999,18(9):416]

(2) 治疗产后急性尿潴留:以蝉蜕10 g,通草5 g,生大黄9 g(后下),组成蝉蜕通黄汤,随症加减,治疗组60例,显效36例,有效21例,无效3例,总有效率95%。[中医杂志,2000,41(4):245]

3. 其他 本品常用处方名有蝉衣、蝉蜕、蝉退、虫退、虫蜕、蝉皮、知了壳、蝉蜕壳、金蝉衣、虫衣、蝉壳。

柴 胡

Cháihú

BUPLEURI RADIX

《神农本草经》

为伞形科多年生草本植物柴胡(北柴胡)*Bupleurum chinense* DC. 或狭叶柴胡(南柴胡)*Bupleurum scorzonerifolium* Willd. 的干燥根。北柴胡主产于河北、河南、辽宁等地;南柴胡主产于湖北、四川、安徽等地。春、秋二季采挖,除去茎叶及泥沙,干燥。切段入药。

【主要性能】苦、辛,微寒。归肝、胆、肺经。

【功效】解表退热,疏肝解郁,升举阳气。

【应用】

1. 表证发热,少阳证 本品善于解表退热,疏散少阳半表半里之邪。治外感表证发热,无论风寒、风热表证,皆可使用。若风寒表证,恶寒发热,常与防风、生姜等药配伍以发散风寒,如《景岳全书》正柴胡饮;治外感风寒,寒邪入里化热,恶寒渐轻,身热明显者,与羌活、黄芩、石膏等同用,如《伤寒六书》柴葛解肌汤以解表清里;若治风热表证,发热,头痛等症,可与菊花、薄荷、升麻等同用以解表退热;对于伤寒邪在少阳,寒热往来、胸胁苦满、口苦咽干、目眩,本品为治少阳证之要药,常与黄芩同用以和解少阳,如《伤寒论》小柴胡汤。

2. 肝郁气滞 本品善疏肝解郁,为治肝气郁结证之要药。治肝气郁结之胸胁或少腹胀痛、月经失调、痛经等症,常与疏肝柔肝,行气止痛之香附、白芍、川芎同用,如《景岳全书》柴胡疏肝散;若肝郁血虚,脾失健运所致月经不调,乳房、胁肋胀痛,神疲食少,脉弦而虚者,常配伍疏肝养血,健脾益气之当归、白芍、白术等,如《和剂局方》逍遥散。

3. 气虚下陷,内脏脱垂 本品能升举阳气,用治中气不足,气虚下陷所致的久泻脱肛,子宫下垂,肾下垂等证,常与人参、黄芪、升麻等补气升阳之品同用,如《脾胃论》补中益气汤。

此外,本品尚具退热截疟之功,为治疟疾寒热的常用药。

【用法用量】生用或醋炙用。煎服,3～10 g。

【使用注意】阴虚阳亢,肝风内动,阴虚火旺及气机上逆者忌用或慎用。

【参考文献】

1. 本草文献

《神农本草经》:"主心腹,去肠胃中结气,饮食积聚,寒热邪气,推陈致新。"

《医学启源》:"除虚劳烦热,解散肌热,去早晨潮热;妇人产前产后必用之药也;善除本经头痛,非他药所能止;治心下痞,胸膈中痛。"

《滇南本草》:"伤寒发汗解表要药,退六经邪热往来,痹痿,除肝家邪热、痨热,行肝经逆结之气,止左胁肝气疼痛,治妇人血热烧经,能调月经。"

2. 临床新用

(1)治扁平疣:采用穴位注射板蓝根注射液结合柴胡注射液外敷患处治疗扁平疣[河南中医,2000,20(4):631];或以柴胡注射液用棉签涂搽于扁平疣皮损处,每次涂搽2~3 min,每日2~3次[菏泽医专学报,1998,10(2):821];或用柴胡注射液联合干扰素软膏治疗[现代中西医结合杂志,2007,16(11):1486]。

(2)治干眼症:治疗组以柴胡注射液加生理盐水,隔日1次喷雾,每次10 min,2周为1个疗程。[上海中医药杂志,2003,37(4):38]

(3)治慢性单纯性鼻炎:以复方丹参注射液、柴胡注射液1:1配好用牙科5号长针头由下鼻甲前端刺入黏膜内直达后端进行封闭治疗,每次左右各1 ml,每周2次。4次为1个疗程,每个疗程间隔1周。[内蒙古中医药,2005,1:271]

3. 其他　本品常用处方名有柴胡、北柴胡、南柴胡、醋柴胡。此外,同属植物尚有多种都可入药,如银州柴胡 B. yinchowense Shan et Y. Li;兴安柴胡 B. sibiricum Vest;竹叶柴胡 B. marginatum Wall. ex DC. 等。而大叶柴胡 Bupleurum longiradiatum Turcz. 的干燥根茎,表面密生环节,有毒,不可当柴胡用。

升　麻
Shēngmá
CIMICIFUGAE RHIZOMA
《神农本草经》

为毛茛科多年生草本植物大三叶升麻 Cimicifuga heracleifolia Kom. 或兴安升麻(北升麻) Cimicifuga dahurica(Turcz.)Maxim. 和升麻 Cimicifuga foetida L. 的干燥根茎。主产于辽宁、河北、四川等地。夏、秋二季采挖,除去泥沙,晒至须根干时,燎去或除去须根,晒干入药。

【主要性能】辛、微甘,微寒。归肺、脾、胃、大肠经。

【功效】解表透疹,升举阳气,清热解毒。

【应用】

1. 外感表证　本品发表退热,对外感表证不论寒、热,均可应用。治外感风热表证,温病初起,发热、头痛等症,可与薄荷、桑叶、菊花等同用;若风寒感冒,恶寒发热,无汗,头痛,咳嗽者,常配伍紫苏、白芷等药,如《和剂局方》十神汤。

2. 中气下陷证　本品善升举脾胃清阳之气,其升举之力较柴胡力强。常用治中气不足,气虚下陷所致的食少倦怠,久泻脱肛,子宫下垂,肾下垂等脏器脱垂,多与黄芪、人参、柴胡等同用,以补气升阳,如《脾胃论》补中益气汤;若气虚下陷而见短气、神疲,又常以本品配柴胡、黄芪、桔梗等,如《医学衷中参西录》升陷汤;治疗气虚下陷、气不摄血,出现月经量多或崩漏者,则配伍黄芪、人参等补中益气升阳之品,如《景岳全书》举元煎。

3. 热毒证　本品为清热解毒之良药,用治热毒所致的多种病证,尤善清阳明热毒。治阳明热盛,胃火上炎所致牙龈肿痛、口舌生疮,多与生石膏、黄连等善清胃火之药同用,如《兰室秘藏》清胃散;若治疗痄腮肿痛,可与黄连、连翘、牛蒡子等药以清热解毒,利咽散结,如《外科枢要》升麻黄连汤;治疗风热疫毒上攻之大头瘟,头面红肿,咽喉肿痛,常与黄芩、玄参、板蓝根等药配伍以增强泻火解毒散结之功,如《东垣试效方》普济消毒饮。

4. **麻疹不透** 本品长于透发麻疹,用治麻疹初起,透发不畅,或麻疹欲出不出,常与葛根、白芍、甘草等同用,如《阎氏小儿方论》升麻葛根汤。

【**用法用量**】生用或蜜炙用。煎服,3～10 g。发表透疹、清热解毒宜生用,升阳举陷宜炙用。

【**使用注意**】麻疹已透,阴虚火旺,以及阴虚阳亢者,均当忌用。

【**参考文献**】

1. **本草文献**

《神农本草经》:"主解百毒,辟温疾、瘴邪。"

《医学启源》:"升麻,若补其脾胃,非此为引不能补。若得葱白,香芷之类,亦能走手阳明、太阳,能解肌肉间热,此手足阳明伤风之药也。《主治秘要》云,其用者有四;手足阳明引经一也;升阳于至阴之下二也;治阳明经气分头痛三也;去皮肤风邪及至高之上四也。"

《滇南本草》:"表小儿痘疹,解疮毒,咽喉(肿),喘咳音哑,肺热,止齿痛,乳蛾,痄腮。"

2. **临床新用**

(1) 治口腔黏膜扁平苔藓:以升麻15 g,金银花30 g,连翘30 g。轻症,每日1剂,水煎2次,含漱及内服各半。重症,每日2剂,水煎2次,含漱及内服各半。[中医杂志,2009,1(50):52]

(2) 治病毒性疾病:大剂量升麻30 g以上可用以治疗病毒性疾病。[中医杂志,2009,50(1):51]

3. **其他** 本品常用处方名有升麻、绿升麻、炙升麻。

葛　根

Gégēn

PUERARIAE LOBATAE RADIX

《神农本草经》

为豆科多年生落叶藤本植物野葛 *Pueraria lobata* (Willd.)Ohwi 的干燥根。全国大部分地区均产。秋、冬二季采挖,除去外皮,切片,干燥入药。

【**主要性能**】甘、辛,凉。归脾、胃、肺经。

【**功效**】解表退热,透疹,生津止渴,升阳止泻。

【**应用**】

1. **外感表证** 本品具有解表退热之功,又长于缓解外邪郁阻,经气不利,筋脉失养所致颈背强痛。故对外感表证发热,兼颈背强痛者尤宜,无论风寒、风热,均可选用。治风热表证,发热,头痛者,可与薄荷、牛蒡子、菊花等疏风散热药同用;治风寒表证,表实无汗,恶寒,项背强痛者,常与麻黄、桂枝等同用以发表散寒,解肌退热,如《伤寒论》葛根汤;治外感风寒,郁而化热,证见恶寒渐轻,身热无汗者,常与柴胡、石膏等同用以清热解肌,如《伤寒六书》柴葛解肌汤;若表虚汗出,恶风,项背强痛者,常与桂枝、白芍等配伍以发表解肌,调和营卫,如《伤寒论》桂枝加葛根汤。

2. **麻疹不透** 本品具有发表散邪,透发麻疹之功,故可用治麻疹初起,表邪外束,疹出不畅,常与升麻、芍药、甘草等同用,如《阎氏小儿方论》升麻葛根汤。

3. **热病口渴,消渴证** 本品既能生津,又能鼓舞脾胃清阳之气上升而助津液的化生与输布,以收止渴之效,可用于热病津伤口渴及消渴证。治热病津伤口渴,常与芦根、天花粉、知母等清热生津药同用;若内热消渴,口渴多饮,体瘦乏力,气阴不足者,又多配伍乌梅、麦冬、黄芪等药,如《沈氏尊生书》玉泉丸。

4. **热泄热痢,脾虚泄泻** 本品既能透邪解热,又能鼓舞脾胃清阳之气上升而奏止泻止痢之效,故可用治表证未解,邪热入里,身热,下利臭秽,肛门有灼热感,苔黄脉数,或湿热泻痢者,常与黄芩、黄连、甘草同用,如《伤寒论》葛根芩连汤;若脾虚泄泻,常配伍人参、白术、木香等补气健脾止泻药,如《小儿药证直诀》七味白术散。

【用法用量】生用或煨用。煎服,10~15 g。解肌退热、透疹、生津宜生用,升阳止泻宜煨用。

【参考文献】

1. 本草文献

《神农本草经》:"主消渴,身大热,呕吐,诸痹,起阴气,解诸毒。"

《名医别录》:"疗伤寒中风头痛,解肌发表,出汗,开腠理,疗金疮,止痛,胁风痛。""生根汁大寒,疗消渴,伤寒壮热。"

《用药法象》:"其气轻浮,鼓舞胃气上行,生津液,又解肌热,治脾胃虚弱泄泻。"

2. 临床新用

(1)治神经性耳聋耳鸣:葛根黄酮有扩张脑及内耳血管的作用,改善内耳循环,而促进耳聋的治愈。临床以葛根为主汤药,每剂20 g,加石菖蒲等或用愈风宁心片治疗神经性耳聋、耳鸣 68 例,2 个月为 1 个疗程。结果:59 例耳聋、耳鸣消失,听力恢复至正常,有 8 例听力好转,有 8 例无改变。总有效率为 88.2%。[中医杂志,1999,40(3):133]

(2)治病毒性心肌炎所致的心率失常:以证属心脾阳虚、心气虚,心阳不足为例,在辨证的基础上加用葛根,与不用葛根的病例相比,前者可明显缩短用药时间,并且效果显著,主要体现在具有抗心律失常的作用,特别是对缓慢性心律失常者有提高心律的作用。[中医杂志,1999,40(4):198]

(3)治急性乙醇中毒:治疗组:10%G.S 250 ml+葛根素 0.4 g 静脉滴注,1 h 滴完。对照组:50%G.S 60 ml 静注,RI 12 u 皮下注射,维生素 B_6、维生素 B_1 各 100 mg 肌内注射。统计 82 例,结果表明葛根素注射液可显著缩短苏醒时间和苏醒后头痛消失时间,加速乙醇在体内的代谢和排泄。[实用中医药杂志,2000,16(12):34]

(4)治脑梗死:以葛根素注射液静脉滴注治疗 152 例脑梗死,qd,20 d 为 1 个疗程,总有效率 84%。可使全血黏度、血浆黏度等显著改善,红细胞聚集性降低,增快血液流速,增加红细胞携氧能力,有助于改善脑组织缺氧,扩张脑血管及外周血管。[中国新药与临床杂志,1998,17(2):120]

3. 其他 本品常用处方名有葛根、粉葛根、干葛、甘葛、煨葛根、生葛根。

【附药】

葛花 为葛的未开放的花蕾。性味甘,平。功能解酒毒,和脾胃。主要适用于饮酒过度,头痛头昏、烦渴、呕吐、胸膈饱胀等症。常用量 3~15 g。

蔓 荆 子

Mànjīngzǐ

VITICIS FRUCTUS

《神农本草经》

为马鞭草植物单叶蔓荆 *Vitex trifolia* L. var. *simplicifolia* Cham. 或蔓荆 *Vitex trifolia* L. 的干燥成熟果实。主产于广东、江西、浙江等地区。秋季果实成熟时采收,除去杂质,晒干。

【主要性能】辛、苦,微寒。归膀胱、肝、胃经。

【功效】疏散风热,清利头目。

【应用】

1. 风热表证 本品解表之力较弱,其性善上行,偏于清利头目、疏散头面之风邪,故风热表证而头昏头痛者,较为多用。常与薄荷、菊花等疏散风热、清利头目药同用;若风邪上攻之偏头痛,常与川芎、白芷、细辛等祛风止痛药配伍。

2. **目赤肿痛** 本品功能疏散风热,清利头目,可用治风热上攻,目赤肿痛,目暗多泪,常与菊花、白蒺藜、蝉蜕等祛风明目药同用;另本品药性升发,清利头目,又可与黄芪、人参、升麻等补气升阳之品同用,治疗中气不足,清阳不升之内障目昏及耳鸣耳聋,如《东垣试效方》益气聪明汤。

此外,取本品祛风止痛之功,尚可用于风湿痹痛。

【用法用量】生用或炒用。煎服,5～10 g。

【参考文献】

1. **本草文献**

《神农本草经》:"主筋骨间寒热,湿痹拘挛,明目,坚齿,利九窍,去白虫。"

《名医别录》:"去长虫,主风头痛,脑鸣,目泪出。益气,令人光泽脂致。"

《珍珠囊》:"疗太阳头痛,头沉昏闷。除昏暗,散风邪。凉诸经血,止目睛内痛。"

2. **临床新用**

(1) 治三叉神经痛:蔓荆子 60 g,白酒 500 ml,将蔓荆子炒至焦黄,轧为粗末,入酒浸泡 3～7 d,兑凉开水适量,取汁 700 ml,每次服 50 ml,每日 2 次,7 d 为 1 个疗程,共治疗 42 例。治疗 7 d 痊愈者 31 例,占 73.8%。[中医杂志,2000,41(12):712]

(2) 治初中期急性乳腺炎:蔓荆子 200～300 g,炒黄后研末,酒调成糊状。将药敷于患处,用大青叶覆盖,再盖上纱布,外以胶布固定,12 h 更换 1 次。共治疗 19 例,17 例显效,2 例有效。[湖南中医杂志,1999,15(3):48]

3. **其他** 本品常用处方名有蔓荆子。

表 10-2 发散风热药参考药

药名	来源	药性	功效	应用	用法用量	使用注意
淡豆豉	为豆科植物大豆的成熟种子发酵加工品	苦、辛,凉。归肺、胃经	解表,除烦,宣发郁热	1. 外感表证 2. 热病烦闷	煎服,6～12 g	
大豆黄卷	本品系采用大豆浸水湿润发芽,晒干而成	甘、淡,平;归脾、胃经	解表祛暑,清热利湿	1. 外感暑湿及湿温初起 2. 湿热证	用量 10～15 g	
木贼	为木贼科植物木贼的干燥地上部分	甘、苦,平。归肺、肝经	疏散风热,明目退翳	1. 风热目赤,迎风流泪,目生翳障 2. 出血证	煎服,3～9 g	
浮萍	为浮萍科植物紫萍的干燥全草	辛、寒。归肺、膀胱经	发汗解表,透疹止痒,利尿消肿	1. 风热感冒 2. 麻疹不透 3. 风疹瘙痒 4. 水肿尿少	煎服3～9 g。外用适量,煎汤浸洗	表虚自汗者不宜使用

问题与思考

1. "有汗不得用麻黄,有汗无汗皆可用桂枝"你是如何理解的?

2. 如何理解香薷有"夏月麻黄"之称?

3. 古人有"细辛不过钱,过钱命相连",你是如何理解的?

4. 如何理解古人所谓桂枝、葛根的解肌功效?

清　热　药

凡以清泄里热为主要功效,常用于治疗里热证的药物,称为清热药。

本类药物依据其性能特点及功效主治之不同,大致可分为清热泻火药、清营凉血药、清热燥湿药、清热解毒药及清热解暑药五类。

清热药味多苦,性寒凉,具沉降作用趋向,可使里热得以清解。因其主治病症复杂,故归经不一。

寒能清热,苦能降泄,本类药均有清泄里热的作用,以"热者寒之"(《黄帝内经》)及"疗热以寒药"(《神农本草经》)为应用原则,主治各种里热证候,症见身热、面红、口渴饮冷、尿赤、舌红、苔黄、脉数等。但因里热证的致病因素、病症发展阶段及患者体质不同,其病证复杂,证型多样,既有热在气分、营血分之分,湿热、热毒、暑热之异,当选用不同清热药治疗。其中,清热泻火药以清解气分实热为主要功效,主治气分实热证及脏腑实热证。清营凉血药以清营血分实热为主要功效,主治温热病营分、血分实热证。清热燥湿药以清热燥湿为主要功效,主治湿热泻痢、黄疸等湿热证。清热解毒药以清解热毒或火毒为主要功效,主治热毒炽盛之痈肿疮疡等热毒证。清热解暑药以清解暑热为主要功效,主治暑热病证。

部分清热药又分别兼有生津止渴、退虚热、活血、利尿等作用,可用治热病津伤口渴、阴虚内热证、瘀血证及淋证等病证。

使用清热药时,应准确辨证,根据里热证的证型,合理选用相应清热药,同时针对兼证进行恰当配伍。如里热兼表证未解者,应先解表后清里,或配伍解表药,表里双解;气血两燔者,应清热泻火药与清营凉血药同用,以气血两清;里热兼有积滞者,应配伍泻下药;暑热兼夹湿邪或津气亏损者,当清暑热药与化湿、益气及生津濡润之品同用;而对于阴虚发热者,宜配伍补阴药以标本同治。

本类药物性多寒凉,易伤脾胃,应注意中病即止,避免克伐太过;脾胃虚弱,食少便溏者慎用。苦寒药物易化燥伤阴,故阴虚者慎用,或配伍养阴药同用;阴盛格阳、真寒假热者忌用。

第一节　清热泻火药

本类药物性味多甘寒或苦寒,以清解气分实热为主要功效,常用于治疗温热病邪在气分之高热、汗出、烦渴、谵语、发狂、小便短赤、舌苔黄燥、脉象洪实等气分实热证,以及肺热、胃热、心热、肝热等脏腑实热证。

部分清热泻火药又或分别兼有滋阴润燥、凉血止血,清热解毒,清利湿热等功效,可用治阴虚发热、血热出血、热毒疮疡、湿热黄疸等。

本类药药性寒凉,易伤阳气,虚寒证者慎用或忌用。

石　膏

Shígāo

GYPSUM FIBROSUM

《神农本草经》

为硫酸盐类矿物硬石膏族石膏,主要成分为含水硫酸钙($CaSO_4 \cdot 2H_2O$)。主产于湖北及甘肃、四川等地。全年可采。采挖后,除去泥沙及杂石,碾碎。

【主要性能】甘、辛,大寒。归肺、胃经。煅石膏甘、辛、涩,寒。归肺、胃经。

【功效】清热泻火,除烦止渴。煅石膏:收湿,敛疮,生肌,止血。

【应用】

1. 气分实热证　本品既能解肌退热,又可清热泻火以除烦止渴,为清泻肺胃气分实热之要药。适宜于温热病,邪在气分之壮热、烦渴、汗出、脉洪大者,常与知母相须为用,如《伤寒论》白虎汤。若热邪渐入血分,气血两燔,高热不退而身显斑疹者,则宜与玄参、牡丹皮、栀子等清热凉血药同用,如《温病条辨》化斑汤。

2. 肺热咳喘证　本品清泄肺热力强,适宜于热邪壅肺之高热、咳嗽痰稠、喘促气急等,常与麻黄、杏仁、甘草等同用,如《伤寒论》麻黄杏仁甘草石膏汤。

3. 胃火牙痛、头痛　本品善清胃热、泻胃火,常用于胃热亢盛诸证。治胃火亢盛,循经上犯之牙痛、头痛等。治牙龈肿痛,溃烂口臭者,常与升麻、黄连等同用,如《外科正宗》清胃散;头痛头胀者,常与川芎、白芷等同用。若治胃热阴虚之牙痛口渴者,宜与知母、牛膝等同用,如《景岳全书》玉女煎。

4. 湿疹、烫伤、疮疡不敛　本品煅后研末外用,有收湿敛疮生肌之功,治疗湿疹、烫伤、疮疡溃后久不愈合,既可单用,也可与清热解毒药或其他收湿敛疮药同用。

此外,本品煅后还可止血,用于外伤出血。

【用法用量】生用或煅用。生石膏煎服,15～60 g,宜先煎。煅石膏适量外用,研末撒敷患处。清热泻火,除烦止渴宜生用;收湿,生肌,敛疮,止血宜煅用。

【使用注意】脾胃虚寒者慎用。

【参考文献】

1. 本草文献

《神农本草经》:"主中风寒热,心下逆气,惊喘,口干舌焦,不能息……金疮。"

《名医别录》:"除时气头痛身热,三焦大热,皮肤热,肠胃中膈气,解肌发汗;止消渴烦逆,腹胀暴气喘息,咽热。"

《长沙药解》:"其诸主治,疗热狂,治火嗽,止烦喘,消燥渴,收热汗,消热痰,住鼻衄,除牙痛,调口疮,理咽痛,通乳汁,平乳痈,解火灼,疗金疮。"

2. 临床新用

(1)治关节扭伤:以黄柏粉3份、石膏粉1份,樟脑酒调成糊,外敷患处,治疗各种关节扭伤30例,治愈29例。[第四军医大学吉林军医学院学报,2003,25(3):162]

(2)治拔牙后患干槽症:治疗组(三川石膏汤:川军、川椒、川芎、石膏,煎服)72例;对照Ⅰ组

(全身用抗生素)49例；对照Ⅱ组(局部用碘甘油、丁香油、碘仿棉球填塞拔牙创口)38例。治疗后，治疗组总有效率达98.6%，对照Ⅰ组总有效率达26.53%，对照Ⅱ组总有效率达44.73%。[中国中医药现代远程教育，2008,6(7)：761]

3. **其他**　本品常用处方名有石膏、生石膏、煅石膏、熟石膏。主要成分是$CaSO_4 \cdot 2H_2O$，尚含有Mg^{2+}、Fe^{2+}、Mn^{2+}等离子。有报道认为，Ca^{2+}为其主要退热成分，而纯$CaSO_4$无退热作用。也有学者认为本品退热的主要成分在30～40℃时溶解度最大，随温度升高，溶解度会降低，从而影响其退热作用，故用于气分实热证之高热者，不必先煎。

知　母
Zhīmǔ
ANEMARRHENAE RHIZOMA
《神农本草经》

为百合科多年生草本植物知母 *Anemarrhena asphodeloides* Bge. 的干燥根茎。主产于河北、山西及陕西等地。春、秋两季采挖，除去须根及泥沙，晒干，习称"毛知母"。或除去外皮，晒干，习称"知母肉"。切片。

【**主要性能**】苦、甘，寒。归肺、胃、肾经。

【**功效**】清热泻火，滋阴润燥。

【**应用**】

1. **气分实热证**　本品长于清泻气分之实热，功似石膏而力稍逊，尤长于生津止渴。治温热病，邪在气分之壮热、烦渴、汗出、脉洪大者，常与石膏相须为用，如《伤寒论》白虎汤。

2. **肺热咳嗽，阴虚燥咳证**　本品既清泻肺热，又滋阴润肺，治肺热咳嗽常与贝母、杏仁、半夏等同用，如《证治准绳》二母汤；治阴虚燥咳常与贝母、麦冬、天冬同用，如《症因脉治》二冬二母汤。

3. **胃热津伤及消渴证**　本品苦寒清胃热以存津液，甘寒滋阴以生津液。治胃热阴虚，津伤口渴、饮多、尿多者，常与天花粉、葛根等同用，如《医学衷中参西录》玉液汤。

4. **阴虚发热证**　本品下入肾经，滋肾阴、泻相火、退骨蒸。治阴虚火旺所致的骨蒸潮热、盗汗、心烦等证，常与黄柏、生地黄等同用，以滋阴降火，如《医宗金鉴》知柏地黄丸。

5. **肠燥便秘**　本品功能滋阴润燥，治阴虚肠燥便秘者，常与生地黄、玄参、麦冬等同用，以润燥通便。

【**用法用量**】生用或盐水炙用。煎服，6～12 g。

【**使用注意**】脾虚便溏者不宜用。

【**参考文献**】

1. **本草文献**

《神农本草经》："主消渴热中，除邪气。"

《用药法象》："泻无根之肾火，疗有汗之骨蒸，止虚劳之热，滋化源之阴。"

《本草纲目》："辛苦寒凉，下则润肾燥而滋阴，上则清肺金而泻火，乃二经气分药也。"

2. **其他**　本品常用处方名有知母、肥知母、盐知母、毛知母、光之母等。本品现代炮制方法基本上沿用了其古代的炮制方法，主要包括盐炙、酒炙、麸炒和清炒等。一些学者认为，知母清热、抗炎宜用生品；镇静则宜炒用或酒炒；盐知母未发现有特殊之处，其作用有待于进一步研究。

芦 根

Lúgēn

PHRAGMITIS RHIZOMA

《名医别录》

为禾本科多年生草本植物芦苇 *Phragmitis communis* (L.) Trin. 的新鲜或干燥根茎。全国各地均有分布。全年均可采挖,除去芽、须根及膜状叶。

【主要性能】甘,寒。归肺、胃经。

【功效】清热泻火,生津止渴,止呕,祛痰排脓,利尿。

【应用】

1. 热病烦渴证　本品清透肺胃气分实热之力弱于石膏、知母,然其善能生津止渴、除烦,故常用治热病伤津,烦热口渴者,每与麦门冬、天花粉等同用;或将本品捣汁,与麦冬汁、梨汁、荸荠汁、藕汁同用,如《温病条辨》五汁饮。

2. 胃热呕逆证　本品能清胃热而止呕逆,治胃热上逆,干哕呕吐,可单味煎汁频饮,或与竹茹、姜汁等同用,如《千金方》芦根饮。

3. 肺热咳嗽,肺痈吐脓　本品能清泄肺热,祛痰排脓,治肺热咳嗽,痰稠色黄,常与黄芩、瓜蒌等清热化痰药同用;治肺痈咳吐脓血,常与薏苡仁、桃仁等同用,如《千金方》苇茎汤。

4. 热淋涩痛　本品能清热利尿,治热淋涩痛,小便短赤,常与白茅根、车前子等用。

【用法用量】鲜用或切后晒干用。煎服,干品 15～30 g;鲜品用量加倍或捣汁用。

【参考文献】

1. 本草文献

《神农本草经》:"主消渴客热,止小便利。"

《玉楸药解》:"消降肺胃,消荡郁烦,生津止渴,除烦下食,治噎哕懊恼。"

《新修本草》:"疗呕逆不下食、胃中热、伤寒患者弥良。"

2. 其他　本品常用处方名有芦根、鲜芦根、干芦根、苇根、苇茎等。本品为芦苇的根茎,苇茎为芦苇的嫩茎。两者同出一种植物,功效相近。但芦根长于生津止渴,苇茎长于清透肺热,略有侧重。目前市上多无苇茎销售,可以芦根代之。

天 花 粉

Tiānhuāfěn

TRICHOSANTHIS RADIX

《神农本草经》

为葫芦科多年生宿根草质藤本植物栝楼 *Trichosanthes kirilowii* Maxim. 或双边栝楼 *T. rosthornii* Harms 的干燥根。主产于河南、山东、江苏等地。秋、冬两季采挖,洗净,除去外皮,切段或纵剖成瓣,干燥。

【主要性能】甘、微苦,微寒。归肺、胃经。

【功效】清热泻火,生津止渴,消肿排脓。

【应用】

1. 热病烦渴或内热消渴证　本品清泻肺胃气分实热之力较弱,而长于生津止渴。治热病伤津,烦热口渴,常与芦根、麦门冬等同用;治阴虚内热,消渴多饮,常与生地、麦冬、五味子等养阴清热,生津润燥药同用,如《类证治裁》天花粉散。

2. **肺热燥咳证**　本品既能泻火以清肺热,又能生津以润肺燥。治肺热咳嗽,或燥热伤肺,干咳少痰、痰中带血,常与沙参、麦冬等清肺润燥或养肺阴药同用,如《温病条辨》沙参麦冬汤。

3. **疮痈肿毒**　本品既能清热泻火而解毒,又能消肿排脓以疗疮。治疮痈初起,热毒炽盛之红肿热痛者,常与金银花、白芷、穿山甲等同用,如《妇人良方》仙方活命饮。若疮痈已溃脓未尽者,常与黄芪、甘草等补气药同用,以托毒排脓生肌。

【**用法用量**】生用。煎服,10～15 g。

【**使用注意**】孕妇慎用。不宜与川乌、制川乌、草乌、制草乌、附子等乌头类药材同用。

【**参考文献**】

1. **本草文献**

《神农本草经》:"主消渴,身热,烦满大热,补虚安中,续绝伤。"

《滇南本草》:"治痈疮肿毒,并止咳嗽带血。"

《本草正》:"凉心肺,解热渴。降膈上热痰,消乳痈肿毒。"

2. **临床新用**

(1) 治恶性滋养叶肿瘤:采用天牙冻干粉(天花粉、牙皂)与注射用天花粉加手术治疗恶性滋养叶肿瘤 19 例,除 2 例 Ⅰ、Ⅱ期绒癌并恶病质死亡外,17 例得以根治。[中西医结合杂志,1987,7(3):154]

(2) 治宫内死胎和过期流产:以天花粉治疗 102 例宫内死胎和过期流产,引产成功率分别为97% 和 95.9%,未见大量出血等严重并发症。[上海第二医科大学学报,1988,8(2):109]

(3) 治葡萄胎:以天花粉结晶或注射用天花粉,治疗葡萄胎 52 例,有效 44 例。[实用妇科与产科杂志,1988,49:54]

3. **其他**　本品常用处方名有天花粉、花粉、栝楼根、苦栝楼根等。

竹　叶

Zhúyè

PHYLLOSTACHYDIS HENONIS FOLIUM

《名医别录》

为禾本科多年生草本植物淡竹 *Phyllostachys nigra* (Lodd.) Munro var. *henonis* (Mitf.) Stapf ex Rendle 的干燥叶。其卷而未放的幼叶,称竹叶卷心。产于长江流域各地。全年均可采收。

【**主要性能**】甘、辛、淡,寒。归心、胃、小肠经。

【**功效**】清热除烦,生津,利尿。

【**应用**】

1. **热病烦渴**　本品善清心除烦,生津止渴,治热病伤津,烦热口渴,常与石膏、知母、玄参等同用,如《疫疹一得》清瘟败毒饮;治热病后期,气津两伤,常与人参、石膏、麦冬等同用,如《伤寒论》竹叶石膏汤。

2. **心火上炎或下移小肠证**　本品上清心火,下利小便,治心火上炎之口舌生疮,心烦尿赤,或心移热于小肠之小便短赤涩痛,常与木通、生地黄等同用,如《小儿药性直诀》导赤散。

【**用法用量**】鲜用或晒干生用。煎服,6～15 g;鲜品 15～30 g。

【**使用注意**】脾胃虚寒者慎用。

【参考文献】

1．本草文献

《名医别录》：“主胸中痰热,咳逆上气。”

《本草正》：“退虚热烦躁不眠,止烦渴,生津液,利小水,解喉痹,并小儿风热惊痫。”

2．其他　本品常用处方名有竹叶、苦竹叶、竹叶卷心等。

淡 竹 叶
Dànzhúyè
LOPHATHERI HERBA
《本草纲目》

为禾本科多年生草本植物淡竹叶 *Lophatherum gracile* Brongn. 的干燥茎叶。主产于浙江、江苏、安徽等地。夏末抽花穗前采割,晒干。切段。

【主要性能】甘、淡、寒。归心、胃、小肠经。

【功效】清热泻火,除烦止渴,利尿通淋。

【应用】

1．热病烦渴　本品能清心火以除烦,泄胃火以止渴。治热病伤津,心烦口渴,常与石膏、芦根等同用。

2．心火上炎或下移小肠证　本品上清心经之火,下渗湿利尿导小肠之热。常用治心火炽盛,口舌生疮及热移小肠之小便短赤,可与滑石、白茅根、灯心草等同用;治湿热蕴结膀胱之淋浊涩痛,常与车前子、海金沙、滑石等同用。

【用法用量】生用。煎服,6~10 g。

【使用注意】脾胃虚寒者慎用。

【参考文献】

1．本草文献

《本草纲目》：“去烦热,利小便,清心。”

《生草药性备要》：“消痰止渴,除上焦火,明眼目,利小便,治白浊,退热,散痔疮毒。”

《本草再新》：“清心火,利小便,除烦止渴,小儿痘毒,外症恶毒。”

2．临床新用

(1) 辅佐治疗多发性骨髓瘤：治疗多发性骨髓瘤 16 例,在一般支持疗法的基础上,加服淡竹叶饮,成人 50 g/次,3~6 次/d,水煎服。结果优 7 例,良 5 例,差 4 例。[中原医刊,1999,26(7)：12]

(2) 治阴道炎：以淡竹叶 100 g,煎汤内服,治疗阴道炎 5 例,均获痊愈。[国医论坛,1994,45(3)：22]

3．其他　本品常用处方名有淡竹叶、竹叶麦冬等。

栀 子
Zhīzǐ
GARDENIAE FRUCTUS
《神农本草经》

为茜草科常绿灌木植物栀子 *Gardenia jasminoides* Ellis 的干燥成熟果实。主产于江西、浙江、湖南等地。9~11 月果实成熟呈红黄色时采收,除去果梗和杂质,蒸至上气或置沸水中略烫,取出,干燥。

【**主要性能**】苦,寒。归心、肺、三焦经。

【**功效**】泻火除烦,清热利湿,凉血解毒。外用消肿止痛,焦栀子:凉血止血。

【**应用**】

1. **气分实热证** 本品能清泻三焦火邪,尤善泻心火而除烦,为治热病心烦、躁扰不宁之要药,症轻者,常与淡豆豉同用,如《伤寒论》栀子豉汤;症重者,三焦火毒炽盛,见高热烦躁、神昏谵语,常与黄芩、黄连、黄柏等同用,如《外台秘要》黄连解毒汤。

2. **湿热证** 本品通利三焦,能导湿热从小便而出,具有清利湿热,退黄通淋之效。治肝胆湿热郁蒸之黄疸、小便短赤者,常配茵陈、大黄等药用,如《伤寒论》茵陈蒿汤;或配伍黄柏,如《金匮要略》栀子柏皮汤。治湿热淋证,常与配木通、车前子、滑石等药用,如《和剂局方》八正散。

3. **血热出血证** 本品既能清血分之热,又能止血。治血热妄行之吐血、衄血等证,常与白茅根、大黄、侧柏叶等同用,如《十药神书》十灰散。

4. **热毒疮疡** 本品泻火解毒,治热毒疮疡、红肿热痛,本品单用,或与金银花、连翘、蒲公英等同用,内服外敷均可。

此外,生栀子粉用水或醋调成糊状,湿敷,对外伤性肿痛有消肿止痛之效。

【**用法用量**】生用或炒用。煎服,6~10 g。外用生品适量,研末调敷。生用多走气分而泻火,炒黑多入血分而止血。

【**使用注意**】阴血亏虚,脾虚便溏者不宜用。

【**参考文献**】

1. 本草文献

《神农本草经》:"主五内邪气,胃中热气,面赤酒疱齇鼻,白癞赤癞疮疡。"

《名医别录》:"疗目热赤痛,胸心、大小肠大热,心中烦闷,胃中热气。"

《本草纲目》:"治吐血、衄血、血痢、下血、血淋,损伤瘀血。"

2. **临床新用** 治疗冠心病:以栀子、桃仁各12 g,加烧蜜调成糊状,摊敷在心前区,面积约7 cm×15 cm,用纱布敷盖,治冠心病50例,结果症状好转者44例,其中显效及改善各22例。[中级医刊,1981,4:19]

3. **其他** 本品常用处方名有栀子、山栀、山栀皮、山栀仁、炒山栀、黑山栀、栀子炭、焦山栀等。目前栀子多应用于急、慢性肝病的治疗,栀子苷被认为是其主要有效成分,具有良好的肝保护作用,但也有报道显示大剂量栀子苷具有明显的肝毒性,因此,临床使用栀子时应适当注意用量。

夏 枯 草
Xiàkūcǎo
PRUNELLAE SPICA
《神农本草经》

为唇形科多年生植物夏枯草 *Prunella vulgaris* L. 的干燥果穗。主产于江苏、浙江、安徽等地。夏季果穗呈棕红色时采收,除去杂质,晒干。

【**主要性能**】辛、苦,寒。归肝、胆经。

【**功效**】清热泻火,明目,散结消肿。

【**应用**】

1. **肝火上炎证** 本品长于清肝经之实火而明目。治肝火上炎之目赤肿痛,头痛眩晕,常与桑叶、菊花、决明子等同用。治厥阴郁火,目珠疼痛、入夜加剧者,常与香附、甘草等同用,如《简要济众方》夏枯草散。

2. 瘰疬,瘿瘤,乳痈,乳癖,乳房胀痛 本品能散肝经郁火而清热散结。治肝郁化火,痰火凝聚之瘰疬,常与贝母、香附等同用如《外科正宗》夏枯草汤;治瘿瘤,常与昆布、玄参等同用如《医宗金鉴》夏枯草膏。治肝郁不舒,痰火蕴结之乳痈,乳癖,乳房胀痛,常与蒲公英、金银花、浙贝母等清热解毒、化痰散结药同用。

此外,尚有降血压作用,可治肝热性高血压之头痛、眩晕等。

【用法用量】生用。煎服,9～15 g。或熬膏服。

【使用注意】脾胃寒弱者慎用。

【参考文献】

1. 本草文献

《神农本草经》:"主寒热、瘰疬、鼠瘘、头疮,破癥。散瘿结气,脚肿湿痹。"

《本草纲目》:"能解内热,缓肝火也。"

《生草药性备要》:"去痰消脓,治瘰疬,清上补下,去眼膜,止痛。"

2. 临床新用

(1) 治肠炎、痢疾:以夏枯草单味或配方研末,蛋清调糊,敷脐,治疗 100 例,若减去夏枯草则奏效缓慢或无效,加入则效非凡。[吉林中医药,1998,15(5):32]

(2) 治无力症:以夏枯草治疗无力症(中医湿阻证或湿困证范畴)78 例,70 痊愈,5 例转好,3 例无效,有效率为 96%。[中国中医药信息杂志,1998,5(5):36]

(3) 治中晚期胃、大肠癌:治疗组中晚期胃、大肠癌住院患者 30 例,予夏枯草注射液静滴;对照组 20 例,口服平消胶囊,疗程均为 30 d。治疗组中医症候综合疗效明显优于对照组;生存质量明显提高,且优于对照组。[山西中医,2003,9(3):24]

3. 其他 本品常用处方名为夏枯草。本品主要以干燥果穗入药,也有研究报道认为,夏枯草根、茎、叶,花中都分布有药用成分,可全草入药,并且在终花期至果实成熟期各部位药用成分含量较高,可在此期间采收。

决 明 子
Juémíngzǐ
CASSIAE SEMEN
《神农本草经》

为豆科一年生草本植物决明 *Cassia obtusifolia* L. 或小决明 *Cassia tora* L. 的干燥成熟种子。主产于安徽、广西、四川等地,秋季采收成熟果实,晒干,打下种子,除去杂质。

【主要性能】甘、苦、咸,微寒。归肝、大肠经。

【功效】清肝,明目,润肠通便。

【应用】

1. 目疾诸证 本品既能清肝火,又能益肝阴,为明目之要药。治肝火上攻之目赤肿痛、羞明多泪或生翳膜,常与车前子、青葙子等清肝明目药同用,如《银海精微》决明子散;治风热目疾,常与菊花、茺蔚子等疏风清热药同用;治肝肾阴亏,视物昏暗,如常与枸杞子、菟丝子、五味子等滋补肝肾药同用。

2. 肠燥便秘 本品能清热润肠通便,治内热肠燥,大便秘结,常与火麻仁、瓜蒌仁等同用。

此外,现代研究,本品尚有一定降压、降脂作用,可治高血压、高脂血症等。

【用法用量】生用或炒用。用时捣碎。煎服,9~15 g;用于润肠通便,不宜久煎。

【使用注意】气虚便溏者不宜用。

【参考文献】

1. 本草文献

《神农本草经》:"治青盲,目淫肤赤白膜,眼赤痛泪出,久服益精光。"

《药性论》:"利五脏……除肝家热。"

《本草正义》:"决明子明目,乃滋益肝肾,以镇潜补阴为义,是培本之正治,非如温辛散风,寒凉降热之止为标病立法者可比,最为有利无弊。"

2. 临床新用

(1) 治霉菌性阴道炎:以草决明 50 g,加水煎汤坐浴,治疗 100 例。治疗 3 d 后,症状消失,分泌物明显减少;治疗 1 周后,症状完全消失,镜检无芽孢和假菌丝。[内蒙古中医药,2002,(2):7]

(2) 治小儿疳积:用决明子 20 g、鸡内金 10 g、山楂研末 10 g,鸡肝捣如泥状与 3 味药粉和匀,包扎后放 2 次淘米水中煎煮,先食药后饮汁,治 145 例,痊愈 127 例,好转 15 例,无效 3 例。[湖北中医杂志,1986,(6):53]

(3) 治男性慢性乙型肝炎患者乳房发育症:以决明子研极细末,治疗 54 例,25 g/次,2 次/d,开水冲服,15~30 d 为 1 个疗程。结果治愈 42 例,好转 12 例,总有效率 100%。[中西医结合肝病杂志,2006,16(2):119]

3. 其他 本品常用处方名有决明子、草决明等。

谷 精 草
Gǔjīngcǎo
ERIOCAULI FLOS
《开宝本草》

为谷精草科一年生草本植物谷精草 *Eriocaulon buergerianum* Koern. 的干燥带花茎的头状花序。主产于浙江、江苏、安徽等地。秋季采收,将花序连同花茎拔出,晒干,切段。

【主要性能】辛、甘,平。归肝、肺经。

【功效】疏散风热,明目退翳。

【应用】

肝热或风热目疾 本品轻浮升散,善疏散头面风热、明目退翳。治肝热上攻之目赤肿痛,常与夏枯草、决明子等同用;治风热外袭之目赤肿痛、羞明多泪、眼生翳膜,常与荆芥、决明子、龙胆草等同用。此外,本品质轻上浮,能上达巅顶,取其疏散风热之功,治风热所致头痛、牙痛、咽喉肿痛,常与蔓荆子、菊花、牛蒡子等同用。

【用法用量】生用。煎服,5~10 g。

【使用注意】阴虚血亏之眼疾者不宜用。

【参考文献】

1. 本草文献

《开宝本草》:"主疗喉痹,齿风痛及诸疮疥。"

《本草纲目》:"谷精草体轻性浮,能上行阳明分野。凡治目中诸病,加而用之,甚良。明目退翳之功,似在菊花之上也。"

《本草正义》:"专行上焦直达巅顶,能疏散头部风热,治目疾头风并疗风气痹痛者,亦以轻清之性,善于外达也。"

2. **其他** 本品常用处方名有谷精草、谷精珠等。

表 11 - 1 清热泻火药参考药

药名	来源	药性	功效	应用	用法用量	使用注意
寒水石	为硫酸盐类方解石族矿物(方解石)或硫酸盐类石膏族矿物(红石膏)	辛、咸,寒。归心、胃、肾经	清热泻火	1. 热病烦渴 2. 口疮、热毒疮肿、丹毒烫伤	生用或煅用。煎服,10~15 g。外用适量	脾胃虚寒者忌服
密蒙花	为马钱科植物密蒙花的干燥花蕾	甘,微寒。归肝、胆经	清热泻火,养肝明目,退翳	1. 肝热目疾 2. 肝虚目暗,视物昏花	生用,煎服,9~15 g	
青葙子	为苋科植物青葙的干燥成熟种子	苦,微寒。归肝、脾经	清热泻火,明目退翳	1. 肝热目疾 2. 肝阳化火证	生用,煎服,10~15 g	有扩散瞳孔作用,青光眼患者禁用
鸭跖草	为鸭跖草科植物鸭跖草的干燥地上部分	甘、淡,寒。归肺、胃、小肠经	清热泻火,解毒,利水消肿	1. 风热感冒、高热烦渴证 2. 疮痈肿毒、咽喉肿痛 3. 水肿,淋证	生用,煎服,15~30 g。鲜品60~90 g	脾胃虚弱者慎用

第二节 清 营 凉 血 药

本类药物性味多甘寒或苦寒,主入营、血分,多归心、肝经,以清解营、血分热邪为主要功效,常用于治疗温热病营、血分实热证。如温热病热入营分,热灼营阴,心神被扰,症见身热夜甚、心烦不寐、斑疹隐隐、舌红绛、脉细数等;或热入血分,热盛迫血,症见吐衄便血、斑疹紫暗、舌色深绛、躁扰不安、甚或神昏谵语等,以及其他疾病中的各种血热证。

对于温热病后期,未尽之邪热伏于营血分(血分为主),而阴液已亏,形成虚中夹实之证,致使虚热内生,夜热早凉、热退无汗、舌质红绛、脉象细数等,当以清营凉血之品祛除余热,或退除蒸热,并配滋阴养液之品顾护其阴。若属肝肾阴虚,不能制阳,阳气偏亢,形成阴虚内热之证,症见骨蒸潮热、手足心热、虚烦不寐、盗汗遗精、舌红少苔、脉细数等。则当以滋阴药以治本,而辅以甘寒清热之品以退其热。

部分药物兼有养阴、活血、清热解毒作用,亦可用于治疗阴虚证、瘀血证、热毒证等。

本类药物中,兼能养阴者,性多滋腻,湿滞便溏、纳差者慎用;兼能活血者,妊娠及月经期妇女慎用。

生 地 黄
Shēngdìhuáng
REHMANNINE RADIX
《神农本草经》

为玄参科多年生草本植物地黄 Rehmannia glutinosa Libosch. 的干燥块根。主产于河南,为

"四大怀药"之一。中国大部分地区有栽培。秋季采挖,去除芦头、须根及泥沙。或烘焙至七成干。又称"干地黄"。

【主要性能】甘、苦,寒。归心、肝、肾经。

【功效】清营凉血,养阴生津。

【应用】

1. **温热病热入营血证** 本品既善清营血分之热,又能养阴生津以防治热灼营阴,为清热凉血之要药。治温热病热入营分,身热夜甚、心烦不寐、斑疹隐隐、舌绛而干者,常与玄参、金银花、竹叶等药用,如《温病条辨》清营汤;治温热病热入血分,身热、神昏谵语、吐衄便血、斑疹紫暗、舌深绛,常与水牛角、赤芍、丹皮等凉血散瘀药同用,如《千金方》犀角地黄汤。

2. **血热出血证** 本品既能清热凉血,又能止血。凡脏腑热盛,以致迫血妄行之吐血、衄血、咳血、便血、尿血及崩漏等证,常与生荷叶、生侧柏叶、生艾叶等凉血止血之品同用,如《妇人良方》四生丸。

3. **热病津伤证,阴虚内热证** 本品能补五脏之阴,尤长于养胃阴而生津止渴。治热病耗伤胃阴,舌红口干,烦渴多饮,常与麦冬、沙参、玉竹等同用,如《温病条辨》益胃汤;治热盛伤阴,津亏肠燥便秘,常与养阴生津之玄参、麦冬同用,如《温病条辨》增液汤;治内热消渴,常与葛根、天花粉、黄芪同用,如《杂病源流犀烛》玉泉饮;其入肾滋阴降火,治阴虚内热,潮热骨蒸,常与知母、地骨皮同用,如《古今医统》地黄膏;治温病后期,余热未尽,夜热早凉、舌红脉数,常与青蒿、鳖甲、知母等同用,如《温病条辨》青蒿鳖甲汤。此外,治肺阴虚之百合固金汤、治心阴虚之天王补心丹、治肝阴虚之一贯煎等名方亦选用本品。

【用法用量】鲜用或生用。煎服,10~15 g。

【使用注意】脾虚湿滞,腹满便溏者不宜使用。

【参考文献】

1. **本草文献**

《神农本草经》:"主折跌绝筋,伤中,逐血痹,填骨髓,长肌肉,作汤除寒热积聚,除痹。生者尤良。"

《珍珠囊》:"凉血,生血,补肾水真阴。"

《本经逢原》:"内专凉血滋阴,外润皮肤荣泽,病人虚而有热者宜加用之。……用此于清热药中,通其秘结最佳,以其有润燥之功,而无滋腻之患也。"

2. **临床新用**

(1) 治肺间质纤维化:在西药治疗的基础上,对照组 20 例患者,加用参麦注射液;治疗组 20 例患者,加用生地注射液,21 d 为 1 个疗程,治疗 3 个疗程。结果治疗组咯痰、气短症状及症状总积分及 PaO$_2$、SaO$_2$ 的改善均优于对照组。[中国中医急症,2010,19(3):374]

(2) 治心律失常:以苦参生地合剂(苦参 20~30 g、生地 30~60 g)治疗 11 例。结果早搏消失 6 例,明显减少(每分钟不足 5 次)3 例,无变化 2 例,总有效率 81.9%。[福建医药杂志,1995,17(4):115]

3. **其他** 本品常用处方名有生地黄、大生地、生地、细生地、干地黄、怀地黄等。

【附药】

鲜地黄 为玄参科植物地黄 *Rehmannia glutinosa* Libosch. 的新鲜块根。功能清热生津,凉血,止血。主要适用于热病伤津,舌绛烦渴,温毒发斑,吐血、衄血,咽喉肿痛。煎服,10~15 g,或捣汁入药。本品和干地黄气味均为甘苦而寒,功能清热凉血、滋阴生津,均适用于热入营血,血热出血及热邪伤阴诸证。唯鲜地黄苦重于甘,其气大寒,偏于清热凉血,生津除烦,尤宜于热病大热时期;而干地黄甘重于苦,滋阴养血之力较强,对于热病后期伤阴或阴虚内热等,功效更佳。

玄 参

Xuánshēn

SCROPHULARIAE RADIX

《神农本草经》

为玄参科多年生草本植物玄参 *Scrophularia ningpoensis* Hemsl. 的干燥根。主产于浙江、江苏、四川等地,野生、家种均有。冬季茎叶枯萎时采挖。除去根茎、幼芽、须根及泥沙,晒或烘至半干,堆放 3～6 d,反复数次至干燥。

【**主要性能**】甘、苦、咸,微寒。归肺、胃、肾经。

【**功效**】清营凉血,滋阴降火,解毒散结。

【**应用**】

1. **温热病热入营血证** 本品有清营凉血之功。治温热病热入营血,热伤营阴,身热夜甚、心烦口渴、舌绛脉数者,常与生地黄、丹参、连翘等同用,如《温病条辨》清营汤;若热入心包,神昏谵语,常与麦冬、竹叶卷心、连翘心等同用,如《温病条辨》清宫汤;若热毒炽盛,气血两燔而见神昏谵语,身热夜甚,发斑发疹,常与石膏、知母等同用,如《温病条辨》化斑汤。

2. **热病伤阴,骨蒸劳嗽,津伤便秘** 本品功能清热生津、滋阴润燥。治肺肾阴虚,骨蒸劳嗽,常与百合、生地黄、贝母等药用,如《慎斋遗书》百合固金汤;治热病伤阴,津伤口渴,肠燥便秘,常与生地黄、麦冬等同用,如《温病条辨》增液汤。

3. **目赤咽痛,痈肿疮毒,瘰疬** 本既能清热凉血,又能泻火解毒。治热毒炽盛,目赤咽痛,常与栀子、桔梗等同用;治痈肿疮毒,常与金银花、连翘、蒲公英等同用;治痰火郁结之瘰疬,常与浙贝母、牡蛎等同用。

【**用法用量**】生用。煎服,10～15 g。

【**使用注意**】脾胃虚寒,食少便溏者不宜服用。反藜芦。

【**参考文献**】

1. **本草文献**

《神农本草经》:"主腹中寒热积聚,女人产乳余疾,补肾气,令人目明。"

《本草品汇精要》:"消咽喉之肿,泻无根之火。"

《本草纲目》:"滋阴降火,解斑毒,利咽喉,通小便血滞。"

2. **临床新用**

(1) 治乳糜尿:以玄参煎汤内服治疗 7 例,全部治愈。[中原医刊,1991,5∶28]

(2) 治风热头痛:以玄参 50～60 g,水煎浓汁 500～600 ml,温饮,一次内服,治疗风热头痛多例有效。[中医杂志,2009,50(6)∶535]

3. **其他** 本品常用处方名有玄参、元参等。

牡 丹 皮

Mǔdānpí

MOUTAN CORTEX

《神农本草经》

为毛茛科多年生落叶小灌木植物牡丹 *Paeonia suffruticosa* Andr. 的干燥根皮。主产于安徽、山东、河北等地。秋季采挖根部,除去细根和泥沙,剥取根皮,晒干或刮去粗皮,除去木心,晒干,切片。前者习称"连丹皮",后者习称"刮丹皮"。

【主要性能】 苦、辛,微寒。归心、肝、肾经。

【功效】 清营凉血,活血祛瘀。

【应用】

1. **温热病热入营血证** 本品善能清营分、血分实热,具清营凉血之功。治温病热入营分,身热夜甚,心烦口渴,常与地黄、丹参、连翘等同用,如《温病条辨》清营汤;治热入血分,斑疹吐衄,常与水牛角、生地黄、赤芍等配伍,如《千金方》解毒地黄汤。

2. **血热出血证** 本品又能清热凉血止血,治热伤血络,迫血妄行所致的咳血、咯血、吐血、衄血,血色鲜红,舌红,脉数,常与大蓟、小蓟、侧柏叶、茜草等配伍,如《十药神书》十灰散。

3. **血瘀证** 本品有活血祛瘀之功,可用于瘀血阻滞所致的经闭、痛经、月经不调及跌打伤痛等多种瘀血证,因其性偏寒,故对血瘀有热者尤为适宜。治血滞经闭、痛经,常与桃仁、川芎、桂枝等同用,如《金匮要略》桂枝茯苓丸;若治月经不调而兼肝郁化火者,常与栀子、当归芍药的同用,如《妇人良方》丹栀逍遥散;治跌打伤痛,常与红花、乳香、没药等活血疗伤药同用。

4. **痈肿疮疡** 本品清热凉血之中,又善散瘀消痈,治火毒炽盛,痈肿疮毒,常与金银花、白芷、蒲公英等同用;治瘀热互结之肠痈初起,常与大黄、桃仁、芒硝等同用,如《金匮要略》大黄牡丹皮汤。

5. **阴虚内热证** 本品长于清透阴分伏热,而退虚热,善治无汗骨蒸。治温热病后期,余邪未清,阴液已伤,夜热早凉,热退无汗,或低热不退等,常与青蒿、鳖甲等滋阴清热药同用,如《温病条辨》青蒿鳖甲汤。

【用法用量】 生用或酒炙用。煎服,6～12 g。清热凉血宜生用,活血祛瘀宜酒炙用。

【使用注意】 月经过多及孕妇不宜用。

【参考文献】

1. **本草文献**

《神农本草经》:"主寒热,中风瘈疭、痉、惊痫邪气,除坚癥瘀血留舍肠间,安五脏,疗痈疮。"

《本草纲目》:"和血,生血,凉血。治血中伏火,除烦热。"

《滇南本草》:"破血,行(血)消癥瘕之疾,除血分之热。"

2. **临床新用**

(1)治神经根型颈椎病:对照组46例,采用传统毫针刺结合TDP照射治疗;治疗组50例,在对照组治疗基础上,以丹皮酚酸钠注射液多向穴位注射。结果治疗组临床治愈率及总有效率分别为90％和96％,而对照组分别为71.7％和89.1％,两组间疗效有显著性差异。[针灸临床杂志,2013,29(2):23]

(2)治中、晚期肝癌:对照组45例,单纯给予化疗药物;治疗组45例,采用对照组介入化疗,同时以丹皮酚磺酸钠注射液0.1～0.2 g,肌注,1次/d,连续7 d。1个月为1个疗程,连续使用3个疗程。结果治疗组有效率为58.3％,对照组有效率为31.1％,两组间比较有显著差异。[医学信息,2008,21(1):119]

3. **其他** 本品常用处方名有牡丹皮、粉丹皮、丹皮、牡丹根皮、炒丹皮、丹皮炭等。

赤 芍

Chìsháo

PAEONIAE RADIX RUBRA

《开宝本草》

为毛茛科多年生草本植物赤芍 *Paeonia lactiflora* Pall. 或川赤芍 *Paeonia veitchii* Lynch 的干

燥根。赤芍主产于黑龙江、吉林、辽宁等地;川赤芍主产于四川、西藏、山西等地。春、秋两季采挖,除去根茎、须根及泥沙,晒干,切片。

【主要性能】苦,微寒。归肝经。

【功效】清营凉血,散瘀止痛。

【应用】

1. 温热病热入营血及血热出血证 本品能清营凉血,功同牡丹皮而作用稍弱,常相须为用,以增强其清热凉血之效。治热入营血,温毒发斑,《千金方》解毒地黄汤;治血热吐衄,常与凉血止血之生地黄、白茅根等同用。

2. 瘀血证 本品活血散瘀止痛之功强于牡丹皮,凡瘀血阻滞所致诸证,均可使用。治肝郁血滞之胁痛,常与柴胡、牡丹皮等同用,如《博济方》赤芍药散;治血滞经闭、痛经、癥瘕腹痛,常与当归、川芎、延胡索等活血调经同用,如《医林改错》少腹逐瘀汤;治跌打损伤,瘀肿疼痛,常与其他活血止痛药同用。治热毒疮疡,常与金银花、天花粉、乳香等同用,如《妇人良方》仙方活命饮。

3. 肝热目疾 本品尚清肝火,治肝热目赤肿痛、羞明多眵,或目生翳障,常与夏枯草、决明子等同用。

【用法用量】生用,或炒用。煎服,6~12 g。

【使用注意】月经过多及孕妇不宜用。反藜芦。

【参考文献】

1. 本草文献

《神农本草经》:"主邪气腹痛,除血痹,破坚积,寒热疝瘕,止痛,利小便。"

《本草经疏》:"赤者主破散,主通利,专入肝家血分,故主邪气腹痛。"

《本草汇言》:"泻肝火,消积血,散疮疡。目痛赤肿,血脉缠睛,痈疡肿溃,或妇人癥瘕腹痛,月经阻滞,或痢疾瘀积,红紫不清。"

2. 临床新用 治色素性紫癜性苔藓样皮炎:以赤芍注射液,2 ml/支,含生药4 g,4 ml/d,肌注治疗13例。痊愈(皮损全部消退)9例;显效(皮损消退达80%以上)2例;有效(皮损消退达20%以上,80%以下)2例。[中医杂志,1985,6:47]

3. 其他 本品常用处方名有芍药、赤芍药、京赤芍、川赤芍、山赤芍、炒赤芍等。有研究对东汉以来含赤芍的402首内服汤剂进行归纳总结,发现剂量对赤芍功效发挥方向有一定影响,如:① 消痈散结:内服大剂量使用,一般30~50 g,外用则可更大剂量,可用至50 g以上。② 清热凉血:中等剂量使用,一般20~30 g。③ 活血化瘀:小量使用,一般9~15 g。

紫 草

Zǐcǎo

ARNEBIAE RADIX

《神农本草经》

为紫草科多年生草本植物新疆紫草 *Arnebia euchroma* (Royle) Johnst.、内蒙紫草 *Arnebia. guttata* Bunge 的干燥根,新疆紫草主产于新疆、西藏,内蒙紫草主产于内蒙古、甘肃。春、秋两季采挖,除去泥沙,干燥。

【主要性能】甘、咸,寒。归心,肝经。

【功效】清营凉血,活血,透疹。

【应用】

1. **血热毒盛,斑疹紫暗,麻疹不透** 本品既善清营凉血活血,又具解毒透疹之功。治温热病营血分热毒壅盛,温毒发斑,斑疹紫黑,常与连翘、赤芍、蝉蜕、大青叶等同用,如《张氏医通》紫草快斑汤。治麻疹不透,疹色紫暗,兼见咽喉肿痛者,常与连翘、牛蒡子、山豆根等同用,如《张氏医通》紫草消毒饮。预防麻疹,本品单用,或与甘草水煎服。

2. **疮疡,湿疹,水火烫伤** 本品清热解毒,凉血活血,对血热毒盛所致之痈肿疮疡、水火烫伤等多种外科疾患亦有良效,且以外用为主。治痈肿疮疡,常与银花、连翘、蒲公英等清热解毒同用;治疮疡久溃不敛,常与当归、白芷、血竭等生肌敛疮药同用,如《外科正宗》生肌玉红膏;治湿疹,常与黄连、黄柏等同用;治水火烫伤,常以本品用植物油浸泡,滤取油液,外涂患处,或配黄柏、丹皮、大黄等药,麻油熬膏外搽。

【用法用量】生用。煎服,5～10 g。外用适量,熬膏或用植物油浸泡涂搽。

【使用注意】脾虚便溏者忌服。

【参考文献】

1. **本草文献**

《神农本草经》:"主心腹邪气,五疸,补中益气,利九窍,通水道。"

《本草纲目》:"其功长于凉血活血,利大小肠。"

《药性论》:"治恶疮、癣。"

2. **临床新用**

(1) 治宫外孕:对部分符合宫外孕药物保守治疗条件的 96 例患者,于应用甲氨蝶呤治疗同时加用紫草治疗,有效 95 例,有效率 98.96%;无效 1 例,无效率为 1.04%。[浙江预防医学,2010,22(12):68]

(2) 中止妊娠:对照组(120 例)给予米非司酮配伍米索前列醇,观察组(120 例)在此基础上加用天花粉、紫草。结果观察组与对照组的完全流产率分别为 93.33%,77.50%($P<0.05$)。[中国药业,2011,20(2):72]

3. **其他** 本品常用处方名有紫草、紫草根、老紫草、软紫草、紫根、内蒙紫草等。

水 牛 角

Shuǐniújiǎo

BUBALI CORNU

《名医别录》

为牛科动物水牛 *Bubalus bubalis* Linnaeus 的角。主产于华南、华东地区。取角后,水煮,除去角塞,干燥,镑片或锉成粗粉。现多制成浓缩粉使用。

【主要性能】苦,寒。归心、肝经。

【功效】清营凉血,定惊,解毒。

【应用】

1. **热入营血证** 本品既能清营凉血,又能泻火解毒、定惊,常用于治疗温热病热入营血证。治温热病热入血分,邪陷心包,高热烦躁,神昏谵语,或惊风抽搐,常与清心开窍、息风止痉之麝香、羚羊角等同用,如《外台秘要》紫雪。也可用治中风偏瘫,神志不清,常与醒神开窍、镇心安神之牛黄、珍珠母等同用,如《卫生部药品标准·中成药成方制剂》清开灵注射液。

2. **血热出血证** 本品能清热凉血。治血热妄行之吐血、衄血、斑疹等,常与牡丹皮、生地黄、侧柏叶等凉血、止血药同用。

【用法用量】生用。镑片或粗粉煎服,15～30 g,宜先煎 3 h 以上。水牛角浓缩粉冲服,每次1.5～3 g,每日 2 次。

【使用注意】脾胃虚寒者忌用。

【参考文献】

1. 本草文献

《名医别录》:"疗时气寒热头痛。"

《日华子本草》:"治热毒风并壮热。"

《陆川本草》:"凉血,解毒,止衄。治热病昏迷,麻痘斑疹,吐血衄血,血热尿赤。"

2. 临床新用

(1) 治高脂血症:以水牛角粉、牛黄粉、天竺黄、胆星、三七组方,装胶囊口服,3 次/d,5～10粒/次,需长服 1～3 个月,一般都能降脂活血,尤其对高血压伴高血脂症者更为理想。[中国社区医师,2005,9(21):32]

(2) 治急性期脑梗死:对照组急性脑梗死痰热腑实证患者 103 例,采用神经内科常规治疗;治疗组 120 例,在对照组治疗的基础上,口服黄角颗粒(生大黄、水牛角)10 g,3 次/d,连续 21 d。结果治疗组患者基本痊愈率高于对照组,恶化、近期病死率低于对照组,两组间差异显著。[中国临床康复,2006,10(15):6]

3. 其他　本品常用处方名有水牛角、水牛角粉等。水牛角功效与犀角相似而力弱,现作为犀角代用品,临床剂量宜大。

地 骨 皮
Dìgǔpí
LYCII CORTEX
《神农本草经》

为茄科植物落叶灌木枸杞 *Lycium chinense* Mill. 或宁夏枸杞 *Lycium barbarum* L. 的干燥根皮。枸杞主产于河南、山西、江苏等地;宁夏枸杞主产于宁夏、甘肃。初春或秋后采挖根部,洗净,剥取根皮,晒干,切段入药。

【主要性能】甘,寒。归肺、肝、肾经。

【功效】凉血除蒸,清肺降火。

【应用】

1. 血热出血证　本品既能清泄血分之实热,又能凉血止血。治血热妄行的吐血、衄血、咯血,单用煎服,或与凉血止血之白茅根、侧柏叶等同用。

2. 阴虚内热证　本品甘寒,善退肝肾之虚热,除有汗之骨蒸,为退虚热、疗骨蒸之佳品。治阴虚内热,骨蒸盗汗,常与知母、鳖甲、银柴胡等滋阴清热药同用,如《圣济总录》地骨皮汤。

3. 肺热咳嗽　本品既清肺中之郁热,又降肺中之伏火。治肺火郁结,肺失清肃,气逆不降,咳嗽气喘,皮肤蒸热,常与桑白皮、甘草等同用,如《小儿药证直诀》泻白散。

此外,本品退热除蒸之中,又兼能生津止渴,治内热消渴,常与生地黄、天花粉、五味子等同用。

【用法用量】生用。煎服,9～15 g。

【使用注意】外感风寒发热及脾虚便溏者不宜用。

【参考文献】

1．本草文献

《神农本草经》："主五内邪气,热中消渴,周痹。"

《珍珠囊》："解骨蒸肌热,消渴,风湿痹,坚筋骨,凉血。"

《日用本草》："治上膈吐血;煎汤漱口,止齿血,治骨槽风。"

2．临床新用

(1) 治基牙预备后牙本质过敏:将128例患者中64例设为治疗组,以地骨皮30 g,水煎,漱口及口服进行治疗;其余患者为对照组,未作任何处理。结果治疗组患者主观症状明显优于对照组。[中国医疗前沿,5(12):63]

(2) 治疝气:以新鲜地骨皮、生姜各120 g,捣烂如泥,睡前将药敷疝气处,用绷带扎紧,次日将药取下。[中医函授通讯,1990,3:47]

(3) 治疮疡:以生地骨皮、炒地骨皮分别研粉,敷于疮疡表面,初期用生者,破溃生、炒合用,纱布固定,换药1次/d,一般3～5次即愈。[山东中医杂志,1996,15(4):185]

3．其他　本品常用处方名有地骨皮、骨皮等。

银　柴　胡
Yíncháihú
STELLARIAE RADIA
《本草纲目拾遗》

为石竹科多年生草本植物银柴胡 Stellaria dichotoma L. var. lanceolata Bge 的干燥根。主产于宁夏、甘肃、内蒙古等地。春、夏间植株萌发或秋后茎叶枯萎时采挖;栽培品于种植后第三年9月中旬或第四年4月中旬采挖,除去残茎、须根及泥沙,晒干,切片。

【主要性能】甘,微寒。归肝、胃经。

【功效】清热凉血,退虚热,除疳热。

【应用】

1．血热出血证　本品具清热凉血之功。治血热妄行之吐衄血、崩漏下血,血淋等,常与凉血、止血之生地黄、蒲黄等同用,如《和剂局方》龙脑鸡苏丸。

2．阴虚内热证　本品甘寒益阴,微寒清热,退热而不苦泄,理阴而不升腾,为退虚热、除骨蒸之常用药。治肝肾阴虚,骨蒸劳热,潮热盗汗,常与地骨皮、青蒿、鳖甲等同用,如《证治准绳》清骨散。

3．小儿疳热　本品能退虚热,消疳热。治小儿食滞或虫积所致的疳积发热,腹部膨大,口渴消瘦,毛发焦枯,常与白术、鸡内金、使君子等同用。

【用法用量】生用。煎服,3～10 g。

【使用注意】外感风寒,血虚无热者忌用。

【参考文献】

1．本草文献

《本草经疏》："治劳热骨蒸。"

《本草逢原》："不独清热,兼能凉血。"

《本草求原》："清肺、胃、脾、肾热。治五脏虚损,肌肤劳热,骨蒸烦痛,湿痹拘挛。"

2．临床新用　治慢性荨麻疹:以过敏煎(银柴胡、荆芥、乌梅、防风、五味子)加减,治疗顽固性荨麻疹 30 例,痊愈 24 例,占 80%,显效 6 例,占 20%,病程最短者 1 个月,最长者 1 年。[光明中医,2007,22(3):77]

3. **其他**　本品常用处方名有银柴胡。

胡 黄 连
Húhuánglián
PICRORHIZAE RHIZOMA
《新修本草》

为玄参科多年生草本植物胡黄连 *Picrorhiza serophulariiflora* Pennell 的干燥根茎。主产于云南、西藏。秋季采挖,除去须根及泥沙,晒干。切薄片或用时捣碎。

【**主要性能**】苦,寒。归肝、胃、大肠经。

【**功效**】清热凉血,退虚热,除疳热,清湿热。

【**应用**】

1. **血热出血证**　本品有清热凉血之功。治血热妄行之吐血、衄血,常与生地黄等份为末,用猪胆汁为丸,茅花煎汤送服,如《普济方》胡黄连散。

2. **阴虚内热证**　本品有退虚热、除骨蒸之功。治阴虚劳热骨蒸,常与银柴胡、地骨皮等同用,如《证治准绳》清骨散。

3. **小儿疳热**　本品既能退虚热,又能除疳热。治小儿疳积发热,消化不良,腹胀体瘦,低热不退,常与党参、白术、山楂等同用,如《万病回春》肥儿丸。

4. **湿热泻痢,痔疮肿痛**　本品能清热燥湿,善除胃肠湿热,为治湿热泻痢之良药,常与清热燥湿止痢之黄芩、黄柏、白头翁等配伍。治湿热蕴结肛门,痔疮肿痛,常以本品研末,鹅胆汁调涂取效,或与刺猬皮、麝香等配伍内服,如《外科正宗》胡连追毒丸。

【**用法用量**】生用。煎服,3～10 g。

【**使用注意**】脾胃虚寒者慎用。

【**参考文献**】

1. **本草文献**

《新修本草》:"主骨蒸劳热,补肝胆,明目。治冷热泄痢,益颜色,厚肠胃,治妇人胎蒸虚惊,三消五痔,大人五心烦热。"

《本草正》:"(治)吐血、衄血。"

《要药分剂》:"为清湿除热之品。"

2. **其他**　本品常用处方名有胡黄连。

白 薇
Báiwēi
CYNACHI ATRATI RADIX ET RHIZOMA
《神农本草经》

为萝摩科多年生草本植物白薇 *Cynanchum atratum* Bge. 或蔓生白薇 *Cynanchum versicolor* Bge. 的干燥根及根茎。我国南北各地均有分布。春、秋二季采挖,洗净,干燥。

【**主要性能**】苦、咸,寒。归胃、肝、肾经。

【**功效**】清营凉血,退虚热,利尿通淋,解毒疗疮。

【应用】

1. **热入营血证**　本品善能清营血分实热。治温病热入营血分之高热烦渴,神昏舌绛等,常与地黄、玄参、丹参等清热凉血药同用。

2. **阴虚内热证及产后血虚发热证**　本品既清营凉血,又益阴除热。治热病后期,余邪未尽,夜热早凉,或阴虚发热,骨蒸潮热,常与地骨皮、知母、青蒿等滋阴清热药同用;治产后血虚发热,低热不退等,常与当归、人参、甘草等补益气血药同用。

3. **热淋,血淋**　本品清热凉血,又能利尿通淋。治膀胱湿热,血淋涩痛,常与木通、滑石及石韦等清热利尿通淋药同用。

4. **疮痈肿毒,咽喉肿痛,毒蛇咬伤**　本品有清热凉血,解毒疗疮之功。治疮痈肿毒,单品捣烂外敷,或与蒲公英、连翘等清热解毒药同用;治咽喉红肿疼痛,常与射干、桔梗、山豆根等清热利咽药同用;治毒蛇咬伤,单品捣烂外敷。

此外,本品尚能清泄肺热而透邪,清退虚热而护阴,可用治阴虚外感风热表证,常与薄荷、玉竹等同用,如《通俗伤寒论》加减葳蕤汤。

【用法用量】生用。煎服,5～10 g。

【使用注意】脾胃虚寒、食少便溏者不宜服用。

【参考文献】

1. **本草文献**

《名医别录》:"疗伤中淋露,下水气,利阴气。"

《本草纲目》:"风温灼热多眠,及热淋、遗尿、金疮出血。"

《重庆堂随笔》:"凉降,清血热,为女科要药,温热证邪入血分者,亦宜用之。"

2. **其他**　本品常用处方名有白薇、香白薇、嫩白薇等。

第三节　清热燥湿药

本类药物性味多苦寒,以清热燥湿为主要功效,常用于治疗湿热证。如湿温或暑温夹湿,湿热蕴结所致的身热不扬、胸脘痞闷等;湿热蕴结脾胃所致的脘腹胀满、恶心呕吐等;湿热下迫大肠所致的泻泄不爽,痢疾腹痛等;湿热郁阻肝胆所致的胁肋胀痛、黄疸尿赤等;湿热下注所致的带下色黄,或热淋灼痛;湿热流注关节所致的关节红肿热痛;湿热浸淫肌肤所致的湿疹、湿疮等。

部分药物兼有清热泻火和清热解毒之功,可用治脏腑实热证及热毒疮疡等。

本类药物苦寒伐胃,性燥伤阴,用量不宜过大;对脾胃虚寒,津伤阴损者当慎用,必须用时,当配益胃药或养阴药同用。

黄　芩

Huángqín

SCUTELLARIAE RADIX

《神农本草经》

为唇形科多年生草本植物黄芩 *Scutellaria baicalensis* Georgi 的干燥根。主产于河北、山西、河南等地。春、秋两季采挖,去除须根及泥沙,晒后撞去粗皮,蒸透或开水润透切片,晒干,切片。

【主要性能】苦,寒。归肺、胆、脾、大肠、小肠经。

【功效】清热燥湿,泻火解毒,止血,安胎。

【应用】

1. 湿热证 本品善能清热燥湿,广泛用治多种湿热病症,尤以清泄中、上焦湿热见长。治湿温及暑湿证,湿热阻遏气机而致胸闷呕恶、身热不扬、舌苔黄腻者,常与滑石、白豆蔻、通草等同用,如《温病条辨》黄芩滑石汤;治湿热中阻,痞满呕吐,常与黄连、干姜、半夏等同用,如《伤寒论》半夏泻心汤;治湿热蕴结大肠之泄泻、痢疾,常与黄连、葛根等同用,如《伤寒论》葛根黄芩黄连汤;治湿热黄疸,常与茵陈、栀子等同用。

2. 脏腑实热证及少阳证 本品能直折火邪,清热泻火力强,可用于脏腑实热证,尤善于清泄肺火及上焦实热。治肺热蕴遏,清肃失司,咳嗽痰黄,单用有效,如《丹溪心法》清金丸;或与胆南星、瓜蒌仁、杏仁等同用,如《医方考》清气化痰丸。治胸膈烦热,面赤唇焦,烦躁口渴等上、中二焦邪热炽盛证,常与连翘、栀子、大黄、芒硝等药配伍,如《和剂局方》凉膈散。本品又清少阳半表半里之热,常与柴胡同用,共收和解少阳之效,如《伤寒论》小柴胡汤。

3. 血热出血证 本品既能清热,又能止血。治血热妄行之吐血、衄血、便血、崩漏下血等证,常与地黄、侧柏叶等同用;或单用治疗吐血、衄血,如《圣惠方》黄芩散;或单用治疗崩漏下血,如《瑞竹堂经验方》芩心丸。

4. 热毒证 本品清热解毒力强,常用于火毒炽盛之痈肿疮毒,可与黄连、黄柏、栀子等同用,如《外台秘要》黄连解毒汤;治咽喉肿痛,常与山豆根、连翘、桔梗等同用。

5. 胎动不安 本品尚有清热安胎之功,治妊娠热盛,热扰冲任,损伤胎气之胎动不安,常与白芍、沙参、地骨皮等养阴清热药同用,如《揣摩有得集》安胎饮;血虚有热者,常与养血安胎之当归、白芍、白术等配伍,如《寿世保元》安胎丸。

【用法用量】生用、酒炙或炒炭用。煎服,3～10 g。清热多生用,安胎多炒用,清上焦热可酒炙用,止血可炒炭用。

【使用注意】脾胃虚寒者慎用。

【参考文献】

1. 本草文献

《神农本草经》:"主诸热黄疸,肠澼泄痢,逐水,下血闭,恶疮疽蚀火疡。"

《滇南本草》:"上行泻肺火,下行泻膀胱火,男子五淋,女子暴崩,调经清热,胎有火热不安,清胎热,除六经实火实热。"

《本草纲目》:"治风热湿热头疼,奔豚热痛,火咳,肺痿喉,诸失血。"

2. 临床新用

(1) 治糖尿病肾病:以黄芩苷治疗 32 例,服药 6 个月后与对照组比较,黄芩贰组外周血红细胞醛糖还原酶活性显著降低,其下降值与血糖下降值之间无相关性;治疗结束时对照组尿白蛋白继续增加,黄芩贰治疗组则略减少,两组差异显著。[山东医药,1998,38(12):7]

(2) 治烧伤创面预后创面色素沉着:实验组烧伤预后患者 100 例,浅Ⅱ度烧伤创面愈后,立即外用黄芩软膏并同时按摩患处;对照组 100 例,愈后创面立即外用日用防晒霜。结果实验组与正常皮肤颜色基本相同 98 例,占 98%;对照组 83 例,占 83%。[世界今日医学杂志,2001,2(12):1110]

3. 其他 本品常用处方名有黄芩、子芩、条芩、苦芩、酒黄芩、酒子芩、黄芩炭、腐肠等。

黄　连

Huánglián

COPTIDIS RHIZOMA

《神农本草经》

为毛茛科多年生草本植物黄连 *Coptis chinensis* Franch.、三角叶黄连 *Coptis deltoidea* C. Y. Cheng et Hsiao 或云连 *Coptis teeta* Wall. 的干燥根茎。以上三种分别习称"味连""雅连""云连"。黄连主产于重庆、四川、湖北,三角叶黄连主产于四川洪雅、峨眉,云连主产于云南等地。秋季采挖,除去须根及泥沙,干燥,撞取残留须根,切片。

【**主要性能**】苦,寒。归心、脾、胃、肝、胆、大肠经。

【**功效**】清热燥湿,泻火解毒。

【**应用**】

1. **湿热证**　本品大苦大寒,清热燥湿力胜于黄芩,广泛用于湿热诸证,尤长于清泻中焦、大肠湿热。治湿热互结,阻滞中焦,气机不畅所致脘腹痞满、恶心呕吐,常与厚朴、半夏、石菖蒲等同用,如《霍乱论》连朴饮;治湿热泻痢,古今临床视为治泻痢之要药,单用有效,或与黄芩、黄柏、白头翁等同用,如《伤寒论》葛根黄芩黄连汤、白头翁汤;治湿热黄疸,常与茵陈、栀子等同用。

2. **脏腑实热证**　本品清热泻火,功同黄芩而力强,可用于多种脏腑实热病证,尤长于清心、胃之实热。治三焦火热毒盛,高热烦躁,常与黄芩、黄柏、栀子等同用,如《外台秘要》黄连解毒汤。治心火亢盛之烦躁不眠,心悸不宁,常与朱砂、地黄等同用,如《医学发明》朱砂安神丸。治胃火上攻,牙痛难忍,口气热臭,常与升麻、生地等清胃凉血药同用,如《外科正宗》清胃散。治胃热呕吐,常与半夏、竹茹、橘皮等同用,如《温热经纬》黄连橘皮竹茹半夏汤。治胃火炽盛,消谷善饥,烦渴多饮,常与麦冬同用,如《普济方》治消渴丸。治肝火犯胃所致胁肋胀痛、呕吐吞酸,常与吴茱萸同用,如《丹溪心法》左金丸。

3. **疮痈肿毒,湿疹湿疮,耳目肿痛**　本品清热解毒效佳,治热毒蕴结之痈肿疔疮,常与黄芩、黄柏、栀子等同用,如黄连解毒汤;治湿热浸淫之皮肤湿疹、湿疮,取本品制为软膏外敷;治耳道流脓,本品浸汁涂患处;治眼目红肿,本品煎汁滴眼。

【**用法用量**】生用或清炒、姜汁炙、酒炙、吴茱萸水炙用。煎服,2~5 g。生用清热力较强,炒用能降低其苦寒性,姜汁炙多用于胃热呕吐,酒炙多用于上焦热证,吴茱萸水炙多用于肝火反胃证。外用适量。

【**使用注意**】阴虚津伤者慎用;脾胃虚寒者忌用。

【**参考文献**】

1. **本草文献**

《神农本草经》:"主热气目痛,眦伤泣出,肠澼腹痛下痢,妇人阴中肿痛。"

《药性赋》:"泻心火,消心下痞满之状;主肠澼,除肠中混杂之红;治目疾暴发宜用,疗疮疡首尾俱同。"

《本草新编》:"止吐利吞酸,解口渴,治火眼,安心,止梦遗,定狂躁,除痞满。"

2. **临床新用**

(1) 治原发性高血压:应用黄连素片治疗 32 例,患者在接受黄连素治疗前,停用一切其他降压药物 1 周。口服黄连素片,0.3~0.6 g/次,3~4 次/d,疗程 4 周。结果降压总有效率81.3%。[齐齐哈尔医学院学报,2004,25(2):166]

(2) 治心律失常:108 例患者应用黄连素口服,0.4~0.6 g/次,4 次/d,疗程 2~4 周。结果显

效率为 58.33%,总有效率达 83.33%。[海南医学,2006,17(7):86]

(3)治慢性骨髓炎:87 例患者随机分为治疗组 45 例与对照组 42 例。治疗组采用自制的复方黄连液(黄连、黄柏、栀子、冰片)外用,对照组以庆大霉素溶液外用。结果治疗组总有效率100%,对照组 90.4%,两组疗效有差异。[中国全科医学,2009,12(5):408]

3. **其他** 本品常用处方名有黄连、川连、雅连、云连、味连、鸡爪连等。

黄 柏

Huángbó

PHELLODENDRI CHINENSIS CORTEX

《神农本草经》

为芸香科落叶乔木植物黄皮树 *Phellodendron chinense* Schneid. 的干燥树皮。习称"川黄柏"。主产于四川、贵州、湖北等地。剥取树皮后,除去粗皮、晒干压平;润透,切片或切丝。

【**主要性能**】苦,寒。归肾、膀胱经。

【**功效**】清热燥湿,泻火除蒸,解毒疗疮。

【**应用**】

1. **湿热证** 本品清热燥湿之功与黄芩、黄连相似,用于多种湿热病证,尤以清泻下焦湿热见长。治湿热蕴结大肠之泻痢腹痛,常与白头翁、黄连、秦皮等同用,如《伤寒论》白头翁汤;湿热郁蒸之黄疸,常与栀子、甘草等同用,如《伤寒论》栀子柏皮汤;治湿热下注膀胱,小便短赤热痛,常与草薢、茯苓、车前子等同用,如《医学心悟》草薢分清饮;治湿热下注之带下黄浊臭秽,常与山药、芡实、车前子等同用,如《傅青主女科》易黄汤;治湿热下注之脚气肿痛、痿证,常与苍术、牛膝等同用,如《医学心悟》三妙丸。治湿疹瘙痒,常与荆芥、苦参、白鲜皮等煎服;或与煅石膏等分为末,外撒或油调搽患处,如石黄散。

2. **脏腑实热证及热毒疮痈** 本品既能清热泻火,又能清热解毒。治肝热目赤、胃热消渴及口疮等脏腑实热证,本品单用,或与黄芩、黄连等其他清热泻火药配伍应用。治热毒疮痈,本品单用,内服外用均可,或与金银花、连翘、黄连等解毒消痈药配伍,如《外台秘要》黄连解毒汤。治烧烫伤,可与大黄、寒水石、朴硝等研末外涂,如《世医得效方》黄柏散。

3. **阴虚火旺证** 本品又能降火坚阴,退虚热,治阴虚火旺,骨蒸痨劳热、盗汗、遗精,常与知母相须为用,并与生地黄、山药等同用,如《医宗金鉴》知柏地黄丸;或与熟地黄、龟甲等同用,如《丹溪心法》大补阴丸。

【**用法用量**】生用或盐水炙用。煎服,3~12 g。治湿热、热毒及脏腑实热证多生用;治阴虚火旺证多盐水炙用。外用适量。

【**使用注意**】脾胃虚寒者忌用。

【**参考文献**】

1. **本草文献**

《神农本草经》:"主五脏肠胃中结热,黄疸,肠痔,止泄利,女子漏下赤白,阴伤蚀疮。"

《珍珠囊》:"治肾水。膀胱不足,诸痿厥,腰膝无力。"

《日华子本草》:"安心除劳,治骨蒸,洗肝明目,多泪,口干,心热,杀疳虫,治蛔心痛,疥癣,蜜炙治鼻洪,肠风,泻血,后分急热肿痛。"

2. **临床新用**

(1)治急慢性骨髓炎:手术后应用黄柏液进行闭合式加压冲洗,治疗 200 例,有效率 90%,多数均能痊愈。[长江大学学报(自然科学版),2011,8(3):199]

(2) 治缺血性中风：以黄连解毒汤(黄柏、黄芩、黄连、栀子)加味治疗 120 例。治疗结果：基本痊愈 48 例,显效 38 例,有效 29 例,无效 3 例,恶化 2 例;基本痊愈率为 40.0％,总有效率95.08％。[中医杂志,1994,35(10):608]

3. **其他** 本品常用处方名有黄柏、川黄柏、关黄柏、盐炒黄柏、黄檗、檗木、檗皮等。

龙 胆
Lóngdǎn
GENTIANAE RADIX RHIZOMA
《神农本草经》

为龙胆科多年生草本植物条叶龙胆 *Gentiana manshurica* Kitag.、龙胆 *Gentiana scabra* Bge.、三花龙胆 *Gentiana triflora* Pall. 或滇龙胆 *Gentiana rigescens* Franch. 的干燥根及根茎。前三种习称"龙胆",主产于东北地区;后一种习称"坚龙胆",主产于云南、四川等地。春、秋二季采挖,洗净,晒干,切段。

【**主要性能**】苦,寒。归肝、胆经。

【**功效**】清热燥湿,泻肝胆火。

【**应用**】

1. **湿热证** 本品清热燥湿之中,尤善清下焦湿热,常用治下焦湿热所致诸证。治湿热黄疸,身黄尿赤,常与茵陈、栀子等清热利湿退黄药同用;治湿热下注,阴肿阴痒、带下黄臭、湿疹瘙痒,常与黄柏、苦参、蛇床子等同用。

2. **肝胆实热证** 本品善泻肝胆实火。治肝胆火盛之胁痛口苦、头痛目赤、耳聋耳鸣,常与柴胡、黄芩、栀子等同用,如《和剂局方》龙胆泻肝汤。肝经热盛,热极生风之高热惊风抽搐,常与牛黄、青黛、黄连等同用,如《小儿药性直决》凉惊丸。

此外,本品尚能清热解毒,可用治疮肿等热毒证。

【**用法用量**】生用。煎服,3～6 g。

【**使用注意**】脾胃虚寒者忌用,阴虚津伤者慎用。

【**参考文献**】

1. **本草文献**

《神农本草经》:"主骨间寒热,惊痫邪气,续绝伤,定五脏,杀蛊毒。"

《本草正》:"足厥阴、少阳之正药,大能泻火,但引以佐使,则诸火皆治。凡肝肾有余之火,皆其所宜。"

《药品化义》:"专泻肝胆之火,主治目痛颈痛,两胁疼痛,惊痫邪气,小儿疳积,凡属肝经热邪为患,用之神妙。"

2. **其他** 本品常用处方名有龙胆、龙胆草、关龙胆、川龙胆、苏龙胆、滇龙胆等。

苦 参
Kǔshēn
SOPHORAE FLAVESCENTIS RADIX
《神农本草经》

为豆科多年生落叶亚灌木植物苦参 *Sophora flavescens* Ait. 的干燥根。主产于山西、河南、河北等地。春、秋二季采挖,除去根头及小支根,洗净,干燥;或趁鲜切片,干燥。

【主要性能】苦,寒。归心、肝、胃、大肠、膀胱经。

【功效】清热燥湿,杀虫,利尿。

【应用】

1. 湿热证 本品清热燥湿之中,尤善除下焦湿热,并能利尿,导湿热下行。治湿热蕴结肠胃,下痢脓血,或泄泻腹痛,单用有效,或与木香同用,如《种福堂公选良方》香参丸;治湿热灼伤肠络之肠风下血,痔漏出血,常与生地黄同用,如《外科大成》苦参地黄丸;治湿热蕴蒸之黄疸,常与龙胆、牛胆汁等同用,如《肘后方》治谷疸方;治湿热下注之带下黄稠、阴肿阴痒,常与蛇床子、鹤虱等同用,煎汤内服或外洗;治湿热淋证,小便涩痛,常单用或与蒲公英、石韦等清热解毒、利尿通淋药同用;若治妊娠血虚热郁之小便不利,常与当归、贝母等配伍,如《金匮要略》当归贝母苦参丸。

2. 皮肤瘙痒 本品祛风杀虫,燥湿止痒。用于多种皮肤病,可内服或外用。治皮肤瘙痒,常与皂角、荆芥等同用,如《鸡峰普济方》参角丸;治疥癣,常与花椒煎汤外搽,如参椒汤,或配硫黄、枯矾制成软膏外涂。

此外,本品苦寒,入心经,"专治心经之火",有清心宁心及解毒之功,可用治心火亢盛之心悸不宁和疮肿等。

【用法用量】生用。煎服,4.5~9 g。外用适量,煎汤洗患处。

【使用注意】脾胃虚寒者忌用,反藜芦。

【参考文献】

1. 本草文献

《神农本草经》:"主心腹气结,癥瘕积聚,黄疸,溺有余沥,逐水,除痈肿。"

《本草纲目》:"治肠风泻血,并热痢。"

《滇南本草》:"疗皮肤瘙痒,血风癣疮,顽皮白屑,肠风下血,便血。消风,消肿毒,痰毒。"

2. 临床新用

(1) 治急性病毒性心肌炎:对照组 57 例,采用常规疗法;治疗组 63 例在对照组基础上,给予苦参碱注射液治疗,连用 2 周。结果治疗组总有效率 90.5%,对照组 73.7%,两组兼疗效差异显著性。[现代生物医学进展,2011,14:2737]

(2) 治心律失常:以苦参总碱治疗 50 例,其中房性早搏 5 例,交界性早搏 7 例,频发性早搏 36 例,室上性心动过速 2 例。治疗后总有效率为 88%。[心血管康复医学杂志,1999,8(3):58]

(3) 治癌症:对照组 58 例恶性肿瘤患者予化疗及西药对症处理,治疗组 60 例,在对照组治疗基础上,加用复方苦参注射液静滴;治疗 4 个周期,治疗组与对照组比较,近期疗效有效率分别为 48.33%、46.55%,组间差异无显著性;临床受益率分别为 95.00%、79.31%,组间差异有显著性。[中国中医急症,2007,16(12):1464]

3. 其他 本品常用处方名有苦参、苦参片等。研究发现本品具有抗病毒、抗肝纤维化、抗肿瘤、免疫调节、抗过敏、抗心律失常及消肿利尿等多种药理作用,被广泛应用于临床。常用制剂有苦参碱注射液、苦参碱胶囊、苦参碱片、鞣酸苦参碱胶囊、苦参碱栓剂、苦参总碱贴片及乳膏剂等。

秦 皮

Qínpí

FRAXINI CORTEX

《神农本草经》

为木犀科多年生草本植物苦枥白蜡树 *Fraxinus rhynchophylla* Hance、白蜡树 *Fraxinus* chinensis Roxb.、尖叶白蜡树 *Fraxinus szaboana* Lingelsh. 或宿柱白蜡树 *Fraxinus stylosa* Lingelsh. 的干燥枝皮或干皮。主产于吉林、辽宁、河北等地。春、秋二季剥取,晒干,切丝。

【主要性能】苦、涩,寒。归肝、胆、大肠经。

【功效】清热燥湿,收涩止痢,止带,清肝明目。

【应用】

1. 湿热泻痢、带下　本品功能清热燥湿、收涩止痢、止带,治湿热泻痢,里急后重,常与白头翁、黄连、黄柏等同用,如《伤寒论》白头翁汤;治湿热下注之带下,常与牡丹皮、当归同用。

2. 肝热目疾　本品清泻肝火、明目退翳。治肝经郁火之目赤肿痛、目生翳膜,单用煎水洗眼;或与决明子、菊花、夏枯草等清肝明目药配伍。

【用法用量】生用。煎服,6～12 g。外用适量,煎洗患处。

【使用注意】脾胃虚寒者忌用。

【参考文献】

1. 本草文献

《神农本草经》:"除热,目中青翳白膜。"

《本草纲目》:"乃是厥阴肝、少阳胆经药也。故治目病、惊痫,取其平木也;治下痢、崩带,取其收涩也;又能治男子少精、益精有子,皆取其涩而有补也。"

2. 临床新用　治急性痛风性关节炎:以秦皮总香豆素治疗急性痛风性关节炎,低剂量组 36 例,高剂量组 36 例,对照组 37 例,治疗 5 d 后,高、低剂量组及对照组患者关节疼痛消失率分别为 16.67%、11.11%、2.7%。[中国临床药理学与治疗学,2005,10(4):475]

3. 其他　本品常用处方名有秦皮、岑皮、梣皮、白蜡树皮等。

白　鲜　皮
Báixiānpí
DICTAMNI CORTEX
《神农本草经》

为芸香科多年生草本植物白鲜 *Dictamnus dasycarpus* Turcz. 的干燥根皮。主产于辽宁、河北、山东等地。春、秋二季采挖根部,除去泥沙及粗皮,剥取根皮,切片,干燥。

【主要性能】苦,寒。归脾、胃、膀胱经。

【功效】清热燥湿,祛风解毒。

【应用】

1. 湿热疮毒、湿疹,疥癣瘙痒　本品功长清热燥湿、泻火解毒、祛风止痒,常用于湿热所致的多种皮肤病症。治湿热疮毒、肌肤溃烂、黄水淋漓者,常与苍术、苦参、连翘等清热解毒、燥湿之品同用;治湿疹、风疹、疥癣瘙痒,常与苦参、防风、地肤子等同用,煎汤内服、外洗。

2. 湿热黄疸　本品清热燥湿,可用治湿热蕴蒸之黄疸、尿赤,常与茵陈、栀子等同用,如《圣济总录》茵陈汤。

3. 风湿热痹　本品既清热燥湿,又祛风通痹。治风湿热痹,关节红肿热痛者,常与忍冬藤、秦艽、薏苡仁等同用。

【用法用量】生用。煎服,5～10 g。外用适量,煎汤洗或研粉敷。

【使用注意】脾胃虚寒者慎用。

【参考文献】

1. 本草文献

《神农本草经》:"主头风,黄疸,咳逆,淋沥。女子阴中肿痛,湿痹死肌,不可屈伸起止行步。"

《药性论》:"治一切热毒风、恶风,风疮疥癣赤烂……主解热黄、酒黄、急黄、谷黄、劳黄等良。"

《日华子本草》:"通关节,利九窍及血脉,并一切风痹筋骨弱乏,通小肠水气,天行时疾,头痛眼疼。"

2. 其他 本品常用处方名有白鲜皮、北鲜皮、藓皮、白藓皮、臭根皮。

椿 皮

Chūnpí

AILANTHI CORTEX

《新修本草》

为苦木科落叶乔木植物臭椿(樗)*Ailanthus altissima* (Mill.) Swingle 的根皮或干皮。主产于山东、辽宁、河南等地,全年剥取,晒干,或刮去粗皮,晒干、切段或切丝。

【主要性能】苦、涩,寒。归大肠、胃、肝经。

【功效】清热燥湿,止泻,收敛止带,止血。

【应用】

1. 湿热泻痢,久泻久痢 本品既能清热燥湿,又可收涩止泻。治湿热泻痢,常与地榆、灶心土等同用,如《太平圣惠方》椿根散;治久泻久痢,常与诃子、母丁香等同用,如《脾胃论》诃黎勒丸。

2. 赤白带下 本品既清热燥湿,又收敛止带。治疗湿热下注,带脉失约而致赤白带下者,常与苦参、黄柏等同用,如《摄生众妙方》樗树根丸。

3. 崩漏,便血 本品既能清热,又能收敛止血,治阴虚血热崩漏、月经过多者,常与龟板、黄芩、白芍等同用,如《医学入门》固经丸;治便血属热者,常配地榆,如地榆散;治痔漏下血,单用为丸服。

此外,尚有杀虫功效,内服治蛔虫腹痛;外洗治疥癣瘙痒。

【用法用量】生用或麸炒用。煎服,6～9 g。外用适量。

【使用注意】脾胃虚寒者慎用。

【参考文献】

1. 本草文献

《新修本草》:"椿木叶,味苦有毒,主洗疮疥,风疽,水煮叶汁调之。皮主甘。"

《药性论》:"治赤白痢,肠滑,痔疾泻血不注。"

《日华子本草》:"主女子血崩,产后血不止,赤带,肠风泻血不住,肠滑泄,缩小便。"

2. 其他 本品常用处方名有椿皮、臭椿皮、樗白皮等。

表 11 - 2 清热燥湿药参考药

药名	来 源	药 性	功 效	应 用	用法用量	使用注意
三棵针	为小檗科植物拟獴猪刺、小黄连刺、细叶小檗或匙叶小檗等同属多种植物的干燥根	苦、寒。有毒。归肝、胃、大肠经	清热燥湿,泻火解毒	1. 湿热证 2. 热毒疮痈 3. 跌打损伤	生用。煎服,10～15 g。外用适量	

第四节　清热解毒药

本类药物性味多苦寒,以清解热毒或火毒为主要功效,常用于治疗各种热毒病证,如温热病、疮痈疔疖、丹毒、痄腮、咽喉肿痛、热毒下痢等。

部分药物又或分别兼有疏散风热、泻火、凉血、活血、解蛇毒、利湿等功效,还可用治风热表证及温病初起、血热证、瘀血证、蛇虫咬伤及湿热证等。

本类药大多药性寒凉,久服或过服易伤脾胃,宜中病即止。

金　银　花
Jīnyínhuā
LONICERAE JAPONICAE PLOS
《名医别录》

为忍冬科多年生半常绿缠绕性木质藤本植物忍冬 *Lonicera japonica* Thund. 的干燥花蕾或带初开的花。中国南北各地均有分布,主产于河南、山东等地。夏初花开放前采摘,阴干。

【主要性能】甘,寒。归肺、心、胃经。

【功效】清热解毒,疏散风热。

【应用】

1. **疮痈疔肿**　本品清热解毒力胜,为治热毒疮痈之要药。治痈疮初起,红肿热痛,单用有效,内服外敷均可,或与皂角刺、穿山甲、白芷等同用,如《妇人良方》仙方活命饮;治热毒壅盛之疔疮坚硬根深者常与紫花地丁、连翘、野菊花等同用,如《医宗金鉴》五味消毒饮;治肠痈腹痛者,常与大黄、牡丹皮、大血藤等同用;治咽喉肿痛,不论热毒内盛或风热外袭者均可,前者常与射干、山豆根等同用,后者常与薄荷、牛蒡子等同用。

2. **风热表证,温热病**　本品既能疏散风热,又能清热解毒,为治外感风热表证的常用药,亦常用治外感温热病卫气营血各个阶段。治疗外感风热或温热病初起,邪在卫分,发热,恶风寒,咽痛口渴,常与连翘相须为用,并配以发散风热之薄荷、牛蒡子等,如《温病条辨》银翘散;治气分热盛,壮热面赤,烦渴引饮等,常与石膏、知母等清热泻火药配伍;治热入心营,身热夜甚,神烦少寐,时有谵语,常与清热凉血之水牛角、生地黄、玄参等同用,如《温病条辨》清营汤;治热入营血,高热昏谵,斑疹色紫等,常与清热开窍、凉血止血之水牛角、石菖蒲、紫草等配伍,如《温热经纬》神犀丹。

3. **热毒血痢**　本品既能清热解毒,又能凉血止痢。治热毒血痢,大便脓血,单用本品浓煎频服,或配伍白头翁、秦皮、黄连等清热燥湿止痢药同用。

此外,以蒸馏法制成金银花露尚能解暑热,治暑热烦渴,小儿痱子及热疮等。

【用法用量】生用、炒用或制成露剂使用。煎服,6～15 g。疏散风热、清泄里热以生品为佳;炒炭宜用于热毒血痢;露剂多用于暑热烦渴。

【使用注意】脾胃虚寒及气虚疮疡脓清者忌用。

【参考文献】

1. **本草文献**

《本草拾遗》:"主热毒、血痢、水痢、浓煎服之。"

《本草纲目》:"一切风湿气,及诸肿毒、痈疽疥癣、杨梅诸恶疮,散热解毒。"

《生草药性备要》:"能消痈疽疔毒,止痢疾,洗疳疮,去皮肤血热。"

2. **其他** 本品常用处方名有金银花、双花、二花、二宝花、忍冬花、银花等。1963 年版《中国药典》首次收载本品,植物来源只有 1 种,即忍冬科植物忍冬。1977 年版《中国药典》增加 3 种:红腺忍冬、山银花、毛花柱忍冬。2005 年版《中国药典》分列为金银花与山银花,金银花只有忍冬科植物忍冬 1 种来源;而山银花有忍冬科植物灰毡毛忍冬、红腺忍冬和华南忍冬 3 个来源。2010 年版《中国药典》山银花药材项下又增加黄褐毛忍冬,成为 4 个来源。尽管在 2010 年版《中国药典》中两者的"性味与归经""功能与主治"以及"用法与用量"完全一致,但金银花作为一种传统药材,清热解毒之力胜,对疮痈疔肿疗效较佳,并在预防 SARA、甲型 H1N1 流感及医药、食品、保健、化工等领域均得以广泛应用,尤其在"禽流感""手足口病"等防治处方中被列为首选药。

【附药】

忍冬藤 为忍冬科植物忍冬 *Lonicera japonica* Thund. 的干燥茎叶,又名银花藤。味甘,性寒,归肺、胃经,其功效与金银花相似。本品解毒作用不及金银花,但有清热疏风,通络止痛的作用,故常用于温病发热,风湿热痹,关节红肿热痛,屈伸不利等症。煎服,10~30 g。

连 翘

Liánqiáo

FORSYTHIAE FRUCTUS

《神农本草经》

为木犀科落叶灌木植物连翘 *Forsythia suspensa*(Thunb.) Vahl 的干燥果实。主产于山西、河南、陕西等地。秋季果实初熟尚带绿色时采收,除去杂质,蒸熟,晒干,习称"青翘";果实熟透时采收,晒干,除去杂质,习称"老翘"或"黄翘"。青翘采得后即蒸熟晒干,筛取籽实作"连翘心"用。

【主要性能】苦,微寒,归肺、心、小肠经。

【功效】清热解毒,消肿散结,疏散风热。

【应用】

1. **痈肿疮毒,瘰疬痰核** 本品长于清心火,解疮毒,又能消肿散结,有"疮家圣药"之称,凡外疡内痈,属热毒壅盛者皆宜。治痈肿初起,红肿热痛,常与金银花、蒲公英、野菊花等同用;治疮痈红肿未溃,常与穿山甲、皂角刺等同用;治疮痈溃破脓出,常与桔梗、天花粉等同用;治痰火郁结,瘰疬痰核,常与夏枯草、浙贝母、玄参、牡蛎等同用。

2. **风热表证,温热病** 本品外散风热,内解热毒,可用治风热外感及温病各阶段。治疗风热外感或温病初起,头痛发热、口渴咽痛,常与金银花相须为用,如《温病条辨》银翘散;治温热病热入营血之舌绛神昏,烦热斑疹,常与水牛角、生地、金银花等同用如《温病条辨》清营汤;若热入心包,高热、烦躁、神昏,常与连翘心、莲子心、竹叶卷心等同用。

此外,本品善清泻心与小肠之火,兼有利尿之功,治疗湿热壅滞所致之小便不利或淋沥涩痛,常与车前子、白茅根、竹叶、木通等药同用。

【用法用量】生用。煎服,6~15 g。

【使用注意】脾胃虚寒或气虚脓清者不宜用。

【参考文献】

1. 本草文献

《神农本草经》："主寒热,鼠瘘、瘰疬、痈肿、恶疮、瘿瘤、结热、蛊毒。"

《药性论》："主通利五淋,小便不通,除心家客热。"

《珍珠囊》："连翘之用有三：泻心经客热,一也;去上焦诸热,二也,为疮家圣药,三也。"

2. 临床新用　治呃逆：治疗热证或寒证呃逆患者,以连翘心60 g,炒焦或炒黄煎水服,1剂即愈;或以连翘心120 g,炒焦为末服,3次/d,10 g/次,药完病除。[四川中医,1986,(8)：23]

3. 其他　本品常用处方名有连翘、大翘子、空翘、空壳、落翘等。临床应用有青翘、老翘及连翘心之分。青翘,其清热解毒之力较强;老翘,长于透热达表,而疏散风热;连翘心,长于清心泻火,常用治邪入心包的高热烦躁、神昏谵语等症。

大　青　叶

Dàqīngyè

ISATIDLS FOLIUM

《名医别录》

为十字花科二年生草本植物菘蓝 *Isatis indigotica* Fort. 的干燥叶。主产于河北、陕西、江苏等地。夏、秋两季分2～3次采收,晒干。

【主要性能】苦、寒。归心、胃经。

【功效】清热解毒,凉血消斑。

【应用】

1. 疮痈丹毒,咽痛口疮　本品既清心、胃二经实火,又善解瘟疫时毒,有解毒利咽,凉血消肿之效。治血热毒盛之疮痈,丹毒,常与金银花、蒲公英、紫花地丁等同用,内服或外敷均可;治风热或热毒炽盛之咽痛,鲜品捣汁内服,或与板蓝根、牛蒡子等同用;治口舌生疮,常与黄连、栀子等同用。

2. 风热表证,温热病　本品既入气分,又入血分,为气血两清之品。治风热表证或温病初起之发热头痛、咽喉肿痛,常与金银花、连翘、牛蒡子等同用;治温热病热入营血,或气血两燔,高热、神昏、斑疹,常与生地、玄参等同用,如《证治准绳》大青汤。

【用法用量】鲜用或生用。煎服,9～15 g,鲜品30～60 g。外用适量。

【使用注意】脾胃虚寒者忌用。

【参考文献】

1. 本草文献

《名医别录》："疗时气头痛,大热,口疮。"

《本草纲目》："主热毒痢,黄疸,喉痹,丹毒。"

《本草正》："治瘟疫热毒发斑,风热斑疹,痈疡肿痛,除烦渴,止鼻衄,吐血……凡以热兼毒者,皆宜蓝叶捣汁用之。"

2. 临床新用　治亚急性甲状腺炎：对照组27例,以强的松治疗;治疗组23例,以板蓝根、大青叶联合强的松治疗。结果治疗组患者症状、体征缓解时间及血沉下降速度,均优于对照组,复发率明显降低。[中国中西医结合杂志,2001,21(5)：45]

3. 其他　本品常用处方名有大青叶、蓝叶、蓝菜、青叶等。在古代本草记载中本品主要是指马鞭草科植物路边青 *Clerodendrun cytophyllum* Turcz. 的叶。从清代起,诸蓝之叶皆为大青叶。1985年版《中国药典》将十字花科植物菘蓝的叶确定为大青叶正品。但由于大青叶应用广泛,需要量大,在中医临床中也将马鞭草科路边青、爵床科马蓝 *Baphicacanthus cusia*(Nees)Bremek.、蓼科科蓼蓝 *Polygonum tinctorium* Lour. 的叶作为大青叶的代用品使用。

板 蓝 根
Bǎnlángēn
ISATIDIS RADIX
《新修本草》

为十字花科二年生草本植物菘蓝 *Isatis indigotica* Fort. 的干燥根。主产于河北、陕西、甘肃等地。秋季采挖,除去泥沙,晒干,切片。

【**主要性能**】苦,寒。归心、胃经。

【**功效**】清热解毒,凉血,利咽。

【**应用**】

1. **咽喉肿痛,大头瘟疫,丹毒,痄腮** 本品清热解毒,凉血消肿,长于利咽喉。治咽喉肿痛,大头瘟疫,丹毒,痄腮等多种瘟疫热毒证,常与解毒消肿之玄参、连翘、牛蒡子等配伍,如《东垣试效方》普济消毒饮。

2. **风热表证,温热病** 本品亦为气血两清之品,虽凉血消斑之力不及大青叶,但解毒利咽之功较强。治外感风热或温病初起,以发热、咽痛者为宜,常与薄荷、金银花、连翘等同用;治温热病热入营血,或气血两燔,高热、发斑,常与黄芩、紫草、生地等同用,如《温热经纬》神犀丹。

【**用法用量**】生用。煎服,9～15 g。

【**使用注意**】脾胃虚寒者慎用。

【**参考文献**】

1. **本草文献**

《日华子本草》:"治天行热毒。"

《本草便读》:"板蓝根即靛青根,其功用性味与靛青叶同,能入肝胃血分,不过清热、解毒、辟疫、杀虫四者而已。但叶主散,根主降,此又同中之异耳。"

《分类草药性》:"解诸毒恶疮,散毒去火,捣汁或服或涂。"

2. **临床新用**

(1) 治泌尿系结石:以单味鲜板蓝根治疗 35 例,成人 80 g 煎汤顿服(小孩酌减),治疗后痊愈者 26 例,有效者 9 例。[医学理论与实践,1996,9(5):200]

(2) 治黄褐斑:以耳穴注射板蓝根注射液治疗 60 例,基本治愈 18 例、显效 26 例,好转 10 例,无效 6 例,有效率达到 90%。[内蒙古医药,1993,1:12]

3. **其他** 本品常用处方名有板蓝根、蓝根、大青根等。

青 黛
Qīngdài
INDIGO NATURALIS
《药性论》

为爵床科植物马蓝 *Baphicacanthus cusia*(Nees)Bremek、蓼科植物蓼蓝 *Polygonum tinctorium* Ait 或十字花科植物菘蓝 *Isatis indigotica* Fort. 的叶或茎叶经加工制得的干燥粉末、团块或颗粒。主产于福建、河北、云南等地。福建所产品质最优,称"建青黛"。夏秋两季采收茎叶,加水浸泡,至叶腐烂,叶落脱皮时,将茎枝捞出,加适量石灰充分搅拌,至浸液由乌绿色转为深红色时,捞取液面泡沫,晒干而成。研细用。

【主要性能】 咸,寒。归肝、肺经。

【功效】 清热解毒,凉血消斑,泻火定惊。

【应用】

1. 痄腮喉痹,疮痈丹毒 本品有清热解毒,凉血消肿之效。治痄腮喉痹,常与金银花、黄芩、玄参等煎服;或单用调涂,或与冰片共用外敷。治疮痈,丹毒,常与蒲公英、紫花地丁等同用。

2. 温毒发斑,血热出血证 本品清热解毒、凉血消斑之功与大青叶相似.但解热作用较逊。治温毒发斑,常与生地、生石膏、玄参等泻火、解毒、凉血药同用;治血热妄行的吐血、衄血,常与侧柏叶、栀子、白茅根等同用。

3. 肝火犯肺证 本品主清肝火,又泻肺热,且能凉血止血。治肝火犯肺,损伤肺络,咳嗽胸痛,痰中带血,常与海蛤粉同用;治肺热咳嗽,痰黄而稠者,常与海浮石、瓜蒌仁、川贝母等同用。

4. 肝热惊痫 本品长于清肝经之实火,有息风止痉之效。治小儿肝热生风,惊痫抽搐及小儿急热惊风,常与钩藤、牛黄等同用,如《小儿药证直诀》凉惊丸。

【用法用量】 生用。入丸散,1～3 g。外用适量。

【使用注意】 胃寒者慎用。

【参考文献】

1. 本草文献

《开宝本草》:"主解诸药毒,小儿诸热,惊痫发热,天行头痛寒热,煎水研服之。亦摩敷热疮、恶肿、金疮、下血、蛇犬等毒。"

《本经逢原》:"泻肝胆,散郁火,治温毒发斑及产后热痢下重。"

《岭南采药录》:"可涂疮及痄腮。又治眼热有膜及吐血,内服之。"

2. 临床新用 治慢性粒细胞性白血病:以青黛与雄黄(2∶1)粉剂治疗 6 例,口服 3 g/d,3 次/d。连续服用,以达到完全诱导缓解时,酌情减量维持,不配合其他抗白血病药治疗。结果达到完全缓解 2 例,部分缓解 3 例、进步 1 例。[青海卫生,1977,5∶31]

3. 其他 本品常用处方名有青黛、飞青黛、漂黛粉等。

绵 马 贯 众

Miánmǎguànzhòng

DRYOPTERIDIS CRASSIRHIZOMATIS RHZOMA

《神农本草经》

为鳞毛蕨科多年生草本植物粗茎鳞毛蕨 *Dryopteris crassirhizoma* Nakai 的干燥根茎及叶柄基部。主产于黑龙江、吉林、辽宁三省山区,习称"东北贯众"或"绵马贯众"。秋季采挖,洗净,除去叶柄及须根,晒干。切片。

【主要性能】 苦,微寒;有小毒。归肝、脾经。

【功效】 清热解毒,止血,杀虫。

【应用】

1. 风热表证,温毒发斑,痄腮 本品既清气分之实热,又解血分之热毒,凡温热毒邪所致之证皆可用之,并有一定预防作用。防治风热表证或温热病邪在卫分,常与牛蒡子、金银花等发散风热药同用;治温热病热入营血,发斑发疹,常与水牛角、大青叶、升麻等同用,以增强清热解毒,凉血消斑之力;防治痄腮,单用或与板蓝根、金银花等清热解毒药同用。

2. 血热出血证　本品有凉血止血之功。治血热所致之衄血、吐血、便血、崩漏等证,尤善治崩漏下血,单用研末调服,或与五灵脂、侧柏叶、黄连等同用。

此外,本品尚能驱虫,可用于绦虫、蛔虫、钩虫等多种肠道寄生虫。

【用法用量】生用或炒炭用。煎服,5～10 g。杀虫或清热解毒宜生用;止血宜炒炭用。外用适量。

【使用注意】用量不宜过大。服用时忌油腻。脾胃虚寒者及孕妇慎用。

【参考文献】

1. 本草文献

《神农本草经》:"主腹中邪热气,诸毒,杀三虫。"

《本草纲目》:"治下血、崩中、带下,产后血气胀痛,斑疹、漆毒、骨哽。"

《会约医镜》:"治邪热腹痛,解时行疫气。"

2. 其他　本品常用处方名有绵马贯众、贯仲、贯众炭等。本品对绦虫有强烈毒性,可使绦虫麻痹而排到体外,也可驱除钩虫、蛲虫、蛔虫等。但其所含绵马素能麻痹随意肌,刺激胃肠道,引起视网膜血管痉挛及损伤视神经,损伤中枢神经系统可见震颤、惊厥及延脑麻痹等。故而现在很少用本品驱虫。

蒲　公　英
Púgōngyīng
TARAXACI HERBA
《新修本草》

为菊科多年生草本植物蒲公英 *Taraxacum mongolicum* Hand. -Mazz.、碱地蒲公英 *Taraxacum sinicum* Kitag. 或同属数种植物的干燥全草。中国各地均有分布。夏至秋季花初开时采挖,除去杂质,洗净,切段,晒干。

【主要性能】苦、甘,寒。归肝、胃经。

【功效】清热解毒,消肿散结,利尿通淋。

【应用】

1. 热毒疮痈　本品为清热解毒、消痈散结之佳品,凡热毒壅盛之疮痈肿毒,不论内痈或外痈,皆可治之,兼能解郁通乳,尤为治乳痈之要药。治热毒蕴结肝胃之乳痈肿痛,可以鲜品捣汁内服,渣敷患处,或单用浓煎内服,或与全瓜蒌、金银花、牛蒡子等同用;治疗毒肿痛,常与野菊花、紫花地丁、金银花等药同用,如《医宗金鉴》五味消毒饮;治肠痈腹痛,常与大黄、牡丹皮、桃仁等同用;治肺痈吐脓,常与鱼腥草、冬瓜仁、芦根等同用;治咽喉肿痛,常与板蓝根、玄参等同用。鲜品外敷还可治毒蛇咬伤。

2. 湿热淋证、黄疸　本品有利尿之功,可使湿热之邪从下而泄以收利水通淋,利湿退黄之效。治热淋涩痛,常与白茅根、金钱草等同用;治湿热黄疸,常与茵陈、大黄等同用。

此外,尚可清肝明目,治肝火上炎之目赤肿痛,单用取汁点眼,或浓煎内服;亦可与菊花、夏枯草、黄芩等同用。

【用法用量】鲜用或生用。煎服,10～15 g。外用鲜品适量捣敷或煎汤熏洗患处。

【使用注意】量大可致缓泻。

【参考文献】

1. 本草文献

《新修本草》:"主妇人乳痈肿。"

《本草正义》:"治一切疔疮、痈疡、红肿热毒诸证,可服可敷,颇有应验,而治乳痈乳疔,红肿坚块,尤为捷效。"

《滇南本草》:"敷诸疮肿毒,疥癞癣疮;祛风,消诸疮毒,散瘰疬结核;止小便血,治五淋癃闭,利膀胱。"

2. **临床新用** 治Ⅰ、Ⅱ度冻伤:将患者随机分观察组和对照组(各 40 例),常规快速复温后,观察组以蒲公英复方霜剂(呋喃西林、鲜蒲公英)治疗;对照组常规涂敷普通外用呋喃西林膏。结果观察组总有效率 100%,对照组 60%。[牡丹江医学院学报,2006,27(5):42]

3. **其他** 本品常用处方名有蒲公英、公英、鲜公英、黄花地丁等。

紫 花 地 丁
Zǐhuādìdīng
VIOLAE HERBA
《本草纲目》

为堇菜科多年生草本植物紫花地丁 *Viola yedoensis* Makino 的干燥全草。主产于我国长江下游至南部各地。春秋两季采收,除去杂质。晒干。

【**主要性能**】苦、辛,寒。归心、肝经。

【**功效**】清热解毒,凉血消肿。

【**应用**】

热毒疮痈 本品功善清解热毒、凉血散痈,为治热毒内盛兼血热壅滞之疔疖疮痈,红肿热痛的常用药物,尤以治疔毒见长。治疗毒肿痛,鲜品捣汁内服,以渣外敷,或金银花、蒲公英、野菊花等同用,如《医宗金鉴》五味消毒饮;治乳痈,常与蒲公英同用,煎汤内服,并以渣外敷,或熬膏摊贴患处;治肠痈,常与大黄、大血藤、牡丹皮等同用。

此外,取其清热解毒之功,亦可用治咽喉肿痛、痢疾、肝热目疾、蛇虫咬伤及外感热病等。

【**用法用量**】鲜用或生用。煎服,15～30 g。外用鲜品适量,捣烂敷患处。

【**使用注意**】体质虚寒者忌服。

【**参考文献**】

1. **本草文献**

《本草纲目》:"治一切痈疽发背,疔疮瘰疬,无名肿毒,恶疮。"

《本草正义》:"地丁专为痈肿疔毒通用之药。""然辛凉散肿,长于退热,惟血热壅滞,红肿焮发之外疡宜之,若谓通治阴疽发背寒凝之证,殊是不妥。"

《要药分剂》:"紫花地丁,《纲目》止疗外科症,但古人每用治黄疸、喉痹,取其泻热除湿之功也;大方家亦不可轻弃。"

2. **其他** 本品常用处方名有紫花地丁、堇菜、紫地丁等。

野 菊 花
Yějúhuā
CHRYSANTHEMI INDICI FLOS
《本草正》

为菊科多年生草本植物野菊 *Chrysanthemum indicum* L. 的干燥头状花序。中国各地均产。秋、冬两季花初开时采摘,晒干。

【主要性能】苦、辛,微寒。归肝、心经。

【功效】清热解毒,泻火平肝。

【应用】

1. 痈疽疔疖,咽喉肿痛　本品清热泻火,解毒利咽,消肿止痛力胜,为治热毒疮痈、咽喉肿痛之良药。治热毒蕴结,疔疖丹毒,痈疽疮疡,咽喉肿痛,均可与蒲公英、紫花地丁、金银花等同用,如《医宗金鉴》五味消毒饮。

2. 目赤肿痛,头痛眩晕　本品清泻肝火,略兼疏散风热之功,治风火上攻或肝火上炎之目赤肿痛,单用煎汤,滤取澄清液洗眼,或与蝉蜕、密蒙花、菊花等同用;本品能平抑肝阳,也用治肝阳上亢之头痛头晕,常与夏枯草、钩藤、决明子等同用。

【用法用量】生用。煎服,9~15 g。外用适量。

【参考文献】

1. 本草文献

《本草正》:"散火散气,消痈毒疗肿瘰疬,眼目热痛,亦破妇人瘀血。"

《本草纲目》:"治痈肿疔毒,瘰疬眼瘜。"

《本草汇言》:"破血疏肝,解疗散毒。主妇人腹内宿血,解天行火毒丹疗。洗疮疥,又能去风杀虫。"

2. 临床新用

(1)治尿失禁:治疗组前列腺电切术后急迫性尿失禁患者62例,以野菊花栓肛门给药联合锻炼方法治疗,对照组46例,以口服盐酸黄酯哌酮治疗,2周为1个疗程。结果治疗后两组间评分差异显著,野菊花栓肛门给药联合锻炼方法疗效确切,安全有效。[河北中医,2011,32(21):3006]

(2)治高血脂:以野菊花注射液(生药1 g/ml)治疗12例,治疗量16~20 g,加入10% 葡萄糖溶液500 ml或低分子右旋糖酐500 ml内,4 h滴注完毕。1次/d,10~15 d为1个疗程。治疗后,临床症状改善,复查胆固醇、甘油三酯明显下降。[江苏中医杂志,1982,5:28]

3. 其他　本品常用处方名有野菊花、北野菊等。

重　楼

Chónglóu

PARIDIS RHIZOMA

《神农本草经》

为百合科多年生草本植物云南重楼 *Paris polyphylla* Smith var. *yunnanensis* (Franch.) Hand.-Mazz. 或七叶一枝花 *Paris polyphylla* Smith var. *chinensis* (Franch.) Hara 的干燥根茎。主产于广西、云南、广东等地。秋季采挖,除去须根,洗净,晒干。切片。

【主要性能】苦,微寒;有小毒。归肝经。

【功效】清热解毒,凉肝定惊,消肿止痛。

【应用】

1. 痈肿疔疮,咽喉肿痛,毒蛇咬伤　本品既能解热毒,又善解蛇毒,为治痈肿疔毒,毒蛇咬伤之要药。治热毒痈肿疔疮,单用研末,醋调外敷,或与黄连、赤芍、金银花等清热解毒消痈之品同用;治咽喉肿痛,常与牛蒡子、连翘、板蓝根等同用;治疗毒蛇咬伤,红肿疼痛,单味煎服或研末冲服,另用其鲜根捣烂外敷患处,也常与半边莲同用。

2. 小儿肝热惊风　本品善能清肝热,定惊搐。治小儿肝热生风,四肢抽搐,单味煎服,或与钩藤、菊花、蝉蜕等同用。

3. 跌打损伤　本品尚可消肿止痛,治疗外伤出血,跌打损伤,瘀血肿痛,单味研末冲服,或与三七、血竭、自然铜等同用。

【用法用量】生用。煎服,3～9 g。外用适量,捣敷或研末调涂患处。

【使用注意】有小毒,用量不宜过大。阴证疮疡忌服。

【参考文献】

1. 本草文献

《神农本草经》:"主惊痫,摇头弄舌,热气在腹中,癫疾,痈疮,阴蚀,下三虫,去蛇毒。"

《滇南本草》:"消诸疮,无名肿毒,利小便。"

《日华子本草》:"治胎风手足抽搐,能吐泻瘰疬。"

2. 其他　本品常用处方名有重楼、蚤休、七叶一枝花、滇重楼、草河车等。

土 茯 苓
Tǔfúlíng
SMILACIS GLABRAE RHIZOMA
《本草纲目》

为百合科多年生常绿藤本植物光叶菝葜 *Smilax glabra* Roxb. 的干燥根茎。主产于长江流域及南部各地。夏、秋两季采收,除去残茎和须根,洗净,晒干;或趁鲜切成薄片,干燥。

【主要性能】甘、淡,平。归肝、胃经。

【功效】清热解毒,除湿,通利关节。

【应用】

1. 痈疮,瘰疬　本品清热解毒,兼可消肿散结。治疗痈疮红肿溃烂,单味研末,醋调外敷;治瘰疬溃烂,本品切片或为末,水煎服或入粥内食之,或与苍术、黄柏、苦参等同用。

2. 梅毒　本品解毒利湿,通利关节,又兼解汞毒,故对梅毒或因梅毒服汞剂中毒而致肢体拘挛、筋骨疼痛者疗效尤佳,为治梅毒之要药。单味较大剂量水煎服,或与金银花、白鲜皮、威灵仙等同用;若因服汞剂中毒而致肢体拘挛者,常与薏苡仁、防风、木瓜等配伍治之,如《本草纲目》搜风解毒汤。

3. 热淋,带下,湿疹瘙痒　本品甘淡渗利,解毒利湿,为湿热证所常用。治湿热淋证常与木通、萹蓄、蒲公英等同用;治湿热阴痒、带下,单味煎服;治湿热皮肤瘙痒,常与生地、地肤子、白鲜皮等同用。

【用法用量】生用。煎服,15～60 g。外用适量。

【参考文献】

1. 本草文献

《本草纲目》:"健脾胃,强筋骨,去风湿,利关节,止泄泻。治拘挛骨痛,恶疮痈肿。解汞粉、银朱毒。"

《滇南本草》:"治五淋白浊,兼治杨梅疮毒、丹毒。"

《生草药性备要》:"消毒疮、疗疮,炙汁涂敷之,煲酒亦可。"

2. 临床新用　治冠心病:以赤土茯苓 50 g,煎汤内服,治疗 32 例(劳力型 20 例,不稳定型 12 例),100 d 为 1 个疗程,服此药期间停服降血脂药及扩冠药。结果总有效率为 100%。[中国新药

杂志,1992,1(3):56]

3. **其他** 本品常用处方名有土茯苓、土苓、土草薢等。

鱼 腥 草

Yúxīngcǎo

HOUTTUYNIAE HERBA

《名医别录》

为三白草科多年生草本植物蕺菜 *Houttuynia cordata* Thunb. 的地上部分。主产于长江以南各地。夏季茎叶茂盛花穗多时采割,除去杂质,洗净,晒干。

【**主要性能**】辛,微寒。归肺经。

【**功效**】清热解毒,消痈排脓,利尿通淋。

【**应用**】

1. **肺痈,肺热咳嗽** 本品善清肺经热邪,有清热解毒,消痈排脓之功,为治肺痈之要药。治热毒壅肺,痈溃成脓,胸痛,咳吐脓血,常与桔梗、芦根、薏苡仁等清肺排脓之品同用;治肺热咳嗽,痰黄黏稠,常与黄芩、贝母、桑白皮等同用。

2. **热毒疮痈** 本品既能清热解毒,又能消痈排脓,亦为外痈疮毒常用之品,治热毒疮痈,红肿热痛,以鲜品捣烂外敷,或与野菊花、蒲公英、金银花等同用。

3. **湿热淋证** 本品能清热利尿通淋,治膀胱湿热小便淋沥涩痛,常与车前草、金钱草、海金沙等同用。

此外,尚有清热止痢之功,可治湿热泻痢。

【**用法用量**】生用。煎服,15～25 g。本品含挥发油,不宜久煎。鲜品用量加倍,水煎或捣汁服。外用适量,捣敷或煎汤熏洗患处。

【**使用注意**】虚寒证及阴性疮疡忌服。

【**参考文献**】

1. **本草文献**

《滇南本草》:"治肺痈咳嗽带脓血,痰有腥臭,大肠热毒,疗痔疮。"

《本草纲目》:"散热毒痈肿,疮痔脱肛,断痁疾,解硇毒。"

《岭南采药录》:"叶:敷恶毒大疮,能消毒;煎服能去湿热,治痢疾。"

2. **临床新用**

(1) 治病毒性心肌炎:在常规综合治疗的基础上,治疗组 30 例,予以鱼腥草注射液静滴;对照组 30 例予以病毒唑静滴。结果治疗组总有效率为 93.3%,对照组为 80.0%。[河北中医,2005,27(5):383]

(2) 治寻常银屑病:治疗组 56 例,以鱼腥草注射液静滴;对照组 36 例,使用维生素 C 注射液静滴。治疗组总有效率为 92.9%,对照组为 69.4%。[吉林中医药,1999,6:34]

3. **其他** 本品常用处方名有鱼腥草、鱼星草、蕺菜等。临床报道,少数患者肌肉注射鱼腥草注射液可引起局部疼痛,或引起大疱型药物性皮炎、末梢神经炎等,严重者甚至导致休克。阴道给药时,个别患者出现阴道充血,停药后自愈。

穿 心 莲
Chuānxīnlián
ANDROGRAPHIS HERBA
《岭南采药录》

为爵床科一年生草本植物穿心莲 *Andrographis paniculata*(Burm. F.) Nees 的干燥地上部分。主产于广东、广西、福建等地。秋初茎叶茂盛时采收,晒干。切段。

【**主要性能**】苦,寒。归心、肺、大肠、膀胱经。

【**功效**】清热解毒,凉血,消肿。

【**应用**】

1. **温病初起,肺热咳喘,肺痈**　本品能清热解毒,尤善清泻肺热。治温病初起或外感风热表证,发热头痛,咽喉肿痛等,常与金银花、连翘、薄荷等配伍;治肺热咳嗽,常与黄芩等清肺热药配伍;治疗肺痈咳吐脓血,常与鱼腥草、芦根、桔梗等清肺排脓药配伍。

2. **热毒疮痛,咽喉肿痛,蛇虫咬伤**　本品清热解毒作用广泛,又能凉血消肿。治热毒壅聚,痈肿疮毒者,单用或与金银花、野菊花、蒲公英等同用;治热毒咽喉肿痛,常与山豆根、射干、牛蒡子等解毒利咽要配伍;治蛇虫咬伤者,单用本品捣烂外敷,或与白花蛇舌草、墨旱莲等煎汤服用。

此外,本品尚有清热燥湿之功,可治湿热泻痢,湿疹瘙痒,热淋等湿热证。

【**用法用量**】生用。煎服,6~9 g。外用适量。

【**使用注意**】本品味极苦,煎剂易致呕吐,用量不宜过大,现多作丸、散、片剂服用。脾胃虚寒者不宜用。

【**参考文献**】

1. **本草文献**

《岭南采药录》:"能解蛇毒,又能理内伤咳嗽。"

《泉州本草》:"清热解毒,消炎退肿。治咽喉炎症,痢疾,高热。"

《江西草药》:"清热凉血,消肿止痛,治胆囊炎,支气管炎,高血压,百日咳。"

2. **临床新用**　抗血栓:通过 60 例患者(冠心病 22 例,脑梗塞 20 例,脑溢血 5 例,高血压病 7 例,慢支 6 例)实验观察表明,穿心莲提取物对 ADP(二磷酸腺苷)诱导的血小板聚集反应有显著抑制作用,并能降低黏稠度,增强纤溶活力。[实用中西医杂志,1993,6(4):229]

3. **其他**　本品常用处方名有穿心莲、一见喜等。

败 酱 草
Bàijiàngcǎo
PATRINIAE HERBA
《神农本草经》

为败酱科多年生草本植物黄花败酱 *Patrinia scabiosaefolia* Fisch. ex Link.、白花败酱 *Patrinia villose* Juss. 的干燥带根全草。主产于四川、江西、福建等地。夏、秋两季采收。阴干。切段。

【**主要性能**】辛、苦,微寒。归胃、大肠、肝经。

【**功效**】清热解毒,消痈排脓,祛瘀止痛。

【应用】

1. 肠痈,肺痈,皮肤疮痈 本品既可清热解毒,又可消痈排脓,且能活血止痛,故不论外痈,还是肺痈、肠痈等内痈皆可应用。因其主入大肠经,尤为治肠痈之要药。治肠痈初起,热毒瘀滞,腹痛拒按未化脓者,常与金银花、蒲公英、牡丹皮等同用;肠痈脓已成者,常与薏苡仁、附子同用,如《金匮要略》薏苡附子败酱散。治肺痈咳吐脓血,常与鱼腥草、芦根、桔梗等同用。治痈肿疮毒,无论已溃未溃者皆可,常与金银花、连翘等同用,并以鲜品捣烂外敷。

2. 瘀阻腹痛 本品有祛瘀通经止痛之功。治疗瘀血阻滞之妇女痛经,产后瘀阻,腹中刺痛,单用煎服,或与五灵脂、香附、当归等同用。

【用法用量】生用。煎服,6~15 g。大剂量 15~30 g。外用适量。

【使用注意】孕妇慎用。

【参考文献】

1. 本草文献

《神农本草经》:“主暴热火疮、赤气,疥瘙疽痔,马鞍热气。”

《药性论》:“治毒风顽痹,主破多年瘀血,能化脓为水。及产后诸病。止腹痛余疹、烦渴。”

《本草正义》:“能清热泄结,利水消肿,破瘀排脓。惟宜于实热之体。”

2. 临床新用

(1) 治神经衰弱:以败酱草 300 g,煎汤内服,2 次/d,7 d 为 1 个疗程,治疗 86 例,服药后当天有效,3 个疗程后,症状消失,随访 1 年,均未复发。[中医杂志,2002,43(12):892]

(2) 治克山病:以败酱草片治疗 62 例,痊愈 7 例,显效 10 例,好转 33 例,无效 12 例,总有效率 80.65%。[中国地方病防治杂志,1977,2:42]

3. 其他 本品常用处方名有败酱草、败酱、苦菜等。

【附药】

墓头回 为败酱科植物异叶败酱 *Patrinia heterophylla* Bunge 及糙叶败酱 *Patrinia seabra* Bunge. 的根。主产山西、河南、河北西等地。秋季采挖,去净茎苗,晒干。味辛、苦,性微寒。效用与败酱草相似,兼有止血、止带的功效,多用于治疗崩漏下血、赤白带下等证。用法用量同败酱草。

大 血 藤

Dàxuèténg

SARGENTODOXAE CAULIS

《本草图经》

为木通科落叶木质藤本植物大血藤 *Sargentodoxa cuneata* (Oliv.) Rehd. et Wils. 的干燥藤茎。又称红藤。主产江西、湖北、江苏等地。秋、冬两季采收,除去侧枝,截段,干燥。切厚片。

【主要性能】苦,平。归大肠、肝经。

【功效】清热解毒,活血止痛,祛风通络。

【应用】

1. 肠痈,皮肤疮痈 本品长于清热解毒,消痈止痛,又入大肠经,善散肠中瘀滞,亦为治肠痈之要药,然清热解毒之力不及败酱草,活血止痛之力则胜之,故尤以肠痈初起,热毒瘀滞,腹痛胀满者为宜,常与败酱草、桃仁、枳实等清热解毒、活血行气药同用;治热毒疮痈,常与连翘、金银花、贝母等同用。

2. **血瘀证**　本品活血祛瘀、消肿止痛,可用于经闭痛经,跌打损伤等多种瘀滞病证。治经闭痛经,常与当归、香附、丹参等同用;治跌打损伤,瘀血肿痛,常与牛膝、续断、赤芍等同用。

3. **风湿痹痛**　本品具活血止痛,祛风通络之功,广泛用于风湿痹痛,腰腿疼痛,关节不利,常与独活、牛膝、防风等同用。

【**用法用量**】生用。煎服,9～15 g。外用适量。

【**使用注意**】孕妇慎服。

【**参考文献**】

1. **本草文献**

《本草图经》:"攻血,治血块。"

《简易草药》:"治筋骨疼痛,追风,健腰膝,壮阳事。"

《中药志》:"祛风通络,利尿杀虫。治肠痈,风湿痹痛,麻风,淋病,蛔虫腹痛。"

2. **临床新用**　治烧伤后瘢痕:治疗组 102 例,大血藤 250 g、丹参 50 g、当归 50 g、红花 100 g 组方,煎汤外洗;对照组 40 例,于瘢痕疮缘注射去炎松治疗。结果治疗组总有效率 94.1%,对照组 80.0%,两组疗效差异显著。[湖北中医杂志,2006,28(2):36]

3. **其他**　本品常用处方名有大血藤、红藤、血藤、省藤、活血藤等。本品原以"红藤"为正名,《中华人民共和国药典》2000 年版将其改称"大血藤"。

射　干

Shègān

BELANCANDAE RHIZOMA

《神农本草经》

为鸢尾科多年生草本植物射干 *Belamcanda chinensis*(L.)DC.的干燥根茎。主产于湖北、河南、江苏等地。春初刚发芽或秋末茎叶枯萎时采挖。除去苗茎、须根及泥沙,洗净,晒干。切片。

【**主要性能**】苦,寒。归肺经。

【**功效**】清热解毒,祛痰,利咽。

【**应用**】

1. **咽喉肿痛**　本品长于清热解毒,祛痰利咽,为治咽喉肿痛之要药,尤宜于痰热壅盛者。治热毒痰火郁结,咽喉肿痛,单用有效,或与升麻、马勃、芒硝等同用。治风热犯肺,咽痛音哑,常与蝉蜕、牛蒡子等同用。

2. **痰盛咳喘**　本品善清肺火,降气祛痰。治肺热咳喘,痰多色黄,常与桑白皮、贝母、桔梗等药同用;若治寒痰、冷饮所致咳喘,痰多清稀,常与温肺化痰,止咳平喘之半夏、细辛、生姜等同用,如《金匮要略》射干麻黄汤。

【**用法用量**】生用。煎服,3～10 g。

【**使用注意**】孕妇慎用。

【**参考文献**】

1. **本草文献**

《神农本草经》:"主咳逆上气,喉痹咽痛,不得消息,散结气,腹中邪逆,食饮大热。"

《滇南本草》:"治咽喉肿痛,咽闭喉风,乳蛾,痄腮红肿,牙根肿烂,攻散疮痈一切热毒等症。"

《本草纲目》:"射干,能降火,故古方治喉痹咽痛为要药。"

2. 临床新用

(1) 治乳糜尿:以射干 15 g 煎汤,加白糖适量口服,3 次/d。或制成水丸,4 g/次,3 次/d,饭后服。治疗 104 例,结果痊愈者 94 例,占 90.4%,无效者 10 例,占 9.6%。[中医杂志,1986,27(11):66]

(2) 治阳痿:以射甘散(射干 3 g,甘松 3 g),白酒冲服,治疗百例,效果满意,尤对中老年功能性阳痿效果更佳。[山西中医,1994,(2):4]

3. 其他 本品常用处方名有射干、嫩射干、扁竹、寸干等。本品剂量偏大可出现水泻。

山 豆 根

Shāndòugēn

SOPHORAE TONKINENSIS RADIX RHIZOMA

《开宝本草》

为豆科小灌木植物越南槐 *Sophora tonkinensis* Gapnep. 的干燥根及根茎。主产于广西、广东、贵州等地。秋季采挖。除去杂质,洗净,干燥。切片。

【主要性能】苦,寒;有毒。归肺、胃经。

【功效】清热解毒,消肿利咽。

【应用】

1. 咽喉肿痛 本品具清热解毒、利咽消肿之力,且胜于射干,为治热毒蕴结,咽喉肿痛之要药。轻者单用煎汤含漱,或磨醋含咽;治热毒壅盛者,常与桔梗、升麻、连翘等同用;若治乳蛾喉痹,常与射干、花粉、麦冬等同用。

2. 胃火牙痛 本品又善清泻胃火。治胃火上炎之牙龈肿痛、口舌生疮,常与石膏、黄连、升麻等同用。

此外,尚可治湿热黄疸,肺热咳嗽,痈肿疮毒等证。

【用法用量】生用。煎服,3～6 g。外用适量。

【使用注意】本品有毒,过量服用易引起呕吐、腹泻、胸闷、心悸等副作用,故用量不宜过大。

【参考文献】

1. 本草文献

《开宝本草》:"解诸药毒,止痛,消疮肿毒,急黄发热,咳嗽,杀小虫。"

《本草备要》:"泻热解毒,去肺大肠风热,含之咽汁,止喉痈、齿肿、齿痛。"

《本草求真》:"功专泻心保肺,及降阴经火逆,解咽喉肿痛第一要药。"

2. 临床新用 治心律失常:以山豆根煎剂(山豆根 40 g、龟板胶 20 g、桂枝 12 g、五味子 12 g)加减,治疗 11 例,痊愈 7 例,好转 3 例,无效 1 例。[湖北中医杂志,1989,4:16]

3. 其他 本品常用处方名有山豆根、豆根、广豆根、南豆根、苦豆根等。临床报道,本品最常见的不良反应为胃肠道反应及神经毒性反应,如恶心、呕吐、腹痛、腹泻等,以及头晕眼花、乏力、嗜睡、共济失调等,严重者可见全身抽搐、心跳加快、血压下降甚至呼吸停止而死亡。

【附药】

北豆根 为防己科植物蝙蝠葛 *Menispermum dauricum* DC. 的干燥根茎。切片生用,为北方地区所习用。本品性味苦寒,有小毒。功能清热解毒,祛风止痛。主要适用于热毒壅盛,咽喉肿痛,泄泻痢疾及风湿痹痛。煎服,3～10 g。脾胃虚寒者不宜使用。

马 勃

Mǎbó

LASIOSPHAERA CALVATIA

《名医别录》

为灰包科真菌脱皮马勃 *Lasiosphaera fenzlii* Reich. 大马勃 *Calvatia gigantea*（Batsch ex Pers.）Lloyd 或紫色马勃 *Calvatia lilacina*（Mont. et Berk.）Lloyd 的干燥子实体。脱皮马勃主产于辽宁、甘肃、湖北等地；大马勃主产于内蒙古、河北、青海等地；紫色马勃主产于广东、广西、江苏等地。夏、秋两季子实体成熟时及时采收，除去泥沙，干燥。切成方块，或研成粉。

【主要性能】辛，平。归肺经。

【功效】清热解毒，利咽，止血。

【应用】

1. **咽喉肿痛，咳嗽失音** 本品既能清肺火，又能解毒消肿利咽，为治咽喉肿痛之良品，且性质较平和，故不论热毒、风热或虚火上炎所致咽喉不利，均可用之。治风热及肺火上攻之咽喉肿痛，常与牛蒡子、玄参、板蓝根等同用，如《东垣试效方》普济消毒饮；治肺肾阴虚之咽喉肿痛，常与生地黄、玄参、知母等同用；治肺热咳嗽失音，常与清肺利咽之蝉蜕、桔梗等配伍。

2. **出血证** 本品内服、外用均有止血之功，可用于多种出血病证。治火邪迫肺，血热妄行引起的吐血、衄血，单用或与侧柏叶、茜草等同用；治外伤及手术出血，研末压敷伤口。

【用法用量】生用。煎服，2～6 g。外用适量。

【参考文献】

1. **本草文献**

《名医别录》："主恶疮，马疥。"

《本草衍义》："去膜，以蜜揉拌，少以水调呷，治喉闭咽痛。"

《本草纲目》："清肺，散血热，解毒。""马勃轻虚，上焦肺经药也。故能清肺热咳嗽，喉痹，衄血，失音诸病。"

2. **其他** 本品常用处方名有马勃、马卜、轻马勃、马勃绒等。

白 头 翁

Báitóuwēng

PULSATILLAE RADIX

《神农本草经》

为毛茛科多年生草本植物白头翁 *Pulsatilla chinensis*（Bge.）Regel 的干燥根。主产于东北、华北、华东等地。春、秋两季采挖，除去叶及残留的花茎和须根，保留根头白绒毛，晒干。切薄片。

【主要性能】苦，寒。归胃、大肠经。

【功效】清热解毒，凉血止痢。

【应用】

热毒血痢 本品善清胃肠湿热及血分热毒，为治热毒血痢之要药。治热痢腹痛，里急后重，下痢脓血，可单用，或与黄连、黄柏、秦皮等同用，如《伤寒论》白头翁汤；治血痢时作时止，腹痛腹泻，大便带血，日久不愈，可单用煎服，或以煎液保留灌肠，或与干姜、赤石脂同用，如《千金方》白头翁汤。

此外,本品与秦皮配伍煎汤外洗,可治疗阴痒带下。

【用法用量】生用。煎服,9～15 g,鲜品 15～30 g。外用适量。

【使用注意】虚寒泄痢忌服。

【参考文献】

1. 本草文献

《神农本草经》:"主温疟狂易寒热,癥瘕积聚,瘿气,逐血止痛,金疮。"

《伤寒蕴要》:"热毒下痢紫血鲜血者宜之。"

《本草汇言》:"凉血,消瘀,解湿毒。"

2. 临床新用　治地方性甲状腺肿:以白头翁合剂(白头翁、蒲公英、夏枯草)治疗 76 例,总治愈率 98.6％。[中国地方病防治杂志,1973,4:33]

3. 其他　本品常用处方名有白头翁、白头公等。

马　齿　苋

Mǎchǐxiàn

PORTULACAE HERBA

《本草经集注》

为马齿苋科一年生肉质草本植物马齿苋 Portolaca oleracea L. 的干燥地上部分。中国大部地区均产。夏、秋两季采收,除去残根和杂质,洗净;或略蒸或烫后晒干后,切段。

【主要性能】酸,寒。归肝、大肠经。

【功效】清热解毒,凉血止血,止痢。

【应用】

1. 热毒血痢　本品善清大肠热毒,并能凉血止血,为治热毒血痢之常用药。单用水煎服;或鲜品捣汁加蜜调服;或煮粥,空腹服用;或与黄芩、黄连、白头翁等同用。

2. 热毒疮痈　本品具有清热解毒,凉血消肿之功。治血热毒盛治疮痈肿痛,单用煎汤内服外洗,再以鲜品捣烂外敷,或与其他解毒消痈药同用。

3. 血热出血证　本品有凉血止血之效。治血热妄行,崩漏,便血,痔血等下部出血,单味药捣汁服,或与其他凉血止血药同用。

【用法用量】生用。煎服,9～15 g,鲜品 30～60 g。外用适量,捣敷患处。

【使用注意】脾胃虚寒者及孕妇慎用。

【参考文献】

1. 本草文献

《新修本草》:"主诸肿瘘疣目,捣揩之;饮汁主反胃,诸淋,金疮血流,破血癖癥瘕,小儿尤良。"

《本草纲目》:"散血消肿,利肠滑胎,解毒通淋,治产后虚汗。"

《生草药性备要》:"治红痢症,清热毒,洗痔疮疳疔。"

2. 临床新用

(1) 治糖尿病:① 鲜嫩马齿苋全草当小菜炒食,每次 100～150 g,每日 1 次。② 鲜马齿苋全草 300 g,煎汤服,每日 3 次。③ 干马齿苋全草,15～30 g 水煎服,每日 1～2 次。均取得较好疗效。[中医杂志,2005,46(6):414]

(2) 治黄褐斑:以马齿苋为主制成霜型面膜药(马齿苋 4 份、当归 3 份、白芷 2.5 份、白附子 2

份),治疗196例,总有效率89.3%。[天津药学,1996,3:7]

3. 其他 本品常用处方名有马齿苋、马齿菜等。

鸦 胆 子
Yādǎnzi
BRUCEAE FRUCTUS
《生草药性备要》

为苦木科常绿灌木或小乔木植物鸦胆子 *Brucea javanica*(L.) Merr. 的干燥成熟果实。主产于广西、广东、云南等地。秋季果实成熟时采收,除去杂质,晒干。去壳取仁。

【**主要性能**】苦,寒。有小毒。归大肠、肝经。

【**功效**】清热解毒,止痢,截疟;外用腐蚀赘疣。

【**应用**】

1. **热毒血痢,休息痢** 本品能清热解毒,尤善清大肠蕴热,凉血止痢。治热毒血痢,或休息痢时轻时重,大便乍红乍白,可单味服用。

2. **疟疾** 本品能清肝胆湿热,有杀虫截疟之功,治各型疟疾,尤以间日疟及三日疟效果较好,对恶性疟疾也有效,以龙眼肉包裹或装入胶囊服用。

3. **鸡眼,赘疣** 本品外用有腐蚀作用。治鸡眼、寻常疣等,取鸦胆子仁捣烂涂敷患处,或用鸦胆子油局部涂敷。

【**用法用量**】生用。内服,0.5～2 g,以干龙眼肉包裹或装入胶囊包裹吞服,亦可压去油制成丸剂、片剂服,不宜入煎剂。外用适量。

【**使用注意**】本品有毒,对胃肠道及肝肾均有损害,内服需严格控制剂量,不宜多用久服。外用注意用胶布保护好周围正常皮肤,以防止对正常皮肤的刺激。孕妇及小儿慎用。胃肠出血及肝肾病患者,应忌用或慎用。

【**参考文献**】

1. **本草文献**

《本草纲目拾遗》:"治冷痢久泻……外无烦热燥扰,内无肚腹急痛,有赤白相兼,无里急后重,大便流利,小便清长。"

《岭南采药录》:"治冷痢,久泻。又能杀虫。"

《医学衷中参西录》:"为凉血解毒之要药。善治热痢赤痢,二便因热下血,最能清血中之热及肠中之热,防腐生肌,诚有奇效。""捣烂醋调敷疔毒。善治疣。"

2. **临床新用** 治癌症:鸦胆子油乳在临床上主要应用于肺癌、肺癌脑转移和消化道恶性肿瘤等的治疗。如在化疗、放疗同时加用鸦胆子油乳注射液治疗晚期胃癌38例(治疗组),较单纯化疗、放疗(对照组)疗效增加,不良反应减轻。治疗组的近期有效率和稳定率分别为57.9%和28.9%,对照组为33.3%和23.3%,疗效差异有显著性。[实用肿瘤,2004,19(1):78]

3. **其他** 本品常用处方名有鸦胆子、鸦蛋子、苦参子等。鸦胆子油为从本品中提取得到的脂肪油,不仅用于治疗多种恶性肿瘤,还可用于治疗慢性胃炎、结肠炎及尖锐湿疣等非肿瘤疾病。鸦胆子油毒副作用小,临床应用安全。目前其剂型有鸦胆子油静脉乳剂、口服乳、颗粒剂、胶囊和微囊等,其中以鸦胆子油静脉乳剂报道最多。

半 边 莲

Bànbiānlián

LOBELIAE CHINENSIS HERBA

《本草纲目》

为桔梗科多年生蔓生草本植物半边莲 *Lobelia chinensis* Lour. 的干燥全草。各地均有分布，主产于长江以南各地。夏季采收，除去杂质，切段，晒干。

【**主要性能**】辛，平。归心、小肠、肺经。

【**功效**】清热解毒，利水消肿。

【**应用**】

1. **疮痈肿毒，蛇虫咬伤**　本品既解热毒，又解蛇毒，是治疗热毒疮疡和毒蛇咬伤常用之品。治热毒疮痈，或蛇虫咬伤，单用鲜品捣烂外敷，或与紫花地丁、金银花、野菊花等同用。

2. **臌胀水肿，湿热黄疸**　本品有利水消肿之功。可用治臌胀大腹水肿，常与泽泻、茯苓、槟榔等同用；本品既能清热，又可利水，导热下行，用治湿热黄疸，小便不利，常与金钱草、茵陈等同用。

3. **湿疮湿疹**　本品能清热解毒，又兼利水祛湿之功。治皮肤湿疹湿疮及手足疥癣，单味水煎，局部湿敷或外搽患处。

【**用法用量**】鲜用或生用。煎服，干品 10～15 g，鲜品 30～60 g。外用适量。

【**使用注意**】虚证水肿忌用。

【**参考文献**】

1. **本草文献**

《本草纲目》："蛇虺伤，捣汁饮，以滓围涂之。"

《生草药性备要》："敷疮消肿毒。"

《陆川本草》："解毒消炎，利尿，止血生肌。治腹水，小儿惊风，双单乳蛾，漆疮，外伤出血，皮肤疥癣，蛇蜂蝎伤。"

2. **其他**　本品常用处方名为半边莲。

白 花 蛇 舌 草

Báihuāshéshécǎo

HEDYOTIDIS DIFFUSAE HERBA

《广西中药志》

为茜草科一年生草本植物白花蛇舌草 *Oldenlandia diffusa*（Willd.）Roxb. 的全草。主产于福建、广西、广东等地。夏、秋两季采收，洗净。或晒干，切段。

【**主要性能**】苦、甘，寒。归胃、大肠、小肠经。

【**功效**】清热解毒，利湿通淋。

【**应用**】

1. **热毒证**　本品清热解毒力强，对疮疡、咽痛、蛇咬伤等热毒证，均有较好疗效。治疗痈肿疮毒，单用鲜品捣烂外敷，或与紫花地丁、连翘、野菊花等同用；治咽喉肿痛，常与射干、板蓝根等同用；治毒蛇咬伤，单用鲜品捣烂绞汁内服或水煎服，渣敷伤口，或与半枝莲、蚤休等同用；治肠痈腹痛，常与红藤、败酱草、牡丹皮等同用。近年来取其清热解毒消肿之功，广泛用治各种癌症见热毒内盛者。

2. **湿热淋证** 本品能清热除湿通淋,治膀胱湿热,小便淋沥涩痛,常与白茅根、车前草、石韦等同用。

【用法用量】生用。煎服,15～60 g。外用适量。

【使用注意】阴疽及脾胃虚寒者忌用。

【参考文献】

1. 本草文献

《广西中药志》:"治小儿疳积,毒蛇咬伤,癌肿。外治白泡疮,蛇癞疮。"

《广西中草药》:"清热解毒,活血利尿。治扁桃体炎,咽喉炎,阑尾炎,肝炎,痢疾,尿路感染,小儿疳积。"

《广东中药》:"消肿解毒,祛风,止痛,消炎。主治蛇伤、癌症及盲肠炎、痢疾等症。"

2. 其他 本品常用处方名有白花蛇舌草、蛇舌草、舌管草等。

山 慈 菇

Shāncígū

CREMASTRAE PSEUDOBULBUS PLEIONES PSEUDOBULBUS

《本草拾遗》

为兰科多年生草本植物杜鹃兰 *Cremastra appendiculata* (D. Don) Makino、独蒜兰 *Pleione bulbocodioides* (Franch.) Rolfe 或云南独蒜兰 *Pleione yunnanens* Rolfe 的干燥假鳞茎。前者习称"毛慈菇",后两者习称"冰球子"。主产于四川、贵州等地。夏、秋二季采挖,除去地上部分及泥沙,分开大小,置沸水锅中蒸煮至透心,干燥。切片或捣碎。

【主要性能】甘、微辛,凉。归肝、脾经。

【功效】清热解毒,化痰散结。

【应用】

1. **痈疽疔毒,瘰疬痰核** 本品能清热解毒,消痈散结。治痈疽,疔疮肿毒,瘰疬痰核,常与雄黄、朱砂、麝香等解毒疗疮药配伍,如《片玉心书》紫金锭,内服外用均可。

2. **癥瘕痞块** 本品有解毒散结消肿之功,近年来常用治癥瘕痞块及多种肿瘤。如治肝硬化,常与穿山甲、土鳖虫、蝼蛄等破血消癥,活血利水药配伍;治甲状腺瘤,常与蚤休、丹参、夏枯草等配伍。

此外,本品尚有化痰之功,还可用治由风痰所致的癫痫等证。

【用法用量】生用。煎服,3～9 g。外用适量。

【参考文献】

1. 本草文献

《本草拾遗》:"主痈肿疮瘘,瘰疬结核等,醋磨敷之。"

《滇南本草》:"治毒疮,攻痈疽,敷诸疮肿毒,有脓者溃,无脓者消。"

《本草纲目》:"主疔肿,攻毒破皮。解诸毒,蛇虫、狂犬伤。"

2. 其他 本品常用处方名有山慈菇、毛慈菇、杜鹃兰、独蒜兰、云南独蒜兰、山茨菇等。部分地区将百合科植物老鸦瓣或丽江山慈姑也作为山慈菇之正品入药,商品药材称"光慈菇"。该类药材因含秋水仙碱,有毒,功能解毒散结,可用治癌肿、痛风及乳腺增生等。当与毛慈菇、冰球子区别应用。

熊　胆

Xióngdǎn

FEL URSI

《新修本草》

为脊椎动物熊科棕熊 *Ursus arctos* Linnaeus. 黑熊 *Selenarctos thibetanus* Cuvier 的干燥胆汁。产于云南者称"云胆",品质最优;产于黑龙江、吉林者称"东胆"。现多以活熊导管引流的熊胆汁干燥后入药,称为"熊胆粉"。研细入药。

【主要性能】苦,寒。归肝、胆、心经。

【功效】清热解毒,清肝泻火,息风止痉。

【应用】

1. 疮痈肿毒　本品清热解毒之效颇佳,又能消散痈肿,适宜于疮疡痈疽、痔疮肿痛、咽喉肿痛等,可内服,尤多局部外用。如《千金方》外涂熊胆,治疗久痔不瘥;也可用水调化或加入少许冰片,涂于患部,治疗热毒疮痈等。治咽喉肿痛,常与其他利咽药物,作丸剂内服或含化。

2. 惊痫抽搐　本品能清肝泻火,息风止痉。治肝火炽盛,热极生风所致惊痫抽搐,常与清热泻火、息风止痉药物配伍。

3. 肝热目疾　本品能清肝明目退翳,治肝热目赤肿痛、羞明流泪及目生障翳等症,常与石决明、珍珠、冰片等同用,如《卫生部药品标准·中药成方制剂》白敬宇眼药。

【用法用量】生用。内服,0.15～0.6 g,入丸、散,本品味腥苦,口服易致呕吐,故宜用胶囊剂。外用适量,调涂患处。

【使用注意】脾胃虚寒者忌服。孕妇忌用。

【参考文献】

1. 本草文献

《新修本草》:"疗时气热盛变为黄疸,暑月久痢。"

《本草从新》:"凉心,平肝,明目,杀虫,治惊痫五痔。实热则宜,虚家当戒。"

《本草纲目》:"退热,清心,平肝,明目去翳,杀蛔、蛲虫。"

2. 临床新用

(1) 治老年心绞痛:对照组 31 例,采用常规治疗;治疗组 32 例,在对照组治疗基础上服用引流熊胆,用药 1 周后,对照组显效率 25.8%,总有效率 83.9%,差异显著。[云南中医学院报,1994,17(1):47]

(2) 治高脂血症:治疗组 50 例,以熊胆注射液穴位注射治疗;对照组 50 例,口服烟酸肌醇酯胶囊,治疗 25 d 后,治疗组总有效率 98%,对照组 80%,疗效满意。[针灸临床杂志,2001,17(3):14]

3. 其他　本品常用处方名有熊胆、黑熊胆、云胆、东胆等。

青　果

Qīngguǒ

CANARII FRUCTUS

《日华子本草》

为橄榄科常绿乔木植物橄榄 *Canarium album* Raeusch. 的成熟果实。主产于我国南方及西南等地。秋季果实成熟时采收,干燥。

【主要性能】甘、酸,平。归肺、胃经。

【功效】清热解毒,利咽,生津。

【应用】

1. 咽喉肿痛,肺热咳嗽 本品能清肺止咳,清利咽喉,尤以利咽见长。治风热上扰或热毒蕴结之咽喉肿痛,常与清热解毒利咽之牛蒡子、冰片等配伍;治肺热咳嗽,咽痛音哑,咳嗽痰滞,鲜品熬膏服用,或与金银花、芦根、桔梗等配伍。

2. 津伤口渴 本品能生津止渴,适用于暑热伤津口渴,可单用本品,或捣汁入梨汁、甘蔗汁等饮用。

此外,本品能解鱼蟹、河豚中毒,又能解毒醒酒。尚可用治鱼、蟹、河豚中毒以及饮酒中毒,单用煎汤服即可。

【用法用量】生用。煎服,4.5～9 g;鲜品尤佳,可用至30～50 g。

【参考文献】

1. 本草文献

《日华子本草》:"开胃,下气,止泻。"

《本草纲目》:"生津液,止烦渴,治咽喉痛。咀嚼咽汁,能解一切鱼、鳖毒。"

《滇南本草》:"治一切喉火上炎,大头瘟症。能解湿热、春温,生津止渴,利痰,解鱼毒、酒、积滞。"

2. 临床新用

(1) 治痫病:以青果膏(青果、白矾和冰糖)治疗,痫病发作得以控制,疗效较满意。[江苏中医药,1979,2:19]

(2) 治小儿多涎症:用青橄榄 3 枚,猪胰腺 1 条剪碎加水炖,喝汤,1 剂/d,一般服 2～3 剂痰涎即止。[中国民间疗法,1999,12(12):47]

3. 其他 本品常用处方名有青果、广青果、盐青果、干青果、橄榄果等。藏青果,为使君子科植物诃子 *Terminalia chebula* Retz. 的幼果,也称西青果,效用与本品基本相同。

木 蝴 蝶

Mùhúdié

SEMEN OROXYLI

《本草纲目拾遗》

为紫葳科落叶乔木植物木蝴蝶 *Oroxylum indicum*(L.)Vent. 的干燥成熟种子。主产于云南、广西、贵州等地,秋、冬二季采收成熟果实,暴晒至果实开裂,取出种子,晒干。

【主要性能】苦、甘,凉。归肺、肝、胃经。

【功效】清肺利咽,疏肝和胃。

【应用】

1. 喉痹音哑,肺热咳嗽 本品有清肺热,利咽喉之功,为治咽喉肿痛之常用药。治肺热咽痛,声音嘶哑,常与桔梗、蝉蜕、射干等清肺利咽之品配伍。治肺热咳嗽,或小儿百日咳,常与桑白皮、款冬花、甘草等同用,如《现代实用中药》止咳糖浆。

2. 肝胃气痛 本品能疏肝和胃止痛。治疗肝气郁滞,肝胃气痛,脘腹、胁肋胀痛等,单用本品研末,酒调送服,或与青皮、佛手、玫瑰花等疏肝行气药配伍。

【用法用量】生用。煎服,1～3 g。

【参考文献】

1. 本草文献

《本草纲目拾遗》:"治心气痛,肝气痛,下部湿热。"

《现代实用中药》:"镇咳,治百日咳及干性气管炎。"

《药材资料汇编》:"治咽喉失音。"

2. 其他 本品常用处方名有木蝴蝶、玉蝴蝶、千张纸等。

肿 节 风

Zhǒngjiéfēng

HERBA SARCANRAE

《生草药性备要》

为金粟兰科亚灌木草珊瑚 *Sarcandra glabra*(Thunb.) Nakai 的干燥全草,主产于四川、湖南、广东等地,夏秋二季采收,晒干。

【主要性能】苦、辛,平。归心、肝经。

【功效】清热解毒,凉血消斑,活血,祛风通络。

【应用】

1. 热毒证 本品能解毒利咽,清热止痢,消肿散结,可用治热毒所致咽痛音哑,泻痢,肠痈,丹毒等。治外感风热之咽喉肿痛、音哑失音等,常与牛蒡子、板蓝根、蝉蜕等配伍;治急性泻痢,单味煎服,或与黄连、黄柏、马齿苋等同用;治肠痈,常与败酱草、大红藤、芒硝等配伍;治丹毒,常与金银花、连翘、野菊花等配伍。

2. 血热斑疹 本品有清热凉血,活血消斑之功。治热入血分,身发斑疹,常与地黄、赤芍、牡丹皮等同用。

3. 跌打损伤 本品活血消肿止痛,治跌打损伤,鲜品捣烂外敷,或与续断、三七等配伍。

4. 风湿痹痛 本品又能祛风除湿通络,可治风湿痹痛,常与五加皮、桑寄生、独活等配伍,或与猪蹄同煮,略加酒水调服。

【用法用量】生用。煎服,9～30 g。外用适量。

【参考文献】

1. 本草文献

《生草药性备要》:"煲水饮,退热。"

《分类草药性》:"治一切跌打损伤,风湿麻木,筋骨疼痛。"

《福建药物志》:"活血散瘀,清热解毒,消肿止痛。根治腰腿痛,骨折,产后腰痛,月经不调。"

2. 临床新用

(1) 治小儿病毒性心肌炎:以肿节风抗菌消炎注射液,静脉滴注,并口服促心肌细胞营养代谢药物,治疗 53 例,7 d 为 1 个疗程,连用 1 个月,结果总有效率 88.7%。[中医研究,2004,17(1):48]

(2) 改善肿瘤患者免疫功能:对照组直肠癌术后患者 13 例,单纯进行化疗;治疗组 22 例,在同于对照组化疗的基础上,从首次化疗起即口服肿节风片,3 粒/次,3 次/d。结果治疗组可明显改善患者的细胞免疫功能。[上海医药,2008,29(9):420]

3. 其他 本品常用处方名有为肿节风。

表 11－3　清热解毒药参考药

药名	来源	药性	功效	应用	用法用量	使用注意
拳参	为蓼科植物拳参的干燥根茎	苦、涩,微寒。归肺、肝、大肠经	清热解毒,凉血止血,镇肝息风	1. 热毒疮痈 2. 热病神昏,惊痫抽搐 3. 湿热痢 4. 血热出血证	生用。煎服,4.5～9 g。外用适量	无实火热毒者不宜使用。阴证疮疡患者忌服
漏芦	为菊科植物祁州漏芦干燥根	苦,寒。归胃经	清热解毒,消痈散结,通经下乳,舒筋通脉	1. 疮痈瘰疬 2. 乳汁不下 3. 湿痹拘挛	生用。煎服,5～9 g。外用,研末调敷或煎水洗	气虚、疮疡平塌者及孕妇忌服
地锦草	为大戟科植物地锦或斑地的干燥全草	辛,平。归肝、大肠经	清热解毒,凉血止血	1. 热毒血痢 2. 血热出血证 3. 湿热黄疸 4 热毒疮肿,毒蛇咬伤	生用。煎服,9～20 g。鲜品 30～60 g。外用适量	
千里光	为菊科植物千里光的全草	苦,寒。归肺、肝、大肠经	清热解毒,清肝明目	1. 热毒疮肿 2. 肝热目赤 3. 湿热证	生用。煎服,9～15 g,鲜品 30 g。外用适量	脾胃虚寒者慎服
白蔹	为葡萄科植物白蔹的干燥块根	苦、辛,微寒。归心、胃经	清热解毒,消痈散结,敛疮生肌	1. 疮痈肿毒,瘰疬痰核 2. 水火烫伤,手足皲裂 3. 血热出血证	煎服,4.5～9 g。外用适量,煎汤外洗或研成极细粉末敷于患处	脾胃虚寒者不宜服。不宜于乌头类药材同用
四季青	为冬青科植物冬青的叶	苦、涩,寒。归肺、心经	清热解毒,凉血止血,敛疮	1. 热毒疮痈 2. 肺热咳嗽 3. 出血证	生用。煎服,15～30 g。外用适量	脾胃虚寒,肠滑泄泻者慎用

第五节　清热解暑药

本类药物性味多甘寒或苦寒,以清解暑热为主要功效,常用治暑热病,症见恶热壮热,汗出,口渴多饮,心烦头晕,小便短黄,舌红,苔黄干,脉洪大等。暑为阳邪,易伤津耗气,也可兼见烦渴、神疲、舌红、脉细等。又因暑多夹湿,也可兼见胸脘痞闷,身重乏力等。

本类药中部分药物兼有退虚热、截疟、利尿通淋等功效,还可用治阴虚发热、疟疾、淋证等。

本类药药性多寒凉,易伤阳气,脾胃虚弱,肠滑泄泻者慎用。

青　蒿
Qīnghāo
ARTEMISIAE ANNUAE HERBA
《神农本草经》

为菊科一年生草本植物黄花蒿 *Artemisia annua* L. 的干燥地上部分。中国大部地区均有分布。夏秋季花将开时采割,除去老茎。切段。

【主要性能】苦、辛,寒。归肝、胆经。

【功效】清暑热,退虚热,除骨蒸,截疟

【应用】

1. **暑热证**　本品善能清解暑热,内除湿热。用治外感暑热,发热口渴,头昏头痛等症,常与连翘、滑石、西瓜翠衣等同用,如《时病论》清凉涤暑汤。

2. **虚热证**　本品又能清透阴分伏热,退虚热,除骨蒸,为退虚热之要药。如治温病后期,邪伏阴分,虚热内生,夜热早凉,热退无汗或低热不退等,常与鳖甲、丹皮、生地等养阴药同用,如《温病条辨》青蒿鳖甲汤;治肝肾阴虚,虚火内扰之骨蒸劳热,潮热盗汗,五心烦热,常与知母、鳖甲等同用,如《证治准绳》清骨散。

3. **疟疾寒热**　本品具解热与截疟之功,可缓减疟疾发作时的寒战壮热,为治疟疾寒热之要药。单用鲜品大剂量绞汁服,或与黄芩、草果、柴胡等同用。

本品又长于清透少阳邪热,亦用治湿热郁遏少阳三焦,气机不利之寒热如疟,胸胁胀闷者,常与黄芩、竹茹、半夏等配伍,如《重订通俗伤寒论》蒿芩清胆汤。

此外,本品尚有退黄之功,治湿热黄疸,常与茵陈、栀子等同用。

【用法用量】鲜用或阴干,切段生用。煎服,6～12 g,后下;或鲜用绞汁服。

【使用注意】脾胃虚弱,肠滑泄泻者忌服。

【参考文献】

1. **本草文献**

《神农本草经》:"主疗痎疟痒,恶疮,杀虱,留热在骨节间,明目。"

《本草纲目》:"治疟疾寒热。"

《本草新编》:"专解骨蒸劳热,尤能泄暑热之火,泄火热而不耗气血。"

2. **临床新用**

(1) 治狼疮性肾炎:用虫草和青蒿素治疗狼疮性肾炎 31 例,有效 4 例,显效 26 例,无效 1 例,总有效率 97％。[临床荟萃,1999,14(12):555]

(2) 治神经性皮炎:用青蒿油外搽治疗神经性皮炎 30 例,有效 28 例,无效 2 例,总有效率 93％。[四川中医,1985,3:51]

3. **其他**　本品常用处方名有青蒿、香青蒿、青蒿梗等。青蒿素是从本品中提取所的,是我国唯一得到国际承认的具有自主知识产权的抗疟新药。在其基础上合成了多种衍生物,如双氢青蒿素、蒿甲醚、青蒿琥酯等。青蒿素类药物毒性低、抗虐性强,被 WTO 批准为世界范围内治疗脑型疟疾和恶性疟疾的首选药物。

滑　石

Huáshí

TALCUM

《神农本草经》

为硅酸盐类矿物滑石族滑石,主要为含水硅酸镁$[Mg_3 \cdot (Si_4O_{10}) \cdot (OH)_2]$,主产于山东、江西、辽宁等地。全年可采。研粉或水飞。

【主要性能】甘、淡,寒。归膀胱、肺、胃经。

【功效】清热解暑,利尿通淋,外用收湿敛疮。

【应用】

1. **暑热证及暑湿、湿温证**　本品既能清热解暑,又能渗利小便,为治暑热证及暑湿、湿温证之常用药。若暑热烦渴,小便短赤,常与甘草配伍,即《伤寒标本》六一散;暑温夹湿及湿温初起,头痛恶寒,身重胸闷,常与薏苡仁、白蔻仁、杏仁等宣肺、化湿之品配伍,如《温病条辨》三仁汤。

2. **湿热淋证**　本品善清膀胱湿热而利尿通淋,治湿热下注,热结膀胱之小便淋沥涩痛,常与木通、车前子、瞿麦等配伍,如《和剂局方》八正散;治石淋,常与海金沙、金钱草等同用。

3. **湿疹,湿疮**　本品外用清热收湿,敛疮止痒。治湿疹,湿疮,可单用或与煅石膏、黄柏等研末,撒布患处;治痱子,常与薄荷、甘草等研粉外用。

【用法用量】生用。煎服,10～20 g。宜包煎。外用适量。

【使用注意】脾虚、热病伤津及孕妇忌用。

【参考文献】

1. **本草文献**

《神农本草经》:"主身热泄澼,女子乳难,癃闭,利小便,荡胃中积聚寒热。"

《药性论》:"能疗五淋,主难产。""除烦热心躁,偏主五淋。"

《本草纲目》:"疗黄疸,水肿脚气,吐血衄血,金疮出血,诸疮肿毒。"

2. **临床新用**

(1) 治痛风病:以单味滑石 40 g(布包),加水 500 ml,浸泡 30 min 后煮沸,频服代茶饮,1 剂/d。用药期间逐渐停服秋水仙碱等药物,疗效显著。[中医杂志,2000,41(5):266]

(2) 治产后缺乳:以滑石粉 60 g(包、先煎)、炒冬葵子 30 g(捣碎),1 剂/d,水煎服。血虚加当归、熟地各 20 g,气虚加党参 30 g,黄芪 60 g。治疗 68 例,结果显效 52 例,有效 16 例。服药 3 剂见效 51 例,6 剂见效 17 例。[中医杂志,2000,41(5):267]

3. **其他**　本品常用处方名有滑石、块滑石、滑石粉、飞滑石等。本品若长期刺激直肠、阴道等黏膜,会导致肉芽肿产生,故滑石不宜久用。

绿　豆

Lùdòu

SEMEN PHASEOLI RADIATI

《日华子本草》

为豆科一年生草本植物绿豆 *Phaseolus radiatus* L. 的干燥种子。全国大部分地区均有生产。秋后种子成熟时采收,簸净杂质,洗净,晒干。打碎或研粉。

【主要性能】甘,寒。归心、胃经。

【功效】消暑热,解毒,利水。

【应用】

1. **暑热烦渴**　本品能清热消暑,除烦止渴,通利小便,治夏季暑热烦渴尿赤等症,常以之煮汤冷饮,如《景岳全书》绿豆饮;亦可与其他清暑热药同用,以增强疗效。

2. **痈肿疮毒**　本品清热解毒,以消痈肿。治热毒疮痈肿痛,单用煎汤服,或与大黄为末,加薄荷汁、蜂蜜调敷患处。若与赤小豆、黑豆、甘草同用,可预防痘疮及麻疹。

3. **水肿,小便不利**　本品可利水消肿。治水肿,小便淋沥不畅等,常与陈皮、冬麻子同用煮食。

此外,本品也可解热性药物及食物中毒,生品研末加冷开水滤汁顿服,或浓煎频服,或与黄连、葛根、甘草等同用。

【用法用量】生用。煎服,15～30 g。外用适量。

【使用注意】脾胃虚寒,肠滑泄泻者忌用。

【参考文献】

1. 本草文献

《日华子本草》:"益气,除热毒风,厚肠胃;作枕明目,治头风头痛。"

《本草汇言》:"清暑热,静烦热,润燥热,解毒热。"

《随息居饮食谱》:"绿豆甘凉,煮食清胆养胃,解暑止渴,利小便,已泻痢。"

2. 临床新用

(1) 治高血压病:以用硫黄煮绿豆加酒制大黄,压片内服,治107例合并高血压病的气管炎患者,治疗3～9个月后,总有效率93.46%。[新医学,1973,4(8):394]

(2) 治慢性鼻炎:以丝瓜根、绿豆煎汤内服,治疗270例,总有效率96%。[中国中西医结合杂志,1992,12:757]

3. 其他 本品常用处方名有绿豆。

【附药】

绿豆衣 为绿豆的种皮。将绿豆用清水浸泡后取皮晒干即成。性味甘,寒。归心、胃经。功同绿豆,但解暑之力不及绿豆,其清热解毒之功胜于绿豆;并能退目翳,治疗斑痘目翳。煎服,6～12 g。

荷 叶

Héyè

NELUMBINIS FOLIUM

《食疗本草》

本品为睡莲科多年生水生草本植物莲 *Nelumbo nucifera* Gaertn. 的干燥叶。全国大部地区均产。夏、秋二季采收,晒至七八成干时,除去叶柄,折成半圆形或折扇形,干燥。

【主要性能】苦,平。归肝,脾,胃经。

【功效】清暑化湿,升发清阳,凉血止血。

【应用】

1. 暑热病证 本品能清暑热,除烦渴,鲜者清暑力甚。若暑热病见头胀胸闷、口渴、小便短赤等,常与鲜银花、西瓜翠衣、鲜扁豆花等同用,如《温病条辨》清络饮。

2. 泄泻 本品清暑热,又能升清阳,助运化,治夏季暑热泄泻,常与白术、扁豆等配伍应用;治脾虚气陷,大便泄泻者,常与人参、白术、山药等补脾益气药同用。

3. 血热出血证 本品凉血止血而不留瘀,治血热妄行之吐血、衄血,常与生地、生柏叶、生艾叶同用,如《妇人良方》四生丸;若吐血、咯血热象不明显者,可单用研末服;若崩漏下血,常以荷叶烧研与蒲黄、黄芩同用。

【用法用量】生用或炒炭用。煎服,3～10 g。荷叶炭3～6 g。

【使用注意】体瘦气血虚弱者慎服。

1. 本草文献

《宝庆本草折衷》:"(治)吐血、咯血。"

《本草再新》:"清凉解暑,止渴生津,治泻痢,解火热。"

《本草纲目》:"生发元气,裨助脾胃,涩精浊,散瘀血,清水肿、痈肿,发痘疮。治吐血、咯血、衄血、下血、溺血、血淋、崩中、产后恶血、损伤败血。"

2. **临床新用** 单纯性肥胖症：对照组48例，采用针刺方法治疗；治疗组50例，在对照组治疗基础上，加服荷叶饮（荷叶、陈皮、茯苓、泽泻、甘草），结果治疗组总有效率88％，对照组总有效率73％，两组间疗效差异显著。［中国老年学杂志，2013，33(7)：1661］

3. **其他** 本品常用处方名有荷叶、莲叶、鲜荷叶、干荷叶、荷叶炭等。

【**附药**】

荷梗 为睡莲科多年生草本植物莲的叶柄或花柄。性味苦，平。归脾、膀胱经。功能解暑清热，理气化湿。主要适用于暑湿胸闷不舒、泄泻、痢疾、淋病、带下。煎服，9～15 g。

表 11-4 清暑热药参考药

药名	来源	药性	功效	应用	用法用量	使用注意
西瓜翠衣	为双子叶植物葫芦科西瓜的果皮	甘，凉。归性、胃、膀胱经	清热，解渴，利尿	1. 暑热烦渴证 2. 小便短少，水肿 3. 口舌生疮	煎服，9～30 g；或焙干研末。外用适量，烧存性研末撒	中寒湿盛者忌用

问题与思考

1. "火"与"热"是什么关系？"清热"与"泻火"有无区别？

2. 试比较石膏与知母；生地黄与玄参；黄芩、黄连、黄柏；金银花与连翘功效与主治之异同。

3. 现今教材多将清热药分为清热泻火药、清热燥湿药、清热凉血药、清热解毒药、清虚热药五类，请结合中医理论谈谈你对此分类的看法。

辨证用药练习

张某，男，18岁。春末夏初，贪凉减衣，感受风寒，初起发热恶寒，无汗，口服退热药后，大汗出，热稍减，旋即高热，虽汗出而热不减，但热不恶寒，烦渴，咳嗽胸痛，痰少。查体：高热，体温40.5℃，面红汗出，烦渴喜饮，咳嗽痰少，胸痛不舒，大便干结。舌红，苔白少津，脉洪大而数。胸部 X 线片检查提示：右下肺可见片状阴影。查血常规提示：白细胞 $1.63×10^9/L$，中性 0.9，淋巴0.09。［浙江中医杂志，2001，36(12)：536］

诊为咳嗽。试写出其证型，可选择哪些药物并陈述理由。

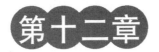

泻 下 药

凡以泻下通便为主要功效,常用于治疗便秘及其他里实积滞证的药物,称为泻下药。

本类药物依据泻下力度的强弱、性能特点及功效主治之不同,大致可分为攻下药、润下药、峻下逐水药三类。

泻下药多为苦味,性寒;作用趋向以沉降为主,主归大肠经,其中峻下逐水药多具毒性。

《素问·灵兰秘典论》云:"大肠者,传导之官,变化出焉。"泻下药或苦泻或甘润,入于大肠,具泻下通便之功,且通过泻下,以排除胃肠积滞、燥屎、痰饮水湿及毒、瘀等有害物质,达清解里实积滞之效。主治便秘及其他里实积滞证:如胃肠积滞、实热内盛、水饮内停等。其中攻下药泻下之力较强,攻下导滞,主治便秘及胃肠积滞证;润下药泻下之力平缓,质润,能滑利大肠,促进排便;峻下逐水药泻下之力峻猛,主治水饮内停等实证。

部分药兼有清热泻火、利尿消肿等作用,可用治里热证及水肿、小便不利等。

泻下药在临床应用时应根据病人的体质、病情的轻重、病程的长短之不同,而选择不同力度的泻下药,并根据里实积滞证的兼证,如食积、痰湿、瘀血、肠道寄生虫等积滞的不同,适当配伍消食(积)、化(痰)湿、活血化瘀、驱虫等药。又因里实积滞证易阻滞气机,故常配伍行气药,以加强泻下导滞之功。若寒积者,应配伍温里药;热积者,应配伍清热药;若热盛伤津,须配伍清热养阴药;兼正虚者,应与补益药同用,以攻补兼施;兼表邪者,当先解表后攻里,必要时可与解表药同用,以表里双解,免表邪内陷。

泻下药易伤正气、损脾胃,故年老体虚、脾胃虚弱者当慎用;妇女胎前产后及月经期当忌用。其中攻下导滞和峻下逐水药,因其作用峻猛,副作用大,应中病即止,切勿过剂。有毒药物,要注意用法用量,以免中毒。

第一节 攻 下 药

本类药物多味苦,性寒,泻下作用较强,以泻下通便为主要功效,主要用于便秘及胃肠积滞证。其寒凉之性及泻下之能,有清热,或导热(火、血)下行,"釜底抽薪"之效,还可用于脏腑火热证以及上部出血证,如高热神昏、谵语、头痛、目赤、咽喉肿痛、牙龈肿痛,以及吐血、衄血、咯血等。以上里热证,无论有无便秘者,均可应用。

本类药物泻下力强,孕妇及体虚而无积滞者忌用。

大　黄
Dàhuáng
RHEI RADIX ET RHIZOME
《神农本草经》

为蓼科多年生草本植物掌叶大黄 *Rheum palmatum* L.、唐古特大黄 *R. tanguticum* Maxim. ex Balf. 或药用大黄 *R. officinale* Baill. 的干燥根及根茎。掌叶大黄和唐古特大黄药材称"北大黄"，主产于青海、甘肃等地。药用大黄药材称"南大黄"，主产于四川。秋末茎叶枯萎或次春发芽前采挖，除去须根，刮去外皮，切块干燥。

【主要性能】苦，寒。归脾、胃、大肠、肝、心包经。

【功效】泻下攻积，清热泻火，凉血解毒，活血祛瘀，清利湿热。

【应用】

1. 积滞便秘　本品"荡涤肠胃，推陈致新"，有较强的泻下作用，为治积滞便秘证之要药。因其性寒，尤宜于热结便秘。可单用，或与芒硝相须为用，如《伤寒论》大承气汤。若热结伤津者，常与滋阴生津之生地、麦冬、玄参等同用，如《温病条辨》增液承气汤；若治热结便秘，气血亏虚者，常与补气养血之人参、当归等同用，如《伤寒六书》黄龙汤；若肠燥津亏便秘，常与润肠通便之麻子仁、苦杏仁等同用，如《伤寒论》麻子仁丸。若治脾阳不足，冷积便秘者，常与温里祛寒之附子、干姜、人参等同用，如《备急千金要方》温脾汤。

2. 热毒证　本品苦降，能使上炎之火下泄，有"釜底抽薪"之妙，并能清热解毒。可用治多种热毒证，无论有无便秘，均可应用。如治温热病之高热神昏、烦躁，可单用，也可与清心火之栀子、黄连等同用；治火热上炎之目赤肿痛、咽喉肿痛、牙龈肿痛等，常与清热泻火之夏枯草、连翘、生石膏等同用；治热毒疮痈疔疖，常与清热解毒之金银花、蒲公英、连翘等同用；治乳痈，可与粉草共研末，以酒熬成膏敷痛处，如《妇人经验方》金黄散；治肠痈初起，腹痛者，常与活血消痈散结之牡丹皮、桃仁、芒硝等同用，如《金匮要略》大黄牡丹汤；治口疮糜烂，多与枯矾等份研末擦患处；治烧烫伤，可单用，或与地榆研粉，用麻油调敷患处。

3. 出血证　本品凉血止血，且善导热（血）下行，故常用治血热妄行之吐血、衄血、咯血等上部出血证，多炒炭使用。可单用，也可与清热泻火之黄芩、黄连同用，如《金匮要略》泻心汤。

4. 血瘀证　本品既可化瘀血，又能清瘀热，为治瘀血证之常用药。又因其性寒，尤善治瘀热互结之证，常与活血化瘀药同用。治妇女产后瘀阻之腹痛、恶露不尽者，常与活血之桃仁、土鳖虫同用，如《金匮要略》下瘀血汤；治下焦蓄血证及妇女瘀血经闭，常与破血通经之桃核、桂枝等同用，如《伤寒论》桃核承气汤；治跌打损伤之胁肋痛者，常与疏肝、活血祛瘀之柴胡、当归、桃仁等同用，如《医学发明》复元活血汤。

5. 湿热证　本品具清利湿热之功。治湿热黄疸，常与利胆退黄之茵陈、栀子同用，如《伤寒论》茵陈蒿汤；治湿热痢疾，可单用，也可与清热利湿之黄连、黄芩等同用；治湿热淋证，常与利尿通淋之木通、车前子等同用，如《和剂局方》八正散。

【用法用量】生用、酒炒、酒蒸或炒炭用。煎服，3～15 g。外用适量。因久煎泻下力减弱，入汤剂应后下，或用开水泡服。生大黄泻下力强；酒制大黄泻下力弱，善凉血解毒；大黄炭善化瘀止血。

【使用注意】脾胃虚弱者慎用；孕妇及哺乳期、月经期妇女慎用。

【参考文献】

1. 本草文献

《神农本草经》:"下瘀血,血闭,寒热,破癥瘕积聚,留饮宿食,荡涤肠胃,推陈致新,通利水谷(道),调中化食,安和五脏。"

《药性论》:"主寒热,消食,炼五脏,通女子经候,利水肿,破痰实,冷热积聚,宿食,利大小肠,贴热毒肿,主小儿寒热时疾,烦热,蚀脓,破留血。"

《本草纲目》:"下痢赤白,里急腹痛,小便淋沥,实热燥结,潮热谵语,黄疸,诸火疮。"

2. 临床新用 治药物中毒:洗胃后,用大黄白及散(生大黄 240 g,白及 120 g,粉碎研细)导泻,治疗药物中毒 50 例(镇静催眠药中毒 25 例、有机磷农药中毒 13 例、除草剂中毒 3 例、杀鼠剂中毒 3 例、药物及其他中毒 6 例)。显效 37 例,有效 13 例。[湖北中医杂志,2002,24(9):40]

3. 其他 本品常用处方名有:大黄、生大黄、熟大黄、将军、川军、锦纹、制大黄、酒大黄、大黄炭。

芒 硝

Mángxiāo

NATRII SULFAS

《名医别录》

为硫酸盐类矿物芒硝族芒硝,经加工精制而成的结晶体。主产于河北、河南、山东等地。

【主要性能】咸、苦,寒。归胃、大肠经。

【功效】泻下通便,润燥软坚,清热消肿。

【应用】

1. 积滞便秘 本品长于泻热通便,润燥软坚,为治实热积滞、大便燥结之要药,与大黄相须为用,如《伤寒论》大承气汤、调胃承气汤。

2. 热毒证 本品外用具清热消肿之功,用治咽喉肿痛、口舌生疮、目赤肿痛、乳痈、肠痈、痔疮肿痛等。治咽喉肿痛、口舌生疮,可与清热消肿之硼砂、冰片、朱砂同用,如《外科正宗》冰硼散;或以本品置西瓜中制成的西瓜霜外用;治目赤肿痛,可用本品置豆腐上化水或用玄明粉配制眼药水,外用滴眼;治乳痈初起,可用本品化水或用纱布包裹外敷;治肠痈初起,可与清热解毒之大黄、大蒜等同用,捣烂外敷;治痔疮肿痛,可单用本品煎汤外洗。

【用法用量】冲入药汁内或开水溶化后服,6~12 g。外用适量。

【使用注意】孕妇慎用;不宜与硫黄、三棱同用。

【参考文献】

1. 本草文献

《名医别录》:"主五脏积聚,久热胃闭,除邪气,破留血,腹中痰实结搏,通经脉,利大小便及月水,破五淋,推陈致新。"

《日华子本草》:"马牙消末筛点眼亦,去赤肿障翳涩泪痛。"

《医学启源》:"《主治秘诀》云,治热淫于内,去肠内宿垢,破坚积热块。"

2. 其他 本品常用处方名有芒硝。取天然产的芒硝原矿石,用热水溶解,过滤,放冷即析出结晶,通称朴硝。再取萝卜洗净切片,置锅内加水煮透后,加入朴硝共煮,至完全溶化,取出过滤或澄清后取上层液,放冷,待析出结晶,干燥后即为芒硝(每朴硝 100 斤,用萝卜 10~20 斤)。也有取天然产的芒硝,经煮炼、过滤,冷却后,取上层的结晶为芒硝,下层的结晶为朴硝。芒硝经风化失去结晶水而成白色粉末,称玄明粉(元明粉)。

番 泻 叶

Fānxièyè

SENNAE FOLIUM

《饮片新参》

为豆科草本状小灌木植物狭叶番泻 *Cassia angustifolia* Vahl 或尖叶番泻 *C. acutifolia* Delile 的干燥小叶。前者主产于印度、埃及和苏丹,后者主产于埃及,中国广东、广西、云南亦有栽培。通常于 9 月采收。晒干。

【**主要性能**】苦,寒。归大肠经。

【**功效**】泻热通便,利水。

【**应用**】

1. **热结便秘**　本品长于泻积热,通大便,善治热结便秘,腹部胀满者。小剂量缓下,大剂量峻下。治热结便秘证,可单味泡服;若兼腹满胀痛者,可与行气之枳实、厚朴同用,以增强泻下导滞之功。

2. **腹水肿胀**　本品具利水消胀之功,治腹水肿胀,二便不利,可单味泡服,或与泻下逐水之牵牛子等同用。

【**用法用量**】生用。煎服,2～6 g,后下或开水泡服。

【**使用注意**】孕妇忌用;哺乳期及月经期妇女忌用。大剂量服用,有恶心、呕吐、腹痛等副作用。

【**参考文献**】

1. **本草文献**

《饮片新参》:"泄热,利肠腑,通大便。"

《现代实用中药》:"治食物积滞,胸腹胀满,便秘不通。"

2. **临床新用**

(1) 治胃及十二指肠出血:番泻叶粉口服对胃溃疡、十二指肠溃疡、胃炎、胃癌、憩室等疾病引起急性出血有效率为 92%～96%,平均止血时间为 2.63～2.68 d。[实用医技杂志,2005,12(5):1294～1295]

(2) 治断乳:番泻叶 5～6 g,加开水 200～300 ml,浸泡 15 min 后饮用(可重复浸泡),每日 3～5 次口服。3～7 d 为 1 个疗程,治疗 2 300 例患者,总有效率为 100%。[社区中医药,2008,11(10):20]

3. **其他**　本品常用处方名有:番泻叶、泻叶。少用为苦味健胃药,能促进消化;服适量能起缓下作用;欲其大泻则服 40～60 g,作浸剂,约数小时即起效用而泄泻。

芦 荟

Lúhuì

ALOE

《药性论》

为百合科多年生常绿植物库拉索芦荟 *Aloe barbadensis* Miller. 叶的液汁浓缩干燥物。习称"老芦荟"。主产于非洲北部地区,中国云南、广东、广西等地有栽培。全年可采,割取植物的叶片,收集流出的液汁,置锅内熬成稠膏,倾入容器,冷却凝固后即得。

【主要性能】苦,寒。归大肠、肝、胃经。

【功效】泻热通便,清肝泻火,杀虫疗疳。

【应用】

1. 热结便秘 本品能泻热通便,善治热结便秘。又因其"味极苦,气极寒,诸苦寒药无出其右者",故较少用之。

2. 肝经实热(火)证 本品清肝泻火之功较强,"凡属肝脏为病,有热者,用之必无疑也。"治肝经实热(火)之便秘尿赤、烦躁易怒、头痛眩晕、癫痫抽搐等,常与清热泻火之大黄、栀子、龙胆草等同用,如《医略六书》当归龙荟丸。

3. 小儿疳积 本品泻热导滞,能通胃肠,疗疳积,用治小儿疳积之虫积腹痛、面色萎黄、形体消瘦等。常与消食、驱虫之神曲、使君子等同用;或与健脾益气之人参、白术等同用。

此外,本品外用可治癣疮。

【用法用量】生用。入丸剂,每次 2~5 g。外用适量。

【使用注意】孕妇慎用;脾胃虚弱,食少便溏者慎用。

【参考文献】

1. 本草文献

《药性论》:"杀小儿疳蛔。主吹鼻杀脑疳,除鼻痒。"

《海药本草》:"主小儿诸疳热。"

《开宝本草》:"主热风烦闷,胸膈间热气,明目镇心,小儿癫痫惊风,疗五疳,杀三虫及痔病疮痿。解巴豆毒。"

2. 临床新用

(1) 治急性痛风性关节炎:用新鲜木立芦荟叶肉贴敷肿痛处治疗痛风性关节炎急性发作患者 22 例,总有效率为 91%。[中国民间疗法,2002,10(3):26]

(2) 治烧烫及扭伤:将鲜芦荟叶洗净,剥去表皮,敷于患处或捣泥外敷,每 2 h 换药 1 次,治疗烧烫伤 10 例,扭伤 8 例,疗效满意。[中国民间疗法,2002,10(10):27]

(3) 治静脉输液所致静脉炎:用鲜芦荟汁外涂治疗静脉输液所致静脉炎 68 例,治愈率达 100%。其中治愈时间最短 2 d,最长 6 d,平均 4 d。[中国疗养医学,2002,11(1):80]

(4) 治慢性支气管炎:用芦荟汁(取生长 3 年以上的厚质芦荟,榨成汁,兑 1/4 量椴树蜜,早晚分服,每次 10 ml,1 个月为 1 个疗程)治疗慢性支气管炎 24 例,有效率 100%。[中国药学报,2001,29(6):12]

3. 其他 本品常用处方名有芦荟、真芦荟、象胆。

第二节 润 下 药

润下药多为植物种子或种仁,质润,味甘,性平,泻下作用平缓,以润肠通便为主要功效,适用于年老津枯、热病伤津、产后血虚及失血之肠燥津枯便秘。

火 麻 仁
Huǒmárén
CANNABIS SEMEN
《神农本草经》

为桑科一年生草本植物大麻 *Cannabis sativa* L. 的干燥成熟果实。全国各地均有栽培。主产于山东、河北、黑龙江等地。秋季果实成熟时采收,除去杂质,晒干。

【**主要性能**】甘,平。归脾、胃、大肠经。

【**功效**】润肠通便。

【**应用**】

肠燥便秘证 本品能润肠通便,略有滋养补虚作用,适用于老人、产妇及体弱津血不足之肠燥便秘,可单用,或与养阴生津之熟地黄、玄参、麦冬等同用。若兼有燥热者,可与泻热通便、行气之大黄、厚朴等同用,以加强其通便作用,如《伤寒论》麻子仁丸。

【**用法用量**】生用,用时打碎。煎服,10～15 g。

【**参考文献**】

1. **本草文献**

《神农本草经》:"补中益气。"

《名医别录》:"主中风汗出,逐水,利小便,破积血,复血脉,乳妇产后余疾。"

《日华子本草》:"补虚劳,长肌肉,下乳,止消渴,催生。治横逆产。"

2. **临床新用**

(1) 治慢性咽炎:用单味火麻仁(火麻仁 50 g 加水 300 ml 浸泡 60 min,文火煎取 150 ml。复煎加水 150 ml,煮沸后 20 min 取汁,2 次煎液相兑,早、晚分服,每日 1 剂。以每日软便 2～3 次为度,不必尽剂)治疗慢性咽炎 30 余例,疗效确切。[新中医,2002,34(1):29]

(2) 治神经性皮炎:用火麻仁馏油(每日早、晚 2 次外涂皮损处,7 d 为 1 个疗程)治疗神经性皮炎 116 例,有效率为 78.5%。[临床皮肤科杂志,1997,1:28]

(3) 治口眼㖞斜:用三妙膏(麻子仁 30 g,血竭 12 g,麝香 2 g)外敷(敷前,用毫针取患侧下关穴,直刺,成人 1～1.5 寸,小儿 5 分许,强刺激,不留针)治疗口眼㖞斜 100 例,痊愈者 86 例,好转者 14 例。[河南中医,1985,4:7]

3. **其他** 本品常用处方名有火麻仁、麻子仁、大麻仁、大麻子。

郁 李 仁
Yùlǐrén
PRUNI SEMEN
《神农本草经》

为蔷薇科落叶灌木植物欧李 *Prunus humilis* Bge.、郁李 *P. japonica* Thunb. 或长柄扁桃 *P. pedunculata* Maxim. 的干燥成熟种子。前二种习称"小李仁",后一种习称"大李仁"。主产于辽宁、内蒙古、河北等地。夏、秋二季采收成熟果实,除去果肉及核壳,取出种子,干燥。

【**主要性能**】辛、苦、甘,平。归大肠、小肠、脾经。

【**功效**】润肠通便,利水消肿。

【应用】

1. **肠燥便秘** 本品辛散苦降,性平质润,其润肠通便之功同火麻仁,且兼行大肠之气滞。常与润肠通便之火麻仁、柏子仁、杏仁等同用,如《世医得效方》五仁丸。若治产后肠胃燥热,大便秘结,可与凉血、养血之当归、生地等同用。

2. **水肿** 本品辛开苦泄,甘淡利水,又具下气利水之功,用治水肿腹满,脚气浮肿,小便不利者,可与利水消肿之桑白皮、赤小豆等同用,如《圣济总录》郁李仁汤。

【用法用量】生用,去皮捣碎用。煎服,6～10 g。

【使用注意】孕妇慎用。

【参考文献】

1. **本草文献**

《神农本草经》:"主大腹水肿,面目、四肢浮肿,利小便水道。"

《药性论》:"治肠中结气,关格不通。"

《日华子本草》:"通泄五脏,膀胱急痛,宣腰胯冷脓,消宿食,下气。"

2. **其他** 本品常用处方名有郁李仁、郁李肉、小李仁、大李仁、生郁李仁、炒郁李仁、蜜郁李仁。

表 12-1 润下药参考药

药名	来源	主要性能	功效	主治	用法用量	使用注意
松子仁	为松科乔木植物红松的种子	甘、温 归肺、肝、大肠经	润肠通便,润肺止咳	1. 肠燥便秘 2. 肺燥干咳	煎服,5～10 g。或入膏、丸	脾虚便溏、湿痰者禁用

第三节 峻下逐水药

本类药物大多有毒,味苦,性寒,部分药味辛,性温。泻下作用峻猛,服药后能引起剧烈腹泻,部分药兼能利尿消肿,使体内潴留的水液从二便排出。适用于正气未衰,邪气偏盛之全身水肿,胸腹积水之痰饮积聚,喘满壅实等证。

本类药攻伐力强,副作用大,易伤正气,应"中病即止",不可久服。使用时要注意本类药物的炮制、剂量、用法及禁忌等,以确保用药安全、有效。体虚者慎用,孕妇忌用。

甘 遂
Gānsuì
KANSUI RADIX
《神农本草经》

为大戟科多年生草本植物甘遂 *Euphorbia kansui* T. N. Liou ex T. P. Wang 的干燥块根。主产于山西、河北、陕西等地。春季开花前或秋末茎叶枯萎后采挖,除去外皮,晒干。

【主要性能】苦,寒。有毒。归肺、肾、大肠经。

【功效】峻下逐饮,消肿散结。

【应用】

1. 水肿,臌胀,胸胁停饮证　本品善行经隧之水湿,峻下逐水力强,药后可连续泻下,使体内潴留之水饮从二便排出。凡水肿、臌胀、胸胁停饮证,正气未衰者,均可用之。可单用研末服,或与峻下逐水之京大戟、芫花各等份为末,枣汤送服,如《伤寒论》十枣汤。亦可与牵牛子同用,如《圣济总录》二气汤。

2. 风痰癫痫　本品尚有逐痰涎作用。以甘遂为末,入猪心煨后,与朱砂末为丸服,可用于风痰癫痫之证,如《济生方》遂心丹。

3. 疮痈肿毒　本品外用能消肿散结,用甘遂末水调外敷,可用治疮痈肿毒。

【用法用量】醋制用。入丸散剂,每次 0.5～1.5 g。外用适量。本品有效成分不溶于水,故不入煎剂。

【使用注意】孕妇忌用;虚弱者忌用。不宜与甘草同用。

【参考文献】

1. 本草文献

《神农本草经》:"主大腹疝瘕,腹满,面目浮肿,留饮宿食,破癥积聚,利水谷道。"

《药性论》:"能泻十二种水疾,治心腹坚满,下水,去痰水,主皮肤浮肿。"

《本草纲目》:"泻肾经及隧道水湿,脚气,阴囊肿坠,痰迷癫痫,噎膈痞塞。"

2. 其他　本品常用处方名有甘遂、生甘遂、醋甘遂、煨甘遂、制甘遂。

京 大 戟
Jīngdàjǐ
EUPHORBIAE PEKINENSIS RADIX
《神农本草经》

为大戟科多年生草本植物大戟 *Euphorbia pekinensis* Rupr. 的干燥根。主产于江苏、四川、广西等地。秋、冬二季采挖,洗净,晒干。

【主要性能】苦,寒。有毒。归肺、脾、肾经。

【功效】峻下逐饮,消肿散结。

【应用】

1. 水肿、臌胀、胸胁停饮证　本品峻下逐水之功同甘遂而稍逊,偏行脏腑之水湿,治水肿、臌胀、胸胁停饮证,正气未衰者,与峻下逐水之甘遂、芫花各等份为末,枣汤送服,如《伤寒论》十枣汤。

2. 痈肿疮毒,瘰疬痰核　本品消肿散结,内服外用均可。可生用,鲜品捣烂外敷治热毒痈肿疮毒。治痰火凝聚之瘰疬痰核者,可与鸡蛋同煮,食鸡蛋。

【用法用量】醋制用。入丸散剂,每次 1 g。外用生品适量。

【使用注意】孕妇忌用。不宜与甘草同用。

【参考文献】

1. 本草文献

《神农本草经》:"主十二水,腹满急痛,积聚,中风皮肤疼痛,吐逆。"

《名医别录》:"主颈腋痈肿,头痛,发汗,利大小肠。"

《现代实用中药》:"用于壮实体质之腹水,全身水肿。胸肋膜积水等。"

2. 临床新用　治顽固性便秘:用大戟膏(大戟 5 g 研末,与 8 枚大枣肉共捣烂成膏)敷于脐部,点燃艾条在其上施灸 20 min,然后用纱布覆盖,胶布固定。治疗顽固性便秘 68 例,每日 1 次,直至大便畅通,一般需治疗 30～40 d。痊愈 56 例,有效 6 例,无效 6 例。[中国民间疗法,2002,10(8):22]

3. **其他** 本品常用处方名有京大戟、打戟、醋打戟。

【**附药**】

红大戟 为茜草科多年生草本植物红大戟 *Knoria valerianoides* Thorel et Pitard 的干燥块根。味苦,性寒。功效与京大戟略同,但京大戟峻下逐水力强,红大戟消肿散结力强。用法用量与使用注意同京大戟。

芫 花
Yuánhuā
GENKWA FLOS
《神农本草经》

为瑞香科落叶灌木植物芫花 *Daphne genkwa* Sieb. et Zucc. 的干燥花蕾。主产于安徽、江苏、浙江等地。春季花未开放前采摘,去除杂质,干燥。

【**主要性能**】苦、辛,温。有毒。归肺、脾、肾经。

【**功效**】峻下逐水,祛痰止咳。外用:杀虫疗疮。

【**应用**】

1. **水肿、臌胀、胸胁停饮证** 本品峻下逐水之功与甘遂、京大戟同而力稍逊,且以泻胸胁水饮,祛痰止咳见长。适用于饮停胸胁所致的喘咳、胸胁引痛、心下痞及水肿、臌胀等证。常与峻下逐水之甘遂、京大戟同用,如《伤寒论》十枣汤。

2. **咳嗽痰喘** 本品祛痰止咳,性温散寒,用于寒痰咳喘之咳嗽、痰证。可单用或与大枣煎服。

3. **顽癣秃疮,痈肿** 本品外用能杀虫疗疮,可治头疮、白秃、顽癣等皮肤病及痈肿等。可研末单用,或加雄黄研末,猪脂调敷。

【**用法用量**】醋制用。煎服,1.5～3 g;入散剂,每次 0.6～0.9 g。外用适量。内服醋制用以降低毒性。

【**使用注意**】孕妇忌用。不宜与甘草同用。

【**参考文献**】

1. **本草文献**

《神农本草经》:“主咳逆上气,喉鸣喘,咽肿短气,鬼疟,疝瘕,痈肿。”

《名医别录》:“消胸中痰水,喜唾,水肿,五水在五藏皮肤及腰痛,下寒毒、肉毒。”

《药性论》:“治心腹胀满,去水气,利五脏寒痰,涕唾如胶者。主通利血脉,治恶疮风痹湿,一切毒风,四肢挛急,不能行步,能泻水肿胀满。”

2. **临床新用** 治牙痛:取鲜芫花第二层根皮,制成酒浸剂、水浸剂用棉球蘸药液放患牙 3～5 min,治疗牙痛 130 例,有效 128 例,无效 2 例。[新医药学杂志,1973,9:20]

3. **其他** 本品常用处方名有芫花、醋芫花。

牵 牛 子
Qiānniúzǐ
PHARBITIDIS SEMEN
《名医别录》

为旋花科一年生攀缘草本植物裂叶牵牛 *Pharbitis nil*(L.)Choisy 或圆叶牵牛 *Pharbitis* purpurea(L.)Voigt 的干燥成熟种子。全国大部分地区均产。秋末果实成熟、果壳未开裂时采收,晒干。

【主要性能】苦,寒。有毒。归肺、肾、大肠经。

【功效】泻下,逐水,去积,驱虫。

【应用】

1. 水肿、臌胀 本品既能泻水,又能利尿,使水湿从二便排出,其峻下逐水之功同甘遂、京大戟而力稍缓,但仍为峻下之品,以水饮停蓄,正气未衰者为宜。可单用研末服;病情较重者,与峻下逐水之甘遂、京大戟等同用。

2. 痰饮喘咳 本品泻肺气,逐痰饮,用治肺气壅滞,饮停胸胁之痰饮喘咳,面目浮肿者,可与泻肺平喘之葶苈子、桑白皮等同用。

3. 虫积腹痛 本品能驱虫,用治蛔虫、绦虫及虫积腹痛,可与驱虫之槟榔、使君子等同用。

【用法用量】生用或炒用,用时捣碎。入煎剂,3～9 g。入丸散剂,每次 1.5～3 g。炒用,药性趋缓。

【使用注意】孕妇忌用。不宜与巴豆、巴豆霜同用。

【参考文献】

1. 本草文献

《名医别录》:"主下气,疗脚满水肿,除风毒,利小便。"

《汤液本草》:"牵牛,以气药引则入气,以大黄引则入血。"

《本草纲目》:"逐痰消饮,通大肠气秘风秘,杀虫。"

2. 临床新用

(1)治急慢性腰扭伤:用牵牛子散(生牵牛子、炒牵牛子各 4.5 g,兑在一起粉碎,分成两份。)治疗急慢性腰扭伤,晚上睡前及早饭前温开水各冲服一份,一般服两份即愈。[新中医,1990,1:53]

(2)治胃柿石:用牵牛子治疗胃柿石 1 例,取黑白丑各 6 g,研碎成粉末,温开水冲服,早、晚各1 次,服药 7 d 后,上消化道钡餐检查阴性,胃镜检查无溃疡。[安徽中医临床杂志,1998,10(3):160]

3. 其他 本品常用处方名有牵牛子、炒牵牛子、黑丑、白丑、黑白丑、二丑。

巴 豆 霜
Bādòushuāng
CROTONIS SEMEN PULVERATUM
《神农本草经》

为大戟科乔木植物巴豆 Croton tiglium L. 的干燥成熟果实的炮制加工品。主产于四川、广西、云南等地。秋季果实成熟时采收。取净巴豆仁,照制霜法治霜。

【主要性能】辛,热;有大毒。归胃、大肠经。

【功效】峻下冷积,逐水退肿,祛痰利咽;外用蚀疮。

【应用】

1. 寒积便秘 本品峻下寒积,荡涤胃肠沉寒痼冷,有"斩关夺门之功",适用于寒邪食积,阻结肠道,大便不通,腹满胀痛,病起急骤,气血未衰者,可单用装入胶囊服,或与温里、泻下之干姜、大黄同用制丸服,如《金匮要略》三物备急丸。

2. 腹水臌胀 本品有较强的逐水退肿之功,其荡涤肠胃,祛痰逐湿,对大腹水肿,臌胀且二便不通者有良效,可与杏仁同用为丸。

3. 喉痹痰阻 本品能祛痰利咽以利呼吸,治喉痹痰涎壅塞气道,呼吸困难,甚则窒息欲死者,可单用少许吹入喉部,催吐排出痰涎,缓解诸症。

4. 痈疽、疥癣、恶疮 本品外用有疗疮毒、蚀腐肉之功,治疮疡肿毒成脓未溃者,常与消肿生肌之乳香、没药等熬膏外敷,以消肿,促其破溃排脓;若疮疡肿毒溃后腐肉不去,可与拔毒生肌之雄黄、轻粉等同用,以去腐,促其创面愈合。

【用法用量】入丸散剂,每次 0.1～0.3 g。外用适量。

【使用注意】孕妇忌用。不宜与牵牛子同用。

【参考文献】

1. 本草文献

《神农本草经》:"破癥瘕结聚,坚积,留饮痰癖,大腹水胀,荡涤五脏六腑,开通闭塞,利水谷道,去恶肉。"

《药性论》:"主破心腹积聚结气,治十种水肿,瘘痹,大腹。"

《日华子本草》:"通宣一切病,泄壅滞,除风补劳,健脾开胃,消痰破血,排脓消肿毒,杀腹藏虫。治恶疮息肉及疥癞疔肿。"

2. 临床新用

(1) 治面神经麻痹:用巴豆酒熏劳宫穴(巴豆 3～5 粒,研细,放铝壶或玻璃瓶中,加入 75% 酒精或好烧酒 500 ml,炖热,以面瘫侧之手掌心劳宫穴放壶口上熏,每次 1～2 h,重者可治疗 4 h,每日 1 次,5 次为 1 个疗程)治疗 17 例,治愈 13 例。[安徽中医学院学报,1994,13(4):31]

(2) 治淋巴腺结核:口服巴豆丸(选优质无破损生巴豆仁,将液化的蜂蜡均匀包裹在巴豆仁上即成,每仁为 1 丸。每次吞服 2 粒,严禁咬破,每日 3 次,33 d 为 1 个疗程,每疗程间隔 1 周)为主治疗淋巴腺结核 20 例,22 全部治愈,其中用药 2 个疗程的 15 例,3 个疗程的 5 例。[中国中西医结核杂志,1996,16(7):397]

3. 其他 本品常用处方名有巴豆霜、巴霜。

【附药】

巴豆 为大戟科乔木植物巴豆的干燥成熟果实。性能功效同巴豆霜而毒性更大,多做外用,具有蚀疮之功,主要适用于恶疮疥癣,疣痣。用时取适量,研末涂患处,或捣烂以纱布包擦患处。

表 12-2 峻下逐水药参考药

药名	来源	主要性能	功效	主治	用法用量	使用注意
商陆	为商陆科多年生草本植物商陆或垂序商陆的干燥根	苦,寒。有毒。归肺、脾、肾、大肠经	逐水消肿,通利二便。外用:消毒散结	1. 水肿胀满,二便不通 2. 痈肿疮毒	醋制以降低毒性。煎服,3～9 g。外用适量,煎汤外洗	孕妇忌用
千金子	为大戟科两年生草本植物续随子的干燥成熟种子	辛,温。有毒。归肝、肾、大肠经	泻下逐水,破血消癥。外用:疗蚀疣	1. 水肿、臌胀 2. 癥瘕、经闭 3. 疥癣疮毒,蛇咬,疣赘	去壳,去油,多入丸散剂。1～2 g;外用适量,捣烂敷患处	孕妇忌用

问题与思考

1. 如何理解大黄的"釜底抽薪""通因通用"的作用,并举例说明。

2. 大黄与芒硝都能治积滞便秘,两者作用机制有何不同?

辨证用药练习

刘某,男,28岁。大便燥结,五六日一行,每次大便,困难异常,往往因用力太劳而汗出如雨。口唇发干,以舌津液舐之则厚皮如痂,撕则唇破出血。其脉沉滑,舌苔黄。[伤寒论十四讲.天津科学技术出版社,1982：92]

诊为便秘。试写出其证型,可选择哪些药物,并陈述理由。

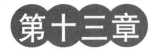

第十三章

祛 风 湿 药

凡以祛除风湿,解除痹痛为主要功效,常用于治疗风湿痹证的药物,称为祛风湿药。

根据药性和功用特点,本章药物可分为祛风湿散寒药、祛风湿清热药和祛风湿强筋骨药三类。

祛风湿药多具辛,苦,温;或辛,苦,寒;或苦,甘,温之性,主入肝、脾、肾经;个别药物有毒。

辛以行散,苦能燥湿,脾主肌肉四肢,肝主筋,肾主骨,本类药物善于祛除留着于肌表、经络、肌肉、筋骨、关节之风湿邪气,以祛风湿、止痹痛。主治风湿痹证,症见肌肉、筋骨、关节等部位酸痛或麻木、重着、屈伸不利,甚或关节肿大灼热等。其中祛风湿散寒药,药性偏温,兼能散寒、止痛,主治风寒湿痹证;祛风湿清热药,药性偏寒,兼能清热,主治风湿热痹证;祛风湿强筋骨药,甘者能补,兼能补肝肾强筋骨,主治风湿日久损及肝肾者或肝肾亏虚兼有风湿者。

部分药物兼能舒筋、通络、补肝肾、强筋骨,又可治筋脉拘挛、肢体麻木、半身不遂、下肢痿弱等症。

使用祛风湿药时,应根据风、寒、湿、热邪气的偏盛及病程的新久、病位之差异等,作相应的选择与适当的配伍。如风寒湿痹,宜选择祛风湿散寒药,其中风邪偏盛者,宜适当配伍祛风通络、活血养营药;寒邪偏盛者,配伍温经散寒止痛药;湿邪偏盛者,配伍燥湿健脾或利湿药。风湿热痹,宜选择祛风湿清热药,适当配伍清热燥湿或凉血解毒之品。若寒热错杂,则每常选择祛风湿散寒药与祛风湿清热药联用。痹证日久损及肝肾或耗伤气血者,宜选择祛风湿强筋骨药,适当配伍补益肝肾或益气养血之品。而痹痛每因血行不畅而为病,应适当配伍活血通络药,以增其效。

本类药物大多辛香苦燥,易伤阴血,阴血亏虚者慎用;对有毒之品,应注意炮制及用量用法,以免中毒。痹证多属慢性疾病,为便于服用,可制成酒剂或丸散剂。酒尚能温经通脉及助溶,以助药力。也可制成贴膏剂剂型外用。

第一节　祛风湿散寒药

本节药物味多辛、苦,性温,以祛风除湿,散寒止痛为主要功效,主要用于风寒湿痹证,症见筋脉拘挛,关节疼痛,痛有定处,得热痛减,遇寒加重等。取其祛风湿,止痛之功,经配伍清热药亦可用于风湿热痹。

独　活

Dúhuó

ANGELICAE PUBESCENTIS RADIX

《神农本草经》

为伞形科多年生草本植物重齿毛当归 *Angelica pubescens* Maxim. f. *biserrata* Shan et Yuan 的干燥根。主产于四川、湖北、安徽等地。春秋二季采挖,除去须根及泥沙,烘至半干,堆置 2～3 日,发软后再烘至全干。切片。

【主要性能】辛、苦,微温。归肾、膀胱经。

【功效】祛风除湿,通痹止痛,散寒解表。

【应用】

1. 风寒湿痹证　本品有较强的祛风除湿、止痛之功,为治风湿痹痛之要药,凡风寒湿痹不论何种邪气偏盛,不问新久,均可应用。因其性善下行,尤宜于下部寒湿所致的腰膝、腿足关节疼痛。可与其他祛风湿药同用以增其效。若痹证日久,肝肾不足,腰膝酸软者,常与桑寄生、当归、人参等配伍,如《千金方》独活寄生汤。

2. 风寒挟湿表证　本品发散风寒湿邪而解表,用治风寒表证,常与荆芥、防风配伍,如《摄生众妙方》荆防败毒散;尤宜于外感风寒挟湿所致的头痛头重,一身尽痛,可与羌活、藁本、防风等伍用,如《内外伤辨惑论》羌活胜湿汤。

此外,本品止痛之功,亦可用于少阴头痛、头风痛、牙痛等痛症;其祛风湿之功尚可用治皮肤湿痒等。

【用法用量】生用。煎服,3～10 g。外用适量。

【使用注意】阴虚血燥者慎用。

【参考文献】

1. 本草文献

《神农本草经》:"主风寒所击,金创,止痛。"

《名医别录》:"治诸贼风,百节痛风无久新者。"

《本草求真》:"独活,辛苦微温,比之羌活,其性稍缓。凡因风干足少阴肾经,伏而不出,发为头痛,则能善搜而治矣,以故两足湿痹,不能动履,非此莫痊,风毒齿痛,头眩目晕,非此莫攻……羌行上焦而上理,则游风头痛、风湿骨节疼痛可治,独行下焦而下理,则伏风头痛、两足湿痹可治。"

2. 临床新用

(1) 治失眠:独活 30 g,朱砂、琥珀各 6 g。共研末,混匀后装入 2 号空心胶囊内。每晚睡前 2 h 服 6 粒,连服 10 d。治疗 210 例,治愈 175 例,有效 30 例,无效 5 例,总有效率 97.6%。[湖北中医杂志,1991,2:6]

(2) 治眩晕:取独活 50 g,鸡蛋 12 个,加适量水后共煮,待蛋熟后敲破蛋壳,使药液煮入鸡蛋。每日吃 1～2 枚。[江西中医药,1996,2:77]

3. 其他　本品常用处方名有独活、川独活、大活、香独活。独活与羌活《本经》未分,言独活一名羌活,唐代《药性论》已分用,然《纲目》又将两者视为一物。古人已认识到两者形状、气味及临床疗效的差别,如明代《本草品汇精要》明确指出:"旧本羌独不分,混而为一,然其形色功用不同,表里行经亦异,故分为二,则各适其用也。"现已分用。

威 灵 仙
Wēilíngxiān
CLEMATIDIA RADIX ET RHIZOMA
《新修本草》

为毛茛科攀援性灌木植物威灵仙 *Clematis chinensis* Osbeck、棉团铁线莲 *Clematis hexapetala* Pall. 或东北铁线莲 *Clematis manshurica* Rupr. 的干燥根及根茎。前一种主产于江苏、安徽、浙江等地,应用较广。后两种主产于东北、华北等地,仅部分地区应用。秋季采挖,除去泥沙,晒干。切段。

【主要性能】辛、咸,温。归膀胱经。

【功效】祛风除湿,通络止痛。

【应用】

风湿痹证　本品既能祛风除湿,又善通络止痛,为治风湿痹痛之要药。凡风湿痹痛,筋脉拘挛,屈伸不利,肢体麻木者,均可应用。因其力猛善行,通行十二经,且散寒止痛力佳,故尤宜于风、寒邪气偏胜之行痹、痛痹。可单用,制蜜丸服,或温酒送服,亦可与独活、防风、川芎等同用;若治风湿热痹,当与祛风湿清热药如防己、秦艽等同用。

此外,本品通络止痛之功,可治跌打伤痛、头痛、牙痛等;尚能消痰水,用于噎膈、痞积、痰饮。

传统用于小骨、软骨鲠咽,有软化骨鲠之效,可单用煎汤,缓缓咽下,或与砂糖、米醋、砂仁等同用,有一定疗效。

【用法用量】生用。煎服,6～10 g。治骨鲠可用 30～50 g。

【参考文献】

1. 本草文献

《开宝本草》:"主诸风,宣通五脏,去腹内冷滞,心膈痰水久积,癥瘕痃癖气块,膀胱宿脓恶水,腰膝冷疼,及疗折伤。"

《本草汇言》:"大抵此剂宣行五脏,通利经络,其性好走,亦可横行直往。追逐风湿邪气,荡除痰涎冷积,神功特奏。"

《药品化义》:"灵仙,其猛急,善走而不守,宣通十二经络。主治风、湿、痰壅滞经络中,致成痛风走注,骨节疼痛,或肿,或麻木。"

2. 临床新用

(1) 治胃肠气滞:刘氏临证发现威灵仙可通胃肠气滞,经查《本草纲目》记载该药:"主风,宣通五脏。"此后对痹症夹胃肠积滞或单纯胃肠气滞者用之,都收到满意疗效。[中国民间疗法,2012,6:10]

(2) 治顽固性呃逆:张氏用威灵仙 50 g,武火急煎浓汁 100 ml,兑入蜂蜜 50 g。搅匀含咽。或与它药配伍运用,治疗多种原因引起的顽固性呃逆均取得较好疗效。[中医杂志 2011,12:1155]

(3) 治慢性胆囊炎:威灵仙加入复方中煎服,试用于慢性胆囊炎患者,效果颇佳。[中医杂志,2011,13:1156]

(4) 治泌尿系结石:以威灵仙每日 100 g,煎水代茶饮,或根据证候辨证施治,方中加入威灵仙,剂量 50～100 g,15 d 为 1 个疗程。治疗泌尿系结石 126 例,痊愈 86 例,好转 30 例,无效 10 例,总有效率 92.1%。[实用中医药杂志,2004,20(12):691]

(5) 治跟骨骨刺:取威灵仙 50 g 煎汤,取汁约 250 ml,加温水 2 000 ml,放陈醋 100 ml,浸泡患足 20～30 min 后,将药渣加醋 5 ml,搅拌均匀,外敷于跟骨处,外用塑料薄膜包裹。1 h 后取下,每日 1 次。20 d 为 1 个疗程。治疗期间嘱其减少负重。结果:51 例患者治愈 20 例,显效 10 例,有效 18 例,无效 3 例。有效率 94.1%。[中医学报,2013,2:290]

3. 其他　本品常用处方名有威灵仙、铁脚威灵仙、灵仙、灵仙根。

川　乌
Chuānwū
ACONITI RADIX
《神农本草经》

为毛茛科多年生草本植物乌头 *Aconitum carmichaeli* Debx. 的干燥母根。主产于四川、云南、陕西等地。6 月下旬至 8 月上旬采挖,除去子根、须根及泥沙,晒干。切片。

【主要性能】辛、苦,热。有大毒。归心、肝、肾、脾经。

【功效】祛风除湿,散寒止痛。

【应用】

1. 风寒湿痹证　本品长于祛风除湿、温经散寒,尤善止痛,为治风寒湿痹之佳品,尤宜于寒邪偏盛之痛痹。治寒湿侵袭,关节疼痛,不可屈伸者,常与麻黄、芍药、甘草等同用,如《金匮要略》乌头汤;治寒湿瘀血阻滞经络,筋脉挛痛,关节屈伸不利者,常与草乌、地龙、乳香等配伍,如《和剂局方》活络丹。

2. 寒凝痛证　本品散寒止痛力强,可用于寒凝诸痛证。治阴寒内盛,心痛彻背,背痛彻心者,常配附子、干姜、蜀椒等,如《金匮要略》乌头赤石脂丸;用治寒疝,绕脐腹痛,手足厥冷者,每与蜂蜜同煎,如《金匮要略》大乌头煎。

此外,本品止痛之功,可用于跌打损伤,瘀肿疼痛;古方还常以本品配伍生半夏、生南星、蟾酥等,用于手术局部麻醉,如外敷麻药方。

【用法用量】制用。煎服,1.5～3 g。应先煎 0.5～1 h 以减低毒性。外用适量。

【使用注意】生品有大毒,内服一般应炮制后用;不可久服,孕妇忌用;不宜与半夏、瓜蒌、天花粉、川贝母、浙贝母、白蔹、白及同用。

【参考文献】

1. 本草文献

《神农本草经》:"主中风,恶风洗洗,出汗,除寒湿痹,咳逆上气,破积聚寒热。"

《药类法象》:"疗风痹、血痹、寒痹,半身不遂。"

《长沙药解》:"乌头,温燥下行,其性疏利迅速,开通关腠,驱逐寒湿之力甚捷,凡历节、脚气、寒疝、冷积、心腹疼痛之类并有良功。"

2. 临床新用

(1) 治疥疮:生川乌、生草乌各 35 g。加水 2 500 ml 煮沸待凉,外洗患处,每日 1 剂,早、晚各洗 1 次,连洗 4 d 为 1 个疗程,第 5 日洗澡后换衣被枕巾,如未愈可继续外洗 1 个疗程。治疗 87 例,全部获得治愈。[福建中医药,1992,4:12]

(2) 治周围性面瘫:将制川乌、制草乌研成粉末状,按一定比例配伍后,取 0.5～0.8 g 以透气性良好的纱布包裹成球形,大小以塞入鼻孔不脱出为宜。将其塞入患侧鼻孔内,每 6～8 h 更换 1 次,直至面瘫完全治愈为止。共治 326 例,一般治疗 5 d 至 2 个月,痊愈 318 例,好转 8 例,无效 0 例。痊愈率 97.5%,有效率 100%。[实用中医药杂志,2009,25(3):175]

3. 其他　本品常用处方名有川乌、川乌头、制川乌。

【附药】

草乌　为毛茛科植物北乌头 *Aconitum kusnezoffii* Reichb 的块根。性味辛、苦,热。有大毒。归心、肝、肾、脾经。功能祛风除湿,散寒止痛。主要适用于风寒湿痹证,寒凝诸痛及跌打伤痛,麻醉止痛等。用法用量及使用注意同川乌。本品功同川乌,毒性比川乌更强,用之宜慎。

木　瓜
Mùguā
CHAENOMELIS FRUCTUS
《名医别录》

为蔷薇科灌木植物贴梗海棠 *Chaenomeles speciosa* (Sweet) Nakai 的干燥近成熟果实。习称"皱皮木瓜"。主产于安徽、四川、湖北等地。安徽宣城产者称"宣木瓜",质量较好。夏、秋果实绿黄时采收,置沸水中烫至外皮灰白色,对半纵剖,晒干。切片。

【主要性能】酸,温。归肝、脾、胃经。

【功效】舒筋活络,化湿和胃。

【应用】

1. 风湿痹痛,筋脉拘挛　本品祛风除湿,药力和缓,可用于多种痹证。但尤善舒筋活络,为风湿痹证见筋脉拘挛者之要药。治风寒湿痹,日久不愈,常与蕲蛇、川芎、威灵仙等同用;治筋急项强,不可转侧,常与乳香、没药、生地等同用,如《普济本事方》木瓜煎。若治风湿热痹,可与祛风湿清热药如防己、秦艽等同用。

2. 脚气肿痛　本品能除湿舒筋,可用治脚气肿痛,常与吴茱萸、槟榔、苏叶等同用,如《朱氏集验方》鸡鸣散。

3. 吐泻转筋　本品既能化湿和胃,又善舒筋活络,故为治湿阻中焦,吐泻转筋之要药。偏寒者,常配吴茱萸、茴香、紫苏等,如《三因方》木瓜汤;偏热者,多配蚕沙、薏苡仁、黄连等,如《霍乱论》蚕矢汤。

此外,本品有消食之功,可用于食积不化;并能生津止渴,可治津伤口渴。

【用法用量】生用。煎服,6～12 g。

【使用注意】胃酸过多者慎用。

【参考文献】

1. 本草文献

《名医别录》:"主湿痹邪气,霍乱大吐下,转筋不止。"

《日华子本草》:"止吐泻,奔豚及脚气水肿,冷热痢,心腹痛,疗渴,呕逆,痰唾等。"

《本草经疏》:"木瓜温能通肌肉之滞,酸能敛濡满之湿,则脚气湿痹自除也。霍乱大吐下、转筋不止者,脾胃病也,夏月暑湿饮食之邪,伤于脾胃则挥霍撩乱,上吐下泻,甚则肝木乘脾,而筋为之转也。酸温能和脾胃,固虚脱,兼入肝而养筋,所以能疗肝脾所生之病也。"

2. 临床新用

(1) 治手、足癣:木瓜 100 g、丁香 50 g,浸 75％乙醇 250 ml/周。外用治手癣 32 例,均愈。高氏以木瓜、甘草各 30 g,水煎去渣,待温后洗脚 5～10 min 即可。每日早、晚各 1 次,连续用药至症状消失为止。治疗足癣 47 例,全部治愈。[山东中医杂志,1984,2:36]

(2) 肠粘连:木瓜、牛膝各 50 g,浸泡于 500 g 白酒中,7 d 后便可饮用。每晚睡前口服 1

次,剂量以病人的酒量而定,以能耐受为度。王氏以此法治疗肠粘连,效果显著。[谢文英,李素领,车志英.异病同治临床经验集萃－162 味中药的奇方妙用.第二军医大学出版社,2007:162]

(3) 治眼睑跳动症:木瓜 30 g,牡蛎(先煎)30 g。加水 500 ml,煎取药汁 350 ml,分 3 次口服,常规服用 1 周,服药期间忌酒辣,怡情志。[江苏中医药,2011,43(2):150]

3. **其他**　本品常用处方名有木瓜、宣木瓜、川木瓜、陈木瓜。

马　钱　子
Mǎqiánzǐ
STRYCHNI SEMEN
《本草纲目》

为马钱科植物马钱 *Strychnose nux-vomica* L. 的干燥成熟种子。主产于印度、越南、缅甸等地。冬季采收成熟果实,取出种子,晒干。用砂烫至鼓起并显棕褐色或深棕色。

【**主要性能**】苦,温。有大毒。归肝、脾经。

【**功效**】通络止痛,散结消肿。

【**应用**】

1. **风湿顽痹,麻木瘫痪**　本品长于搜筋骨间风湿,通络止痛力强。治风湿顽痹,筋脉拘挛疼痛,肢体麻木瘫痪等,可单用,或与独活、川乌、乳香等祛风湿、活血通络药同用。

2. **跌打损伤,骨折肿痛**　本品善能散结消肿止痛,为伤科疗伤止痛之佳品。治跌打损伤,骨折肿痛,可与三七、乳香、没药等活血消肿止痛药同用。

3. **痈疽肿痛**　本品能散结消肿,攻毒止痛。治痈疽肿痛,可单用为末,香油调涂;亦可与炮山甲、制僵蚕为末,米糊为丸服,如《外科方外奇方》青龙丸。

【**用法用量**】制用。炮制后入丸散用,0.3～0.6 g。外用适量,研末调涂。

【**使用注意**】本品有大毒,过量服用可引起肢体颤动、呼吸困难、惊厥昏迷等中毒症状。内服不宜生用及多服久服。其所含有毒成分能被皮肤吸收,故外用不宜大面积涂敷。孕妇禁用。运动员慎用。

【**参考文献**】

1. **本草文献**

《本草纲目》:"治伤寒热病,咽喉肿痛,消痞块,并含之咽汁,或磨水嚰咽。"

《得配本草》:"散乳痈,治喉痹,涂丹毒。"

《医学衷中参西录》:"开通经络,透达关节,实远胜于它药也。"

2. **临床新用**

(1) 治再生障碍性贫血:李氏用马钱子散(马钱子、党参、黄芪等)配合西药治疗 35 例,并设对照组。结果治疗组基本治愈 14 例,缓解 11 例,进步 5 例,总有效率 85.71%,明显优于对照组。证明了该方法对再生障碍性贫血具有刺激骨髓造血,调节免疫功能的作用。[陕西中医,2003,24(8):203]

(2) 治带状疱疹:满氏采用马钱子醋糊治疗 30 例,治疗期间未用其他抗病毒性药物,全部患者均在用药后 7～10 d 内结痂痊愈,且未发现毒副作用。[中西医结合实用临床急救,1996,3(8):355]

3. **其他**　本品常用处方名有马钱子、番木鳖、马前、马前子。另主产于云南的云南马钱

Strychnos pierriana A. W. Hill 的干燥成熟种子亦作马钱子入药。有报道麝香、延胡索可增强马钱子的毒性,不宜同用;赤芍、甘草有一定减毒作用,供参考。

蕲 蛇
Qíshé
AGKISTRODON
《雷公炮炙论》

为蝰科动物五步蛇 *Agkistrodon acutus* (Güenther)的干燥体。主产于湖北、江西、浙江等地。多于夏、秋二季捕捉,剖腹去内脏,洗净,干燥。去头、鳞,切段。

【主要性能】甘、咸,温。归肝经。

【功效】祛风,通络,止痉。

【应用】

1. 风湿顽痹,半身不遂 本品性善走窜,功长祛风通络,其内走脏腑,外达皮肤,有"透骨搜风"之能,为治风要药。凡风湿痹证无不宜之,尤善治风湿顽痹,麻木拘挛,以及中风口眼㖞斜,半身不遂者,常与防风、羌活、当归等配伍,如《濒湖集简方》白花蛇酒。

2. 小儿惊风,破伤风 本品祛外风,搜内风,而定惊止痉。治小儿急慢惊风、破伤风之痉挛抽搐,常与乌梢蛇、蜈蚣等同用,如《圣济总录》定命散。

3. 麻风,疥癣,皮肤瘙痒 本品外彻皮肤以祛风止痒,可用于风毒壅于肌肤之皮肤病。治麻风,每与大黄、蝉蜕、皂角刺等同用,如《秘传大麻风方》追风散;治疥癣,可与荆芥、薄荷、天麻同用,如《医垒元戎》驱风膏。治皮肤瘙痒,常与刺蒺藜、蝉蜕、地肤子等配伍,以增祛风止痒之功。

【用法用量】生用或酒炙用。煎服,3~9 g;研末吞服,1 次 1~1.5 g,每日 2~3 次。亦可制成丸、散、膏、酒剂服用。

【使用注意】阴虚内热者慎用。

【参考文献】

1. 本草文献

《雷公炮炙论》:"治风。引药至于有风疾处。"

《开宝本草》:"主中风湿痹不仁,筋脉拘急,口面㖞斜,半身不遂,骨节疼痛,大风疥癞及暴风瘙痒,脚弱不能久立。"

《本草纲目》:"能透骨搜风,截惊定搐,为风痹、惊搐、癞癣、恶疮要药,取其内走脏腑,外彻皮肤,无处不到也。"

2. 其他 本品常用处方名有蕲蛇、白花蛇、大白花蛇、蕲蛇肉。

【附药】

1. 金钱白花蛇 为眼镜蛇科动物银环蛇 *Bungarus multicinctus multicinctus* Blyth 的幼蛇干燥体。药性、功效、应用与蕲蛇相似而药力较强。煎服,2~5 g;研粉吞服,1~1.5 g;亦可浸酒服。

2. 乌梢蛇 为游蛇科动物乌梢蛇 *Zaocys dhumnades* (Cantor)的干燥体。药性、功效、应用与蕲蛇相似而药力较缓。煎服,6~12 g;研末,每次 2~3 g;或入丸剂、浸酒服。

3. 蛇蜕 为游蛇科动物王锦蛇 *Elaphe carinata* (Guenther)、红点锦蛇 *E. rufodorsata* (Cantor)和黑眉锦蛇 *E. taeniurus* Cope 等多种蛇蜕下的皮膜。性味甘、咸,平。归肝经。功能祛风,定惊,退翳,解毒止痒。主要适用于惊风癫痫,翳障,喉痹,口疮,痈疽疔毒,瘰疬,皮肤瘙痒,白癜风等。煎汤,1.5~3 g;研末,每次 0.3~0.6 g。外用适量。孕妇忌服。

伸 筋 草
Shēnjīncǎo
LYCOPODII HERBA
《本草拾遗》

为石松科多年生草本植物石松 *Lycopodium japonicum* Thunb. 的干燥全草。中国大部分地区均产。夏、秋二季茎叶茂盛时采收,除去杂质,晒干。切段。

【主要性能】微苦、辛,温。归肝、脾、肾经。

【功效】祛风除湿,舒筋活络。

【应用】

1. **风寒湿痹** 本品既能祛风湿,又善舒筋活络。治风寒湿痹,关节酸痛,筋脉拘挛,屈伸不利,可与独活、桂枝、威灵仙等配伍;若肢体软弱,肌肤麻木,宜与当归、鸡血藤、五加皮等同用。

2. **跌打损伤** 本品能舒筋活络,消肿止痛。用于跌打损伤,瘀肿疼痛,常与红花、土鳖虫、苏木等同用。

【用法用量】生用。煎服,3～12 g。外用适量。

【使用注意】孕妇慎用。

【参考文献】

1. **本草文献**

《本草拾遗》:"主久患风痹,脚膝疼冷,皮肤不仁,气力衰弱。"

《滇南本草》:"石松,其性走而不守,其用沉而不浮,得槟榔良。"

2. **其他** 本品常用处方名有伸筋草、筋骨草。

路 路 通
Lùlùtōng
LIQUIDAMBARIS FRUCTUS
《本草纲目拾遗》

为金缕梅科乔木植物枫香树 *Liquidambar formosana* Hance 的干燥成熟果序。全国大部分地区有产。冬季果实成熟后采收,除去杂质,干燥。

【主要性能】苦,平。归肝、肾经。

【功效】祛风通络,利水消肿,通经下乳。

【应用】

1. **风湿痹痛,中风半身不遂** 本品善能祛风通络,且药性平和,凡风湿痹痛,麻木拘挛,无论寒热虚实,用之皆宜,常与伸筋草、络石藤、秦艽等同用。治中风后半身不遂属气血瘀滞,脉络痹阻者,可与丹参、川芎、红花等同用。

2. **跌打损伤** 本品通络以行瘀止痛,治跌打损伤,瘀肿疼痛,常与三七、红花、苏木等活血疗伤药同用。

3. **水肿,小便不利** 本品能利水消肿,治水肿胀满,小便不利,多与利水渗湿之茯苓、猪苓、泽泻等配伍。

4. **经行不畅,乳汁不通** 本品又能通经下乳。治气滞血瘀之经行不畅,或闭经,常与当归、川芎、茺蔚子等同用。治乳汁不通,乳房胀痛,每与青皮、穿山甲、王不留行等配伍。

此外,本品能祛风止痒,用治风疹瘙痒,可与苦参、地肤子、蒺藜等配伍,内服、外洗均可。

【用法用量】生用。煎服,5～10 g。外用适量。

【使用注意】月经过多及孕妇忌用。

【参考文献】

1. 本草文献

《本草纲目拾遗》:"辟瘴却瘟,明目除湿,舒筋络拘挛,周身痹痛,手脚及腰痛,焚之嗅其烟气皆愈。""其性大能通十二经穴,故《救生苦海》治水肿胀用之,以其能搜逐伏水也。"

《岭南采药录》:"治风湿流注疼痛,及痈疽肿毒。"

2. 其他　本品常用处方名有路路通、枫果。

表 13-1　祛风湿散寒药参考药

药名	来源	药性	功效	应用	用法用量	使用注意
寻骨风	为马兜铃科草本绵毛马兜铃的根茎或全草	辛、苦,平。归肝经	祛风除湿,通络止痛	1. 风湿痹证 2. 跌打损伤	煎服,10～15 g。外用适量	不宜大量或长期服用,肾病患者忌服
海风藤	为胡椒科常绿攀援藤本风藤的干燥藤茎	辛、苦,微温。归肝经	祛风除湿,通络止痛	1. 风湿痹证 2. 跌打损伤	煎服,6～12 g。外用适量	
松节	为松科常绿乔木油松、马尾松、赤松等枝干的结节	苦、辛,温。归肝、肾经	祛风除湿,通络止痛	1. 风湿痹证 2. 跌打损伤	煎服,10～15 g。外用适量	阴虚血燥者慎服
蚕沙	为蚕蛾科昆虫家蚕幼虫的粪便	甘、辛,温。归肝、脾、胃经	祛风除湿,和胃化湿	1. 风湿痹证 2. 吐泻转筋	煎服,5～15 g;宜布包入煎。外用适量	
青风藤	为防己科植物青藤及毛青藤的干燥根茎	苦、辛,平。归肝、脾经	祛风湿,通经络,利小便	1. 风湿痹证 2. 水肿脚气	煎服,6～12 g。外用,适量	阴虚火旺者忌服
丁公藤	为旋花科缠绕木质藤本丁公藤或光叶丁公藤的干燥藤茎	辛,温;有小毒。归肝、脾、胃经	祛风湿,消肿止痛	1. 风湿痹证 2. 跌打损伤	煎服,3～6 g;或配制酒剂,内服或外搽	本品有强烈的发汗作用,虚弱者慎用,孕妇禁服
雪上一枝蒿	为毛茛科植物短柄乌头、展毛短柄乌头、曲毛短柄乌头、宣威乌头、小白撑、铁棒锤、伏毛铁棒锤等的块根	苦、辛,温。有大毒。归肝经	祛风除湿,活血止痛	1. 风湿痹痛、神经痛、跌打伤痛、术后疼痛等多种痛证 2. 疮疡肿毒、毒蛇咬伤	研末服,0.02～0.04 g。外用,适量	内服须经炮制并严格控制剂量,孕妇、老弱、小儿及心脏病、溃疡病患者忌服
穿山龙	为薯蓣科植物穿龙薯蓣的干燥根茎	甘、苦,温。归肝、肾、肺经	祛风除湿,舒筋通络,活血止痛,止咳平喘	1. 风湿痹证 2. 跌打损伤 3. 咳嗽气喘	煎服,9～15 g;或酒浸服。外用适量	粉碎时注意防护,以免引起过敏反应

第二节　祛风湿清热药

本节药物味多辛苦,性偏寒凉,以祛风湿、止痛、清热消肿为主要功效,主要用于风湿热痹证,症见局部关节疼痛,灼热红肿,得冷稍舒,痛不可触,苔黄燥,脉滑数等。以其祛风湿、止痛之功,经配伍也可用于风寒湿痹证。部分药物兼有通经络之功,亦可用于经络不通之中风不遂、肢体麻木、筋脉拘挛者。

秦　艽

Qínjiāo

GENTIANAE MACROP HYLLAE RADIX

《神农本草经》

为龙胆科多年生草本植物秦艽 *Gentiana macrophylla* Pall. 、麻花秦艽 *Gentiana straminea* Maxim. 、粗茎秦艽 *Gentiana crassicaulis* Duthie ex Burk. 或小秦艽 *Gentiana dahurica* Fisch. 的干燥根。前三种按性状不同分别习称"秦艽"和"麻花艽",后一种习称"小秦艽"。主产于甘肃、四川、内蒙古等地。夏、秋二季采挖,除去泥沙;秦艽及麻花艽晒软,堆置"发汗"至表面呈红黄色或灰黄色时,摊开晒干,或不经"发汗"直接晒干;小秦艽趁鲜时挖去黑皮,晒干。切片。

【**主要性能**】辛、苦,平。归胃、肝、胆经。

【**功效**】祛风湿,止痹痛,舒筋络,清湿热,退虚热。

【**应用**】

1. **风湿痹证**　本品药性平和,质润不燥,为风药中之润剂,善祛风除湿、舒筋通络,凡风湿痹证,筋脉拘挛者,无论寒热、虚实、新久均可配伍应用。其性偏寒,尤宜于热痹,常与防己、络石藤、忍冬藤等同用。治风寒湿痹,可配伍温经散寒之桂枝、羌活、川芎等,如《医学心悟》蠲痹汤。治痹证日久,肝肾不足、气血两亏,见腰膝酸痛、关节屈伸不利、麻木不仁,每与杜仲、桑寄生、当归等补肝肾养血药同用,如《备急千金要方》独活寄生汤。

2. **中风半身不遂**　本品有祛风舒筋活络之功,用治中风半身不遂、口眼㖞斜、手足拘挛、舌强不语,可单用或与它药配伍。遇风邪中络兼见恶风寒者,常与升麻、葛根、防风等疏风药同用,如《卫生宝鉴》秦艽升麻汤;若血虚中风者,常配伍当归、熟地、白芍等补血药,如《不知医必要》秦艽汤。

3. **湿热黄疸**　本品能清肝胆湿热以退黄,用治湿热黄疸,可单用为末服;也可配伍茵陈、栀子、大黄等,如《圣济总录》山茵陈丸。

4. **虚热证**　本品善退虚热、除骨蒸,为治虚热要药,可用治多种虚热证。治阴虚内热,骨蒸潮热者,常与鳖甲、生地黄、地骨皮等养阴清热药同用,如《卫生宝鉴》秦艽鳖甲散。治小儿疳积发热,多与炙甘草、薄荷配伍,如《小儿药证直诀》秦艽散。

【**用法用量**】生用。煎服,3～10 g。

【**参考文献**】

1. **本草文献**

《神农本草经》:"秦艽,味苦,平。主寒热邪气;寒湿风痹,肢节痛;下水,利小便。"

《名医别录》："疗风,无问久新,通身挛急。"

《药性赋》："其用有二:除四肢风湿若懈,疗遍体黄疸如金。"

2. **临床新用** 治风咳:风咳,临床上以长期慢性咳嗽为主,病程多超过1个月。此类咳嗽应用一般温肺散寒、清肺泄热、解毒止咳等方法治疗常难以收效,赵氏在组方时每每加用秦艽、徐长卿,往往能收奇效。[中国中医急症,2012,3:421]

3. **其他** 本品常用处方名有秦艽、西秦艽、川秦艽、左秦艽。

防 己

Fángjǐ

STEPHANIAE TETRANDRAE RADIX

《神农本草经》

为防己科多年生木质藤本植物粉防己 *Stephania tetrandra* S. Moore 的干燥根,又称"汉防己"。主产于安徽、浙江、江西等地。秋季采挖,洗净,除去粗皮,切段,粗根纵切两半,晒干。切片。

【**主要性能**】苦,寒。归膀胱、肾、脾经。

【**功效**】祛风湿,止痛,利水消肿。

【**应用**】

1. **风湿痹证** 本品功长祛风湿、止痛,因其性寒,尤宜于风湿热痹,关节红肿疼痛、屈伸不利者,常与滑石、薏苡仁、蚕砂等同用,如《温病条辨》宣痹汤。若治风寒湿痹,关节冷痛,则需配伍乌头、肉桂、白术等温经散寒药,如《千金方》防己汤。

2. **水肿,脚气肿痛** 本品善清膀胱湿热而利水消肿,尤宜于下焦湿热壅盛之水肿、小便不利,常与椒目、葶苈子、大黄等同用,如《金匮要略》己椒苈黄丸。治表虚水肿,身重、汗出恶风者,常与黄芪、白术、甘草等同用,如《金匮要略》防己黄芪汤。治虚寒性水肿,常与黄芪、桂枝、茯苓等同用,如《金匮要略》防己茯苓汤。治脚气肿痛,可与木瓜、吴茱萸、槟榔等同用。

此外,本品清利湿热之功,还可用治湿疹、疮毒,常与金银花、土茯苓、苦参等同用。

【**用法用量**】生用。煎服,5～10 g。

【**使用注意**】胃纳不佳及阴虚体弱者慎用。

【**参考文献**】

1. **本草文献**

《神农本草经》："主风寒温疟;热气诸痫;除邪、利大小便。"

《名医别录》："疗水肿风肿,去膀胱热,伤寒寒热邪气,中风手足挛急,通腠理,利九窍,止泄,散痈肿恶结,诸痛疥癣虫疮。"

《本草求真》："防己,辛苦大寒,性险而健,善走下行,长于除湿、通窍、利道,能泻下焦血分湿热,及疗风水要药。"

2. **临床新用**

(1) 治手汗:黄芪 30 g,白术 20 g,防风 20 g,葛根 30 g,汉防己 20 g,加水 1 000 ml,水浸 30 min 后煎煮 30 min。取汁熏洗患手,每日 1～2 次,每剂药用 2 d,3 剂为 1 个疗程。一般治疗 2 个疗程即可痊愈。[中国民间疗法,2005,13(6):60]

(2) 软坚:许氏认为汉防己对于脏器的早期损害如纤维化、增生等,有软坚之功。与《别录》记载汉防己"散痈肿恶结"这一独特作用相符。[中医杂志,2004,11:815]

(3) 治疗血小板减少性紫癜:杨氏以防己干燥根 300 g,切成薄片,加水 2 000 ml,煎至

1 000 ml 后，去渣浓缩成 600 ml，首次 50 ml，以后每次 30 ml，每日 3 次。用此煎剂治疗 25 例，除 2 例疗效不显外，其余均在 5～7 d 内紫癜逐渐消失，鼻衄、齿龈出血好转或消失。有 15 例在服药后第二周左右血小板计数恢复到正常范围。此外，用防己 50 g，水煎 150 ml，每次服 30 ml，每日 3 次，治疗过敏性紫癜，亦有良好效果。认为其具有疏风散结行瘀之功，可消紫斑。[中医杂志，2004,11：816]

3. **其他**　本品常用处方名有防己、粉防己。另有木防己，为马兜铃科植物广防己 *Aristolochia fangchi* Y. C. Wu ex L. D. Chou et S. M. Hwang 的根。以前亦作防己入药，传统认为二药功相类似，唯木防己长于祛风止痛，汉防己长于利水消肿。近年因其含马兜铃酸，易致肾功能损害而少用。《药典》2010 年版未收录。

豨 莶 草
Xīxiāncǎo
SIEGSBECKIAE HERBA
《新修本草》

为菊科一年生草本植物豨莶 *Siegesbeckia orientalis* L.、腺梗豨莶 *Siegesbeckia pubescens* Makino 或毛梗豨莶 *Siegesbeckia glabrescens* Makino 的干燥地上部分。我国大部分地区均有分布，主产于安徽、湖南、江苏等地。夏、秋二季花开前及花期均可采割，除去杂质，晒干。切段。

【**主要性能**】辛、苦、寒。归肝、肾经。

【**功效**】祛风除湿，舒筋通络，清热解毒。

【**应用**】

1. **风湿痹证，中风半身不遂**　本品能祛除湿、利关节、舒筋络。生用性寒，宜于风湿热痹，常与臭梧桐合用，如《济世养生经验集》豨桐丸；酒制后寒性受制，常用于风湿痹痛，筋骨无力，腰膝酸软，四肢麻痹，可单用为丸服，如《万氏家抄方》豨莶丸。其舒筋通络之功，用治中风半身不遂，口眼㖞斜，语言謇涩，常与黄芪、当归、防风等同用，如《活人方汇编》豨莶散。

2. **痈肿疮疡，风疹，湿疹**　本品生用清热解毒，治疮痈红肿热痛，可与野菊花、蒲公英、连翘等同用。治风疹、湿疹，可单用，煎汤内服或外洗；或与白鲜皮、地肤子、蒺藜等同用。

此外，本品有一定的降压作用，可用治高血压病。

【**用法用量**】生用或黄酒蒸制用。煎服，9～12 g。外用适量。治风湿痹痛、半身不遂宜制用；治疮痈、风疹、湿疹宜生用。

【**参考文献**】

1. **本草文献**

《新修本草》："主金疮，止痛、断血、生肉，除诸恶疮，消浮肿。"

《本草纲目》："治肝肾风气，四肢麻痹，骨痛膝弱，风湿诸疮。"

《本草正义》："凡风寒湿热诸痹，多服均获其效，洵是微贱药中之良品也。"

2. **临床新用**

(1) 治疗急性肠炎：在常规治疗的基础上，加用豨莶草 20 g 水煎，每日 1～2 次，治疗 50 例，痊愈 38 例，显效 7 例，有效 50 例，总有效率 100％。[中国医药指南，2012,27：273]

(2) 治顽固性失眠：孙氏经验，在辨证论治基础上加豨莶草 20～30 g，治疗顽固性失眠有较好疗效。[实用中西医结合临床，2005,5：87]

(3) 治先兆子痫：唐氏临证以豨莶草为主治疗先兆子痫，每每奏效。认为本品既具有平肝镇潜之功,且有渗湿化浊之效。但本品有小毒,用量不宜过大,一般最大量以 40 g 为宜。[中国中医急症,2004,5:285]

(4)治疗鼻衄:以豨莶草 50 g,水煎,早、晚分 2 次服,连服 5 d,治火热炽盛之鼻衄,每收良效。[中医杂志,2001,4:202]

3. **其他** 本品常用处方名有豨莶草、豨莶、绿豨莶、酒豨莶。

桑 枝

Sāngzhī

MORI RAMULIS

《本草图经》

为桑科乔木植物桑 *Morus alba* L. 的嫩枝。全国各地均有分布,主产于浙江、江苏、湖南等地。春末夏初采收,晒干。切片。

【**主要性能**】微苦,平。归肝经。

【**功效**】祛风湿,通经络。

【**应用**】

风湿痹证 本品能祛风湿、通经络、利关节,且药性平和,故治风湿痹痛,不论寒热、新久均可应用,尤以肩臂酸痛、肢体麻木者为宜。可单用,但力薄,常随证配伍他药:偏寒者,常与威灵仙、桂枝等同用;偏热者,常与络石藤、忍冬藤等同用;偏气血虚者,常与黄芪、当归等同用;偏肝肾不足者,常配伍杜仲、续断等。

此外,本品兼有利水消肿之功。可用治水肿,常与茯苓、猪苓、大腹皮等同用;若治脚气浮肿,常配伍木瓜、蚕砂等。

【**用法用量**】生用或炒用。煎服,9~15 g。外用适量。

【**参考文献**】

1. 本草文献

《本草图经》:"遍体风痒干燥,水气脚气风气,四肢拘挛,上气眼运,肺气咳嗽,消食利小便。久服轻身,聪明耳目,令人光泽。"

《本草汇言》:"去风气挛痛。"

《本草纲目》:"煎药用桑者,取其能利关节,除风寒湿痹诸痛也。"

2. **其他** 本品常用处方名有桑枝、嫩桑枝、干桑枝、炒桑枝。

雷 公 藤

Léigōngténg

TRIPTERYGH WILFORDII RADIX

《本草纲目拾遗》

为卫矛科灌木植物雷公藤 *Tripterygium wilfordii* Hook. f. 的干燥根或根的木质部。主产于安徽、福建、浙江等地。秋季采挖根部,去净泥土,晒干,或去皮晒干。切片。

【**主要性能**】苦、辛,寒;有大毒。归肝、肾经。

【**功效**】祛风除湿,活血通络,消肿止痛,杀虫解毒。

【**应用**】

1. **风湿顽痹** 本品祛风湿、活血通络之力强,为治风湿顽痹之要药。又苦寒清热,消肿止痛功效显著,故尤宜于关节红肿热痛、肿胀难消、屈伸不利,甚至关节变形者,可单用,内服或外敷均可;或与独活、威灵仙、防风等同用。

2.麻风,顽癣,湿疹,疥疮　本品功能清热燥湿、杀虫攻毒,可用治疥癣等皮肤病,单用或入复方均可。治麻风,常配伍黄柏、金银花等。治湿疹,常与苦参、白鲜皮等同用。治顽癣、疥疮等,常与防风、荆芥、蒺藜等同用。

3.热毒疮疡　本品能清热解毒、消肿止痛。治热毒疔疮肿毒,可与蟾蜍配伍以增其效。

【用法用量】生用。煎服,1～3 g,先煎。外用适量。

【使用注意】本品有毒,内服应慎。孕妇及体虚者禁用。心、肝、肾功能不全及白细胞减少者慎用。

【参考文献】

1.本草文献

《本草纲目拾遗》:"蒸酒服,治风气。"

《中国药用植物志》:"舒筋活血,祛风除湿。主治风湿性关节炎,跌打损伤。"

《浙江药用植物志》:"主治麻风病,毒蛇咬伤。"

2.其他　本品常用处方名有雷公藤、黄藤根、断肠草。

络 石 藤

Luòshíténg

TRACHELOSPERMI CAULIS ET FOLIUM

《神农本草经》

为夹竹桃科木质藤本植物络石 *Trachelospermum jasminoides* (Lindl.) Lem. 的干燥带叶藤茎。全国各地均有分布,主产于江苏、安徽、山东等地。冬季至次春采割,除去杂质,晒干。切段。

【主要性能】苦,微寒。归心、肝、肾经。

【功效】祛风通络,凉血消肿。

【应用】

1.风湿痹证　本品善祛风通络,性偏微寒,风湿痹痛兼热者尤为适宜。治风湿热痹,筋脉拘挛、关节红肿疼痛,常与秦艽、地龙、忍冬藤等同用。治风湿寒痹,腰膝酸痛,常配伍木瓜、桑寄生、五加皮等。

2.喉痹,痈肿　本品功能清热利咽、凉血消肿。治热毒壅盛之喉痹,咽喉肿痛,可单用水煎,慢慢含咽;或配伍连翘、牛蒡子、射干等。治热毒疮痈,常与乳香、没药、连翘等同用,如止痛灵宝散。

3.跌扑损伤　本品能凉血消肿、通经络。治跌仆损伤,瘀肿疼痛,常与红花、桃仁、三七等同用。

【用法用量】生用。煎服,6～12 g。外用适量。

【参考文献】

1.本草文献

《神农本草经》:"主风热死肌;痈伤,口干舌焦,痈肿不消;喉舌肿,水浆不下。"

《名医别录》:"治大惊入腹,除邪气,养肾,主腰髋痛,坚筋骨,利关节。"

《本草纲目》:"气味平和……其功主筋骨关节风热痈肿。"

2.其他　本品常用处方名有络石藤、络石、爬山虎、爬墙虎。

表 13 - 2 　祛风湿清热药参考药

药名	来　源	性味归经	功　效	应　用	用法用量	使用注意
丝瓜络	为葫芦科攀援草本丝瓜的干燥成熟果实的维管束	甘、平。归肺、胃、肝经	祛风,通络,活血,下乳	1. 风湿痹证 2. 胸胁胀痛 3. 乳汁不通,乳痈	煎服,5～12 g。外用适量	
臭梧桐	为马鞭草科落叶灌木或小乔木海州常山的嫩枝和叶	辛、苦、甘、凉。归肝经	祛风湿,通经络平肝	1. 风湿痹证 2. 风疹,湿疮 3. 肝阳上亢,头痛眩晕	煎服,5～15 g;研末服,每次3 g。外用,适量。用于高血压病不宜久煎	
海桐皮	为豆科常绿乔木刺桐的干皮	苦、辛,平。归肝经	祛风除湿,通络止痛,杀虫止痒	1. 风湿痹证 2. 疥癣,湿疹	煎服,5～15 g;或酒浸服。外用适量	
老鹳草	为牻牛儿苗科一年生草本牻牛儿苗、老鹳草或野老鹳草的干燥地上部分	辛、苦、平。归肝、肾、脾经	祛风湿,通经络,止泻痢	1. 风湿痹证 2. 泄泻痢疾	煎服,9～15 g;或熬膏、酒浸服。外用适量	

第三节　祛风湿强筋骨药

本节药物味多辛甘苦,性温或平,主归肝、肾经,以祛风湿、补肝肾、强筋骨为主要功效,主要用于风湿痹证兼有肝肾虚损,筋骨不健者,症见腰膝酸软,筋骨无力等。其补肝肾强筋骨之功,亦可用治肾虚腰痛,筋骨痿弱等证。

桑　寄　生
Sāngjìshēng
TAXILLI HERBA
《神农本草经》

为桑寄生科灌木植物桑寄生 *Taxillus chinensis* (DC.) Danser 的干燥带叶茎枝。主产于广西、广东、福建等地。冬季至次春采割,除去粗茎,干燥,或蒸后干燥。切片或切段。

【主要性能】苦、甘,平。归肝、肾经。

【功效】祛风湿,补肝肾,强筋骨,安胎。

【应用】

1. 风湿痹证　本品既能祛风湿,又长于补肝肾、强筋骨,尤适用于痹证日久,累及肝肾,腰膝酸软、筋骨无力者,常与祛风湿、强筋骨、益气血之独活、牛膝、当归、人参等同用,如《千金方》独活寄生汤。

2. 肝肾不足,筋骨痿软　本品补肝肾、强筋骨之功,亦常用于肝肾虚损、腰膝酸软、筋骨无力者,可与杜仲、续断、牛膝等补肝肾药同用。

3. **崩漏下血,胎动不安**　本品能补肝肾而固冲任,以安胎固经。治肝肾亏虚,妇人崩漏,月经过多者,可与阿胶、当归、香附等配伍,如《证治准绳》桑寄生散;治肾虚滑胎,及妊娠下血,胎动不安,胎萎不长者,常与阿胶、菟丝子、续断等同用,如《医学衷中参西录》寿胎丸。

【用法用量】生用。煎服,9～15 g。

【参考文献】

1. **本草文献**

《神农本草经》:"主腰痛;小儿背强;痈肿;安胎;充肌肤,坚发齿,长须眉。"

《名医别录》:"主金疮,去痹,女子崩中,内伤不足,产后余疾,下乳汁。"

《日华子本草》:"助筋骨,益血脉。"

2. **临床新用**

(1)治心痛、短气:桑寄生30克,每日1剂,水煎服早晚分服。桑寄生补下气,益肝肾,扶本元,下气得补,以助心气,心脉血流得以畅行,心悸短气应效。[光明中医,2010,7:1175]

(2)治心律失常:李氏报道导师云南省名中医罗铨教授积40年临床经验,用桑寄生治疗心律失常,屡获效验。[中医杂志,2002,11:812]

3. **其他**　本品常用处方名有桑寄生、寄生、桑上寄生、广寄生。明代《滇南本草》已认识到寄生因所寄生的植物不同,其性能和功用有差异。桑寄生主要寄生于桑科、茶科、山毛榉科、蔷薇科、豆科等乔木上;槲寄生主要寄生于榆、桦、柳、枫、杨等乔木上。现代研究,两者化学成分和药理作用,亦存在区别。故《中华人民共和国药典》(1985年版),已将其分别为二药。传统认为桑寄生效佳,其确切的差异,尚有待研究。马桑树上寄生的桑寄生有毒,含有神经毒马桑内酯等,使用宜慎,且不能作桑寄生入药。

【附药】

槲寄生　桑寄生科植物槲寄生 *Viscum coloratum*(Komar.)Nakai 的带叶茎枝,其性能、功效与应用均与桑寄生相似,过去作桑寄生应用,《中国药典》已将其单独收载,未标甘味。

五　加　皮

Wǔjiāpí

ACANTHOPANACIS CORTEX

《神农本草经》

为五加科灌木植物细柱五加 *Acanthopanax gracilistylus* W. W. Smith 的干燥根皮。习称"南五加皮"。主产于湖北、河南、安徽等地。夏、秋二季采挖根部,剥取根皮,晒干。切厚片。

【主要性能】辛、苦,温。归肝、肾经。

【功效】祛风湿,补肝肾,强筋骨,利水。

【应用】

1. **风湿痹证**　本品既善祛风湿,又能补肝肾、强筋骨,尤宜于痹证日久,肝肾不足,筋骨不健者。治风湿痹证,腰膝酸痛,筋脉拘挛,可单用或配伍补血强筋之当归、牛膝等浸酒服,如《本草纲目》五加皮酒;或配伍祛风湿舒筋络之木瓜、松节等同用,如《沈氏尊生书》五加皮散。

2. **肝肾不足,筋骨痿软**　本品补肝肾,强筋骨,用治肝肾不足,筋骨痿软,常与补肝肾,强筋骨之牛膝、杜仲、淫羊藿等同用,如《卫生家宝》五加皮散。治小儿行迟,可配伍益肾强筋坚骨之龟甲、牛膝、木瓜等,如《保婴撮要》五加皮散。

3. **水肿,脚气浮肿**　本品利水消肿,用治水肿,小便不利,常与利水之茯苓皮、大腹皮等同用,如《和剂局方》五皮散。治脚气浮肿,常与除湿之木瓜、远志等同用,如《瑞竹堂经验方》五加皮丸。

【用法用量】生用。煎服,5～10 g;或浸酒、入丸散服。外用适量。

【参考文献】

1. 本草文献

《神农本草经》:"主心腹疝,气腹痛,益气疗躄,小儿不能行,疽疮,阴蚀。"

《名医别录》:"主男子阴痿,囊下湿,小便余沥,女子阴痒及腰脊痛,两脚疼痹风弱,五缓虚羸,补中益精,坚筋骨,强志意。久服,轻身耐老。"

《本草纲目》:"五加治风湿痿痹,壮筋骨,其功良深。"

2. 其他　本品常用处方名有五加皮、南五加皮、南五加。据本草考证,历代作"五加皮"使用的尚有同属植物无梗五加、糙叶五加及刺五加等多种植物。现代研究发现刺五加补虚作用较佳,《药典》现已单独以"刺五加"为名入药,为益气健脾,补肾安神之品(见补虚药)。现在使用的五加皮药材,有南五加皮和北五加皮之分。北五加皮为萝藦科植物杠柳 *Periploca sepium* Bge 的根皮(见利水渗湿药),《中国药典》以"香加皮"之名收入。南五加皮与北五加皮科属不同,功效有异,且北五加皮有毒,不应混用。

狗 脊

Gǒujǐ

CIBOTII RHIZOMA

《神农本草经》

为蚌壳蕨科多年生草本植物金毛狗脊 *Cibotium barometz* (L.) J. Sm. 的干燥根茎。主产于四川、江西、福建等地。秋、冬二季采挖,除去泥沙,干燥;或去硬根、叶柄及金黄色绒毛,切厚片,干燥,为"生狗脊片";蒸后,晒至六、七成干,切厚片,干燥,为"熟狗脊片"。

【主要性能】辛、苦,微温。归肝、肾经。

【功效】祛风湿,补肝肾,强筋骨。

【应用】

1. 风湿痹证　本品既善祛散风寒湿邪,又能补肝肾、强筋骨。对肝肾不足,兼有风寒湿邪之腰痛脊强,不能俯仰者最为适宜,常配伍补肝肾、强筋骨、祛风湿之杜仲、续断、海风藤等,如《易简方便》狗脊饮。

2. 肝肾亏虚证　本品补肝肾、强筋骨之功,可用于肝肾虚损所致腰膝酸软、下肢无力,常与补肝肾、益精血之牛膝、菟丝子、熟地黄等同用。其温补固摄之功,亦可用于肾虚不固之尿频、遗尿、遗精者,常与益智仁、补骨脂、杜仲等温补肾阳药同用;治冲任虚寒,带下量多,色白清稀,则配伍鹿茸、艾叶等,以温肾散寒止带。

此外,狗脊的绒毛有止血作用,外敷可用于金疮出血。

【用法用量】生用或砂烫用。煎服,6～12 g。外用适量。

【使用注意】肾虚有热,小便不利或短涩黄赤者慎用。

【参考文献】

1. 本草文献

《神农本草经》:"主腰背强,机关缓急;周痹寒湿膝痛,颇利老人。"

《本草纲目》:"强肝肾,健骨,治风虚。"

《本草正义》:"能温养肝肾,通调百脉,强筋骨,坚脊骨,利关节,而祛痹着,起痿废;又能固摄冲带,坚强督任,疗治女子经带淋露,功效甚宏,诚虚弱衰老恒用之品;且温中而不燥,走而不泄,尤为有利无弊,颇有温和中正气象。"

2. **其他**　本品常用处方名有狗脊、金毛狗脊。

表 13-3　祛风湿强筋骨药参考药

药名	来　源	性味归经	功　效	应　用	用法用量	使用注意
千年健	为天南星科植物千年健的干燥根茎	苦、辛,温。归肝、肾经	祛风湿,强筋骨	1. 风寒湿痹证 2. 筋骨痿软	煎服,5～10 g;或酒浸服	阴虚内热者慎服
雪莲花	为菊科植物绵头雪莲花、鼠曲雪莲花、水母雪莲花等的带花全株	甘、微苦,温。归肝、肾经	祛风湿,强筋骨,补肾阳,调经止血	1. 风湿痹证 2. 肾虚阳痿 3. 虚寒崩漏	煎服,6～12 g。外用适量	孕妇忌服
鹿衔草	为鹿蹄草科多年生草本鹿蹄草或普通鹿蹄草的干燥全草	甘、苦,温。归肝、肾经	祛风湿,强筋骨,止血,止咳	1. 风湿痹证 2. 出血证 3. 久咳劳嗽	煎服,9～15 g。外用适量	

问题与思考

1. 临床应用祛风湿药为何常与养血活血药配伍?
2. 为什么说独活为治风寒湿痹之代表药?
3. 独活、威灵仙、川乌、汉防己、桑寄生治风湿各有何特点?

辨证用药练习

李某,男,45 岁,患者下肢关节酸痛 1 年,加剧 1 月。现症见下肢关节疼痛较剧,伸屈不利,但不红肿,得温则痛减,遇寒则痛甚,苔白滑,脉弦。

诊为痹证,试写出其证型,可选择哪些药物,并陈述理由。

第十四章

化 湿 药

凡以化湿运脾为主要功效，常用于治疗湿阻脾胃证的药物，称为化湿药，又称芳香化湿药。

化湿药多辛香温燥，主归脾、胃二经。

脾喜燥而恶湿，"土爱暖而喜芳香"。本类药物多轻清芳煦，苦温性燥，入于中焦，善宣化湿浊，舒畅气机而促进脾胃运化，具有化湿健脾，和中开胃之功。主治湿浊内阻，脾为湿困，运化失常所致的脘腹痞满、呕吐泛酸、大便溏薄、食少体倦、口甘多涎、舌苔白腻等症。

部分化湿药兼有行气、温中、解表之功，可用于湿阻气滞之脘腹胀痛，外寒内侵或寒邪直中之脘腹冷痛、吐泻，暑湿或湿温证以及外感风寒表证等。

湿浊有寒湿与湿热之分，使用化湿药时，应视湿证具体情况及不同兼证予以相应配伍。如属寒湿者，配伍温中祛寒药；属湿热者，配伍清热燥湿药；又湿性黏滞，最易阻遏气机，使气机升降失常，出现脘腹痞满胀痛，而行气有助于化湿，故化湿药常与行气药配伍；脾虚湿阻，脘痞纳呆，神疲乏力者，宜配伍补气健脾药。

本类药物气味芳香，所含挥发油多为有效成分，入汤剂不宜久煎；又多属辛温香燥之品，易于耗气伤阴，故阴虚血燥及气虚者宜慎用。

广 藿 香
Guǎnghuòxiāng
POGOSTEMONIS HERBA
《名医别录》

为唇形科多年生草本植物广藿香 *Pogostemon cablin* (Blanco) Benth 的干燥地上部分。主产于广东、海南等地。夏秋季枝叶茂盛时采割，日晒夜闷，反复至干。切段。

【主要性能】辛，微温。归脾、胃、肺经。

【功效】化湿和中，止呕，解表。

【应用】

1. 湿阻中焦证　本品为芳香化湿之要药。治湿浊内阻，中气不运之脘腹痞闷，少食作呕，神疲体倦等，常与苍术、厚朴等同用，如《和剂局方》不换金正气散。

2. 呕吐　本品既能化湿和中，又能止呕，为治呕吐常用之品。凡呕吐之证，不论寒热虚实皆可应用，尤宜于湿浊中阻之呕吐。治寒湿困脾，胃失和降之呕吐，常与半夏、丁香等同用，如《和剂局方》藿香半夏汤；偏湿热者，常与黄连、竹茹等同用；治妊娠呕吐属气滞湿阻者，常与砂仁、苏梗等同用；治湿阻气滞兼有脾胃虚弱者，常与党参、白术等同用。

3. 暑湿、湿温证　本品既能内化湿浊，又可发散表邪。治暑月外感风寒，内伤生冷而致恶寒发热，头痛脘闷，呕恶吐泻暑湿证者，配紫苏、厚朴、半夏等化湿、解表之品，如《和剂局方》藿香正气散;治湿温病初起,湿热并重者,多与黄芩、滑石、茵陈等清热利湿药同用,如《温热经纬》甘露消毒丹。

【用法用量】生用。煎服,3～10 g。鲜品加倍。藿香叶偏于发表;藿香梗偏于和中。

【使用注意】阴虚血燥者不宜用。

【参考文献】

1. 本草文献

《名医别录》:"疗风水毒肿,去恶气,疗霍乱,心痛。"

《本草图经》:"治脾胃吐逆,为最要之药。"

《本草正义》:"藿香芳香而不嫌其猛烈,温煦而不偏于燥烈,能祛除阴霾湿邪,而助脾胃正气,为湿困脾阳,倦怠无力,饮食不甘,舌苔浊垢者最捷之药。"

2. 临床新用

(1) 治鼻窦炎:以藿香牛胆丸(藿香100 g、鲜牛胆1枚)治疗鼻窦炎52例,3次/d,3丸/次,总有效率98%。[陕西中医,1996,17(2):77]

(2) 治冠心病心绞痛:藿香正气散加减治疗冠心病心绞痛184例,显效32例,占17.4%;好转130例,占70.7%;无效17例,占9.2%;加重5例,占2.7%。[河南中医药学刊,1999,14(5):51]

3. 其他　本品常用处方名有为广藿香。

佩　兰

Pèilán

EUPATORH HERBA

《神农本草经》

为菊科多年生草本植物佩兰 *Eupatorium fortunei* Turcz. 的干燥地上部分。主产于江苏、浙江、河北等地。夏、秋二季分两次采割,除去杂质。切段。

【主要性能】辛,平。归脾、胃、肺经。

【功效】化湿醒脾,解表。

【应用】

1. 湿阻中焦证　本品芳香化湿,功似广藿香,治湿阻中焦之胸脘痞闷,呕恶不食,常相须为用,并配以苍术、厚朴、豆蔻等。又因其性平不燥,善治脾经湿热,湿浊上犯之脾瘅,症见口中甜腻、多涎、口臭等,单用煎汤服,如《黄帝内经·素问》兰草汤,或与黄芩、滑石等同用。

2. 暑湿证、湿温证初起　本品既能化湿又能发散表邪,功似广藿香而力弱。治外感暑湿证之恶寒发热、头胀痛、腹胀、胸闷纳呆等,常与藿香、陈皮、厚朴等同用。治湿温初起之发热恶寒、胸闷不舒、肢体困倦,常与藿香叶、薄荷叶、芦根等同用,如《重订广温热论》五叶芦根汤。

【用法用量】生用或鲜用。煎服,5～10 g。鲜品加倍。

【参考文献】

1. 本草文献

《神农本草经》:"主利水道,杀蛊毒,辟不洋。久服益气,轻身不老,通神明。"

《本草经疏》:"开胃除恶,清肺消痰,散郁结。"

《中药志》:"发表祛湿,和中化浊。治伤暑头痛,无汗发热,胸闷腹满,口中甜腻,口臭。"

2. 其他　本品常用处方名有佩兰、兰草。

苍　术

Cāngzhú

ATRACTYLODIS RHIZOMA

《神农本草经》

为菊科多年生草本植物茅苍术 *Atractylodes lancea* (Thunb.) DC. 或北苍术 *Atractylodes chinensis* (DC.) Koidz. 的干燥根茎。前者主产于江苏、湖北、河南等地,以产于江苏茅山一带者质量最好,故名茅苍术。后者主产于内蒙古、山西、辽宁等地。春、秋两季采挖,晒干撞去须根。切片。

【**主要性能**】辛,苦,温。归脾、胃、肝经。

【**功效**】燥湿健脾,祛风散寒,明目。

【**应用**】

1. **湿阻中焦证**　本品性偏温燥,燥湿健脾作用较强。治湿阻中焦,脾失健运之脘腹胀闷,呕恶食少,吐泻乏力,舌苔白腻等,常与厚朴、陈皮等同用,如《和剂局方》平胃散;治脾虚湿聚,水湿内停的痰饮或外溢皮肤的水肿,常与茯苓、泽泻、猪苓等利水渗湿药同用,如《证治准绳》胃苓汤。

2. **风湿痹证**　本品辛散祛风,苦温燥湿散寒,治风寒湿痹证,以湿偏胜者为宜,常与祛风除湿之独活、羌活、薏苡仁等同用,如《类证治裁》薏苡仁汤;治湿热下注的足膝肿痛、痿软无力或湿热带下等症,常与黄柏、牛膝、薏苡仁等同用,如《成方便读》四妙散。

3. **风寒挟湿表证**　本品长于胜湿,又能祛散风寒表邪,尤以治风寒表证挟湿者为宜,常与发散风寒之羌活、白芷、防风等同用,如《和剂局方》神术散。

此外,尚能明目,治夜盲症及眼目昏涩。可单用,或与羊肝、猪肝蒸煮同食。

【**用法用量**】生用、麸炒或米泔水炒用。煎服,5~10 g。

【**使用注意**】阴虚内热,气虚多汗者忌用。

【**参考文献**】

1. **本草文献**

《神农本草经》:"主风寒湿痹,死肌痉疸……作煎饵久服,轻身延年不饥。"

《太平圣惠方》:"治雀目。"

《珍珠囊》:"能健胃安脾,诸湿肿非此不能除。"

2. **临床新用**

(1) 治窦性心动过速:以苍术注射液治疗窦性心动过速(心电图证实,心率为 120~130 次/min,无其他心电图异常改变)共 19 例,4 ml/次,im,2 次/d,一般用药 3~5 d 即恢复正常者 18 例,好转 1 例。17 例于治疗后八个月复查心电图正常。[实用中医药杂志,1995,2:34]

(2) 治复发性口腔溃疡:以珍珠口疮冲剂(珍珠、五倍子、苍术及甘草等)治疗复发性口腔溃疡 90 例,2 次/d,1 袋/次,连续服用 5 d 为 1 个疗程,总有效率 95.6%。[北京中医药大学学报,1999,22(6):66]

3. **其他**　本品常用处方名有苍术、茅苍术、北苍术、麸苍术。北苍术多集散于天津,故又称"津苍术";集散于南京者称"京苍术";集散于汉口者,称"汉苍术"。

厚 朴

Hòupò

MAGNOLIAE OFFICINALIS CORTEX

《神农本草经》

为木兰科落叶乔木植物厚朴 *Magnolia officinalis* Rehd. et Wils. 或凹叶厚朴 *Magnolia officinalis* Rehd. et Wils. var. *biloba* Rehd. et Wils. 的干燥干皮、根皮及枝皮。主产于四川、湖北、浙江等地。4～6月剥取,根皮及枝皮直接阴干;干皮置沸水中微煮后,堆置阴湿处,"发汗"至内表面变紫褐色或棕褐色时,蒸软,取出,卷成筒状,干燥。切丝。

【主要性能】苦、辛,温。归脾、胃、肺、大肠经。

【功效】燥湿消痰,下气除满。

【应用】

1. 湿阻气滞证　本品苦燥辛散,既能燥湿消痰,又能行气,为治湿滞痞满之要药。治湿阻中焦,脾胃气滞之脘腹胀满、嗳气吞酸、倦怠便溏,常与苍术、陈皮等同用,如《和剂局方》平胃散。治七情郁结,痰气互阻于咽部之梅核气,常与半夏、茯苓、苏叶等同用,如《金匮要略》半夏厚朴汤。

2. 胃肠积滞证　本品能下气宽中,为行气消胀之常用药,与泻下攻积之品同用可消积导滞。治肠胃积滞之大便秘结,常与大黄、枳实同用,如《金匮要略》厚朴三物汤;治食积不化,脘腹胀痛,嗳腐吞酸,常与枳实、麦芽同用,如《兰室秘藏》枳实消痞丸;治热结便秘者,常与大黄、芒硝、枳实等同用,如《伤寒论》大承气汤。

3. 痰饮喘咳　本品能燥湿化痰,下气平喘,治痰饮阻肺,咳喘短气,胸膈痞闷者,常与苏子、陈皮、半夏等同用,如《和剂局方》苏子降气汤;治寒饮化热,胸闷气喘,喉间痰声辘辘,烦躁不安者,常与麻黄、石膏、杏仁等同用,如《金匮要略》厚朴麻黄汤;治宿有喘病,因外感风寒而发者,可与桂枝、杏仁等同用,如《伤寒论》桂枝加厚朴杏子汤。

【用法用量】生用或姜汁制用。煎服,3～10 g。或入丸、散。

【使用注意】气虚津亏者及孕妇慎用。

【参考文献】

1. 本草文献

《神农本草经》:"主中风伤寒,头痛,寒热,惊悸,气血痹,死肌,去三虫。"

《本草汇言》:"厚朴,宽中化滞,平胃气之药也。凡气滞于中,郁而不散,食积于胃,羁而不行,或湿郁积而不去,湿痰聚而不清,用厚朴之温可以燥湿,辛可以清痰,苦可以下气也。"

《医学衷中参西录》:"厚朴,治胃气上逆,恶心呕哕,胃气郁结胀满疼痛,为温中下气之要药。"

2. 临床新用

(1)慢性重型肝炎内毒素血症:应用厚朴三物汤加味(厚朴、大黄、枳实、生黄芪、金钱草、柴胡等)治疗慢性重型肝炎内毒素血症39例,治疗3周,结果在慢性重型肝炎的人工肝治疗中增加厚朴三物汤加味具有加速内毒素与 AST、ALT 下降的作用。[天津中医药,2009,26(3):195]

(2)预防龋齿:以中药厚朴预防龋齿并控制其发展观察 40 例,厚朴根水溶液,每日早晚含漱,并予以厚朴片口嚼,每日 4 次以上,每次保持 5 min 以上,嚼后口苦可用温水漱口。除两例不配合改用其他方法治疗外,其他均获满意效果。[中国社区医师,2004,20(2):26]

3. 其他　本品常用处方名有厚朴、川朴、烈朴、赤朴、姜厚朴。厚朴是我国特有的珍贵中药材,长期以来,因资源过度消耗,日益枯竭,被列为国家二级保护中药材。

【附药】

厚朴花　为厚朴或凹叶厚朴的干燥花蕾。苦而微温,归脾,胃经。理气宽中,芳香化湿。功似厚朴而力缓,治中焦湿阻气滞之胸腹胀满疼痛,食少纳差等。3～9 g。

砂　仁
Shārén
AMOMI FRUCTUS
《药性论》

为姜科多年生草本植物阳春砂 *Amomum villosum* Lour.、绿壳砂 *Amomum villosum* Lour. var. *xanthioides* T. L. Wu et Senjen 或海南砂 *Amomum longiligulare* T. L. Wu 的干燥成熟果实。阳春砂主产于广东、广西、云南等地;绿壳砂主产于广东、云南等地;海南砂主产于海南及雷州半岛等地。于夏、秋两季果实成熟时采收,晒干或低温干燥。用时打碎。

【主要性能】辛,温。归脾、胃、肾经。

【功效】化湿开胃,温中止泻,理气安胎。

【应用】

1. 湿阻气滞证　本品化湿醒脾,行气温中之效均佳,古人曰其:"为醒脾调胃要药。"治湿阻或气滞之脾胃不和诸证,尤以寒湿气滞者为宜。治寒湿中阻,脘腹胀满冷痛,食少腹泻,常与干姜、厚朴、草豆蔻等同用;治湿阻中焦,脾胃气滞证,常与木香、枳实其他行气药同用,如《景岳全书》香砂枳术丸;若证兼脾胃虚弱者,可与党参、白术、茯苓等同用,如《和剂局方》香砂六君子汤。

2. 脾胃虚寒吐泻　本品善能温中暖胃以止呕、止泻,单用研末吞服,或与干姜、附子等温里药同用。

3. 妊娠恶阻,胎动不安　本品能行气和中而止呕安胎。治妊娠气滞呕逆不能食,可单用,或与苏梗、白术等同用;治气血不足,胎动不安者,常与人参、白术、熟地等补气血药同用,如《古今医统》泰山磐石散;治肾虚胎元不固,胎动不安者,常与杜仲、续断、桑寄生的补肝肾安胎元之品同用。

【用法用量】生用。煎服,3～6 g,入汤剂宜后下。

【使用注意】阴虚血燥者慎用。

【参考文献】

1. 本草文献

《药性论》:"主冷气腹痛,止休息气痢,劳损,消化水谷,温暖脾胃。"

《开宝本草》:"治虚劳冷痢,宿食不消,赤白泻痢,腹中虚痛,下气。"

《本草蒙筌》:"止恶心,却腹痛。"

2. 临床新用　治遗尿症:将砂仁研末备用,于每日晚上清洗遗尿患者脐眼,并在脐眼中央部位放约 0.2 g 砂仁末,胶布封好,热水袋压胶布上 1～2 h 即可,早上起床时将胶布取下。治疗 20 例遗尿症,一般 1 周以上就可见效。[人民军医,1992,6:59]

3. 其他　本品常用处方名有砂仁、春砂仁、阳春砂、缩砂仁。研究表明,绿壳砂和缩砂的挥发性成分基本相同,而阳春砂与前两者的挥发性成分差异较大。阳春砂中含量最高的挥发性成分是乙酸龙脑酯,而绿壳砂和缩砂中含量最高的挥发性成分均为樟脑。

【附药】

砂仁壳　为砂仁之干燥成熟果壳。性味功效与砂仁相似,而温性略减,药力薄弱,主要适用于治疗脾胃气滞之胸胁胀痛,脘腹痞满,呕恶食少及胎动不安等证。煎服,3～10 g,不宜久煎。

豆 蔻

Dòukòu

AMOMI FRUCTUS ROTUNDUS

《名医别录》

为姜科多年生草本植物白豆蔻 *Amomum kravanh* Pierre ex Gagnep. 或爪哇白豆蔻 *Amomum compactum* Soland ex Maton 的干燥成熟果实。又名白豆蔻。前者主产于泰国、柬埔寨、越南等地,我国云南、广东、广西等地亦有栽培;后者主产于印度尼西亚,我国海南、云南等地有栽培。按产地不同分为"原豆蔻"和"印尼白蔻"。于秋季果实由绿色转成黄绿色时采收,晒干,用时捣碎。

【**主要性能**】辛,温。归肺、脾、胃经。

【**功效**】化湿行气,温中止呕,开胃消食。

【**应用**】

1. **湿阻气滞证** 本品可化湿、行气、和中。治湿滞中焦及脾胃气滞所致之脘腹胀满,不思饮食,常与砂仁、藿香、陈皮等同用;治脾虚湿阻气滞之胸腹虚胀,食少无力者,常与健脾益气之黄芪、白术、人参等同用,如《圣惠方》白豆蔻丸;治寒湿偏盛,气机阻滞之腹满胀痛,常与温胃燥湿之干姜、厚朴、苍术等配伍。

2. **湿温证** 本品温而不燥,偏入上中二焦而宣化湿邪,适宜于湿温初起,胸闷不饥。若湿邪偏重者,常与薏苡仁、杏仁等同用,如《温病条辨》三仁汤;若热重于湿者,常与黄芩、滑石等同用,如《温病条辨》黄芩滑石汤。

3. **呕吐** 本品能化湿行气,温胃止呕。治呕吐以胃寒湿阻气滞者为宜,单用为末服,或与化湿温中止呕之藿香、半夏等同用,如《沈氏尊生书》白豆蔻汤;治小儿胃寒,吐乳不食者,可与砂仁、甘草等药研细末服用。

此外,尚能开胃消食,治食积不化之脘腹胀痛,不思饮食,常与莱菔子、山楂、鸡内金等同用。

【**用法用量**】生用。煎服,3～6 g,入汤剂宜后下。

【**使用注意**】阴虚血燥者慎用。

【**参考文献**】

1. 本草文献

《名医别录》:"主温中,心腹痛,呕吐,去口臭气。"

《开宝本草》:"主积冷气,止吐逆,反胃,消谷下气。"

《本草备要》:"除寒燥湿,化食宽膨。"

2. 其他 本品常用处方名有豆蔻、白豆蔻。挥发油为其主要成分,且不稳定,常温下贮藏,也易丧失其特有香味,故入汤剂宜后下。

【**附药**】

豆蔻壳 为豆蔻的果壳。性味功效与豆蔻相似,但温性不强,力亦较弱。适用于湿阻气滞所致的脘腹痞闷,食欲不振,呕吐等。煎服,3～5 g。

表 14-1 化湿药参考药

药名	来 源	药 性	功 效	应 用	用法用量	使用注意
草豆蔻	为姜科多年生草本植物草豆蔻的干燥近成熟种子	辛,温。归脾、胃经	燥湿行气,温中止呕	1. 寒湿中阻证 2. 寒湿呕吐	煎服,3～6 g。入散剂较佳。入汤剂宜后下	阴虚血燥者慎用
草果	为姜科多年生草本植物草果的干燥成熟果实	辛,温。归脾、胃经	燥湿温中,除痰截疟	1. 寒湿中阻证 2. 疟疾	煎服,3～6 g	阴虚血燥者慎用

问题与思考

1. 使用化湿药为何常与行气药配伍?

2. 如何把握苦寒燥湿与苦温燥湿的区别与配伍特点?

3. 试比较苍术与厚朴;砂仁与豆蔻功效、主治之异同?

辨证用药练习

宫某,女,31 岁,2000 年 2 月 1 日就诊。中脘胀满,不思饮食,口淡无味,肢倦乏力,时伴恶心,嗳气泛酸,舌淡红,苔白腻,脉濡。胃镜提示:慢性浅表性胃炎。[实用中医药杂志,2004,20(8):452]

诊为湿阻证。试写出其证型,可选择哪些药物,并陈述理由。

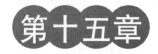

利 水 渗 湿 药

　　凡以通利水道,渗泄水湿为主要功效,常用于治疗水湿内停病证的药物,称为利水渗湿药。

　　本类药物依据其性能特点及功效主治之不同,大致可分为利水消肿药、利尿通淋药、利湿退黄药三类。

　　利水渗湿药味多甘淡,性平或寒凉,作用趋于下行,主归膀胱、肾经,次归小肠、脾经;其中利湿退黄药主归肝、胆经。

　　淡能渗湿,肾主水,司膀胱气化,"小肠主液"泌别清浊,故本类药物主要通过使尿量增加,小便通畅,从而促进体内蓄积的水湿从小便排泄,而有利水渗湿的作用,主治水湿内停所致水肿、小便不利、淋证、黄疸、痰饮、泄泻、带下、湿疮、湿温、湿痹等病证。其中利水消肿药以利尿除湿为主要功效,主治水湿内停所致的水肿,小便不利,及泄泻、痰饮等病证;利尿通淋药性偏寒凉,以清利下焦湿热、利尿通淋为主要功效,主治湿热蕴结于膀胱所致的各种淋证;利湿退黄药以清利肝胆湿热为主要功效,主治肝胆湿热之黄疸等。

　　部分药物分别兼有健脾、清热泻火解毒或祛风湿、祛风止痒之功,可用于脾虚泄泻、脏腑热证、疮疡肿毒及风湿痹证、湿疹湿疮等。

　　应用利水渗湿药时,应视不同病证,探明病因及兼证,选择相应药物,并作适当配伍以增强疗效。如风邪袭表者,配宣肺解表药;湿热合邪者,配清热燥湿药;寒湿并重者,配温里散寒药;脾肾阳虚者,配温补脾肾药;热伤血络而尿血者,配凉血止血药。此外,气行则水行,此类药还常与行气药配伍,以提高疗效。

　　本类药物易耗伤津液,故阴亏津少者应慎用或忌用;有些药物有较强的通利作用,孕妇慎用或忌用。

第一节　利水消肿药

　　本类药物味多甘淡,性平或微寒,以利水消肿为主要功效,主要用于水湿内停之水肿、小便不利,及痰饮、泄泻等证。部分药物兼能健脾,对脾虚有湿者,有标本兼顾之功。本类药的渗利水湿之功,还常用于淋证、黄疸、带下、湿疮、湿温、湿痹等多种水湿相关病证,正如古人所云:"治湿不利小便,非其治也。"

茯 苓

Fúlíng

PORIA

《神农本草经》

为多孔菌科真菌茯苓 *Poria cocos*（*Schw.*）Wolf 的干燥菌核。寄生于松科植物赤松或马尾松等树根上。野生或栽培，主产于云南、安徽、湖北等地。产云南者称"云苓"，质较优。7～9月采挖，除去泥沙，堆置"发汗"后，摊开晾至表面干燥，再"发汗"，反复数次至现皱纹、内部水分大部散失后，阴干，称为"茯苓个"。取之浸润后稍蒸，及时切片，晒干；或将鲜茯苓按不同部位切制，阴干，分别称为"茯苓块"和"茯苓片"。

【主要性能】甘、淡、平。归脾、肾、心经。

【功效】利水渗湿，健脾，安神。

【应用】

1. 水肿，小便不利 本品药性平和，既可祛邪，又可扶正，利水而不伤正气，为利水消肿之要药，可用于寒热虚实各种水肿：治水湿内停所致之水肿、小便不利，常与泽泻、猪苓、白术等同用，如《伤寒论》五苓散；治脾肾阳虚水肿，可与附子、生姜同用，以温阳利水，如《伤寒论》真武汤；用于水热互结，阴虚小便不利、水肿，与清热滋阴药如滑石、泽泻、阿胶等合用，如《伤寒论》猪苓汤。

2. 痰饮证 本品渗湿健脾之功，对痰饮证有标本兼治之能。治湿痰，常配伍半夏、陈皮、甘草，如《和剂局方》二陈汤；治痰饮停于胸胁之胸胁胀满，目眩心悸，与桂枝、白术、甘草同用以温阳化饮，如《金匮要略》苓桂术甘汤；若治饮停于胃而呕吐者，多与半夏、生姜相伍，如《金匮要略》小半夏加茯苓汤。

3. 脾虚证 本品功长健脾，又能渗湿，且性平和缓，为治脾虚诸证之佳品。治脾虚湿盛泄泻，可与山药、白术、薏苡仁等同用，以补脾益气、除湿止泻，如《和剂局方》参苓白术散；治疗脾胃虚弱，倦怠乏力，食少便溏，常配补脾益气之人参、白术、甘草，如《和剂局方》四君子汤。

4. 心神不安证 本品又善宁心安神，为治心神不安之心悸失眠之良药。治心脾两虚，气血不足之心悸，失眠，常与黄芪、当归、远志等同用，如《济生方》归脾汤；若治心气虚，惊恐而不安卧者，每与人参、龙齿、远志等配伍，如《医学心悟》安神定志丸。

【用法用量】生用。煎服，10～15 g。

【参考文献】

1. 本草文献

《神农本草经》："主胸胁逆气，忧恚惊邪，恐悸，心下结痛，寒热烦满，咳逆，口焦舌干，利小便。久服安魂养神、不饥、延年。"

《本草衍义》："行水之功多，益心脾不可阙也。"

《世补斋医书》："茯苓一味，为治痰主药，痰之本，水也，茯苓可以行水。痰之动，湿也，茯苓又可行湿。"

2. 临床新用

(1) 治脱发：茯苓 1 000 g，研成细末，每服 5 g，每日 3 次，以温开水冲服。同时嘱咐患者坚持服用，以发根生出为度。[中国民族民间医药，2010，23：177]

(2) 减少超重糖尿病患者的体重：对经胰岛素治疗后体重仍增加的超重糖尿病患者，在采用生活方式干预，给予二甲双胍和胰岛素等常规治疗的同时，每日加服茯苓免煎颗粒 0.5 g（相当于

饮片 10 g),每日 3 次。可减少患者的体重。[中西医结合研究,2012,4(4):169]

(3)治胸痹:与苦杏仁、炙甘草同用,治疗饮停胸胁型胸痹有效。[河南中医,2011,31(6):587]

(4)治精神分裂症:以茯苓 60 g,水煎服,每日 1 剂,连服 1～3 个月。治疗慢性精神分裂症53 例,痊愈 3 例,显效 11 例,好转 16 例,无效 23 例。[山西医药杂志,1982,5:14]

3. **其他** 本品常用处方名有茯苓、云苓、白茯苓、赤茯苓、朱茯苓。

【附药】

茯苓皮 为茯苓菌核的黑色外皮。性味甘、淡,平。归脾、肾、心经。功能利水消肿。主要适用于皮肤水肿。煎服,15～30 g。

茯神 为茯苓菌核中间带有松根的部分。性味甘、淡,平。归脾、肾、心经。功能宁心安神,主要适用于心神不安、惊悸、健忘等。煎服,10～15 g。

猪 苓

Zhūlíng

POLYPORUS

《神农本草经》

为多孔菌科真菌猪苓 *Polyporus umbellatus*(Pers.) Fries 的干燥菌核。寄生于桦树、枫树、柞树的根上。主产于陕西、山西、云南等地。春秋二季采挖,去泥沙,晒干。切片。

【主要性能】 甘、淡,平。归肾、膀胱经。

【功效】 利水渗湿。

【应用】

水湿内停证 本品淡渗利水作用强于茯苓,常用于水湿内停之水肿、小便不利、泄泻及湿热淋证等。治水湿内停之水肿、小便不利,可单用或与茯苓、泽泻、桂枝等配伍,如《伤寒论》五苓散;若水热互结,阴虚小便不利、水肿,则与滑石、泽泻、阿胶等泻热滋阴药合用,如《伤寒论》猪苓汤。治湿盛泄泻,与茯苓、泽泻、白术配用,如《丹溪心法》四苓散;治热淋,小便不通,淋沥涩痛,配生地黄、栀子、木通等,如《医宗金鉴》十味导赤汤。

【用法用量】 生用。煎服,6～12 g。

【参考文献】

1. **本草文献**

《神农本草经》:"主痎疟、解毒……利水道。"

《本草纲目》:"开腠理,利小便,与茯苓同功。但入补药不如茯苓也。""治淋、肿、脚气,白浊,带下,妊娠子淋,胎肿,小便不利。"

《药品化义》:"治水泻湿泻,通淋除湿,消水肿,疗黄疸。"

2. **临床新用**

(1)治流行性出血热:猪苓 30 g,泽泻 30 g,茯苓 15 g,阿胶 30 g(隔水烊化约 30 ml 加糖另服),有腹泻者加滑石 10 g。文火煎 2 次,每次浓缩至 70～80 ml。先服阿胶,再服第 1 煎药,半小时后再服第二煎药。治疗流行性出血热休克期 13 例,无 1 例死亡。[中医杂志,1982,6:34]

(2)治银屑病:孙氏等用猪苓多糖注射液治疗寻常型银屑病 59 例,结果:治疗组 30 例中痊愈 5 例,显效 8 例,有效 14 例,无效 3 例,总有效率 90%;对照组 29 例中痊愈 2 例,显效 7 例,有效 8 例,无效 12 例,总有效率 58.6%。[中华皮肤科杂志,1994,27(3):170]

（3）治癌症：汪氏以猪苓多糖合用化疗药物，对 37 例原发性肺癌患者进行 3 个月的临床观察，主要症状缓解率为 72.14％，对肺部瘤体的缩小和稳定率为 67.6％。说明猪苓多糖能改善症状，减轻化疗引起的副作用，增强化疗药物的效果。[中国医院药学杂志,1992,12(10)：477]

3. **其他**　本品常用处方名有猪苓、猪屎苓。

泽　泻
Zéxiè
ALISMATIS RHIZOMA
《神农本草经》

为泽泻科多年生沼生草本植物泽泻 *Alisma orientalis* (Sam.) Juzep. 的干燥块茎。主产于福建、四川、江西等地。冬季茎叶开始枯萎时采挖，洗净，干燥，除去须根及粗皮，切片。晒干。

【**主要性能**】甘、淡，寒。归肾、膀胱经。

【**功效**】利水渗湿，泄热。

【**应用**】

1. **水湿内停证**　本品淡渗利水作用较强，治水湿内停之水肿、小便不利，常与茯苓、猪苓、桂枝等配伍，如《伤寒论》五苓散；治痰饮停聚，清阳不升之头目昏眩，配白术同用，如《金匮要略》泽泻汤；治脾湿过盛，浮肿泄泻，有利小便以实大便之功，与厚朴、苍术、猪苓相伍，如《丹溪心法》胃苓汤。

2. **淋证，带下**　本品既能利水渗湿，又善泄膀胱及下焦之热。治湿热淋证，可与木通、车前子等同用；治湿热下注，妇人带下，常与木通、车前子、龙胆等同用，如《医方集解》龙胆泻肝汤。

此外，取本品泻肾经之火之功，治肾阴不足，相火亢盛之遗精盗汗、耳鸣腰酸，常与滋补肾阴之熟地黄、山茱萸、山药配伍，如《小儿药证直诀》六味地黄丸。

【**用法用量**】生用；麸炒或盐水炒用。煎服，6～10 g。

【**参考文献**】

1. **本草文献**

《药性论》："主肾虚精自出，治五淋，利膀胱热，宣通水。"

《本草要略》："除湿通淋，止渴，治水肿，止泻痢，以猪苓佐之。"

《本草纲目》："渗湿热，行痰饮，止呕吐、泻痢、疝痛、脚气。"

2. **临床新用**　治尿崩症：甘草 10 g，泽泻 8 g，水煎成 200 ml，每服 100 ml，早、晚各 1 次。症状明显减轻后，剂量减半至症状全消，或继服 1 周巩固治疗。[新中医,1990,8：40]

3. **其他**　本品常用处方名有泽泻、建泽泻、福泽泻、炒泽泻。近年用于高脂血症，《药典》据此认为其具化浊降脂之功。

薏　苡　仁
Yìyǐrén
COICIS SEMEN
《神农本草经》

为禾本科多年生草本植物薏苡 *Coix lacryma-jobi* L. var. *ma-yuen* (Roman.) Stapf 的干燥成熟种仁。中国大部分地区均产，主产于福建、河北、辽宁等地。秋季果实成熟时采割植株，晒干，打下果实，再晒干，除去外壳及种皮。

【主要性能】甘、淡,凉。归脾、胃、肺经。

【功效】利水渗湿,健脾止泻,除痹,清热排脓。

【应用】

1. 水肿、小便不利,脚气　本品既能渗湿,又能健脾,利水不伤正,补脾不滋腻,为淡渗清补之品。故凡水湿为犯均可用之,尤宜于脾虚湿滞者。治水湿内停之水肿、小便不利,常与茯苓、猪苓、泽泻等配伍;对脾虚湿盛之水肿腹胀,小便不利,多与茯苓、白术、黄芪等药同用,以益气健脾利水;治脚气浮肿,可与防己、木瓜、槟榔等同用。

2. 脾虚泄泻　本品渗湿健脾以止泻,治脾虚湿盛之泄泻,常与补脾益气之人参、茯苓、白术等同用,如《和剂局方》参苓白术散。

3. 风湿痹证　其渗湿舒筋缓急之功,善治风湿痹证而筋脉拘挛者,常与独活、防风、苍术同用,如《类证治裁》薏苡仁汤;因其性寒,尤宜于风湿热痹,骨节烦疼,每与防己、滑石、栀子等配伍,如《温病条辨》宣痹汤;若治风湿日久,筋脉挛急,水肿,用薏苡仁煮粥服,如《食医心镜》薏苡仁粥;治风湿在表,身痛发热者,可与麻黄、苦杏仁、炙甘草合用,如《金匮要略》麻黄杏仁薏苡甘草汤。

4. 肺痈肠痈　本品善清肺肠之热,排脓消痈,为肺痈肠痈所常用。治肺痈胸痛,咳吐腥臭脓痰者,常与苇茎、冬瓜仁、桃仁等配伍,如《千金方》苇茎汤;治肠痈腹痛,可与附子、败酱草同用,如《金匮要略》薏苡附子败酱散。

【用法用量】生用或炒用。煎服,9～30 g。清利湿热宜生用,健脾止泻宜炒用。

【参考文献】

1. 本草文献

《神农本草经》:"主筋急拘挛,不可屈伸,风湿痹,下气。"

《别录》:"除筋骨邪气不仁,利肠胃,消水肿,令人能食。"

《本草纲目》:"薏苡仁,阳明药也,能健脾益胃。虚则补其母,故肺痿、肺痈用之。筋骨之病,以治阳明为本,故拘挛筋急、风痹者用之。土能胜水除湿,故泄泻、水肿用之。"

2. 临床新用

(1) 治失眠:朱氏以薏苡仁30 g,制半夏15 g,水煎服。治疗神经衰弱所致失眠,有调和阴阳之效,并认为薏苡仁可调节植物神经。[中医杂志,2006,8:574]

(2) 治睾丸炎:兰氏以薏苡仁60 g,橘核15 g,荔枝核10 g,牛膝10 g,黄柏10 g,川楝子10 g。水煎服,每日1剂,治疗睾丸炎有良效。[中医杂志,2011,23:2056]

(3) 治疗扁平疣、传染性软疣:以炒苡仁研末,加等量白砂糖拌匀,每次1匙(5～10 g),冲服,每日2～3次,连续服用2～4周。治疗扁平疣97例,一般连服7～14 d后,皮疹逐渐消失,其中治愈73例,显效5例,有效7例,无效12例;用生薏苡仁10 g,碾成细粉,加白砂糖适量,温开水冲服:每日3次,20 d为1个疗程,连续服用1～2个疗程。观察42例传染性软疣,其中发生在面部6例,躯干者23例,四肢者4例,躯干及四肢均有者9例 结果治愈39例,好转3例。[中国临床医生,2001,29(10):54]

(4) 治肿瘤:薏苡仁可用于多种肿瘤,如鼻咽癌、喉癌、肺癌、胃癌、肝癌、膀胱癌、宫颈癌、绒癌等均有一定疗效。其使用方法主要有:① 生薏苡仁30～50 g,煮熟食用,每日2次,连食数月;若与大米煮粥或加入适量冰糖食用亦可。能使患者食欲增加,临床症状得到改善。② 制成康莱特注射液供癌症患者静脉、动脉输注用。③ 在辨证与辨病相结合的基础上,与其他抗肿瘤药组成复方应用。[中国临床医生,2001,29(10):54]

3. 其他　本品常用处方名有薏苡仁、苡仁、苡米、炒薏苡仁。

赤 小 豆
Chìxiǎodòu
VIGNAE SEMEN
《神农本草经》

为豆科植物赤小豆 *Vigna umbeuata* Ohwi et Ohashi 或赤豆 *Vigna angularis* Ohwi et Ohashi 的干燥成熟种子。前者主产于广东、广西、江西等地,后者中国大部分地区均产。秋季果实成熟而未开裂时采收,晒干,打下种子,除去杂质,再晒干。

【**主要性能**】甘、酸,平。归心、小肠经。

【**功效**】利水消肿,解毒排脓。

【**应用**】

1. **水肿,小便不利,黄疸** 本品性善下行,利水以消肿,渗湿以退黄,且性质平和,为渗利之佳品。常用于水湿内停之水肿小便不利及黄疸等证。治水肿、小便不利,可单用,或与茯苓、猪苓、泽泻等同用;治脚气浮肿,可与桑白皮、生姜等配用;治湿热阳黄,可与茵陈、栀子等同用;若黄疸初起有表证者,可配伍麻黄、连翘、桑白皮等,如《伤寒论》麻黄连翘赤小豆汤。

2. **痈疮肿毒** 其解毒排脓之功,亦为痈疮肿毒所常用。治痈疮疖肿,可研末调敷患处;治肠痈腹痛,可与薏苡仁、甘草同用,如《医宗金鉴》赤豆薏苡仁汤。

【**用法用量**】生用。煎服,9～30 g。外用适量,研末调敷。

【**参考文献**】

1. **本草文献**

《神农本草经》:"主下水,排痈肿脓血。"

《药性论》:"消热毒痈肿,散恶血、不尽、烦满。治水肿皮肌胀满;主小儿急黄、烂疮;能令人美食;末与鸡子白调涂热毒痈肿;通气,健脾胃。"

《食疗本草》:"和鲤鱼烂煮食之,甚治脚气及大腹水肿;散气,去关节烦热。"

2. **临床新用**

(1) 治缺乳:梁氏报道每日早晚各用赤小豆半斤,煮汤,去豆,饮浓汤。连用 3～5 d。治疗产后缺乳 20 例,有良效。[赤脚医生杂志,1975,12:29]

(2) 治血肿:彭氏认为赤小豆化瘀止痛,散恶血,消血肿,效捷无疑。每遇跌打血肿,用赤小豆粉冷水调敷,无有不愈者。[新中医,1979,4:50]

(3) 治腮腺炎:孙氏以赤小豆适量,用热水浸软捣烂,用食面调成糊状,外敷腮部,每日 1～2 次。治疗 15 例,皆获治愈。[长春中医药大学学报,1987,4:33]

3. **其他** 本品常用处方名有赤小豆、红豆、红小豆。

冬 瓜 皮
Dōngguāpí
BENINCASAE EXOCARPIUM
《开宝本草》

为葫芦科一年生草本植物冬瓜 *Benincasa hispida* (Thunb.) Cogn. 的干燥外层果皮。中国大部分地区有产。均为栽培。夏末初秋果实成熟时采收,洗净,削取外层果皮,晒干。切块或宽丝。

【**主要性能**】甘,凉。归脾、小肠经。

【功效】利尿消肿,清热解暑。

【应用】

1. 水肿,小便不利　本品善走肌肤以行水消肿,用治水肿、小便不利,可药食两用,或配五加皮、姜皮,煎服;若治体虚浮肿,可与冬瓜皮、赤小豆、红糖同煮,食豆服汤。

2. 暑热烦渴　本品又可清解暑热,亦为暑热烦渴所常用。治夏日暑热口渴,小便短赤,可与西瓜翠衣同用,煎水代茶饮;若治暑湿证,可与薏苡仁、滑石、扁豆花等合用,以清解暑热。

【用法用量】生用。煎服,9～30 g。

【参考文献】

1. 本草文献

《滇南本草》:"止渴,消痰,利小便。"

《药性切用》:"行皮间水湿,善消肤肿。"

《本草再新》:"走皮肤,去湿追风,补脾泻火。"

2. 其他　本品常用处方名有冬瓜皮。

【附药】

冬瓜子　为冬瓜的种子。又称冬瓜仁。性味甘、凉。归脾、小肠经。功能清肺化痰,利湿排脓。用于治疗肺热咳嗽、肺痈、肠痈、带下、白浊等证。煎服,10～15 g。

表 15 - 1　利水消肿药参考药

药名	来源	药性	功效	应用	用法用量	使用注意
玉米须	为禾本科一年生草本植物玉蜀黍的花柱及柱头	甘,平。归膀胱、肝、胆经	利水消肿,利湿退黄	1. 水肿,小便不利,淋证 2. 黄疸	煎服,30～60 g。鲜者加倍	
葫芦	为葫芦科一年生攀援草本植物瓢瓜的干燥果皮	甘,平。归肺、肾经	利水消肿	1. 水肿,小便不利 2. 淋证,黄疸	煎服,15～30 g	
香加皮	为萝藦科植物杠柳的干燥根皮	辛,苦,温;有毒。归肝、肾、心经	利水消肿,祛风湿,强筋骨	1. 水肿,小便不利 2. 风湿痹证,筋骨痿软	煎服,3～6 g。浸酒或入丸、散,酌量	本品有毒,服用不宜过量
荠菜	为十字花科植物荠菜的带根干燥全草	甘,凉。归肝、胃经	利水消肿,明目,止血	1. 水肿,泻痢 2. 肝热目赤 3. 血热出血证	煎服,15～30 g。鲜品加倍。外用适量	
泽漆	为大戟科草本植物泽漆的干燥全草	辛、苦,微寒;有毒。归大肠、小肠、肺经	利水消肿,化痰止咳,解毒散结	1. 水肿,小便不利 2. 咳喘 3. 瘰疬,痰核,癣疮	煎服,5～10 g。外用适量	脾胃虚寒者慎用;孕妇忌用;本品有毒,不可过量久服
蝼蛄	为蝼蛄科昆虫华北蝼蛄(北方蝼蛄)和非洲蝼蛄(南方蝼蛄)的干燥虫体	辛,温;有小毒。归肝、脾、胃经	利水消肿,通淋	1. 水肿,小便不利 2. 淋证	煎服,6～10 g。研末服,每次3～5 g。外用适量	气虚体弱者及孕妇忌用

第二节　利尿通淋药

本类药物多为味苦或甘淡,性寒之品。以利尿通淋为主要功效,主要用于下焦湿热所致小便频急,淋沥不尽,尿道涩痛,小腹拘急,痛引腰腹为症候特征的热淋、血淋、石淋、膏淋等诸淋证。大多药物兼能清热利湿,尚可用治暑温湿温、湿疹瘙痒等。

车　前　子
Chēqiánzǐ
PLANTAGINIS SEMEN
《神农本草经》

为车前科多年生草本植物车前 *Plantago asiatica* L. 或平车前 *Plantago depressa* Willd. 的干燥成熟种子。前者分布中国各地,后者分布北方各地。夏、秋二季种子成熟时采收果穗。晒干,搓出种子,除去杂质。

【**主要性能**】甘,寒。归肝、肾、肺、小肠经。

【**功效**】利尿通淋,渗湿止泻,清肝明目,清肺化痰。

【**应用**】

1. **淋证,水肿**　本品善通利水道、清膀胱之热,以治湿热淋证及水湿停滞之水肿、小便不利。治湿热淋证,小便淋沥涩痛者,常与滑石、木通、瞿麦等同用,如《和剂局方》八正散;治水肿、小便不利,可与茯苓、猪苓、泽泻配伍;若治病久肾虚,腰重脚肿者,可与牛膝、熟地黄、肉桂等同用,以温肾化气、利水消肿,如《济生方》济生肾气丸。

2. **泄泻**　本品又善渗湿止泻,利小便以实大便,尤宜于湿盛之水泻,可单用本品研末,米饮送服;治暑湿泄泻,可与香薷、茯苓、猪苓等同用,如《杨氏家藏方》车前子散;治脾虚湿盛泄泻,可配健脾渗湿之白术、茯苓、泽泻等。

3. **目疾**　本品尚能清肝明目,用治肝热目赤涩痛,常与菊花、决明子等同用;若用于肝肾阴亏,目暗昏花,则配养肝明目之熟地黄、菟丝子等,如《圣惠方》驻景丸。

4. **痰热咳嗽**　其清肺化痰之功可用治肺热咳嗽痰黄者,每与黄芩、浙贝母、瓜蒌等清肺化痰药同用。

【**用法用量**】生用或盐水炙用。煎服,9～15 g。包煎。

【**使用注意**】肾虚精滑及内无湿热者慎用。

【**参考文献**】

1. 本草文献

《神农本草经》:"主气癃,止痛,利水道小便,除湿痹。"

《名医别录》:"男子伤中,女子淋沥,不欲食。养肺强阴益精,令人有子,明目疗赤痛。"

《本草纲目》:"导小肠热,止暑湿泻痢。"

2. 临床新用

(1)治老年高血压病:杨氏以车前子(包煎)60 g,水煎代茶饮,15 d 为 1 个疗程,治疗老年性高血压 32 例,疗效显著。[中医杂志,1998,39(10):581]

（2）治小儿颅内高压：王氏以车前子 12 g(包煎)，泽兰 12 g，石菖蒲 10 g，生甘草 9 g，蝉蜕 9 g，僵蚕 9 g，全蝎 3 g。每日 1 剂，少量多次频服。并随症加减，治疗各种类型脑炎所致的颅内高压症 32 例，收效满意。[中医杂志,1998,39(11)：645]

（3）治痛风：钟氏等用单味车前子(包煎)30 g，煎水代茶饮，每日 1 剂，治疗痛风 13 例，痊愈 8 例，好转 4 例，无效 1 例。用药时间一般为 20～40 d。[中医杂志,1998,39(11)：645]

（4）小儿阴茎肿痛：张氏用车前子 50 g，青葙子 50 g。水煎，频洗患处，每日 1 剂。治多种原因所致小儿阴茎肿痛，疗效可靠。[中医杂志,1998,39(11)：645]

（5）治顽固性便秘：单味车前子 50 g，清水洗净，加水 500 ml，文火熬煮 30 min，1 次口服，经过几小时后，患者大便得解。[新疆中医药,1999,3：40]

3. 其他　本品常用处方名有车前子、炒车前子、盐车前子。

【附药】

车前草　为车前的全草。性味甘、寒。归肝、肾、肺、小肠经。功能利尿通淋，渗湿止泻，清肺化痰，凉血止血，清热解毒。主要适用于热淋涩痛，水肿尿少，暑湿泄泻，吐血衄血，痈肿疮毒等证。煎服，10～20 g。鲜品加倍。外用适量。

木　通

Mùtōng

AKEBIAE CAULIS

《神农本草经》

为木通科植物木通 *Akebia quinata* (Thunb.) Decne.、三叶木通 *Akebia trifoliate* (Thunb.) Koidz. 或白木通 *Akebia trifoliate* (Thunb.) Koidz. var. australis (Diels) Rehd. 的干燥藤茎。木通主产于陕西、山东、江苏等地；三叶木通主产于河北、山西、山东等地；白木通主产于西南地区。秋季采收，截取茎部，除去细枝，阴干，洗净润透，切片，晒干。

【主要性能】苦，寒。归心、小肠、膀胱经。

【功效】利尿通淋，清心除烦，通经下乳。

【应用】

1. 淋证，水肿　本品善泄膀胱与小肠湿热以利尿通淋，治湿热蕴结于膀胱所致的小便短赤，淋沥涩痛者，常与车前子、滑石、瞿麦等同用，如《和剂局方》八正散；治水湿停滞之水肿、小便不利，可与猪苓、桑白皮等利水消肿药配伍。

2. 心火亢盛证　本品上清心火，下利湿热，能导湿热从小便出。善治心火上炎，口舌生疮，或心火下移小肠之心烦尿赤等证，常与生地黄、甘草、竹叶等同用，如《小儿药证直诀》导赤散。

3. 血瘀经闭，乳少　本品功能通经脉，下乳。治血瘀经闭，配桃仁、红花、丹参等活血药同用；治乳汁不通或乳少，每与通乳之王不留行、穿山甲等配伍。

4. 湿热痹证　其清湿热、利血脉、通关节之功，尚可用治湿热痹痛，可与祛风湿清热之防己、秦艽、海桐皮等同用。

【用法用量】生用。煎服，3～6 g。

【使用注意】内无湿热及津亏、精滑者及孕妇慎用。

【参考文献】

1. 本草文献

《药性论》："主治五淋，利小便，开关格，治人多睡，主水肿浮大，除烦热。"

《日华子本草》："安心除烦,止渴退热,治健忘,明耳目,治鼻塞,通小肠,下水,破积聚血块,排脓,治疮疖,止痛,催生下胞,女人血闭,月候不匀,天行时疾,头痛目眩,羸劣乳结,及下乳。"

《本草汇言》："木通,利九窍,除郁热,导小肠,治淋浊,定惊痫狂越,为心与小肠要剂。"

2. **其他** 本品常用处方名有木通。木通药材品种,多而复杂,除本品外,尚有毛茛科植物川木通、马兜铃科植物关木通。临床及实验表明关木通有明显肾毒性,2000 年《中国药典》未收载,当忌用。

【附药】

川木通 为毛茛科植物小木通 *Clematis armandii* Franch. 或绣球藤 *Clematis montana* Buch.-Ham. 的藤茎。性味苦,寒。归心、小肠、膀胱经。功能利尿通淋,清心除烦,通经下乳。用于治疗淋证,水肿,心烦尿赤,口舌生疮,经闭乳少,湿热痹痛。煎服 3～6 g。孕妇慎用。

通草 为五加科植物通脱木 *Tetrapanax papyriferus* (Hook.) K. Koch 的茎髓。性味甘、淡,微寒。归肾、肺、胃经。功能利尿通淋,通气下乳。主要适用于淋证,水肿,产后乳汁不畅或不下。煎服 3～6 g。孕妇慎用。

通草、木通名称不同,气味有别。但今之木通,唐代《本草拾遗》以前称为"通草"。今之通草,出自《本草拾遗》,当时称为"通脱木",当知区别,不可混淆。

瞿　麦

Qúmài

DIANTHI HERBA

《神农本草经》

为石竹科多年生草本植物瞿麦 *Dianthus superbus* L. 和石竹 *Dianthus chinensis* L. 的干燥地上部分。中国大部分地区有分布,主产于河北、河南、辽宁等地。夏、秋二季花果期采割,除去杂质,晒干。切段。

【主要性能】苦,寒。归心、小肠经。

【功效】利尿通淋,活血通经。

【应用】

1. **淋证** 本品善清心与小肠火,导热下行,有利尿通淋之功,为治淋常用药,尤宜于热淋、血淋。治膀胱湿热所致之小便不利,淋沥涩痛,可与萹蓄、木通、车前子同用,如《和剂局方》八正散;治小便淋沥有血,则与栀子、甘草等同用,如《和剂局方》立效散。

2. **血瘀经闭,月经不调** 本品能活血通经,治血热瘀阻之经闭或月经不调,常与活血调经之桃仁、红花、丹参等同用。

【用法用量】生用。煎服,9～15 g。

【使用注意】孕妇忌用。

【参考文献】

1. 本草文献

《神农本草经》："主关格诸癃结,小便不通……明目去翳,破胎堕子,下闭血。"

《日华子本草》："催生,治月经不通,破血块,排脓。"

《本草备要》："降心火,利小肠,逐膀胱邪热,为治淋要药。"

2. **临床新用** 治囊肿:裴氏等以瞿麦 50 g,加水 1 000 ml,煮沸后文火煎 20 min,取汁当茶饮,每日 1 剂。治疗 60 例(多为卵巢及甲状腺囊肿),疗效满意。[中国民间疗法,2006,14(12):61]

3. **其他** 本品常用处方名有瞿麦、巨麦、石竹。

萹　蓄
Biǎnxù
POLYGONI AVICULARIS HERBA
《神农本草经》

为蓼科一年生草本植物萹蓄 *Polygonum aviculare* L. 的干燥地上部分。中国大部分地区均产,主产于河南、四川、浙江等地。野生或栽培。夏季叶茂盛时采收。割取地上部分,除去杂质,切段,晒干。

【**主要性能**】苦,微寒。归膀胱经。

【**功效**】利尿通淋,杀虫止痒。

【**应用**】

1. **淋证** 本品善清膀胱湿热而利尿通淋。治膀胱湿热所致之小便不利,淋沥涩痛,可与木通、瞿麦、车前子同用,如《和剂局方》八正散;治血淋,则与凉血止血之大蓟、小蓟、白茅根等配伍。

2. **虫证,湿疹,阴痒** 其杀虫止痒之功,可用治虫积腹痛,湿疹阴痒。治蛔虫腹痛,可以单味浓煎服用;治小儿蛲虫,单味水煎,空腹饮之,还可以本品煎汤,熏洗肛门;治湿疹、湿疮、阴痒等证,可单用煎水外洗,亦可配伍地肤子、蛇床子、荆芥等煎水外洗。

【**用法用量**】生用。煎服,9～15 g。鲜品加倍。外用适量,煎洗患处。

【**参考文献**】

1. **本草文献**

《神农本草经》:"主浸淫疥瘙,疽痔,杀三虫。"

《本草汇言》:"利湿热,通小便之药也。"

《本草备要》:"杀虫疥,利小便。治黄疸热淋,蛕咬腹痛,虫蚀下部。"

2. **其他** 本品常用处方名有萹蓄。

海　金　沙
Hǎijīnshā
LYGODII SPORA
《嘉祐本草》

为海金沙科多年生缠绕草质藤本植物海金沙 *Lygodium japonicum* (Thunb.) Sw. 的干燥成熟孢子。主产于广东、浙江等地。秋季孢子成熟尚未脱落时采集采割藤叶,晒干,搓揉或打下孢子,除去藤叶。

【**主要性能**】甘、咸,寒。归膀胱、小肠经。

【**功效**】清利湿热,通淋止痛。

【**应用**】

淋证,水肿 本品善清膀胱、小肠湿热以利尿通淋,尤善止尿道涩痛,为治诸淋涩痛之要药。治热淋,可以本品为末,甘草汤送服;治血淋,可与凉血止血之白茅根、小蓟同用;治石淋,与鸡内金、金钱草等配伍;治膏淋,则与滑石、麦冬、甘草相合,如《世医得效方》海金沙散。其利湿消肿之功,亦可用于水肿、小便不利,每与利水消肿之猪苓、泽泻、防己等配伍,以增其功。

【**用法用量**】生用。煎服,6～15 g。包煎。

【参考文献】

1. 本草文献

《本草品汇精要》:"主通关窍,利水道。"

《本草纲目》:"治湿热肿满,小便热淋、膏淋、血淋、石淋、茎痛,解热毒气。"

2. 其他 本品常用处方名有海金沙。

【附药】

海金沙藤 为海金沙的全草。性味甘、咸,寒。归膀胱、小肠经。功能清利湿热,通淋止痛,清热解毒。主要适用于淋证,水肿,痈肿疮毒,痄腮和黄疸。煎服,15~30 g。外用适量,煎汤外洗或捣敷。

石 韦
Shíwěi
PYRROSIAE FOLIUM
《神农本草经》

为水龙骨科多年生草本植物庐山石韦 *Pyrrosia sheareri* (Bak.) Ching 和石韦 *P. lingua* (Thunb.) Farwell 或有柄石韦 *P. petiolosa* (Christ) Ching 的干燥叶。各地普遍野生。主产于浙江、湖北、河北等地。全年均可采收。除去根茎及根,拣去杂质,洗去泥沙,晒干或阴干,切段。

【主要性能】甘、苦,微寒。归肺、膀胱经。

【功效】利尿通淋,清肺止咳,凉血止血。

【应用】

1. 淋证 本品善清利膀胱湿热而利尿通淋,为湿热淋证所常用,因兼能止血,尤宜于血淋。治热淋,可以本品与滑石为末服;治血淋,与当归、蒲黄、芍药等同用,如《千金方》石韦散;治石淋,常与金钱草、鸡内金、海金沙等配伍。

2. 肺热咳喘 本品又善清肺热,止咳喘。用治肺热咳喘痰多,可与清肺化痰之鱼腥草、黄芩、芦根等同用。

3. 血热出血 其凉血止血之功,用治血热妄行之吐血、衄血、尿血、崩漏等,可单用或配伍侧柏叶、栀子、小蓟等凉血止血药。

【用法用量】生用。煎服,6~12 g。

【参考文献】

1. 本草文献

《神农本草经》:"主劳热邪气,五癃闭不通,利小便水道。"

《日华子本草》:"治淋沥遗溺。"

《本草纲目》:"主崩漏金疮,清肺气。"

2. 其他 本品常用处方名有石韦。

萆 薢
Bìxiè
DIOSCOREAE SEPTEMLOBAE RHIZOMA
《神农本草经》

为薯蓣科多年生草本植物绵萆薢 *Dioscorea septemloba* Thunb.、福州薯蓣 *D. futschauensis* Uline ex R. Kunth 或粉背薯蓣 *D. hypoglauca* Palibin 的干燥根茎。前两种称"绵萆薢",主产于浙江、福建;后一种称"粉萆薢",主产于浙江、安徽、江西等地。秋、冬二季采挖。除去须根,洗净,切片,晒干。

【主要性能】苦,平。归肾、胃经。

【功效】利湿去浊,祛风除湿。

【应用】

1. 膏淋,带下　本品善利湿而分清去浊,为治膏淋之要药。治膏淋,小便混浊,白如米泔,常与乌药、益智仁、石菖蒲等配伍,如《杨氏家藏方》萆薢分清饮;治湿浊下注之带下,可与猪苓、白术、泽泻等同用。

2. 风湿痹证　本品又具祛风除湿、舒筋通络之功,且药性平和,可用于寒湿及湿热痹证,见腰膝酸痛,关节屈伸不利者。偏于寒湿者,可与附子、牛膝等同用,如《圣济总录》萆薢丸;属湿热者,则与黄柏、忍冬藤、防己等配伍。

【用法用量】生用。煎服,10～15 g。

【参考文献】

1. 本草文献

《神农本草经》:"主腰背痛,强骨节,风寒湿周痹,恶疮不瘳,热气。"

《本草纲目》:"治白浊,茎中痛,痔瘘坏疮。""萆薢,足阳明、厥阴经药也。厥阴主筋属风,阳明主肉属湿,萆薢之功,长于去风湿,所以能治缓弱痿痹、遗浊、恶疮诸病之属风湿者。漩多白浊,皆是湿气下流,萆薢能除阳明之湿而固下焦,故能去浊分清。"

2. 临床新用　治疗婴幼儿湿疹:王氏以萆薢 4 g、薏苡仁 8 g、黄柏 4 g、白鲜皮 4 g、黄芩 4 g、丹皮 4 g、泽泻 4 g、通草 4 g、苦参 4 g,水煎服。随症加减,风盛痒重者加蝉蜕 4 g、芥穗 4 g、防风 3 g;胃纳呆滞加焦山楂 3 g、麦芽 3 g。治疗 20 例,结果均治愈。[内蒙古中医药,2000,19:42]

3. 其他　本品常用处方名有萆薢、粉萆薢、绵萆薢。

表 15-2　利尿通淋药参考药

药名	来　源	药　性	功　效	应　用	用法用量	使用注意
地肤子	为藜科植物地肤的成熟果实	辛、苦,寒。归肾、膀胱经	清热利湿,祛风止痒	1. 淋证,带下 2. 风疹,湿疹,阴痒	煎服,9～15 g。外用适量,煎汤熏洗	
灯心草	为灯心草科植物灯心草的茎髓	甘、淡,微寒。归心、肺、小肠经	利尿通淋,清心降火	1. 淋证 2. 心烦失眠,小儿夜啼,口疮	煎服,1～3 g。外用适量	
冬葵子	为锦葵科植物冬葵的成熟种子	甘、寒。归大肠、小肠、膀胱经	利尿通淋,下乳,润肠	1. 淋证,水肿 2. 乳汁不通,乳房胀痛 3. 肠燥便秘	煎服,3～9 g	本品寒润滑利,脾虚便溏者与孕妇慎用

第三节　利湿退黄药

本类药物多味苦性寒凉,以清利湿热、利胆退黄为主要功效,主要用于湿热黄疸证,症见目黄、身黄、小便黄等。亦可用于湿温病、湿疮、湿疹等。部分药物兼有解毒消肿之功，还可用于痈肿疮毒、蛇伤等。

茵　陈
Yīnchén
ARTEMISIAE SCOPARIAE HERBA
《神农本草经》

为菊科多年生草本植物滨蒿 *Artemisia scoparia* Waldst. et Kit. 或茵陈蒿 *Artemisia capillaris* Thunb. 的干燥地上部分。主产于陕西、山西、安徽等地。春季幼苗高 6～10 cm 时采收或秋季花蕾长成至初开时采割。除去杂质及老茎，晒干。春季采收的习称"绵茵陈"，秋季采割的称"茵陈蒿"或"花茵陈"。

【主要性能】苦、辛，微寒。归脾、胃、肝、胆经。

【功效】清利湿热，利胆退黄。

【应用】

1. 黄疸　本品功善清利脾胃、肝胆湿热，为退黄之要药，尤宜于湿热之阳黄，寒湿阴黄亦可配伍应用。对湿热郁蒸，身目发黄，黄色鲜明，小便短赤，常与栀子、大黄配伍，如《伤寒论》茵陈蒿汤；若黄疸湿邪偏重，可与茯苓、泽泻同用，如茵陈五苓散。对寒湿郁滞，黄色晦暗之阴黄，则须配伍附子、干姜等以温化寒湿，如《卫生宝鉴》茵陈四逆汤。

2. 湿温，湿疮，湿疹　其利湿清热之功，尚可用于湿温病、湿疮、湿疹等。治湿温证湿热并重者，与滑石、黄芩等同用，如《温热经纬》甘露消毒丹；治湿疮、湿疹，可单用或与苦参、白鲜皮、地肤子等同用。

【用法用量】生用。煎服，6～15 g。外用适量，煎汤熏洗。

【参考文献】

1. 本草文献

《神农本草经》："主风寒湿热邪气，热结黄疸。"

《名医别录》："通身发黄，小便不利，除头热，去伏瘕。"

《医学入门》："消遍身疮疥。"

2. 临床新用

(1) 治疗高脂血症：每日以茵陈 15 g 代茶饮，1 个月为 1 个疗程，观察 82 例。结果，胆固醇平均下降 42.4 mg，平均下降率为 14.3%。[中医杂志，1980，1：39]

(2) 治疗胆道蛔虫症：以茵陈 30～60 g 水煎顿服治疗本症 78 例，服药后 10～20 min 疼痛消失 64 例，20 min 后消失者 14 例，服 1 剂后近期不复发者 56 例，占 71.8%，服 2 剂后不复发者 18 例，占 23.5%，服 3 剂后不复发者 4 例，占 4.7%。[湖南中医杂志，1992，8(3)：21]

3. 其他　本品常用处方名有茵陈、绵茵陈。

金　钱　草
Jīnqiáncǎo
LYSIMACHIAE HERBA
《本草纲目拾遗》

为报春花科多年生草本植物过路黄 *Lysimachia christinae* Hance 的干燥全草。江南各地均有分布。夏、秋二季采收。除去杂质,晒干,切段。

【**主要性能**】甘、咸,微寒。归肝、胆、肾、膀胱经。

【**功效**】利湿退黄,利尿通淋,解毒消肿。

【**应用**】

1. **湿热黄疸,胁痛**　本品功长清利湿热,利胆退黄,为治湿热黄疸之良品,常与茵陈、栀子等同用;兼可消石,用于肝胆结石引起的胁肋胀痛,可配伍疏肝利胆之柴胡、郁金、枳实等。

2. **淋证**　其清热利湿,又善通淋排石,为治石淋之要药,亦为湿热淋证所常用。治石淋,可单用大剂量煎汤代茶,或与海金沙、鸡内金等同用;治湿热淋证,小便涩痛,常与车前子、萹蓄等相伍。

3. **痈肿疔疮,蛇虫咬伤**　本品尚能解毒消肿,治痈疮肿毒、毒蛇咬伤,可用鲜品捣汁内服或捣烂外敷,亦可与蒲公英、野菊花等同用。

【**用法用量**】生用。煎服,15～60 g。外用适量。

【**参考文献**】

1. **本草文献**

《本草纲目拾遗》:"治反胃噎嗝,水肿臌胀,黄白火疸,疝气阴症伤寒。"

《本草求原》:"祛风湿,止骨痛。浸酒舒经活络,止跌打闪伤。"

2. **临床新用**

(1) 治痛风性关节炎:杨氏以金钱草 30 g,车前子、泽泻、防己、黄柏、生地黄、地龙各 10 g,赤芍药 12 g。随症加减,治疗 42 例,治愈 35 例,显效 6 例,无效 1 例,总有效率为 97.6％。[湖南中医杂志,1997,12(4):35]

(2) 治瘢痕疙瘩:万氏以金钱草 300 g,紫草 200 g。加水浸泡 30 min 后煎煮 3 遍,浓缩至 1 000 ml。采用直流电阻极导入法,选择适当大小的电极,将电极绒布浸入药液中,取出放在患处。治疗电流,成人 0.05～0.2 mA/cm,儿童 0.02～0.05 mA/emZ。每日 1 次,每次 20 min,30 次为 1 个疗程。治疗 46 例,总有效率为 93.5％。[人民军医,1990,3:60]

3. **其他**　本品常用处方名有金钱草。金钱草的品种甚多,以报春花科植物过路黄 *Lysimachia christinae* Hance 为正品。全国各地作金钱草用的植物还有以下几种:① 唇形科植物活血丹 *Glechoma longituba* (Nakai) Kupr.,药材称连钱草,为江苏、浙江等地区所习用。② 豆科植物广金钱草 *Desmodium styracifolium* (Osb.) Merr.,药材称广金钱草,为广东、广西等地区所习用。③ 伞形科植物白毛天胡荽 *Hydrocotyle sibthorpiodes* Lam. var. batrachium (Hance) Hand. Mazz.,药材称江西金钱草,为江西等地区所习用。④ 旋花科植物马蹄金 *Dichondra repens* Forst.,药材称小金钱草,为四川等地区所习用。以上诸药功效不完全一样,但各地均用于结石症与肝胆疾病。

虎　杖

Hǔzhàng

POLYGONI CUSPIDATI RHIZOMA

《名医别录》

为蓼科多年生草本植物虎杖 *Polygonum cuspidatum* Sieb. et Zucc. 的干燥根茎和根。主产于江苏、江西、山东等地。春、秋二季采收,除去须根,洗净,趁新鲜切短段或厚片,干燥。

【**主要性能**】微苦,微寒。归肝、胆、肺经。

【功效】利湿退黄,清热解毒,散瘀止痛,止咳化痰。

【应用】

1. **湿热黄疸,淋浊,带下** 本品既善清泄肝胆湿热,又能除湿利尿,常用治湿热黄疸,淋浊带下等证。治湿热黄疸,常与茵陈、金钱草等配伍;治湿热蕴结膀胱之小便涩痛,淋浊带下,可单用,或与萹蓄、车前草等利尿通淋药同用。

2. **疮痈肿毒,水火烫伤,毒蛇咬伤** 本品又善清热解毒凉血,可用于疮疡肿毒,水火烫伤及毒蛇咬伤等。治热毒疮痈,可与清热解毒之金银花、蒲公英、紫花地丁等同用;亦可以虎杖根烧灰贴,或煎汤洗患处。水火烫伤肌肤灼痛或溃后流黄水者,可单用本品研末或与地榆、冰片共研末,香油调敷患处。若毒蛇咬伤,可取鲜品捣烂敷患处。

3. **瘀血证** 其活血祛瘀,通经止痛之功,可用于血瘀经闭、痛经、跌打伤痛等证。治经闭、痛经,常与活血通经止痛药如桃仁、延胡索等配伍;对于跌打损伤者,可与赤芍同为细末,温酒调下,如虎杖散,亦可与乳香、没药、红花等同用,以活血疗伤定痛。

4. **肺热咳嗽** 本品并能清肺化痰止咳,治肺热咳嗽痰多,可与枇杷叶、黄芩等清肺化痰止咳药同用。

此外本品尚有泻热通便之功,可用治热结便秘。

【用法用量】生用。煎服,9～15 g。外用适量,制成煎液或油膏涂敷。

【使用注意】孕妇慎用。

【参考文献】

1. **本草文献**

《名医别录》:"主通利月水,破留血癥结。"

《日华子本草》:"治产后恶血不下,心腹胀满,排脓,主疮疖痈者,妇人血晕,扑伤瘀血,破风毒结气。"

《滇南本草》:"攻诸毒肿,止咽喉疼痛,利小便,走经络。治五淋白浊,痔漏,疮痈,妇人赤白带下。"

2. **临床新用**

(1) 治白细胞减少症:姚氏用升白合剂(虎杖、黄芪、灵芝等)治疗 30 例,2 周为 1 疗程,有效 29 例。[湖南医药杂志,1982,4：14]

(2) 治疗高脂血症:陈氏等比较虎杖片与辛伐他汀治疗高脂血症的疗效,疗程均 2 个月,并观察治疗前后胆固醇、三酰甘油、低密度脂蛋白胆固醇、高密度脂蛋白胆固醇、动脉硬化指数等指标变化。结果:虎杖片和辛伐他汀治疗高脂血症的总有效率分别为 91.17% 和 95%,差异无显著性,虎杖片降脂疗效与辛伐他汀相近,适用于各种类型的高胆固醇血症,无明显毒副作用。[医药导报,2001,21(1)：251]

3. **其他** 本品常用处方名有虎杖。

表 15 - 3 利湿退黄药参考药

药名	来源	药性	功效	应用	用法用量	使用注意
垂盆草	为景天科植物垂盆草的全草	甘、淡,凉。归肝、胆、小肠经	利湿退黄,清热解毒	1. 湿热黄疸 2. 痈肿疮毒	煎服,15～30 g。鲜者加倍	脾胃虚寒者慎用
溪黄草	为唇形科草本植物溪黄草的全草	苦、寒。归肝、胆、大肠经	利湿退黄,清热解毒,凉血散瘀	1. 湿热黄疸,湿热泻痢 2. 热毒疮痈 3. 跌打损伤	煎服,15～30 g。外用适量	脾胃虚寒者慎用

续　表

药名	来　源	药　性	功　效	应　用	用法用量	使用注意
地耳草	为藤黄科植物地耳草的全草	苦、甘、凉。归肝、胆经	利湿退黄,清热解毒,活血消肿	1. 湿热黄疸 2. 热毒疮痈,肺痈,乳痈,肠痈 3. 跌打损伤	煎服,15～30 g。外用适量	
积雪草	为伞形科植物积雪草的全草或带根全草	苦、辛,寒。归肝、脾、肾经	清热利湿,解毒消肿	1. 湿热黄疸,暑湿泄泻,湿热淋证 2. 热毒疮痈 3. 跌打损伤	煎汤,15～30克;鲜品加倍。或浸酒,或捣汁。外用:适量,捣敷或绞汁涂敷	
鸡骨草	为豆科植物广东相思子的全株	甘、微苦、凉,归肝、胆、胃经	利湿退黄,清热解毒,疏肝止痛	1. 湿热黄疸 2. 乳痈肿痛 3. 胁肋不舒,胃脘胀痛	煎服,15～30 g	

问题与思考

1. 清热燥湿药、峻下逐水药、祛风湿药、化湿药、利水渗湿药有何联系与区别?

2. 茯苓与桂枝配伍意义何在?

3. 黄连、藿香、车前子均治泄泻,临床如何区别应用?

辨证用药练习

王某,女,30岁,小便频数 2 d,一昼夜达十余次,尿时涩痛不畅,小腹胀闷,尿道灼热,小便黄赤短少,口干,舌红,苔根部黄腻,脉滑数。

诊为淋证。试写出其证型,可选择哪些药物,并陈述理由。

第十六章

温 里 祛 寒 药

凡以温里祛寒为主要功效,常用于治疗里寒证的药物,称为温里祛寒药,又称温里药或祛寒药。

温里祛寒药多味辛,性温热,主归脾、胃经,次归肾、心、肝、肺经,作用趋向偏于升浮。

辛能散、能行,温能祛寒,本类药物善走脏腑而能温里祛寒、温经止痛,部分药物尚能助阳;个别药物有回阳之功。主治里寒证,即"寒者热之""疗寒以热药"之意。然因其归经之不同而有不同效用:入脾、胃经者,能温中散寒止痛,主治脾胃受寒或脾胃虚寒证之脘腹冷痛、呕吐泄泻等;入肺经者,能温肺化饮,主治肺寒之痰鸣咳喘、痰白清稀等;入肝经者,能暖肝散寒止痛,主治寒侵肝经所致少腹冷痛、寒疝腹痛、厥阴头痛等;入肾经者,能温肾助阳,主治肾阳不足证之阳痿宫冷、腰膝冷痛、夜尿频多、滑精遗尿等;入心、肾经者,能温阳通脉,主治心肾阳虚证之心悸怔忡、畏寒肢冷、肢体浮肿、小便不利等;或能回阳救逆,主治亡阳厥逆证之四肢厥冷、畏寒倦卧、汗出神疲、脉微欲绝等。

应用温里祛寒药时,应视不同病证,探明病因及兼证,选择相应药物,并作适当配伍以增强疗效。若外寒入里、表寒未解者,可配发散风寒药;寒凝经脉、气滞血瘀者,可配行气活血药;寒湿内阻者配化湿药或温燥祛湿药;脾肾阳虚者配温补脾肾药;亡阳气脱者,配大补元气药。

本类药物多辛热燥烈,易助火耗阴,凡实热证、阴虚火旺、津血亏虚、真热假寒者忌用;孕妇及气候炎热时慎用。

附　子
Fùzǐ
ACONITI LATERALIS RADIX PRAPARATA
《神农本草经》

为毛茛科多年生草本植物乌头 *Aconitum carmichaeli* Debx. 的子根的加工品。主产于四川、湖北及湖南等地。6月下旬至8月上旬采挖,除去母根、须根及泥沙,习称"泥附子",加工炮制为盐附子、黑附片(黑顺片)、白附片、淡附片、炮附片等。

【主要性能】辛、甘,大热。有毒。归心、肾、脾经。

【功效】回阳救逆,补火助阳,散寒止痛。

【应用】

1. 亡阳证　本品有回阳救逆之功,为治亡阳证之要药,誉为"回阳救逆第一品药"。治心、肾阳虚欲绝或大汗、大吐、大泻等所致亡阳证之四肢厥逆,脉微欲绝者,与干姜、甘草同用,如《伤寒论》四逆汤;治久病气虚欲脱,或出血过多,气随血脱者,与大补元气之人参同用,如《正体类要》参附汤。

2. **阳虚证**　本品上助心阳、中温脾阳、下补肾阳、外助卫阳,有补火助阳之效,凡肾、脾、心诸脏阳气衰弱者均可应用。治肾阳不足,命门火衰之阳痿宫冷、腰膝冷痛、夜尿频多者,常与肉桂、山茱萸、熟地黄等同用,如《金匮要略》肾气丸;治脾肾阳虚、寒湿内盛所致脘腹冷痛、大便溏泻,与党参、白术、干姜等同用,如《和剂局方》附子理中丸;治脾肾阳虚,水气内停所致小便不利、肢体浮肿者,与茯苓、白术、生姜等同用,如《伤寒论》真武汤;治心阳衰弱,心悸气短、胸痹心痛者,与人参、桂枝等同用;治脾阳不足,寒湿内阻之阴黄证,与茵陈蒿、干姜、白术等同用,如《卫生宝鉴·补遗》茵陈四逆汤;治阳虚外感风寒者,常与麻黄、细辛同用,如《伤寒论》麻黄附子细辛汤。

3. **寒痹证**　本品能温经通络,有较强的散寒止痛作用。治风寒湿痹,周身骨节疼痛尤其是寒痹剧痛者,与桂枝、白术、甘草同用,如《伤寒论》甘草附子汤。

【**用法用量**】制用。煎服,3～15 g;宜先煎0.5～1 h,至口尝无麻辣感为度。

【**使用注意**】孕妇及阴虚阳亢者忌用。反半夏、瓜蒌、天花粉、川贝母、浙贝母、平贝母、伊贝母、湖北贝母、白蔹、白及。本品有毒,内服须炮制,生品外用。若内服过量,或炮制、煎煮方法不当,可引起中毒。

【**参考文献**】

1. **本草文献**

《神农本草经》:"主风寒咳逆邪气,温中,金疮,破癥坚积聚血瘕,寒湿踒躄拘挛,膝痛不能行步。"

《本草汇言》:"附子,回阳气,散阴寒,逐冷痰,通关节之猛药也。诸病真阳不足,虚火上升,咽喉不利,饮食不入,服寒药愈甚者,附子乃命门主药,能入其窟穴而招之,引火归元,则浮游之火自熄矣。凡属阳虚阴极之候,肺肾无热证者,服之有起死之殊功。"

《本草正义》:"附子,本是辛温大热,其性善走,故为通十二经纯阳之要药,外则达皮毛而除表寒,里则达下元而温痼冷,彻内彻外,凡三焦经络,诸脏诸腑,果有真寒,无不可治。"

2. **临床新用**

(1) 治冻疮:附子10 g,白酒50 g,浸泡半小时,文火慢煎,煎沸3 min后趁热用棉球蘸酒液涂于患处,每晚睡前涂擦5次,用后再加少许白酒备用,1～2周为1个疗程。治冻疮(未溃破)32例,总有效率94%。[浙江中医杂志,1998,33(10):441]

(2) 治急性面神经炎:附子30 g,人参30 g,焦白术15 g,干姜10 g,升麻3 g,柴胡3 g,每日1剂,清水久煎,14 d为1个疗程。治急性面神经炎120例,总有效率为100%。[山东医药,2009,49(23):53]

3. **其他**　本品常用处方名有制附子、熟附子、炮附子、黑顺片、白附片、淡附片。

干　姜
Gānjiāng
ZINGIBERIS RHIZOMA
《神农本草经》

为姜科多年生草本植物姜 *Zingiber officinale* Rosc. 的干燥根茎。主产于四川、广东及广西等地。冬季采挖,除去须根和泥沙,晒干或低温烘干。

【**主要性能**】辛,热。归脾、胃、肾、心、肺经。

【**功效**】温中散寒,回阳通脉,温肺化饮。

【应用】

1. 脾胃寒证 本品善能温中散寒。治脾胃虚寒,脘腹冷痛泄泻等,与党参、白术、甘草等补脾气药同用,如《伤寒论》理中丸;治脾胃实寒,腹痛吐泻,如《外台秘要》单用本品研末服,或与高良姜同用,如《和剂局方》二姜丸;治上热下寒,寒热格拒,食入即吐者,可与黄芩、黄连、人参等同用,如《伤寒论》干姜黄芩黄连人参汤。

2. 亡阳证 本品有回阳通脉之效。治心肾阳虚,阴寒内盛所致亡阳证,与附子相须为用,如《伤寒论》四逆汤。

3. 寒饮喘咳 本品能温肺化饮。治寒饮喘咳,形寒背冷,痰多清稀者,与麻黄、细辛、五味子等温肺化饮、止咳平喘药同用,如《伤寒论》小青龙汤。

【用法用量】生用。煎服,3～10 g。

【使用注意】阴虚内热、血热妄行者忌用。

【参考文献】

1. 本草文献

《神农本草经》:"主胸满咳逆上气,温中,止血,出汗,逐风湿痹,肠澼下痢。"

《珍珠囊》:"干姜其用有四:通心助阳,一也;去脏腑沉寒痼冷,二也;发诸经之寒气,三也;治感寒腹痛,四也。"

《本草求真》:"干姜,大热无毒,守而不走,凡胃中虚冷,元阳欲绝,合以附子同投,则能回阳立效,故书有附子无姜不热之句。"

2. 临床新用

(1) 治手足皲裂:20％干姜酊 30 ml(干姜 20 g,加 80％乙醇至 100 ml),干姜粉 5 g,氯化钠 0.5 g,甘油 30 ml,香精 3 滴,水加至 100 ml,混匀,局部涂药后轻轻按摩 2～3 min,每日 2～3 次。治疗手足皲裂 70 例,总有效率 88.6％。[中国中西医结合杂志,2001,21(6):469]

(2) 防晕船:干姜粉 1 g,装入两粒胶囊,口服。预防晕船 54 例,总有效率 81％。[中华航海医学杂志,1999,6(1):23]

(3) 治寒湿性腰腿痛:干姜 50 g,苍术 10 g,当归 15 g,研成细末,用 95％酒精调成糊状,敷于患处,并用纱布固定,热烤 20～40 min,每日 1 次,1～2 周为 1 个疗程。治疗寒湿性腰腿痛 30 例,总有效率 100％。[江苏中医,1989,4:27]

3. 其他 本品常用处方名有干姜。

肉 桂

Ròuguì

CINNAMOMI CORTEX

《神农本草经》

为樟科常绿乔木植物肉桂 Cinnamomum cassia Presl 的干燥树皮。主产于广东、广西及海南等地。多于秋季剥取,刮去栓皮、阴干。

【主要性能】辛、甘,大热。归肾、脾、心、肝经。

【功效】补火助阳,引火归元,散寒止痛,温经通脉。

【应用】

1. 肾阳虚证 本品善能补火助阳,引火归元,为治命门火衰及虚阳上浮诸证之要药。治肾阳不足,命门火衰之畏寒肢冷,腰膝冷痛,阳痿宫冷,尿频,滑精,遗尿等,与附子、熟地、山茱萸等同用,如《景岳全书》右归饮;治下元虚衰所致虚阳上浮之面赤、虚喘、汗出、心悸、失眠、脉微弱者,与山茱萸、五味子、人参、牡蛎等同用。

2. **寒凝诸痛证** 本品能散寒止痛,常用于寒凝诸痛证。治寒邪内侵或脾胃虚寒之脘腹冷痛、泄泻,可单用本品研末,酒煎服;或与干姜、高良姜等同用,如《和剂局方》大已寒丸;治脾肾阳虚之腹痛呕吐泄泻,与附子、人参、干姜等同用,如《全国中药成药处方集》桂附理中丸;治胸阳不振,寒邪内侵所致胸痹心痛,与附子、干姜、花椒等同用,如《寿世保元》桂附丸;治寒疝腹痛,与吴茱萸、小茴香等同用;治风寒湿痹尤其是寒痹腰痛,与独活、桑寄生、杜仲等同用,如《千金方》独活寄生汤。

3. **寒凝血瘀证** 本品入血分能温经通脉,为治寒凝血瘀证之要药。治冲任虚寒,寒凝血滞之月经不调、闭经、痛经等证,与川芎、当归、小茴香等同用,如《医林改错》少腹逐瘀汤;治阳虚寒凝,血滞痰阻之阴疽、流注等,与鹿角胶、白芥子、炮姜、麻黄等同用,如《外科证治全生集》阳和汤。

此外,久病体虚,气血不足者,在补气益血方中,加入适量本品,可鼓舞气血生长。

【**用法用量**】生用。煎服,1～5 g,宜后下或焗服;研末冲服,每次 1～2 g。

【**使用注意**】阴虚火旺,里有实热,血热妄行出血及孕妇忌用。畏赤石脂。

【**参考文献**】

1. **本草文献**

《神农本草经》:"主上气咳逆结气,喉痹吐吸,利关节,补中益气。"

《名医别录》:"主温中,利肝肺气,心腹寒冷,冷疾,霍乱转筋,头痛,腰痛,出汗,止烦,止唾,咳嗽,鼻衄,能堕胎,坚骨节,通血脉,理疏不足,宣导百药。"

《本草求真》:"大补命门相火,益阳治阴。凡沉寒痼冷、营卫风寒、阳虚自汗、腹中冷痛、咳逆结气、脾虚恶食、湿盛泄泻、血脉不通、胎衣不下、目赤肿痛,因寒因滞而得者,用此治无不效。"

2. **临床新用**

(1) 治冻疮:肉桂 3 g,樟脑 2 g,山莨菪碱 400 mg,研极细粉,加凡士林 95 g 调匀外敷。治疗冻疮 1 084 人次,随访 812 人,全部治愈。[中西医结合杂志,1987,7(1):49]

(2) 治口腔溃疡:肉桂 13.5 g,吴茱萸 12.5 g,研成粉,取药粉 1 g,米醋 2 ml,调成糊状,敷于双足涌泉穴,每日换药 1 次。治疗口腔溃疡 261 例,全部治愈。[沈阳部队医药,2002,15(6):473]

3. **其他** 本品常用处方名有肉桂、牡桂、筒桂、油桂、官桂。

吴　茱　萸

Wúzhūyú

EVODIAE FRUCTUS

《神农本草经》

为芸香科落叶灌木或小乔木植物吴茱萸 *Evodia rutaecarpa* (Juss.) Benth.、石虎 *Evodia rutaecarpa* (Juss.) Benth. var. *officinalis* (Dode) Huang 或疏毛吴茱萸 *Evodia rutaecarpa* (Juss.) Benth. var. *bodinieri* (Dode) Huang 的干燥近成熟果实。主产于贵州、广西及湖南等地。8～11 月果实尚未开裂时,剪下果枝,晒干或低温干燥,除去枝、叶、果梗等杂质。

【**主要性能**】辛、苦,热;有小毒。归肝、脾、胃、肾经。

【**功效**】散寒止痛,降逆止呕,助阳止泻。

【**应用**】

1. **寒凝诸痛证** 本品主入肝经,既能散肝之寒,又能疏肝之郁,为治肝寒气滞诸痛之要药。

治厥阴头痛,与生姜、人参等同用,如《伤寒论》吴茱萸汤;治寒疝腹痛,与小茴香、川楝子、木香等同用,如《医方集解》导气汤;治冲任虚寒,瘀血阻滞之痛经,与桂枝、当归、川芎等同用,如《金匮要略》温经汤;治寒湿脚气肿痛,或上冲入腹,与木瓜、苏叶、槟榔等同用,如《类编朱氏集验医方》鸡鸣散。

2. **胃寒呕吐** 本品既能温中散寒,又能疏肝下气,降逆止呕。可用治胃寒呕吐,每与半夏、生姜等同用;若治肝郁化火,肝胃不和的胁痛口苦,呕吐吞酸,当与清胃泻火之黄连同用,如《丹溪心法》左金丸。

3. **虚寒泄泻** 本品能温脾益肾,助阳止泻。治脾肾阳虚之五更泄泻,与补骨脂、肉豆蔻、五味子等同用,如《校注妇人大全良方》四神丸。

【用法用量】生用或制用。煎服,2～5 g。外用适量。

【使用注意】不宜多用、久服。阴虚有热者忌用。

【参考文献】

1. **本草文献**

《神农本草经》:"主温中下气,止痛,咳逆寒热,除湿血痹,逐风邪,开腠理。"

《名医别录》:"去痰冷,腹内绞痛,诸冷实不消,中恶,心腹痛,逆气,利五藏。"

《本草纲目》:"开郁化滞,治吞酸,厥阴痰涎头痛,阴毒腹痛,疝气血痢,喉舌口疮。"

2. **临床新用**

(1) 治高血压病:吴茱萸 10 g,研细粉,加适量醋调成糊状敷于涌泉穴,每日睡前敷上,晨起去之,15 d 为 1 个疗程。治疗高血压病 36 例,总有效率 72.2%。[南京中医药大学学报,1998,14(3):187]

(2) 治牛皮癣:吴茱萸 10 g,研细过 100 目筛,加药用凡士林 90 g,置乳钵内研匀,涂于患处,每日 2 次,1 个月为 1 个疗程。治疗牛皮癣 21 例,总有效率为 95.2%。[中医药信息,2000,2:47]

(3) 治复发性口腔溃疡:吴茱萸 10 g,研末,用食醋调匀,取黄豆大小,敷于涌泉穴,用胶布固定。每日 1 换,连用 3～5 d。治疗复发性口腔溃疡 93 例,总有效率为 92%。[山东中医杂志,2008,27(11):763]

(4) 治神经官能症:吴茱萸 6 g,党参 15 g,大枣 6 枚,生姜 9 g。随证加减,每日 1 剂,水煎服,10 d 为 1 个疗程。治疗神经官能症 100 例,总有效率为 87%。[河南中医学院学报,2008,23(2):70]

3. **其他** 本品常用处方名有吴茱萸、吴萸。

小 茴 香
Xiǎohuíxiāng
FOENICULI FRUCTUS
《新修本草》

为伞形科多年生草本植物茴香 *Foeniculum vulgare* Mill. 的干燥成熟果实。全国各地均有栽培。秋季果实初熟时采割植株,晒干,打下果实,除去杂质。

【主要性能】辛,温。归肝、肾、脾、胃经。

【功效】散寒止痛,理气和胃。

【应用】

1. **寒凝诸痛证** 本品善能温肾暖肝,散寒止痛,常用于寒凝所致寒疝腹痛,睾丸偏坠胀痛,少腹冷痛,痛经等。治寒疝腹痛,与乌药、青皮、高良姜等同用,如《医学发明》天台乌药散;亦可用本品炒热,布裹温熨腹部。治肝郁气滞,睾丸偏坠胀痛,与橘核、山楂等同用,如《张氏医通》香橘散;治肝经受寒之少腹冷痛,或冲任虚寒之痛经,可与当归、川芎、肉桂等同用。

2. **中寒气滞证**　本品能温中散寒、行气止痛。治胃寒气滞之脘腹胀痛,可与高良姜、香附、乌药等同用;治脾胃虚寒之脘腹胀痛、呕吐食少,可与白术、陈皮、生姜等同用。

【用法用量】生用或盐水炙用。煎服,3～6 g。外用适量。

【使用注意】阴虚火旺者慎用。

【参考文献】

1. **本草文献**

《新修本草》:"主诸瘘,霍乱及蛇伤。"

《日华子本草》:"治干、湿脚气并肾劳颓疝气,开胃下食,治膀胱痛、阴疼。"

《开宝本草》:"主膀胱肾间冷气及盲肠气,调中止痛,呕吐。"

2. **临床新用**

(1) 治肠梗阻:小茴香100 g,食盐500 g,炒热至烫手,装入毛巾袋中,腹部持续热敷,温度降低后再次加热,小茴香炒焦后更换。治肠梗阻62例,总有效率77.4%。[中国中西医结合消化杂志,2006,14(5):339]

(2) 治小儿口疮:小茴香10 g,吴茱萸10 g,研细过筛,米醋调成糊状,睡前外敷脚心涌泉穴,男左女右,绷带包扎,次日取下。治小儿口疮120例,均获痊愈。[临床合理用药,2011,4(3B):47]

3. **其他**　本品常用处方名有小茴香、小茴、茴香、谷茴香、茴香子、炒茴香、盐茴香。

【附药】

八角茴香　为木兰科常绿小乔木植物八角茴香 *Illicium verum* Hook. f. 的干燥成熟果实。又名大茴香、八角。主产于亚热带地区。性味、功效主治与小茴香相似,但功力较弱,主要用作食物调味品。用法用量与小茴香同。

丁　香
Dīngxiāng
CARYOPHYLLI FLOS
《雷公炮炙论》

为桃金娘科常绿乔木植物丁香 *Eugenia caryophyllata* Thunb. 的干燥花蕾。主产于坦桑尼亚、马来西亚、印度尼西亚,我国广东、海南等地也有栽培。通常于9月至次年3月,花蕾由绿色转红时采摘,晒干。

【主要性能】辛,温。归脾、胃、肾经。

【功效】温中降逆,散寒止痛,温肾助阳。

【应用】

1. **胃寒呕吐、呃逆**　本品长于温中散寒、降逆止呕、止呃,为治胃寒呕逆之要药。治虚寒呕逆,与柿蒂、人参、生姜等同用,如《症因脉治》丁香柿蒂汤;治妊娠伤食,胸满胁痛,与白术、砂仁等同用,如《叶氏女科》丁香散;治胃虚气逆,呕吐不定,霍乱不安,可与人参、藿香同用,如《和剂局方》丁香散。

2. **脘腹冷痛**　本品温中散寒止痛。治胃寒脘腹冷痛,与高良姜、香附、延胡索等同用。

3. **阳痿** 本品能温肾助阳。治肾虚阳痿,可与附子、肉桂、淫羊藿等温肾助阳药同用。

【用法用量】生用。煎服,1～3 g。外用适量。

【使用注意】热证及阴虚内热者忌用。畏郁金。

【参考文献】

1. **本草文献**

《药性论》:"治冷气腹痛。"

《日华子本草》:"治口气,反胃,疗肾气,奔豚气,阴痛,壮阳,暖腰膝。"

《本草正》:"温中快气。治上焦呃逆,除胃寒泻痢、七情五郁。"

2. **临床新用**

(1) 治麻痹性肠梗阻:丁香 30～60 g,研细末,加 75％酒精调和,敷于脐,直径约 6～8 cm,上盖纱布、塑料薄膜,胶布固定。治疗麻痹性肠梗阻 20 例,用药后 2 h 可听到肠鸣音,4～8 h 排便、排气。[中医杂志,1988,29(11):55]

(2) 治小儿腹泻:丁香 1.5 g,肉桂 3 g,共研细末,取药粉少许用水调成糊状,敷于脐上,12 h 换药 1 次。治疗小儿腹泻 120 例,总有效率 99％。[中国民间疗法,1998,6:21]

(3) 治牙痛:丁香 4 g,厚朴 4 g,薄荷 2 g,开水浸泡 15 min,滤去药渣后含漱,治疗牙痛 11 例,总有效率为 100％。[黑龙江中医药,1991,2:53]

3. **其他** 本品常用处方名有丁香、公丁香、紫丁香、雄丁香。

【附药】

母丁香 为丁香的成熟果实,又名鸡舌香。性味归经及功效主治与公丁香相似,但气味较淡,功力较逊。用法用量与公丁香同。

高 良 姜
Gāoliángjiāng
ALPINIAE OFFICINARUM RHIZOMA
《名医别录》

为姜科多年生草本植物高良姜 *Alpinia officinarun* Hance 的干燥根茎。主产于广东、广西及海南等地。夏末秋初采挖,除去须根和残留鳞片,洗净,切段,晒干。

【主要性能】辛,热。归脾、胃经。

【功效】散寒止痛,温中止呕。

【应用】

1. **胃寒冷痛** 本品善能温中散寒止痛。治胃寒脘腹冷痛,与炮姜相须为用,如《和剂局方》二姜丸;治胃寒肝郁,脘腹胀痛,每与疏肝行气之香附合用,如《良方集腋》良附丸;治心腹突然绞痛如刺,两胁支满烦闷不可忍,与厚朴、当归、肉桂等同用,如《千金方》高良姜汤。

2. **胃寒呕吐** 本品能温中止呕。治胃寒呕吐,每与温中降逆止呕之半夏、生姜等同用;治虚寒呕吐,每与补气健脾之党参、茯苓、白术等同用。

【用法用量】生用。煎服,3～6 g。研末服,每次 3 g。

【参考文献】

1. **本草文献**

《名医别录》:"主暴冷,胃中冷逆,霍乱腹痛。"

《珍珠囊》:"温通脾胃。"

《本草汇言》:"高良姜,祛寒湿、温脾胃之药也。若老人脾肾虚寒,泄泻自利,妇人心胃暴痛,因气怒、因寒痰者,此药辛热纯阳,除一切沉寒痼冷,功与桂、附同等。苟非客寒犯胃,胃冷呕逆,及伤生冷饮食,致成霍乱吐泻者,不可轻用。"

2. 临床新用　治牙痛:高良姜 3 g、制川乌 3 g、制草乌 3 g、北细辛 2 g,加水 300 ml,煎 20 min,去渣,含漱 2~5 min,不要咽下,1 次 2~5 回,每日 2~5 次。治虫牙、风火牙痛 83 例,全部有效。[四川中医,1992,7:50]

3. 其他　本品常用处方名有高良姜、良姜。

【附药】

红豆蔻　为姜科多年生草本植物大高良姜 *Alpinia galanga*(L.)Willd. 的干燥成熟果实。性温味辛,归脾、胃经,能温中散寒,行气止痛。主要适用于寒湿所致脘腹冷痛,呕吐,泄泻,不欲饮食;亦可研末掺牙,治风寒牙痛。用量 3~6 g,入汤剂,生用。阴虚有热者忌用。

胡　椒
Hújiāo
PIPERIS FRUCTUS
《新修本草》

为胡椒科常绿藤本植物胡椒 *Piper nigrum* L. 的干燥近成熟或成熟果实。主产于海南、广东及广西等地。秋末至次春果实呈暗绿色时采收,晒干,为黑胡椒;果实变红时采收,用水浸渍数日,擦去果肉,晒干,为白胡椒。

【主要性能】辛,热。归胃、大肠经。

【功效】温中散寒,下气消痰。

【应用】

1. 胃寒腹痛,呕吐泄泻　本品能温中散寒止痛。治胃寒腹痛、呕吐,可单用研末入猪肚中炖服,或与高良姜、荜茇等同用;治脾胃虚寒泄泻,与吴茱萸、白术等同用。

2. 癫痫　本品能下气行滞消痰。治痰气郁滞,蒙蔽清窍之癫痫痰多,与荜茇等分为末服。

【用法用量】生用,用时打碎。煎服,2~4 g;研末服,每次 0.6~1.5 g。外用适量。

【参考文献】

1. 本草文献

《新修本草》:"主下气,温中,去痰,除脏腑中风冷。"

《本草纲目》:"暖肠胃,除寒湿反胃,虚胀冷积,阴毒,牙齿浮热作痛。"

《本草经疏》:"胡椒,其味辛,气大温,性虽无毒,然辛温太甚,过服未免有害,气味俱厚,阳中之阳也。其主下气、温中、去痰,除脏腑中风冷者,总因肠胃为寒冷所乘,以致脏腑不调,痰气逆上,辛温暖肠胃而散风冷,则痰气降,脏腑和,诸证廖矣。"

2. 临床新用

(1)治湿疹:白胡椒 50 g、血竭 5 g、冰片 5 g、硫黄 10 g,研末,用适量凡士林调成糊状,涂于患处,1 周为 1 个疗程。治急、慢性湿疹 43 例,总有效率 93.2%。[中国乡村医生杂志,2000,12:32]

(2)治尿潴留:白胡椒 7 粒、葱白 7 段(每段长 1 寸左右),捣成糊状,用纱布包好,敷于脐部,胶布固定。治疗尿潴留 30 例,均取得满意效果。[山东医药,2000,40(18):3]

3. 其他　本品常用处方名有胡椒、黑胡椒、白胡椒、黑川、白川。

花 椒

Huājiāo

ZANTHOXYLI PERICARPIUM

《神农本草经》

为芸香科灌木或小乔木植物青椒 *Zanthoxylum schinifolium* Sieb. et Zucc. 或花椒 *Zanthoxylum bungeanum* Maxim. 的干燥成熟果皮。我国大部分地区有分布,以四川产者为佳,故又名川椒、蜀椒。秋季采收成熟果实,晒干,除去种子及杂质。

【主要性能】辛、温。归脾、胃、肾经。

【功效】温中止痛,杀虫止痒。

【应用】

1. 脾胃寒证 本品能温中散寒止痛。治外寒内侵,胃寒腹痛、呕吐,与生姜、白豆蔻等同用;治脾胃虚寒,脘腹冷痛、呕吐、不思饮食,与干姜、人参等同用,如《金匮要略》大建中汤;治寒湿泄泻,与肉豆蔻同用,如《小儿卫生总微论方》川椒丸。

2. 湿疹,阴痒 本品能杀虫止痒。治妇人阴痒,与吴茱萸、蛇床子等同用,水煎熏洗,如《景岳全书》椒茱汤;治湿疹瘙痒,单用或与苦参、蛇床子、地肤子、黄柏等,煎汤外洗。

3. 虫积腹痛 本品有驱蛔杀虫之功。治疗虫积腹痛,手足厥逆,烦闷吐蛔,与乌梅、干姜、黄柏等同用,如《伤寒论》乌梅丸;治小儿蛲虫病,肛周瘙痒,单用本品煎液作保留灌肠。

【用法用量】生用或炒用。煎服,3～6 g。外用适量,煎汤熏洗。

【参考文献】

1. 本草文献

《神农本草经》:"主邪气咳逆,温中,逐骨节皮肤死肌,寒湿痹痛,下气。"

《名医别录》:"疗喉痹,吐逆,疝瘕,去老血,产后余疾腹痛,出汗,利五脏。"

《本草纲目》:"散寒除湿,解郁结,消宿食,通三焦,温脾胃,补右肾命门,杀蛔虫,止泄泻。"

2. 临床新用

(1) 回乳:花椒 7～8 粒(约 0.2 g)装入胶囊,于产后即开始服用,每次 2 粒,每日 3 次,连续 3～4 d,观察 163 例,总有效率为 93.9%。[第二军医大学学报,1987,8(3):232]

(2) 治变态反应性鼻炎:花椒 100 g,半夏 200 g,混合研末,过 100 目筛,每次鼻腔吸入少许药粉,每日 3～6 次,7～10 d 为 1 个疗程,共 3～4 个疗程。治疗变态反应性鼻炎(过敏性鼻炎)20 例,有效率为 100%。[中国中西医结合杂志,2006,26(11):1028]

3. 其他 本品常用处方名有花椒、蜀椒、川椒。

【附药】

椒目 为花椒的种子。性寒味苦,归肺、肾、膀胱经,能利水消肿、降气平喘,用于水肿胀满、痰饮咳喘等。煎服,3～10 g。

表 16－1 温里祛寒药参考药

药名	来 源	药 性	功 效	应 用	用法用量	使用注意
荜茇	为胡椒科植物荜茇的干燥近成熟或成熟果穗	辛,热。归胃、大肠经	温中散寒,下气止痛	1. 胃寒腹痛,呕吐,泄泻 2. 头痛、牙痛、胸痹心痛	煎服,1.5～3 g。外用适量。生用	

药名	来 源	药 性	功 效	应 用	用法用量	使用注意
荜澄茄	为樟科植物山鸡椒的干燥成熟果实	辛,温。归脾、胃、肾、膀胱经	温中散寒,行气止痛	1. 胃寒腹痛,呕吐,呃逆 2. 寒疝腹痛	煎服,1.5～3 g。生用	
山柰	为姜科植物山柰的干燥根茎	辛,温。归胃经	温中止痛,健胃消食	1. 脘腹冷痛,胸膈胀满 2. 食积不化证	煎服,6～9 g。或入丸、散剂。生用	阴血亏虚、胃有郁火者慎用

问题与思考

1. 如何理解"附子无姜不热"?
2. 大汗亡阳虚脱证为何选择附子而不用肉桂?
3. 比较附子、肉桂与干姜功效、主治之异同。

辨证用药练习

李某,女,45 岁。患者近 2 月来腰部冷痛、重着,时作时止,劳累后加重,喜温喜按,乏力,耳鸣心悸,舌嫩红苔白润,脉紧无力。[吉林中医药,2005,25(4):39]

诊为腰痛。试写出其证型,可选择哪些药物,并陈述理由。

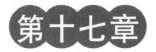

第十七章

理 气 药

凡以疏理气机为主要功效,常用于治疗气滞或气逆证的药物,称为理气药,又名行气药。作用强者,又称为破气药。

理气药大多气香性温,味辛、苦,主归脾、胃、肝、肺经,用治气逆证药物的作用趋向偏于沉降,部分药物有毒。

辛能行,苦能泄,芳香走窜,性温通行,故本类药物功能疏理气机,使气行通顺。因其作用部位、疗效特点和强弱的不同,具体功效包括理气健脾、疏肝解郁、行气宽胸、行气止痛、降逆止呕及破气散结等。主治气机不畅所致气滞或气逆证,如肝气郁滞之胁肋胀痛、抑郁不乐、疝气疼痛、乳房胀痛、月经不调等;脾胃气滞之脘腹胀痛、嗳气吞酸、恶心呕吐、腹泻或便秘等;大肠气滞之泻痢不爽,后重坠胀等;肺气壅滞之胸闷胸痛、咳嗽气喘,胸痹心痛等;以及肺、胃气机上逆之气逆证,症见呕恶、喘逆等。

部分理气药兼能消食积、燥湿、化痰等,可用治食积气滞之脘腹胀满、湿滞中焦之脘腹痞满、痰浊壅肺之咳喘胸闷等。

使用本类药物,必须针对具体病情及兼证,选择适宜药物,并作相应配伍。如脾胃气滞证宜选用长于理气调中之品,兼食积者,配消食导滞药;兼热者,配清热药或温里药;兼脾胃气虚者,配补气健脾药;兼湿浊阻滞者,配化湿药。肝郁气滞证宜选用长于疏肝理气之品,兼肝血虚者,配养血柔肝药;兼瘀血阻滞者,配活血化瘀药;肺气宣降失常,或兼有痰饮者,宜配止咳平喘药或化痰药。

本类药物辛温香燥者居多,易耗气伤阴,故气虚及阴亏者慎用。本类药大多含挥发油,易于散失,故入汤剂不宜久煎,以免降低疗效。

陈 皮
Chénpí
CITRI RETICULATAE PERICARPIUM
《神农本草经》

为芸香科常绿小乔木植物橘 *Citrus reticulata* Blanco 及其栽培变种的干燥成熟果皮。主产于广东、福建、四川等地。产于广东新会者称新会皮,广陈皮。秋末冬初果实成熟时采收果皮,晒干或低温干燥。切丝。以陈久者为佳,故称陈皮。

【主要性能】辛、苦,温。归脾、肺经。

【功效】理气健脾,燥湿化痰。

【应用】

1. 脾胃气滞证　本品善行脾胃气滞,且性质温和,为治脾胃气滞之要药。治脾胃气滞,脘腹胀满,痞闷疼痛者,可单用,或与木香、枳实等同用;治寒湿中阻,脾胃气滞,脘腹胀痛、呕恶泄泻等,常与苍术、厚朴等同用,如《和剂局方》平胃散;治食积气滞,脘腹胀痛,嗳腐吞酸,食欲不振,常与山楂、神曲、麦芽等同用,如《丹溪心法》保和丸;治脾虚气滞,腹痛喜按,不思饮食,或食后腹胀,大便溏薄者,常与党参、白术、茯苓等同用,如《小儿药证直诀》异功散。治中焦气滞、胃失和降之恶心呕吐,常与生姜配伍,如《金匮要略》橘皮汤;兼热者,可配伍黄连、竹茹等清胃止呕之品。

2. **湿痰壅滞证**　本品既能燥湿化痰,又可理肺气之壅滞。治湿痰壅滞,痰多咳嗽,胸闷呕恶,常与半夏、茯苓等同用,如《和剂局方》二陈汤;治寒痰咳嗽,痰多清稀,胸闷喜唾,常与干姜、细辛、五味子等同用,如《金匮要略》苓甘五味姜辛汤;若脾虚失运所致之痰湿犯肺者,常与党参、白术等同用,如《医学正传》六君子汤。

【用法用量】生用。煎服,3～10 g。

【参考文献】

1. **本草文献**

《神农本草经》:"主胸中瘕热逆气,利水谷。久服,去臭下气通神。"

《本草纲目》:"其治百病,总是取其理气燥湿之功,同补药则补,同泻药则泻,同升药则升,同降药则降。脾乃元气之母,肺乃摄气之钥,故橘皮为二经气分之药,但随所配而补泻升降也。"

《本草汇言》:"味辛善散,故能开气;胃苦善泄,故能行痰;其气温平,善于通达,故能止呕、止咳,健脾和胃者也。东垣曰:夫人以脾胃为主,而治病以调气为先,如欲调气健脾者,橘皮之功居其首焉。"

2. **临床新用**

(1) 治低血压休克:应用陈皮升血压静脉注射液,以含生药量 0.8～1.6 g/kg 的剂量静脉滴注或缓慢推注,治疗因感染或失血引起的低血压休克 100 余,无 1 例失效,疗效显著,使用安全。[中国药学杂志 1997,32(2):97]

(2) 治脂肪肝:对照组 48 例,以丹参为主药的复方汤剂治疗;治疗组 48 例,在对照组治疗基础上,联合陈皮、柴胡治疗。3 个疗程后,治疗组总有效率 95.8%,对照组总有效率 68.8%,联合用药效果较仅用丹参为主药疗效更显著。[湖北中医药大学学报,2013,15(4):23]

3. **其他**　本品常用处方名有陈皮、橘皮、广陈皮、新会皮等。李时珍《本草纲目》记载南宋医学家陶弘景有云"橘皮疗气大胜,须陈久者良"。现代研究对本品是否越陈疗效越好存在争议。有报道称,"陈者为良"主要是与长期贮存期间挥发油中 D-柠檬烯(含量最高)的含量逐渐降低有关。

【附药】

1. **橘核**　为橘的成熟种子。性味苦,平。归肝经。功能理气散结,止痛。主要适用于乳房结块、疝气疼痛及睾丸肿痛等。煎服,3～9 g。

2. **橘络**　为橘及栽培变种的中果皮及内果皮之间的纤维束群。性味甘、苦,平。归肝、肺经。功能行气通络,化痰止咳。主要适用于痰滞经络之胸痛、咳嗽痰多等。煎服,3～5 g。

3. **橘叶**　为橘及栽培变种的叶。性味辛、苦,平。归肝经。功能疏肝行气,散结消肿。主要适用于胁肋作痛、乳痈、乳房结块等。煎服,6～10 g。

4. **化橘红**　为芸香科植物化州柚 *Citrus grandis* Tomentos 或柚 *Citrus grandis* (L.) Osbeck 的未成熟或近成熟外层果皮。性味辛、苦,温。归肺、脾经。功能理气宽中,燥湿化痰。主要适用于湿痰或寒痰之咳嗽痰多,食积呕恶,胸闷等。煎服,3～6 g。

青 皮

Qīngpí

CITRI RETICULATAE PERICARPIUM VIRIDE

《本草图经》

为芸香科常绿小乔木植物橘 *Citrus reticulata* Blanco 及其栽培变种的干燥幼果或未成熟果实的干燥果皮。出产于广东、福建、四川等地。5～6 月间收集自落的幼果,晒干,习称"个青皮",7～8 月间采收未成熟的果实,在果皮上纵剖成四瓣至基部,除尽瓤瓣,晒干,习称"四花青皮"。

【主要性能】苦、辛,温。归肝、胆、胃经。

【功效】疏肝破气,消积化滞。

【应用】

1. **肝郁气滞证** 本品性较竣烈,行气力强,功长疏理肝胆气滞,为治肝郁气滞证之要药。治肝郁气滞,胸胁胀痛,常配疏肝行气之柴胡、郁金、香附同用,如《治法与方剂》加减逍遥散;治乳房硬肿胀痛或结块,常与瓜蒌、丝瓜络、橘叶等行气疏肝、化痰散结药同用;治乳痈肿痛,常与金银花、蒲公英等消痈散结药同用;治寒疝疼痛,常与乌药、小茴香等同用,如《医学发明》天台乌药散。

2. **食积气滞证** 本品力能破气,消积化滞、和胃止痛。治食积气滞,脘腹胀痛,常与山楂、神曲、麦芽等同用;若食积气滞较甚,腹痛大便不通,常与大黄、槟榔等同用。

3. **癥瘕痞块** 本品气味峻烈,苦泄力大,辛散温通力强,能破气散结。治气滞血瘀之癥瘕积聚,久疟痞块等,多与三棱、莪术、丹参等同用。

【用法用量】生用或醋炙用。煎服,3～10 g。醋炙疏肝止痛力强。

【参考文献】

1. **本草文献**

《本草图经》:"主气滞,下食,破积结及膈气。"

《本草纲目》:"治胸膈气逆,胸痛,小腹疝痛,消乳肿,疏肝胆,泻肺气。"

《本草备要》:"除痰消痞。治肝气郁结,胁痛多怒,久疟结癖,疝痛,乳肿。"

2. **临床新用**

(1) 治阵发性室上性心动过速:治疗 49 例,以青皮注射液治疗;对照组 17 例,以新福林注射液治疗。结果治疗组总有效率 85.7%,对照组总有效率 94.12%,两组间无显著性差异,但治疗组转率时间短,用药量少。[中西医结合杂志,1984,4(3):162]

(2) 抗休克:以青皮注射液滴注治疗休克患者 22 例,治疗后,显效 17 例,为 77%;有效 5 例,为 23%,全部有效。[上海中医杂志,1987,2:21]

3. **其他** 本品常用处方名有青皮、醋青皮、麸炒青皮等。

枳 实

Zhǐshí

AURANTII FRUCTUS IMMATURUS

《神农本草经》

为芸香科小乔木植物酸橙 *Citrus aurantium* L. 及其栽培变种或甜橙 *Citrus sinensis* Osbeck 的干燥幼果,主产于四川、江西、福建等地。5～6 月间采受,横切为两半,晒干或低温干燥。切片,干燥。

【主要性能】 苦、辛,微寒。归脾、胃、大肠经。

【功效】 破气消积,化痰散痞。

【应用】

1. **胃肠气滞证** 本品气锐力猛,善能破气散痞,消积导滞,为破气除痞之要药。治饮食积滞,脘腹痞满胀痛,常与山楂、麦芽、莱菔子等同用,如《症因脉治》枳实散;治热结便秘,腹部胀满痞痛,则与大黄、芒硝等清热泻下药同用,如《伤寒论》大承气汤;治湿热积滞,脘腹痞满或泻痢后重,常与黄连、大黄等清泄湿热药同用;治脾胃虚弱,运化无力,食后脘腹痞满作胀,常与白术同用,如《内外伤辨惑论》枳术丸。

2. **痰阻气滞证** 本品善化痰浊以除积滞,破气结而通痞塞。治痰阻胸痹,胸阳不振之胸中满闷、疼痛,常与薤白、桂枝、瓜蒌等同用,如《金匮要略》枳实薤白桂枝汤;治痰热结胸,胸脘痞闷疼痛,常与黄连、瓜蒌、半夏等同用,如《温病条辨》小陷胸加枳实汤;治痰涎壅盛,胸膈痞满,咳嗽痰多,常与半夏、茯苓、天南星等同用,如《校注妇人良方》导痰汤。

此外,本品尚可用治胃扩张、胃下垂、子宫脱垂、脱肛等脏器下垂证,可单用本品,或与补中益气之品黄芪、白术等同用。

【用法用量】 生用或麸炒用。煎服,3~10 g,大量可用至30 g。炒后性较平和。

【使用注意】 孕妇慎用。

【参考文献】

1. **本草文献**

《神农本草经》:"除寒热结,止痢,长肌肉,利五脏,益气轻身。"

《本草纲目》:"枳实、枳壳大抵其功皆能利气,气下则痰喘止,气行则痰满消,气通则痛刺止,气利则后重除。"

《药品化义》:"枳实专泄胃实,开导坚结,故主中脘以治血分,疗脐腹间实满,消痰癖,祛停水,逐宿食,破结胸,通便闭,非此不能也。"

2. **临床新用**

(1) 治原发性低血压:治疗组40例,以枳实注射液联合参麦注射液治疗;对照组40例,以参脉注射液静脉输注治疗。均连续用药4周,治疗组总有效率95.0%;对照组为60.0%,两组比较差异显著。[中西医结合心脑血管病杂志,2011,9(3):297]

(2) 治心力衰竭:以枳实、葶苈子、大枣组方,水煎服,治疗心力衰竭患者50例,服药后48 h,显效36例,有效12例,无效2例,总有效率为96%。[中医杂志,1989,20:50]

(3) 治顽固性头痛:枳实50 g,加水200 ml,煎取50 ml,过滤,连煎3次,将3次药汁混匀后代茶频饮,为1 d量,连服10 d为1个疗程。治疗顽固性偏头痛60例,显效38例,有效20例,无效2例。[中国临床医生,2002,12:20]

3. **其他** 本品常用处方名有枳实、江枳实、炒枳实等。《梦溪笔谈》载:"六朝以前医方,唯有枳实,无枳壳……后人用枳之小嫩者为枳实,大者为枳壳。"又据《名医别录》"九月、十月采"及《伤寒论》《金匮要略》使用枳实诸方各药的用量比例,可以确定仲景诸方中之"枳实"应为后世之"枳壳"。

【附药】

枳壳 为芸香科植物酸橙及其栽培变种的接近成熟的去瓤果实,生用或麸炒用。性味、归经、功用与枳实同,但作用较缓和,功能理气宽中,行滞消胀。主要适用于脾胃气滞,脘腹胀满,食积不化,痰饮内停,脏器下垂等。煎服,3~10 g。孕妇慎用。

木　香

Mùxiāng

AUCKLANDIAE RADLX
《神农本草经》

为菊科多年生草本植物木香 *Aucklandia lappa* Decne. 的根。主产于云南、广西、四川等地。秋、冬两季采挖,晒干或烘干后去粗皮。

【**主要性能**】辛、苦,温。归脾、胃、大肠、肝、胆、三焦经。

【**功效**】行气止痛,健脾消食。

【**应用**】

1. **脾胃气滞证**　本品善行脾胃气滞,为行气止痛之要药。治脾胃气滞,脘腹胀痛,可单用或与陈皮、枳壳、厚朴等同用,如《证治准绳》木香顺气散;治食积气滞,脘腹胀痛,呕恶嗳气,大便腐臭,常与麦芽、山楂等同用;治脾虚气滞,脘腹胀满、食少便溏,可与党参、白术、陈皮等同用,如《古今名医方论》香砂六君子汤。

2. **大肠气滞证**　本品亦善行大肠气滞,治湿热壅滞,气机不畅之泻痢腹痛,里急后重,常与黄连同用,如《兵部手集方》香连丸;治湿热互结或饮食积滞之脘腹胀满、大便秘结或泻而不爽,可与槟榔、大黄等同用,如《儒门事亲》木香槟榔丸。

3. **肝胆气滞证**　本品既能行气调中,又能疏理肝胆。治脾失运化、肝失疏泄、胆失调达,气机阻滞之脘腹胀痛、胁痛、黄疸,常与柴胡、郁金,或茵陈、金钱草、大黄等同用。

此外,本品气芳香能醒脾开胃,在补益方剂中用之,能减轻补益药的腻胃和滞气之弊,有助于消化吸收,如《重订严氏济生方》归脾汤。

【**用法用量**】生用或煨用。煎服,3～6 g。生用行气力强,煨用行气力缓而实肠止泻,用于泄泻腹痛。

【**参考文献**】

1. 本草文献

《神农本草经》:"主邪气,辟毒疫,强志,主淋露。"

《日华子本草》:"治心腹一切气,止泻,霍乱,痢疾,安胎,健脾消食。疗羸劣,膀胱冷痛,呕逆反胃。"

《药品化义》:"木香,香能通气,和合五脏,为调诸气要药。以此治痞闷嗳气,水肿腹胀,痢疾脚气,皆调滞散气之功。"

2. 其他　本品常用处方名有木香、煨木香、广木香、川木香、云木香等。本品在《本草经集注》中又称青木香,此与目前所谓之青木香(马兜铃的根)实非一物。马兜铃的根称为青木香,始于明代《本草蒙荃》,在唐代称为"土青木香",故苏合香丸等明代以前古方中所用青木香,应为木香。

【**附药**】

川木香　为菊科川木香 *Vladimiria souliei* (Franch.)Ling 或灰毛川木香 *Vladimiria souliei* (Franch.)Ling var. *cinerea* Ling 的干燥根。性味归经同木香,功能行气止痛,主要适用于脘腹胀痛,里急后重,两胁不舒,肝胆疼痛等证。煎服。3～10 g。

沉 香

Chénxiāng

AQUILARIAE LIGNUM RESINATUM

《名医别录》

为瑞香科常绿乔木植物白木香 *Aquilaria sinensis* (Lour.) Gilg 含有树脂的木材。主产于海南、广东、台湾等地。全年均可采收,割取含树脂的木材,除去不含树脂的部分,阴干,打碎或锉末。

【主要性能】辛、苦,微温。归脾、胃、肾经。

【功效】行气止痛,温中止呕,纳气平喘。

【应用】

1. 寒凝气滞证 本品善温散阴寒,行气止痛,凡属寒凝气滞,不论虚实均可配伍用之。治寒凝气滞之胸腹胀痛,常与乌药、木香、槟榔等同用,如《卫生家宝》沉香四磨汤;治脾胃虚寒之脘腹冷痛,常与干姜、肉桂、附子等温中散寒药同用。

2. 胃寒呕吐 本品善温胃散寒、降逆止呕。治寒邪犯胃,呕吐清水,常与胡椒、荜澄茄、陈皮等同用;治脾胃虚寒,呕吐呃逆,经久不愈者,常与人参、丁香、柿蒂等同用。

3. 虚喘证 本品既能温肾纳气,又能降逆平喘。治下元虚冷、肾不纳气之虚喘证,常与温肾助阳、纳气平喘之肉桂、附子、补骨脂等同用,如《和剂局方》黑锡丹。治上盛下虚之痰饮喘嗽,常与苏子、半夏、厚朴等配伍,如《和剂局方》苏子降气汤。

【用法用量】生用。煎服,1~5 g,宜后下;或磨汁冲服,或入丸、散剂,每次 0.5~1 g。

【参考文献】

1. 本草文献

《名医别录》:"悉治风水毒肿,去恶气。"

《本草经疏》:"沉香治冷气,逆气,气结,殊为要药。"

《医林纂要》:"坚肾,补命门,温中、燥脾湿,泻心、降逆气,凡一切不调之气皆能调之。并治噤口毒痢及邪恶冷风寒痹。"

2. 其他 本品常用处方名有沉香、沈香、沉水香、海南沉等。近年来本品野生资源匮乏,成为濒危树种。

檀 香

Tánxiāng

SANTALI ALBI LIGNUM

《名医别录》

为檀香科常绿小乔木植物檀香 *Santalum album* L. 树干的木质心材。主产于海南、广东、台湾等地。全年均可采伐,以夏季采伐者为佳。镑片或劈碎后入药。

【主要性能】辛,温。归脾、胃、心、肺经。

【功效】行气调中,散寒止痛。

【应用】

寒凝气滞证 本品有行气调中、散寒止痛之功,可用治寒凝气滞之胸腹疼痛及胃寒作痛。治胸腹冷痛,常与白豆蔻、砂仁、丁香等同用,如《仁斋直指方》沉香磨脾散;治寒凝气滞之胸痹绞痛,常与荜茇、延胡索、高良姜等同用;治胃脘寒痛,痞满不食,泛吐清水,可与陈皮、干姜、丁香等同用,如《杨氏家藏方》五辛宽膈汤。

【用法用量】生用。煎服,2～5 g,宜后下;入丸、散,1～3 g。

【使用注意】阴虚火旺,血热吐衄者慎用。

【参考文献】

1. 本草文献

《日华子本草》:"止心腹痛。"

《本草备要》:"调脾肺,利胸膈,为理气要药。"

《本经逢原》:"善调膈上诸气……兼通阳明之经,郁抑不舒、呕逆吐食宜之。"

2. 临床新用　治抗精神病药副反应:以蒙药三味檀香汤(檀香、广枣、肉豆蔻)治疗抗精神病药所致心血管系统副反应,蒙药三味檀香汤组 31 例,有效率 81%,显效率 50.0%;普萘洛尔组 30 例,有效率 79.5%,显效率 48.7%,两组疗效相仿。[中国民族医药杂志,2007,4:16]

3. 其他　本品常用处方名有檀香、白檀香、黄檀香等。

川 楝 子
Chuānliànzǐ
TOOSENDAN FRUCTUS
《神农本草经》

为楝科常绿乔木植物川楝树 *Melia toosendan* Sieb. et Zucc. 的干燥成熟果实。主产于四川。冬季果实成熟时采收,除去杂质,干燥。用时打碎。

【主要性能】苦,寒;有小毒。归肝、胃、小肠、膀胱经。

【功效】疏肝泄热,行气止痛,杀虫。

【应用】

1. 肝胃气滞证　本品善行肝、胃气滞,为治肝胃气滞之胸胁脘腹胀痛之良药。因其性寒,尤以肝热者为宜,常与延胡索同用,如《圣惠方》金铃子散;治肝胃不和,胸胁脘腹作痛,常与柴胡、白芍、枳壳等疏肝行气药同用。

2. 疝气痛,睾丸偏坠痛　本品疏肝行气止痛,有"治疝专药"之誉。治肝经实火、湿热下注,症见睾丸肿痛、阴囊红肿者,生用或与清肝火、除湿热、散结止痛药同用。因其性寒,若治肝经寒凝气滞者,常炒用,并配伍小茴香、木香、吴茱萸等散寒行气止痛药,如《医方简义》导气汤。

3. 虫积腹痛　本品除能行气止痛外,又善驱杀蛔虫,兼杀其他肠道寄生虫。治蛔虫等引起的虫积腹痛,每与槟榔、使君子等同用。

此外,尚能清热燥湿,杀虫而疗癣。可焙黄研末,以油调膏,外涂治头癣、秃疮。

【用法用量】生用或炒用。煎服,5～10 g。外用适量。炒用寒性减低。

【使用注意】本品有小毒,不宜过量或久服。脾胃虚寒者慎用。

【参考文献】

1. 本草文献

《神农本草经》:"主温疾、伤寒太热烦狂,杀三虫疗疡,利小便水道。"

《本经逢原》:"川楝,苦寒性降,能导湿热下走渗道,人但知其治疝之功,而不知其荡热止痛之用。"

《医林纂要》:"泻心火,坚肾水,清肺金,清肝火。核:治疝,去痼冷。"

2. 临床新用

(1) 治急、慢性前列腺炎：以川楝子为主药,组成复方川楝子汤1号(川楝子、连翘、蒲公英)、2号(川楝子、赤芍、乌药),治疗急性前列腺炎患者11例,总有效率100%;慢性前列腺炎患者76例,总有效率97.3%。[中国实验方剂学杂志,1999,3：10]

(2) 治神经性头痛：川楝子汤(川楝子、白芍、菊花、钩藤、生牡蛎)加减,水煎服,治疗神经性头痛32例,总有效率93.75%。[实用中医内科杂志,1987,1(2)：94]

3. 其他　本品常用处方名有川楝子、金铃子、楝实、醋川楝子、炒川楝子等。

乌　药

Wūyào

LINDERAE RADLX

《本草拾遗》

为樟科灌木或小乔木植物乌药 *Lindera aggregata* (Sims) Kosterm. 的干燥块根。主产于浙江、安徽、陕西等地。全年均可采挖,除去细根,洗净,趁鲜切片,晒干。

【主要性能】辛,温。归肺、脾、肾、膀胱经。

【功效】行气止痛,温肾散寒。

【应用】

1. 寒凝气滞证　本品能通理三焦气滞,散寒止痛,为治寒凝气滞胸腹诸痛之要药。治疝气腹痛者,常与小茴香、青皮、高良姜等同用,如《医学发明》天台乌药散。治寒凝气滞见胸胁闷痛者,常与薤白、瓜蒌皮、延胡索等行气宽胸药同用。治脘腹胀痛者,常与沉香、木香、枳实等理气调中药同用。治经行腹痛者,常与当归、香附、木香等同用。

2. 尿频,遗尿　本品又善温肾散寒,助膀胱气化以缩尿止遗。治肾阳不足、膀胱虚冷之小便频数、遗尿,常与益智仁、山药等同用,如《妇人良方》缩泉丸。

【用法用量】生用或麸炒用。煎服,6～10 g。

【参考文献】

1. 本草文献

《本草拾遗》："主中恶心腹痛,宿食不消,天行疫瘴,膀胱肾间冷气攻冲背膂,妇人血气,小儿腹中诸虫。"

《本草纲目》："治中气,脚气,疝气,气厥头痛,肿胀喘息,止小便数及白浊。"

《玉楸药解》："破瘀泄满,止痛消胀。"

2. 临床新用

(1) 治疲劳症：以乌药精茶(天台乌药、西洋参、黄精)治疗疲劳症,试验组54例,对照组53例。结果显示试验组疲劳症状积分下降明显,血红蛋白明显增加,血乳酸明显减少,与对照组比较差异有显著性。[浙江中医杂志,2007,42(2)：116]

(2) 治小儿夜啼：以乌药蝉衣散(乌药、蝉衣、僵蚕、琥珀等)研细末,热米汤调糊,敷贴脐部,每晚换1次,7 d为一疗程,一般1个疗程治愈。[四川中医,1994,5：39]

3. 其他　本品常用处方名有乌药、天台乌药、台乌药、台乌等。习惯认为浙江天台产者,品质优良,故有"天台乌药"或"台乌"之称。

香　附

Xiāngfù

Cyperi rhizoma

《名医别录》

为莎草科多年生草本植物莎草 *Cyperus rotundus* L. 的干燥根茎。主产于广东、河南、四川等地。秋季采挖,燎去毛须,置沸水中略煮或蒸透后晒干,或燎后直接晒干。用时碾碎。

【主要性能】辛、微苦、微甘、平。归肝、脾、三焦经。

【功效】疏肝解郁,理气调中,调经止痛。

【应用】

1. **肝郁气滞证**　本品善疏肝解郁、理气止痛,且药性平和,为疏肝理气解郁之要药。治肝气郁结之胁肋胀痛,多与疏肝行气之柴胡、枳壳同用,如《景岳全书》柴胡疏肝散;治寒凝气滞,肝郁犯胃之胃脘疼痛,常与高良姜同用,如《良方集腋》良附丸;治气、血、痰、火、湿、食六郁所致胸膈痞满、脘腹胀痛、呕吐吞酸、饮食不化等,常与川芎、苍术、栀子等同用,如《丹溪心法》越鞠丸;治寒疝腹痛,常与小茴香、乌药等温里散寒,行气止痛药同用。

2. **月经不调,痛经,乳房胀痛**　本品善于疏肝理气、调经止痛,亦为调经止痛之主药。治肝气郁结而致月经不调、痛经,可单用,或与柴胡、川芎、当归等同用,如《妇科玉尺》香附芎归汤;治经前乳房胀痛,常与柴胡、橘叶、瓜蒌皮同用。

【用法用量】生用或醋炙用。煎服,6～10 g。醋炙止痛力增强。

【参考文献】

1. 本草文献

《名医别录》:"主除胸中热,充皮毛,久服利人,益气,长须眉。"

《滇南本草》:"调血中之气,开郁,宽中,消食,止呕吐。"

《本草纲目》:"利三焦,解六郁,消饮食积聚、痰饮痞满,胕肿腹胀,脚气,止心腹、肢体、头目、齿耳诸痛……妇人崩漏带下,月候不调,胎前产后百病。""乃气病之总司,女科之主帅也。"

2. 临床新用

(1) 治尿路结石:以生香附鲜品 80～100 g,干品酌减,水煎至适量,每日不拘时内服,治 32 例,痊愈(结石排出)26 例,无效 6 例,有效率 81.3%。排石时间最短 6 d,最长 78 d,平均 42 d。服药期间无毒副反应。[浙江中医学院学报,1996,2：23]

(2) 治腰痛:以生香附研粉,每次 3～5 g,每日 3 次,以黄酒或冷开水冲服,一般 3～7 d 可治愈。临床观察发现本法对寒热虚实的腰痛均可使用,而对实证的疗效优于虚证,寒证优于热证。[浙江中医杂志,1987,22(9)：405]

3. 其他　本品常用处方名有香附子、醋香附、莎草等。

佛　手

Fóshǒu

CITRI SARCODACTYLIS FRUCTUS

《滇南本草》

为芸香科常绿小乔木或灌木植物佛手 *Citrus medica* L. var. *sarcodactylis* Swingle 的干燥果实。主产于广东、四川、浙江等地。秋季果实尚未变黄或刚变黄时采收,纵切成薄片,晒干或低温干燥。

【主要性能】辛、苦、酸,温。归肝、脾、胃、肺经。

【功效】疏肝解郁,和胃止痛,燥湿化痰。

【应用】

1. 肝郁气滞证　本品善疏肝解郁、行气止痛。治肝郁气滞及肝胃不和之胸胁胀痛,脘腹痞满等,可与柴胡、青皮、郁金等其他疏肝理气药同用。

2. 脾胃气滞证　本品又能行气导滞,调和脾胃。治脾胃气滞之脘腹胀痛、呕恶食少等,多与木香、陈皮、砂仁等行气调中药同用。

3. 痰湿壅肺证　本品既可燥湿化痰,又能行气。治痰湿壅肺,气机不畅之咳嗽痰多,胸闷气急,或胸胁作痛者,可与半夏、瓜蒌皮、陈皮等化痰行气药同用。

【用法用量】生用。煎服,3~10 g。

【参考文献】

1. 本草文献

《滇南本草》:"补肝暖胃,止呕吐,消胃寒痰,治胃气疼痛,止面寒疼,和中行气。"

《本草纲目》:"煮酒饮,治痰气咳嗽。煎汤,治心下气痛。"

《本草再新》:"治气舒肝,和胃化痰,破积,治噎膈反胃,消癥瘕累病。"

2. 其他　本品常用处方名有佛手、佛手柑、佛手片等。本品尚可加工成多种保健食品和保健饮料等。

香　橼

Xiāngyuán

CITRI FRUCTUS

《本草拾遗》

为芸香科常绿小乔木植物枸橼 *Gitrus medica* L. 或香圆 *Gitrus wilsonii* Tanaka 的成熟果实。主产于浙江、江苏、广东等地。秋季果实成熟时采收。趁鲜切片,除去种子及瓤,晒干或低温干燥。香圆亦可整个或对剖两半后,晒干或低温干燥。

【主要性能】辛、苦、酸,温。归肝、脾、肺经。

【功效】疏肝解郁,理气宽中,燥湿化痰。

【应用】

1. 肝郁气滞证　本品能疏肝理气,功似佛手而力缓。治肝郁胸胁胀痛,常与柴胡、郁金、佛手等同用。

2. 脾胃气滞证　本品又能行气导滞,调和脾胃。治脾胃气滞之脘腹胀痛,嗳气吞酸,呕恶食少,可与木香、砂仁、藿香等同用。

3. 痰湿壅肺证　本品燥湿化痰之功与佛手相似而力胜。治痰多、咳嗽、胸闷等,常与生姜、半夏、茯苓等同用。

【用法用量】生用。煎服,3~10 g。

【参考文献】

1. 本草文献

《本草拾遗》:"去气,除心头痰水。"

《医林纂要》:"治胃脘痛,宽中顺气,开郁。"

《本草从新》:"平肝舒郁,理肺气,通经利水。"

2. 其他　本品常用处方名有香橼、香橼皮、香圆、陈香橼等。

薤　白
Xièbái
ALLII MACROSTEMONIS BULBUS
《神农本草经》

为百合科多年生草本植物小根蒜 *Allium macrostemon* Bge. 或薤 *Allium chinensis* G. Don 的干燥鳞茎。主产于江苏、浙江、吉林等地。夏、秋两季采挖,洗净,除去须根,蒸透或置沸水中烫透,晒干。

【主要性能】辛、苦,温。归心、肺、胃、大肠经。

【功效】通阳散结,行气导滞。

【应用】

1. 胸痹证　本品辛散温通,能宣通胸阳之壅遏,温散阴寒之凝滞,为治胸痹疼痛之要药。治寒痰阻滞、胸阳不振之胸痹疼痛证,常与瓜蒌、半夏、枳实等配伍,如《金匮要略》瓜蒌薤白白酒汤、瓜蒌薤白半夏汤、枳实薤白桂枝汤等;治痰瘀胸痹者,常与丹参、川芎、瓜蒌皮等同用。

2. 胃肠气滞证　本品能行肠胃之气以导滞、除胀止痛。治胃寒气滞之脘腹痞满胀痛,常与高良姜、砂仁、木香等同用;治湿热内蕴,胃肠气滞,泻痢里急后重,可单用或与黄连、黄柏、木香等同用。

【用法用量】生用。煎服,5～10 g。

【参考文献】

1. 本草文献

《用药法象》:"治泻痢下重,能泻下焦阳明气滞。"

《本草纲目》:"治少阴病厥逆泄痢及胸痹刺痛,下气散血。"

《长沙药解》:"肺病则逆,浊气不降,故胸膈痹塞;肠病则陷,清气不升,故肛门重坠。薤白,辛温通畅,善散壅滞,故痹者下达而变冲和,重者上达而化轻清。"

2. 临床新用

(1) 治高脂血症:以脉净胶囊(薤白提取物)治疗高脂血症,治疗组与对照组各 50 例,发现脉净胶囊降血脂作用良好,尤其在降低血胆固醇 (TC)、升高高密度脂蛋白胆固醇(HDL - C)、改善动脉硬化指数(AI)及临床症状方面作用明显。[中医杂志,1995,36(3):161]

(2) 治支气管哮喘:以薤白单味药物治疗哮喘 20 例,即时止喘疗效为 57%～78%,显效率可达 21.4%～45%;起效时间亦较快,自觉喘息症状、肺部体征、通气功能均有不同程度的改善,显示薤白有解痉平喘的作用。[南京中医学院学报,1984,2:40]

3. 其他　本品常用处方名有薤白、薤根、小根蒜、藠头等。

大　腹　皮
Dàfùpí
ARECAE PERICARPIUM
《开宝本草》

为棕榈科常绿乔木植物槟榔 *Areca catechu* L. 的干燥果皮。主产于海南、广西、云南等地。冬季至次春采收未成熟的果实,煮后干燥,纵剖两瓣,剥取果皮,习称"大腹皮";春末至秋初采收成熟果实,煮后干燥,剥取果皮,打松,晒干,习称"大腹毛"。

【主要性能】辛,微温。归脾、胃、大肠、小肠经。

【功效】行气宽中,利水消肿。

【应用】

1. 胃肠气滞证　本品能行气导滞,为宽中利气之捷药。治食积气滞,脘腹痞胀,嗳气吞酸、大便秘结或泻而不爽,常与山楂、麦芽、枳实等同用;治湿阻气滞之脘腹胀满,常与藿香、陈皮、厚朴等同用。

2. 水肿,脚气肿痛　本品既能行气,又能利水。治疗水湿外溢,皮肤水肿,小便不利,常与茯苓皮、五加皮等同用,如《麻科活人全书》五皮散;治脚气肿痛,二便不通,常与吴茱萸、木瓜等同用。

【用法用量】生用。煎服,5～10 g。

【参考文献】

1. 本草文献

《开宝本草》:"主冷热气攻心腹,大肠壅毒,痰膈,醋心。并以姜盐同煎,入疏气药良。"

《本草纲目》:"降逆气,消肌肤中水气浮肿,脚气壅逆,瘴疟痞满,胎气恶阻胀闷。"

《本草经疏》:"方龙谭曰,主一切冷热之气上攻心腹,消上下水肿之气四体虚浮,大肠壅滞之气二便不利,开关膈痰饮之气阻塞不通,能疏通下泄,为畅达脏腑之剂。"

2. 其他　本品常用处方名有大腹皮、腹毛绒、槟榔皮、槟榔壳、腹皮、大腹毛、槟壳、椰壳等。

柿　蒂

Shìdì

KAKI CALYX

《本草拾遗》

为柿树科落叶乔木植物柿 *Diospyros kaki* Thunb 的干燥宿萼。主产于四川、广东、广西等地。冬季果实成熟时采摘,食用时收集,洗净、晒干。

【主要性能】苦、涩,平。归胃经。

【功效】降逆止呃。

【应用】

呃逆　本品药性平和,善降胃气而止呃逆,为止呃逆之要药。适宜于多种原因引起胃气上逆之呃逆。偏寒者,常与丁香、生姜等配伍,如《济生方》柿蒂汤;偏热者,常与芦根、竹茹等清胃降逆药配伍;兼痰浊者,常与半夏、陈皮、厚朴等化痰降逆药配伍;虚寒者,常与人参、丁香益气温中降逆药配伍,如《症因脉治》丁香柿蒂汤。

【用法用量】生用。煎服,5～10 g。

【参考文献】

1. 本草文献

《本草拾遗》:"煎服之,止哕气。"

《本草纲目》:"煮汁饮之,取其苦温能降逆气也。"

《滇南本草》:"治气隔反胃。"

2. 临床新用

(1) 治新生儿脐炎:以柿蒂粉外敷脐部,治疗 35 例,总有效率 100%,平均治愈时间为 5.5 d。[山西中医,1997,13(5):50]

(2)治婴幼儿腹泻:以柿蒂煎剂治疗76例,总有效率为97.36%,平均治愈时间为1.06±0.25 d,疗效满意。[中国中西医结合杂志,1994,2:95]

3. **其他** 本品常用处方名有柿蒂、柿丁、柿子把等。

九 香 虫
Jiǔxiāngchóng
ASPONGOPUS
《本草纲目》

为蝽科昆虫九香虫 *Aspongopus chinensis* Dallas 的全虫。主产于云南,四川、贵州等地。11月至次年3月前捕捉,置容器内,加酒少许将其闷死,取出阴干;或置沸水中烫死,取出干燥。

【**主要性能**】咸,温。归肝、脾,肾经。

【**功效**】行气止痛,温肾助阳。

【**应用**】

1. **肝胃气滞证** 本品气香走窜、温通利膈而有行气止痛之功。治肝气郁滞之胸胁胀痛,或肝胃不和之胃脘疼痛,常与香附、延胡索、郁金等行气活血药同用。

2. **肾阳虚证** 本品有温肾壮阳,助阳起痿之功。治肾阳不足、命门火衰之阳痿、腰膝冷痛,单用研末服,或与淫羊藿、杜仲、巴戟天等补阳药同用。

【**用法用量**】生用或用文火微炒用。煎服,3～9 g。入丸、散剂服,1.5～3 g。

【**参考文献**】

1. **本草文献**

《本草纲目》:"主治膈脘滞气,脾肾亏损,壮元阳"。

《本草新编》:"专兴阳益精,且能安神魂。"

《本草用法研究》:"壮脾肾之元阳,理胸膈之凝滞,气血双宣。"

2. **临床新用**

(1)治慢性喘息型支气管炎:将九香虫用火焙焦,研成面与鸡蛋搅匀,再用芝麻油或棉油煎鸡蛋(不用猪油),日服1次,每次用鸡蛋、九香虫各1个,治疗21例,总有效率100%。[河南中医学院学报,1979,4:66]

(2)治血管瘤:以活体九香虫腹腔内容物均匀涂布血管瘤上,以此治疗4例均治愈。[中医杂志,1987,11:40]

(3)治腰肌劳损:以九香虫、陈皮各7 g,研成细末,每日2次,用开水或酒送服,连服7剂,治疗急慢性腰肌劳损7例,获得良好效果。[浙江中医药,1979,5:179]

3. **其他** 本品常用处方名有九香虫、黑兜虫、炒九香虫、生九香虫等。食用本品在我国已有悠久历史,谚云"一碟九香屁巴虫,胜过佳肴满蒸笼"。其常见食疗品种有九香虫牛汤、焙炒九香虫、酒炒九香虫、九香虫炒肉丝等。

表 17-1 理气药参考药

药名	来源	药性	功效	应用	用法用量	使用注意
玫瑰花	为蔷薇科植物玫瑰的干燥花蕾	甘、微苦,温。归肝、脾经	疏肝解郁,活血止痛	1.肝胃气滞证 2.月经不调、经前乳房胀痛 3.跌打伤痛	生用。煎服,1.5～6 g	

药名	来源	药性	功效	应用	用法用量	使用注意
荔枝核	为无患子科植物荔枝的成熟种子	辛、微苦,温。归肝、胃经	行气散结,散寒止痛	1. 疝气痛,睾丸肿痛 2. 胃脘久痛,痛经,产后腹痛	生用或盐水炙用。煎服,4.5～9 g。或入丸、散剂	
甘松	为败酱科植物甘松或匙叶甘松的根及根茎	辛、甘,温。归脾、胃经	行气止痛,开郁醒脾	1. 寒凝气滞,脘腹胀痛 2. 脾虚气滞,食少腹胀	生用。煎服,3～6 g。外用适量	
绿萼梅	为蔷薇科植物梅的干燥花蕾	微酸、涩,平。归肝、胃、肺经	疏肝解郁,和中,化痰	1. 肝胃气痛 2. 梅核气	生用。煎服,3～5 g	
娑罗子	为七叶树科植物七叶树、浙江七叶或天师栗的干燥成熟种子	甘,温。归肝、胃经	疏肝解郁,和胃止痛	胸闷胁痛,胃脘胀痛,妇女经前乳房胀痛	生用。煎服,3～9 g	
刀豆	为豆科植物刀豆的成熟种子	甘,温。归胃、肾经	降气止呃,温肾助阳	1. 呃逆,呕吐 2. 肾虚腰痛	生用。煎服,6～9 g	

问题与思考

1. 如何认识"橘皮疗气大胜,须陈久者良"?

2. 试比较陈皮与青皮、枳实与厚朴的功效、主治异同。

3. 如何理解香附为"气病之总司,女科之主帅"?

辨证用药练习

王某,女,44 岁。3 年前因工作而致心情抑郁,而渐觉胃脘疼痛。之后每于情志不舒而发作,证见胸膈痞闷,胃脘胀痛连肋,嗳气,泛酸、纳呆,舌质淡红,苔白,脉弦。胃镜提示:慢性浅表性胃炎。[中国中医药信息杂志,2001,8(11):75]

试写出其证型,可选择哪些药物,并陈述理由。

第十八章

消 食 药

凡以消食化积为主要功效,常用于治疗饮食积滞证的药物,称为消食药。

消食药多味甘,性平,主归脾、胃经。

胃主受纳,脾主运化,本类药物主入脾胃二经,具消食化积之功,主治饮食积滞之脘腹胀满、嗳气吞酸、恶心呕吐、不思饮食、大便失常,以及脾胃虚弱、消化不良等。

部分药物兼有健脾开胃之功,可治脾胃虚弱等证。

消食药适用于饮食积滞之轻证。消食是帮助饮食消化,化积是化除停积在胃的食物。但饮食积滞证多有兼证,应据不同的病情予以适当的配伍。宿食内停,气机阻滞者,需配理气药;寒湿困脾或胃有湿浊者,当配伍芳香化湿药;如积滞化热者,当配伍清热药或泻下之品;中焦虚寒者,宜配伍温中健脾之品;如脾胃素虚,运化无力,食积内停者,当配伍健脾益气之品,以标本兼顾。

使用消食药,应考虑食积的类型、兼证等之不同,选用不同的消食药。本类药物宜炒或炒焦后用,以加强其消食之功。消食药多属渐消缓散之品,不宜过量久服,以免损伤正气。作用虽缓和,少数药有耗气之弊,故气虚无积滞者慎用。

山 楂
Shānzhā
CRATAEGI FRUCTUS
《本草经集注》

为蔷薇科多年生落叶乔木植物山里红 *Crataegus pinnatifida* Bge. var. *major* N. E. Br. 或山楂 *C. pinnatifida* Bge. 的干燥成熟果实。主产于山东、河南、河北等地,多为栽培品。秋季果实成熟时采收。切片,干燥。

【主要性能】酸、甘,微温。归脾、胃、肝经。

【功效】消食化积,行气散瘀。

【应用】

1. **食积证** 本品善消食化积,治饮食积滞证,尤为消化油腻肉食积滞之要药。可单用,或与消食之莱菔子、神曲等同用。若兼有脘腹胀痛,可与行气止痛之木香、青皮等同用。

2. **血瘀证** 本品具活血散瘀之功,可治血瘀诸证。治瘀血之胸胁痛,常与活血化瘀之川芎、桃仁、红花等同用;治产后瘀阻腹痛、恶露不尽或痛经、经闭,可单用本品,加红糖水煎服;亦可与活血调经止痛之当归、香附、红花同用,如《景岳全书》通瘀煎。

3. **泻痢腹痛** 本品具行气止痛之功,可治泻痢腹痛或疝气痛等。治泻痢腹痛,单用焦山楂水煎服,或与燥湿、行气之黄连、木香等同用;治疝气痛,常与行气止痛之橘核,荔枝核等同用。

此外,本品具化浊降脂之功,现代用于高脂血症,常与活血、化痰(湿)之丹参、陈皮等同用。

【用法用量】生用或炒用。煎服,9～12 g。消食化积,活血散瘀多用生山楂;行气止泻痢腹痛多用焦山楂。

【使用注意】无积滞者、脾胃虚弱者或胃酸分泌过多者慎用。

【参考文献】

1. 本草文献

《本草经集注》:"煮汁洗漆疮。"

《日用本草》:"化食积,行结气,健胃宽膈,消血痞气块。"

《本草纲目》:"化饮食,消肉积,癥瘕,痰饮痞满吞酸,滞血胀痛。"

2. 其他　本品常用处方名有山楂、生山楂、炒山楂、焦山楂、山楂炭。焦山楂消食作用增强。

鸡 内 金

Jīnèijīn

GALLI GIGERII ENDOTHELIUM CORNEUM

《神农本草经》

为雉科动物家鸡 *Gallus gallus domesticus* Brisson 的干燥沙囊内膜。全国各地均产。将鸡杀死后,取出砂囊,剖开,趁热剥取内膜,洗净晒干。

【主要性能】甘,平。归脾、胃、小肠、膀胱经。

【功效】消食健胃,涩精止遗,通淋化石。

【应用】

1. 饮食积滞证　本品消食化积作用强,且健运脾胃以防食积。广泛用于米面薯芋肉等各种饮食积滞之饮食不消、泻痢腹痛、小儿疳积等。病情较轻者,单味研末服;较重者,常与消食之山楂、麦芽等同用;若小儿脾虚疳积者,可与健脾益气之白术、山药等同用。

2. 遗精,遗尿　本品具涩精止遗之功,可治肾虚之遗精、遗尿等。治遗精,单味炒焦研末,温酒送服,或与补肾固涩之山茱萸、菟丝子、沙苑子等同用;治肾虚之遗尿,常与山茱萸、覆盆子、桑螵蛸等同用。

3. 石淋,胁痛　本品具通淋化石之功,可治石淋或肝胆结石之胁痛。常与通淋化石之金钱草、海金沙等同用。

【用法用量】生用、炒用或醋制入药。煎服,3～10 g;研末服,每次 1.5～3 g。

【使用注意】脾虚无积滞者慎用。

【参考文献】

1. 本草文献

《神农本草经》:"主泄利。"

《名医别录》:"主小便利,遗溺,除热止烦。"《滇南本草》:"宽中健脾,消食磨胃。治小儿乳食结滞,肚大筋青,痞积疳积。"

《本草纲目》:"治小儿食疟,疗大人(小便)淋漓、反胃,消酒积,主喉闭、乳蛾,一切口疮,牙疳诸疮。"

2. 临床新用

(1) 治扁平疣:用金醋消疣液(鸡内金 100 g、白米醋 300 ml)治扁平疣,涂擦患处,每日 3 次,10 d 为 1 个疗程,总疗程为 20 d。共治 126 例,总有效率 79.5%。[中国中药杂志,

1991,16(10):627]

（2）治消化性溃疡：取蜂蜜约 25 g 冲开水适量吞服鸡内金粉 5 g，每日 2 次，早晚饭前 1 小时服，治疗胃、十二指肠溃疡 15 例，效果满意。[四川中医，1992,10(7):33～34]

（3）治放、化疗后口腔溃疡：将鸡内金粉适量喷涂于溃疡面，以覆盖溃疡面为宜，每日数次。鸡内金粉可随唾液咽下，14 d 治愈。[新中医，2008,40(6):115]

3.**其他**　本品常用处方名有鸡内金、内金、炒鸡内金。本品研末服用效果优于煎剂。

莱　菔　子

Láifúzǐ

RAPHANI SEMEN

《日华子本草》

为十字花科一年生或二年生直立草本植物莱菔 *Raphanus sativus* L. 的干燥成熟种子。全国各地均产。夏季果实成熟时采割植株，晒干，搓出种子，除去杂质，再晒干。

【**主要性能**】辛、甘、平。归肺、脾、胃经。

【**功效**】消食除胀，降气化痰。

【**应用**】

1.**食积气滞证**　本品具消食化积除胀之功，善治食积气滞之脘腹胀满，疼痛，嗳气吞酸，便秘或泻痢不爽等。常与消食行气之山楂、神曲、陈皮等同用，如《丹溪心法》保和丸。若兼脾虚者，可与健脾补气之黄芪、白术、茯苓等同用。

2.**喘咳证**　本品既能消食化积，又能降气化痰。善治痰壅咳喘，胸闷兼饮食积滞者，如《症因脉治》三子养亲汤。

【**用法用量**】生用或炒用。用时捣碎。煎服，5～12 g。

【**使用注意**】气虚及无食积、痰滞者慎用。不宜与人参同用。

【**参考文献**】

1.**本草文献**

《日华子本草》:"水研服吐风痰，醋研消肿毒。"

《本草纲目》:"下气定喘，治痰，消食，除胀，利大小便，止气痛，下痢后重，发疮疹。"

《医林纂要》:"生用，吐风痰，宽胸膈，托疮疹;熟用，下气消痰，攻坚积，疗后重。"

2.**临床新用**

（1）治高血压病：用炒莱菔子片(每片含生药 5 g)治疗高血压病 70 例，患者每日服用 2～3 次，每次 5 片，服用 3 周及以上，总有效率 85.7%。[中医杂志，1980,4:12]

（2）断乳：用炒莱菔子 30 g 打碎，水煎，分两次温服，可回乳。[湖北中医杂志，1990,4:16]

（3）治膝关节创伤性滑膜炎：用莱菔子 50 g，捣碎后加醋 25 ml 调成糊状，外敷患处，治疗膝关节创伤性滑膜炎患者 80 例。总有效率 98.3%。[中医正骨，1990,2(4):16]

（4）治湿疹：取莱菔子 60 g，放置于热砂锅中拌炒 10 min，取出研末，装瓶备用。可以干粉撒于皮损处或以麻油调药粉成糊状外搽，每日多次，治疗湿疹 24 例，皮疹均消退，自觉症状均全部消失而治愈。[中医外治杂志，1997,2:36]

3.**其他**　本品常用处方名有莱菔子、萝卜子、炒莱菔子。

神 曲

Shénqū

MASSA MEDICATA FERMENTATA

《药性论》

为辣蓼、青蒿、杏仁等药加入面粉或麸皮混合后,经发酵而成的曲剂。全国各地均有生产。

【主要性能】甘、辛,温。归脾、胃经。

【功效】消食化积。

【应用】

饮食积滞证 本品既能消食化积,又兼行气健脾开胃之功,治饮食积滞之食少纳呆、脘腹胀满、腹泻等,常与消食行气之山楂、麦芽、木香等同用。因本品含有解表退热之品,尤宜于饮食积滞兼外感表证者。

【用法用量】生用或炒用。包煎,6～15 g。或研末入丸、散剂。

【参考文献】

1. 本草文献

《药性论》:"化水谷宿食,癥结积滞,健脾暖胃。"

《本草纲目》:"消食下气,除痰逆霍乱泄痢胀满诸气。"

《本草求真》:"神曲,辛甘气温……其性六味为一,故能散气调中,温胃化痰,逐水消滞,小儿补脾,医多用此以为调治,盖取辛不甚散,甘不甚壅,温不见燥也。然必合以补脾等药,并施则佳。"

2. 其他 本品常用处方名有神曲、六神曲、炒神曲、焦神曲、焦六曲。因本品易感染黄曲霉素,故加工贮藏时应特别注意,以防感染。

麦 芽

Màiyá

HORDEI FRUCTUS GERMINATUS

《药性论》

为禾本科二年生草本植物大麦 Hordeum vulgare L. 的成熟果实经发芽干燥的炮制加工品。全国各地均可生产。将大麦洗净、浸泡 4～6 h 后,捞出,保持适宜温、湿度,待幼芽长至约 0.5 cm 时,晒干或低温干燥。

【主要性能】甘,平。归脾、胃、肝经。

【功效】消食行气,健脾开胃,回乳消胀。

【应用】

1. 食积证 本品既能消食行气,又能健脾开胃,善治饮食积滞之脘腹胀满、纳呆嗳气等。因能促进淀粉性食物的消化,故主治米、面、薯、芋类食积证。可单用,煎服或研末服,或与消食化积之山楂、神曲、鸡内金等同用。治脾虚食少,食积内停者,常与健脾行气之白术、茯苓、陈皮等同用,如《证治准绳》健脾丸。治小儿乳食积滞者,常与消食之谷芽、莱菔子等同用。

2. 妇女断乳,乳房胀痛 本品能减少乳汁分泌,具回乳消胀之功,可治妇女断乳及乳汁郁积之乳房胀痛。可单用,煎服,生麦芽或炒麦芽 120 g,或生、炒麦芽各 60 g。

此外,本品尚有疏肝解郁之功,可治肝气郁滞或肝胃不和之胁痛、脘腹痛、乳房胀痛,须与疏肝理气之柴胡、香附、川楝子等同用。

【用法用量】生用、炒黄或炒焦用。煎服,10～15 g。取其回乳之功,可用至 30～120 g。健脾开胃宜生用,消食行气、回乳消胀宜炒用。

【使用注意】授乳期妇女不宜使用。

【参考文献】

1. 本草文献

《药性论》:"消化宿食,破冷气,去心腹胀满。"

《名医别录》:"消食和中。"

《本草纲目》:"消化一切米面诸果食积。"

2. 其他 本品常用处方名有麦芽、生麦芽、炒麦芽、焦麦芽。

稻 芽

Dàoyá

ORYZAE FRUCTUS GERMINATUS

《名医别录》

为禾本科一年生草本植物稻 *Oryza sativa*. L. 的成熟果实经发芽干燥的炮制加工品。中国各地均有产,主产于南方各地。将稻谷用水浸泡后,保持适宜的温、湿度,待须根长至约 1 cm 时,干燥。

【主要性能】甘,温,归脾、胃经。

【功效】消食和中,健脾开胃。

【应用】

食积证 本品消食和中,兼健脾开胃,治食积不消之腹胀口臭,脾胃虚弱,不饥食少等症,常与麦芽相须为用。

【用法用量】炒用或炒焦用。煎服,9～15 g。炒用偏于消食,焦稻芽善化积滞。

【参考文献】

1. 本草文献

《名医别录》:"主寒中。下气,除热。"

《本草纲目》:"消导米面诸果食积。"

2. 其他 本品常用处方名有炒稻芽、焦稻芽。

【附药】

谷芽 为禾本科一年生草本植物粟的成熟果实经发芽干燥而得。味甘,性温。归脾、胃经。功效、主治及用法用量与稻芽相似。在中国北方地区多用。

表 18-1 消食药参考药

药名	来源	药性	功效	应用	用法用量	使用注意
鸡矢藤	为茜草科植物鸡矢藤或毛鸡矢藤的地上部分及根	甘、苦,微寒。归脾、胃、肝、肺经	消食健胃,化痰止咳,清热解毒,止痛	1. 饮食积滞、小儿疳积 2. 咳嗽 3. 热毒泻痢,咽喉肿痛,痈疮疖肿,烫火伤等 4. 诸痛证 5. 外用:湿疹,神经性皮炎,皮肤瘙痒等	煎服,15～60 g。外用适量	

续　表

药名	来　源	药　性	功　效	应　用	用法用量	使用注意
阿魏	为伞形科植物新疆阿魏或阜康阿魏的树脂	苦、辛，温。归肝、脾、胃经	化癥散痞，消积，杀虫	1. 癥瘕、痞块 2. 肉食积滞	多入丸、散剂，内服，1～1.5 g。外用适量，多入膏药	脾胃虚弱及孕妇忌用

问题与思考

　　1. 消食药生用、炒用、炒焦用有何区别？

　　2. 试述山楂、神曲、麦芽、谷芽、鸡内金、莱菔子各自消食的特点。

辨证用药练习

　　患儿 5 岁，4 d 来多汗，口鼻气热，腹胀嗳气，呕吐食物带伤食味，食欲减退，大便酸臭，小便色黄。脉滑数，苔黄腻。

　　诊为食积证。试写出其证型，可选择哪些药物，并陈述理由。

第十九章

驱 虫 药

凡以驱除或杀灭人体肠道内寄生虫为主要功效,常用于治疗虫证的药物,称为驱虫药。

本类药物性味无规律可循,因其作用以驱杀肠道寄生虫为主,故主归脾、胃、大肠经,部分药有毒。

本类药物均具有驱虫之功,对人体肠道各种寄生虫虫体有杀灭或麻痹作用,促其排出体外。故可治蛔虫病、绦虫病、蛲虫病、钩虫病、姜片虫病等多种肠道寄生虫病。症见绕脐腹痛,时发时止、纳呆或多食善饥,嗜食异物、胃中不适,呕吐清水、肛门瘙痒等;若迁延日久,又见面色萎黄、形体消瘦、腹大如鼓、青筋暴露、水肿等。部分病人症状较轻,无明显证候,只在检查大便时才被发现。凡此,均当服用驱虫药,以求根治。

对机体其他部位的寄生虫,如血吸虫、阴道滴虫等,部分驱虫药亦有杀虫作用。部分药物兼有行气、消积、润肠、止痒等作用,对食积气滞、小儿疳积、便秘、疥癣瘙痒等病证,亦有疗效。

应用驱虫药时,宜与泻下药同用,以利虫体排出。此外,还应根据病人体质强弱、证情缓急等配伍相应药物。若兼有饮食积滞者,须配伍消食药;若脾胃虚弱者,配伍健脾养胃之品。

驱虫药多具有毒性,要注意用法用量,以免中毒;且本类药物易伤正气,对素体虚弱、年老体弱及孕妇,应慎用。驱虫药一般应空腹时服用,使药物充分作用于虫体而保证疗效。对发热或腹痛剧烈者,不宜急于驱虫,待症状缓解后,再行驱虫药。

槟　榔
Bīngláng
ARECAE SEMEN
《名医别录》

为棕榈科多年生常绿乔木植物槟榔 *Areca catechu* L. 的干燥成熟种子。主产于海南、福建、台湾等地。春末至秋初采收成熟果实,用水煮后,干燥,除去果皮,取出种子,晒干。浸透切片或捣碎用。

【**主要性能**】苦,辛,温。归胃、大肠经。

【**功效**】驱虫,消积,行气,利水,截疟。

【**应用**】

1. **多种肠道寄生虫病**　本品驱虫谱广,对绦虫、蛔虫、蛲虫、钩虫、姜片虫等肠道寄生虫都有驱杀作用,并兼泻下之功,以助排出虫体。尤宜治绦虫病,如《千金方》单用本品;亦可配伍木香,如《证治准绳》圣功散。现代多配伍南瓜子,其杀绦虫疗效更佳。

2. **食积气滞证**　本品善行胃肠之气,消积导滞,兼能缓泻通便,常与行气之木香、青皮等同用,如《儒门事亲》木香槟榔丸;若治湿热泻痢,里急后重者,可与活血、清热之赤芍、大黄、黄连等同用,如《素问病机气宜保命集》芍药汤。

3. **水肿,脚气** 本品既能行气,又能利水。治水肿实证,二便不利,常与利水消肿之商陆、泽泻、木通等,如《济生方》疏凿饮子;治寒湿脚气肿痛,常与化湿通络、行气祛湿之木瓜、橘皮、紫苏叶等同用,如《朱氏集验方》鸡鸣散。

4. **疟疾** 本品具截疟之功,主治疟疾,常与截疟之常山、草果等同用。

【**用法用量**】生用或炒用。煎服,3～10 g。驱绦虫、姜片虫30～60 g。生用力佳,炒用力缓;鲜者优于陈久者。

【**使用注意**】脾虚便溏或气虚下陷者忌用;孕妇慎用。

【**参考文献**】

1. **本草文献**

《名医别录》:"主消谷,逐水,除痰癖,杀三虫伏尸,疗寸白。"

《药性论》:"宣利五脏六腑壅滞,破坚满气,下水肿,治心痛,风血积聚。"

《本草纲目》:"治泻痢后重,心腹诸痛,大小便气秘,痰气喘息。疗诸疟,御瘴疠。"

2. **其他** 本品常用处方名有槟榔、花槟榔、海南子、大腹子、焦槟榔、槟榔炭。

使 君 子

Shǐjūnzǐ

QUISQUALIS FRUCTUS

《开宝本草》

为使君子科多年生攀援状灌木植物使君子 *Quisqualis indica* L. 的干燥成熟果实。主产于广东、广西、云南等地。9～10月果皮变紫黑时采收,晒干。去壳,取种仁。

【**主要性能**】甘,温。归脾、胃经。

【**功效**】驱虫消积。

【**应用**】

蛔虫病,蛲虫病 本品有良好的驱虫消积之功,为驱蛔之要药,尤宜于小儿虫积腹痛及疳积。轻证,单用本品炒香,嚼服;重证,可与驱虫之苦楝皮、槟榔等同用,如《证治准绳》使君子散。治蛲虫病,可与驱虫之槟榔、百部等同用。

【**用法用量**】生用或炒香用。煎服,9～12 g,捣碎。入丸、散剂,6～9 g。小儿每岁1～1.5粒,每日总量不超过20粒。空腹服用,每日1次,连用3 d。

【**使用注意**】大量服用可致呃逆、眩晕、呕吐、腹泻等反应。若与热茶同服,亦能引起呃逆、腹泻,故服用时当忌饮茶。

【**参考文献**】

1. **本草文献**

《开宝本草》:"主小儿五疳,小便白浊,杀虫,疗泻痢。"

《本草纲目》:"健脾胃,除虚热,治小儿百病疮癣……此物味甘气温,既能杀虫,又益脾胃,所以能敛虚热而止泻痢,为小儿诸病要药……忌饮热茶,犯之即泻。"

《本草汇言》:"脾胃虚寒之子,又不宜多用,多食则发呃……苟无虫积,服之必致损人。"

2. **其他** 本品常用处方名有使君子、使君、建君子、使君仁、炒使君子仁。

苦 楝 皮

Kǔliànpí

MELIAE CORTEX

《名医别录》

为楝科多年生乔木植物楝 *Melia toosendan* Sieb. et Zucc. 或川楝 *M. azedarach* L . 的干燥树皮及根皮。前者全国大部分地区均产,后者主产于四川、湖北、贵州等地。全年可采,但以春、秋两季为宜。剥取根皮或干皮,刮去栓皮,洗净。切片。

【主要性能】苦,寒。有毒。归肝、脾、胃经。

【功效】驱虫,外用杀虫止痒。

【应用】

1. 多种肠道寄生虫病 本品有毒,对多种肠道寄生虫均有驱杀作用,尤宜驱蛔虫。治蛔虫病,可单用,水煎、煎膏或制成片剂、糖浆服用;亦可与驱虫之使君子、槟榔等同用,如《全国中药成药处方集》化虫丸;治蛲虫病,可与驱虫之槟榔、百部等同用。

2. 湿疮、疥癣瘙痒 本品外用能清热燥湿,杀虫止痒,治湿疮、疥癣等,单用本品研末,用醋或猪脂调涂患处。

【用法用量】鲜用或生用。煎服,3～6 g。鲜品 10～30 g。外用适量。

【使用注意】本品有毒,不宜过量或持续久服。有效成分难溶于水,需文火久煎。

【参考文献】

1. 本草文献

《名医别录》:"疗蛔虫,利大肠。"

《日华子本草》:"治游风热毒,风疹恶疮疥癞,小儿壮热,并煎汤浸洗。"

《滇南本草》:"根皮以杀小儿寸白。"

2. 其他 本品常用处方名有苦楝皮、楝皮、川楝皮、苦楝根皮。

雷 丸

Léiwán

OMPHALIA

《神农本草经》

为白蘑科真菌雷丸 *Omphalia lapidescens* Schroet. 的干燥菌核。主产于四川、贵州、云南等地。秋季采挖,洗净,晒干。

【主要性能】微苦,寒。有小毒。归胃、大肠经。

【功效】驱虫消积

【应用】

1. 多种肠道寄生虫病 本品驱虫面广,对多种肠道寄生虫均有驱杀作用,尤以驱绦虫为佳。治绦虫病,可单用研末吞服,或与驱虫之槟榔、南瓜子等同用。治钩虫病,蛔虫病,常与驱虫之槟榔、苦楝皮等同用,如《证治准绳》追虫丸。

2. 小儿疳积 本品有驱虫消积之功,治小儿疳积,常与驱虫消积之槟榔、使君子、榧子、鹤虱等分为末,温米饮调下,食前服,如《杨氏藏方》雷丸散。

【用法用量】生用。入丸散剂,15～21 g。研末,饭后用温开水调服,1 次 5～7 g,每日 3 次,连服 3 d。治绦虫,单用研粉吞服,每次 20 g。

【使用注意】本品含蛋白酶,加热易失效,故不入煎剂。

【参考文献】

1. 本草文献

《神农本草经》:"主杀三虫,逐毒气,胃中热。"

《名医别录》:"逐邪气,恶风汗出,除皮中热、结积,蛊毒,白虫、寸白自出不止。"

《药性论》:"能逐风,主癫痫狂走,杀蛔虫。"

2. 其他　本品常用处方名有雷丸、雷实、白雷丸。

榧　子
Fěizi
TORREYAE SEMEN
《名医别录》

为红豆杉科多年生常绿乔木植物榧 *Torreya grandis* Fort. 的干燥成熟种子。主产于安徽、福建、江苏等地。秋季种子成熟时采收,除去肉质假种皮,洗净,晒干。

【主要性能】甘,平。归肺、胃、大肠经。

【功效】驱虫消积,润肠通便,润肺止咳。

【应用】

1. 多种肠道寄生虫病　本品驱虫谱广,对蛔虫、钩虫、绦虫、姜片虫等多种肠道寄生虫均有驱杀作用,又兼润肠之功,可助虫体排出。治蛔虫病,常与驱虫之苦楝皮、使君子等同用。治绦虫病,常与驱虫之槟榔、南瓜子等同用。

2. 肠燥便秘　本品能润肠通便,治肠燥便秘,可单用,亦可与润肠通便之火麻仁、郁李仁、瓜蒌仁等同用。

3. 肺燥咳嗽　本品能润肺燥,止咳嗽,但力弱,以轻症为宜,常与润肺止咳之川贝母、瓜蒌仁、炙桑叶等同用。

【用法用量】生用或炒用。煎服,9~15 g。用于驱虫,须炒熟嚼服,一次用 15 g。

【使用注意】大便溏薄、肺热咳嗽者不宜用。服本品时,不宜与绿豆同服,以免影响药效。

【参考文献】

1. 本草文献

《名医别录》:"主五痔,去三虫蛊毒。"

《日用本草》:"杀腹间大小虫,小儿黄瘦,腹中有虫积者食之即愈。又带壳细嚼食下,消痰。"

《本草备要》:"润肺,杀虫。"

2. 其他　本品常用处方名有榧子、香榧子、炒榧子、榧实、彼子。

南　瓜　子
Nánguāzǐ
CUTTLEBONE OS SEPIAE
《现代实用中药》

为葫芦科一年生草本植物南瓜 *Cucurbita moschata* (Duch.) Poiret 的种子。主产于浙江、江西、湖南等地。夏、秋果实成熟时采收,取子,晒干。

【**主要性能**】甘,平。归胃、大肠经。

【**功效**】驱绦虫。

【**应用**】

绦虫病 本品性平,驱虫而不伤正气,用治绦虫病,可单用,力弱。常与槟榔相须为用,用本品研粉,冷开水调服 60～120 g,2 h 后服槟榔 60～120 g 的水煎剂,再过半小时,服玄明粉 15 g,促使泻下,以利虫体排出。

此外,南瓜子亦可用治血吸虫病,但须较大剂量(120～200 g),长期服用。

【**用法用量**】研粉生用,60～120 g。冷开水调服。

【**参考文献**】

1. 本草文献

《现代实用中药》:"驱除绦虫。"

《安徽药材》:"能杀蛔虫。"

《中国药植图鉴》:"炒后煎服,治产后手足浮肿,糖尿病。"

2. 其他 本品常用处方名有南瓜子、南瓜仁、生南瓜子。

鹤 草 芽

Hècǎoyá

AGRIMONIAE

《中华医学杂志》

为蔷薇科多年生草本植物龙芽草(即仙鹤草)*Agrimonia pilosa* Ledeb. 的干燥冬芽。全国各地均有分布。冬、春季新株萌发前挖取根茎,去老根及棕褐色绒毛,留取幼芽,晒干。

【**主要性能**】苦、涩,凉。归肝、小肠、大肠经。

【**功效**】驱绦虫。

【**应用**】

绦虫病 本品善驱绦虫,兼具泻下作用,有利于虫体排出,为治绦虫病之要药。单用本品研粉,晨起空腹顿服即效。一般在服药后 5～6 h 可排出虫体。亦可选用制剂如仙鹤草芽浸膏,鹤草酚胶囊及鹤草酚的衍生物等,治绦虫病效果显著。

【**用法用量**】研粉吞服,每日 30～45 g,小儿 0.7～0.8 g/kg,每日 1 次,早起空腹服。

【**使用注意**】本品不入煎剂。服药后偶见恶心、呕吐、腹泻、头晕、出汗等反应。

【**参考文献**】

1. 本草文献

《中华医学杂志》:"杀虫,治绦虫病。"

2. 临床新用 治滴虫性阴道炎:用鹤草芽栓剂,每晚睡前置阴道内,10 次 1 个疗程,治疗滴虫性阴道炎有效。[中华临床中药学. 人民卫生出版社,1998:1044]

3. 其他 本品常用处方名有鹤草芽、仙鹤草根芽。

表 19 - 1　驱虫药参考药

药名	来源	药性	功效	应用	用法用量	使用注意
芜荑	为榆科榆属灌木植物大果榆的种子经加工后的成品	辛、苦温。归脾、胃经	驱虫消积	1. 虫积腹痛 2. 小儿疳积	煎服,3～10 g。入丸、散,每次2～3 g。外用适量,研末调敷	脾胃虚弱者、肺热者忌服
鹤虱	为菊科多年生草本植物天名精的干燥成熟果实	苦、辛,平;有小毒。归脾、胃经	驱虫消积	1. 虫积腹痛 2. 小儿疳积	煎服,3～10 g。外用适量	孕妇忌用

问题与思考

驱虫与杀虫有何区别,如何理解其功效表述之不同?

辨证用练习

王某,女,6岁。1998年3月3日因患肠道蛔虫症,前来就诊。症见:脐腹阵发性疼痛,纳谷不香,口苦口干,舌苔薄白,中心微黄,脉弦滑而数,小便淡黄,大便已三日未解。

诊为蛔虫证。试写出其证型,可选择哪些药物,并陈述理由。

第二十章

止 血 药

凡以制止体内外出血为主要功效,用于治疗各种出血证的药物,称为止血药。

本类药物依据其性能特点及功效主治之不同,大致可分为凉血止血药、收敛止血药、化瘀止血药、温经止血药四类。

止血药味多苦、涩,药性有寒、温、平之异。主入血分,因心主血,肝藏血,脾统血,故以归心、肝、脾经为主,尤以归心、肝二经者为多。

止血药均具有制止体内外出血之功,主要用治咯血、咳血、衄血、吐血、便血、尿血、崩漏、紫癜以及外伤出血等体内外各种出血病证。

部分药物兼有清热解毒、活血化瘀、利尿等作用,可用于热毒疮痈、血瘀证、淋证等。

出血之证,由于病因、病情、部位之不同,因此,应用止血药时,应进行合理的选择和相应的配伍,以期标本兼顾。如血热妄行出血者,宜选用凉血止血药,配伍清热凉血药;若瘀血内阻,血不循经而出血者,宜选用化瘀止血药,并配伍行气活血药;阴虚火旺出血者,宜配伍滋阴降火药;虚寒性出血,宜选用温经止血药或收敛止血药,并配伍益气健脾、温经散寒药。此外,根据前人“下血必升举,吐衄必降气”的用药经验,如上部出血之衄血、吐血,多属气火上冲,宜配降火、降气之品;下部出血之便血、崩漏等,若属中气下陷者,应适当配伍升举之品。

古人有“止血不留瘀”之说,本类药物中凉血止血药和收敛止血药,易恋邪,有留瘀之弊,当出血兼有瘀滞者不宜单独使用。在使用止血药时,还须注意有无瘀血,若瘀血未尽,宜选用兼化瘀作用的止血药,或当配伍活血药,以免单纯止血而留瘀。若出血过多,气随血脱者,则需急投大补元气之药,以益气摄血固脱,所谓“有形之血不能速生,无形之气所当急固”。

止血药多炒炭用。李时珍曰:“烧灰诸黑药,皆能止血。”一般而言,炒炭后性味多苦、涩,止血作用增强,故有“血见黑则止”之说。但少数药炒炭后反而影响止血效果,故炒炭增强止血之说不可一概而论。

第一节 凉 血 止 血 药

本类药物味多甘苦,性寒凉,入血分,以清泄血分之热而止血为主要功效,主要用于血热妄行所致的咳血、吐血、尿血、衄血、便血、崩漏等出血证,症见血色鲜红质稠,伴发热、烦渴,舌红绛,脉弦数有力等。本类药物具有凉血止血和清热凉血双重作用,但清热作用不强,在治疗血热出血病证时,常需配清热凉血药以加强清血热之功。

本类药物均为寒凉之品,虚寒性出血慎用。

小　蓟
Xiǎojì
CIRSII HERBA
《名医别录》

为菊科多年生草本植物刺儿菜 *Cirsium setosum*(Willd.) MB. 的干燥地上部分。全国大部分地区均产。夏、秋季花开时采集。除去杂质,晒干。

【主要性能】甘、苦,凉。归心、肝经。

【功效】凉血止血,散瘀解毒消痈。

【应用】

1. **血热出血证**　本品善清血分之热而凉血止血,主治血热妄行所致吐、咯、衄血,便血、崩漏等出血证。因其兼能利尿通淋,故尤善治尿血、血淋,可单用,也可配伍生地、滑石、淡竹叶等,如《济生方》小蓟饮子。

2. **热毒疮痈**　本品能清热解毒,散瘀消肿,用治热毒疮疡初起肿痛之证。可单用鲜品捣烂敷患处,也可与乳香、没药同用,如《普济方》神效方。

【用法用量】生用或炒炭用。煎服,10～15 g,鲜品加倍。外用适量,捣敷患处。

【参考文献】

1. **本草文献**

《日华子本草》:"小蓟根凉,无毒,治热毒风并胸膈烦闷,开胃下食,退热,补虚损。苗,去烦热,生研汁服。小蓟力微只可退热,不似大蓟能补养下气。"

《本草纲目拾遗》:"清火、疏风、豁痰,解一切疔疮疽肿毒。"

《医学衷中参西录》:"善入血分,最清血分之热,凡咳血、吐血、衄血、二便下血之因热者,服者莫不立愈。并治一切疮疡肿疼、花柳毒淋、下血涩疼,盖其性不但能凉血止血,兼能活血解毒,是以有以上种种诸效也。"

2. **临床新用**　治顽固性失眠:用小蓟干品 6 g 或鲜品 10 g 放入杯中,用开水 30～50 ml 浸泡10 min,睡前服,效果不显者,干品加至 10 g 或鲜品加至 15 g,持续用药 1 个月,以后每 5 日减干品1 g 或鲜品 2 g,总疗程 2 个月。[山东中医杂志,1995,9:14]

3. **其他**　本品常用处方名有小蓟、小炭蓟。

大　蓟
Dàjì
CIRSII JAPONICI HERBA
《名医别录》

为菊科多年生草本植物蓟 *Cirsium japonicum* Fisch. ex DC. 的干燥的地上部分。全国大部分地区均产。夏、秋季开花时割取地上部分,除去杂质,晒干。

【主要性能】甘、苦,凉。归心、肝经。

【功效】凉血止血,散瘀解毒消痈。

【应用】

1. **血热出血证**　本品凉血止血,功似小蓟而力稍强,主治多种血热妄行之出血证。治吐血、衄血、崩漏下血,可用鲜大蓟根或叶捣汁服;治九窍出血,常与小蓟相须为用;若治外伤出血,可用本品研末外敷。

2. **热毒痈肿证** 本品既能凉血解毒,又能散瘀消肿,无论内外痈肿都可运用,单服或外敷均可,以鲜品为佳。

【**用法用量**】生用或炒炭用。煎服,10～15 g,鲜品可用 30～60 g。外用适量,捣敷患处。

【**参考文献**】

1. **本草文献**

《名医别录》:"主女子赤白沃,安胎,止吐血,鼻衄,令人肥健。"

《本草经疏》:"大蓟根最能凉血,血热解,则诸证自愈矣。"

《本草新编》:"大蓟,破血止血甚奇,消肿安崩亦效,去毒亦神。但用于初起之血症大获奇功,而不能治久伤之血症也。盖性过于凉,非胃所善,可以降火,而不可以培土故耳。"

2. **临床新用**

(1) 治Ⅰ、Ⅱ度烧烫伤:用鲜大蓟根,洗净切细,捣烂取汁与食用菜油按比例调成糊状,装瓶备用。治疗时以糊剂涂抹患处,以此治疗Ⅰ、Ⅱ度烧烫伤患者182例,均在10～30 d内痊愈。此药具有疗程短、止痛好、无感染、无疤痕等优点。[中医杂志,1988,3:13]

(2) 降血压:适量的大蓟水煎剂灌胃高血压模型小鼠,可显著降低血压至近正常值。[山东大学学报(理学版),2011,7:7]

3. **其他** 本品常用处方名有大蓟、大蓟根、大蓟炭。

地 榆

Dìyú

SANGUISORBAE RADIX

《神农本草经》

为蔷薇科多年生草本植物地榆 *Sanguisorba officinalis* L. 或长叶地榆 *Sanguisorba officinalis* L. var. *longifolia*(Bert.) Yü et Li 的干燥根。我国南北均有分布,主要产于山东、江苏、江西等地。春季将发芽时或秋季植株枯萎后采挖。除去须根,洗净,晒干。

【**主要性能**】苦、酸、涩,微寒。归肝、大肠经。

【**功效**】凉血止血,解毒敛疮。

【**应用**】

1. **血热出血证** 本品既善凉血止血,又能收敛止血,可用治咯血、衄血、吐血、尿血、便血、痔血及崩漏等多种血热出血之证。因其性沉降,尤宜于下焦血热之便血、痔血、崩漏等出血证。治痔疮出血,血色鲜红者,常与槐角、防风、黄芩等配伍,如《和剂局方》槐角丸;治便血而偏热者,常配伍生地黄、黄芩、槐花等;用治血热,崩漏量多色红者,可与生地黄、黄芩、牡丹皮等同用。

2. **烫伤、湿疹、皮肤溃烂** 本品既善泻火解毒,又能敛疮,为治水火烫伤之要药,可单味研末麻油调敷,或配大黄粉、黄连、冰片研末调敷;治湿疹及皮肤溃烂,可以本品浓煎外洗,或用纱布浸药外敷,亦可配煅石膏、枯矾研末外掺患处。

【**用法用量**】生用或炒炭用。煎服,10～15 g,大剂量可用至 30 g;或入丸、散。外用适量。止血多炒炭用,解毒敛疮多生用。

【**使用注意**】凡虚寒性便血、下痢、崩漏及出血有瘀者慎用。对于大面积烧伤病人,不宜使用地榆制剂外涂,以防其所含鞣质被大量吸收而引起中毒性肝炎。

【参考文献】

1. 本草文献

《神农本草经》："主妇人乳……痛，七伤，带下病，止痛，除恶肉，止汗，疗金疮。"

《本草纲目》："地榆，除下焦热，治大小便血证。止血，取上截切片炒用，其梢能行血，不可不知。杨士瀛云：诸疮痈者加地榆，痒者加黄芩。"

《本草正义》："地榆凉血，故专主血热而治疮疡，能止汗。又苦寒之性，沉坠直降，故多主下焦血证，如溲血、便血、血淋、肠风、血痔、血痢、崩中、带下等皆是。"

2. 其他　本品常用处方名有地榆、生地榆、地榆炭、地榆根、地于。

槐　花

Huáihuā

SOPHORAE FLOS

《日华子本草》

为豆科落叶乔木植物槐 *Sophora japonica* L. 的干燥花蕾及花。全国各地均产，以黄土高原和华北平原为多。夏季花开放时采收，称为"槐花"，花未开放时采收其花蕾，称为"槐米"。采收后除去花序的枝、梗及杂质，及时干燥。

【主要性能】苦，微寒。归肝、大肠经。

【功效】凉血止血，清肝泻火。

【应用】

1. 血热出血证　本品功能凉血止血，可用治血热妄行所致的各种出血之证。因其善清大肠血热而止血，故尤宜于下部血热所致的痔血、便血等最为适宜。治痔血，常配伍黄连、地榆等，用治便血属血热甚者，常与山栀配伍，如《经验良方》槐花散。

2. 肝火上炎证　本品长于清泻肝火，可用于肝火上炎所导致的目赤、头胀头痛及眩晕等证，单味煎汤代茶饮，或配伍夏枯草、桑叶、菊花等同用。

【用法用量】生用、炒用或炒炭用。煎服，10～15 g。外用适量。止血多炒炭用，清热泻火宜生用。

【使用注意】脾胃虚寒及阴虚发热而无实火者慎用。

【参考文献】

1. 本草文献

《日华子本草》："治五痔，心痛，眼赤，杀腹脏虫及热，治皮肤风，及肠风泻血，赤白痢。"

《本草纲目》："炒香频嚼，治失音及喉痹，又疗吐血衄血，崩中漏下。"

《本草备要》："入肝、大肠血分而凉血，治风热目赤、赤白泻痢、五痔肠风、吐崩诸血。"

2. 临床新用

(1) 治急性乳腺炎：采用自拟槐蚤散（槐米 30 g，蚤休、生甘草各 15 g）烘干研末，分早、晚 2 次，以水、酒送服，每次 30 g，早、晚服。配合局部热敷。治疗急性乳腺炎 32 例均获愈。[陕西中医,1985,4：74]

(2) 治银屑病：取槐花炒黄研成细粉，每次 3 g，每日 2 次，饭后用温开水送服。共治疗 53 例，其中：痊愈 6 例，显著进步 22 例，进步 19 例，无效 6 例。[皮肤病防治研究通讯,1972,3：207]

(3) 防治高血压：用槐米加水煎服饮用，由槐花、菊花、甘草、茶叶适量组成，以开水冲泡当茶水饮服，能平肝潜阳，滋阴清火，镇静降压。[中医药信息,2001,6：21]

3．其他 本品常用处方名有槐花、槐蕊、槐花米、槐米、生槐花、槐花炭。

【附药】

槐角 为槐的成熟果实，原名槐实。性味、功效、主治与槐花相似，但本品止血作用较槐花为弱，而清降泄热之力较强，且能润肠，故常用于痔血、便血，尤多用于痔疮肿痛出血之证，如槐角丸。煎服，6～12 g，或入丸、散。孕妇慎用。

侧 柏 叶
Cèbǎiyè
PLATYCLADI CACUMEN
《名医别录》

为柏科常绿乔木植物侧柏 *Platycladus orientalis*（L.）Franco 的干燥枝梢和叶。全国各地均有产。多在夏、秋季节采收，除去粗梗及杂质，阴干。

【主要性能】苦、涩，寒。归肺、肝、脾经。

【功效】凉血止血，化痰止咳，生发乌发。

【应用】

1．血热出血证 本品善凉血止血，兼能收敛止血，为治各种出血病证之要药，因其性寒，尤以血热者为宜。治吐血、衄血，常与荷叶、地黄、艾叶同用，如《校注妇人大全良方》四生丸；治肠风、痔血或血痢，配槐花、地榆；治尿血、血淋，配蒲黄、小蓟、白茅根；治崩漏下血，多与芍药同用。若配伍温经止血药，如干姜、艾叶等，可用治中气虚寒，吐血不止，如《金匮要略》柏叶汤。

2．肺热咳嗽 本品长于清肺热，化痰止咳。用于肺热咳喘，痰黄难咯者，可单用，或配伍贝母、瓜蒌、黄芩等清热化痰止咳药同用。

3．血热脱发、须发早白 本品凉血祛风，生发乌发。可用于血热脱发、须发早白。单用本品为末，和麻油涂之，治头发不生；或与其他药配伍同用。

【用法用量】生用或炒炭用。煎服，10～15 g。外用适量。止血多炒炭用，化痰止咳宜生用。

【参考文献】

1．本草文献

《名医别录》："主吐血、衄血、血痢、崩中赤白。轻身益气，令人耐寒暑，去湿痹，生肌。"

《药品化义》："侧柏叶，味苦滋阴，带涩敛血，专清上部逆血。"

《岭南采药录》："凉血行气，祛风，利小便，散瘀。"

2．临床新用 治烧伤：用鲜侧柏叶300～500 g，洗净，捣成泥，用75％的乙醇少许调成糊状，外敷。治疗烧伤患者61例，治愈58例。[中西医结合杂志，1989，10：630]

3．其他 本品常用处方名有侧柏、扁柏叶、侧柏炭、扁柏。

白 茅 根
Báimáogēn
IMPERATAE RHIZOMA
《神农本草经》

为禾本科多年生草本植物白茅 *Imperata cylindrica* Beauv. var. *major*（Nees）C. E. Hubb. 的干燥根茎。全国各地均有产，但以华北地区较多。春、秋二季采挖，除去须根及膜质叶鞘，洗净，晒干。

【**主要性能**】甘,寒。归肺、胃、膀胱经。

【**功效**】凉血止血,清热利尿。

【**应用**】

1. 血热出血证　本品能清血分之热而凉血止血,可用治多种血热出血之证,可单用,或配伍其他凉血止血药同用。治鼻衄、吐血、咯血可以本品配鲜藕煎汁或鲜品捣汁服用,如《医学衷中参西录》二鲜饮。

2. 水肿、热淋、黄疸证　本品能清热利尿,而达消肿、通淋、退黄之效。治热淋、水肿,小便不利,均单用本品煎服,也可与其他清热利尿药同用;又因其性寒降,入膀胱经,能清热利尿,导热下行,故对膀胱湿热蕴结而致尿血、血淋之证,尤为适宜。治湿热黄疸,常配茵陈、山栀等同用。

3. 肺胃热证　本品既能清胃热而止呕,又能清肺热而止咳。可用于呕吐、咳喘、烦渴等肺胃热证。治胃热呕吐,常与清胃生津之葛根同用;用治肺热咳喘,常配泻肺平喘之桑白皮;热病烦渴又常配伍芦根以增强生津止渴之功。

【**用法用量**】生用。煎服,15～30 g,鲜品加倍,以鲜品为佳,可捣汁服。多生用,止血亦可炒炭用。

【**参考文献**】

1. 本草文献

《神农本草经》:"主劳伤虚羸,补中益气,除瘀血,血闭,寒热,利下便。"

《本草纲目》:"止吐衄诸血,伤寒哕逆,肺热喘急,水肿,黄疸,解酒毒。"

《本草求真》:"白茅根,和上下之阳,清脾胃伏热,生肺津以凉血,为热血妄行上下诸失血之要药。"

2. 临床新用　治乳糜尿:用白茅根100 g,鱼腥草、车前子各60 g,三味均用鲜品,煎水1 000 ml,代茶饮,每日1剂。治疗12例,结果:痊愈6例,好转6例。[湖南中医杂志,1987,5：55]

3. 其他　本品常用处方名有白茅根、毛根、茅根、鲜茅根。

表20-1　凉血止血药参考药

药名	来源	药性	功效	应用	用法用量	使用注意
苎麻根	为荨麻科植物苎麻的根和根茎	甘、寒。归心、肝经	凉血止血,安胎,清热解毒	1. 血热出血证 2. 胎动不安、胎漏下血 3. 热毒痈肿	煎服,10～30 g;鲜品 30～60 g,捣汁服。外用适量,煎汤外洗,或鲜品捣敷	
羊蹄	为蓼科植物羊蹄或尼泊尔羊蹄	苦、涩,寒。归心、肝、大肠经	凉血止血,解毒杀虫,泻下	1. 血热出血证 2. 疥癣、疮疡、烫伤 3. 大便秘结	煎服,10～15 g;鲜品 30～50 g,也可绞汁去渣服用。外用适量	

第二节　化瘀止血药

本类药物性味无明显规律可循,以止血,又能化瘀为主要功效,具有止血而不留瘀的特点,主要用于瘀血内阻,血不循经之出血病证。部分药物兼能消肿、止痛,还可用于跌打损伤、经闭、瘀滞心腹疼痛等病证。本类药物虽适用于出血兼有瘀滞之证,然随证配伍也可用于其他各种出血之证。

化瘀止血药具行散之性,对于出血而无瘀者及孕妇宜慎用。

三 七
Sānqī
NOTOGINSENG RADIX ET RHIZOMA
《本草纲目》

为五加科多年生草本植物三七 *Panax notoginseng* (Burk.) F. H. Chen 的干燥根和根茎。主产于云南、广西等地。夏末秋初开花前采挖,去尽泥土,洗净,晒干。

【主要性能】甘、微苦,温。归肝、胃经。

【功效】化瘀止血,消肿止痛。

【应用】

1. 出血证 本品既能止血,又能活血化瘀,有止血不留瘀,活血不伤正的特点,故为止血良药,用治体内外多种出血证,不论内服外用均有殊效,尤以出血兼有瘀滞者最为适宜。治吐血、衄血、崩漏,单用本品为末,米汤调服;若治咳血、吐血、衄血及二便下血,可与花蕊石、血余炭合用,如《医学衷中参西录》化血丹;治各种外伤出血,可单用本品研末外掺,或配止血、化瘀之品。

2. 瘀血证 本品既善活血化瘀,又善消肿止痛,为伤外科之要药。凡跌扑肿痛,或筋骨折伤,可单味为末,黄酒或白开水送服;或配伍其他活血消肿之品,其效更捷,如《中国药典》跌打活血散;用于痈疽肿痛,以本品研末,米醋调涂;治痈疽破烂,常与乳香、没药、儿茶等同用,如《医宗金鉴》腐尽生肌散;本品活血化瘀之功尚广泛用于胸痹刺痛、血瘀经闭、痛经及产后瘀阻腹痛等。用治胸痹刺痛,可单用或配伍瓜蒌、薤白、桂枝等药;用治血瘀经闭、痛经及产后瘀阻腹痛,恶露不尽,配伍当归、川芎、桃仁等药。

此外,本品具有补虚强壮的作用,民间用治虚损劳伤,常与猪肉炖服。

【用法用量】生用或研细粉用。研末吞服,1～3 g;煎服,3～10 g,亦入丸、散。外用适量,研末外掺或调敷。

【使用注意】孕妇慎用。

【参考文献】

1. 本草文献

《本草纲目》:"止血,散血,定痛。金刀箭伤、跌扑杖疮、血出不止者嚼烂涂,或为末掺之,其血即止。亦主吐血、衄血、下血、血痢、崩中、经水不止,产后恶血不下、血晕血痛、赤目痈肿、虎咬蛇伤诸痛。"

《得配本草》:"血虚吐衄,血热妄行者禁用。"

《本草新编》:"三七根,止血之神药也。无论上、中、下之血,凡有外越者,一味独用亦效,加入于补血补气药中则更神。盖此药得补而无沸腾之患,补药得此而有安静之休也。"

2. 临床新用

(1)治急性黄疸性肝炎:临床观察 60 例,随机分两组。观察组处方:三七(冲服)10 g,当归 30 g,红花 20 g,茵陈 30 g,云苓 12 g,每日 1 剂,水煎服分 2 次服。对照组未服三七。结果观察组患者,病程缩短,治愈率提高,在消退黄疸和降低谷丙转氨酶等方面效果明显优于未用三七者。

［现代医药卫生，2008，12：1840］

（2）治高脂血症：用生三七粉 1 g，每日 2～3 次冲服。治疗 76 例，结果：降胆固醇的有效率为 78％，降甘油三酯的有效率为 57.5％，降 β 脂蛋白的有效率为 53％。［中医杂志，1994，2：70］

（3）治前列腺肥大：取三七粉、西洋参粉各 15 g，每日各服 1 g，温开水冲服；以 15 d 为 1 个疗程，共观察治疗 26 例，痊愈 12 例，好转 11 例，无效 3 例，总有效率 88.5％。［中医杂志，1994，4：199］

（4）治疗膝原发性骨性关节炎：取穴：膝眼、鹤顶、阴陵泉、阳陵泉、血海、足三里；隔三七饼灸，每次灸 5 壮，以使皮肤红润而不起泡为度。每次选用 2～4 个穴位。每日 1 次，10 次为 1 个疗程，连续治疗 2 个疗程。［中医药临床杂志，2008，1：53］

3. **其他**　本品常用处方名有三七、田七、田三七、田漆、参三七。

茜　草
Qiàncǎo
RUBIAE RADIX ET RHIZOMA
《神农本草经》

为茜草科多年生攀缘草本植物茜草 *Rubia cordifolia* L. 的干燥根及根茎。主产于安徽、山东、陕西等地。春、秋二季采挖，除去茎苗、泥土及细须根，洗净，晒干。

【主要性能】苦，寒。归肝经。

【功效】凉血，祛瘀，止血，通经。

【应用】

1. **出血证**　本品既能凉血止血，又能活血散瘀，可用于血热妄行或瘀血阻滞之出血证，尤宜于血热夹瘀之出血证。治血热崩漏最为常用，常配生地、生蒲黄、侧柏叶等；若治吐血不止，单用本品为末煎服；治衄血，可与艾叶、乌梅同用，如《普济本事方》茜梅丸；治尿血，又常与小蓟、白茅根等同用；若与补气固摄药黄芪、白术、山茱萸等同用，亦可治疗气虚不摄的崩漏下血，如《医学衷中参西录》固冲汤。

2. **瘀血证**　本品能通经络，行瘀滞，可用治血瘀经络闭阻所致经闭、跌打损伤、风湿痹痛等证，尤为妇科调经要药。治血滞经闭，多与活血通经之桃仁、红花、当归等同用；治跌打损伤，可配三七、乳香、没药等药以增强化瘀止痛之功；治痹证，又可与祛风活络止痛之鸡血藤、海风藤、延胡索等同用。

【用法用量】生用或炒用。煎服，6～10 g。亦入丸、散。止血炒炭用，活血通经生用或酒炒用。

【参考文献】

1. **本草文献**

《神农本草经》："主寒湿风痹，黄疸，补中。"

《本草纲目》："通经络，治骨节风痛，活血行血。"

《医林纂要》："茜草，色赤入血分，泻肝则血藏不瘀，补心则血用而能行，收散则用而不费，故能剂血气之平，止妄行之血而祛瘀通经，兼治痔瘘疮疡扑损。"

2. **临床新用**

（1）治慢性结膜炎：用 10％茜草水溶液，pH6.1，制成茜草滴眼液，治疗慢性结膜炎患者 214 例，并以西医常规治疗组为对照。点眼，每日 4～6 次，每次 4～6 滴。［中国中医眼科杂志，1996，3：148］

(2) 治流行性腮腺炎：茜草 100 g 煎水代茶饮,腮腺肿胀较甚局部热者,加用青黛 6 g 醋调糊状涂于腮腺肿胀处,每日涂敷 2 次。用茜草根治疗时停服其他药物。治疗效果：共治疗 217 例,总有效率为 96％。[山东中医杂志,1995,6：259]

3. **其他** 本品常用处方名有茜草、茜草根、血见愁、茜草炭。

蒲 黄
Púhuáng
TYPHAE POLLEN
《神农本草经》

为香蒲科多年生草本植物水烛香蒲 *Typha angustifolia* L.、东方香蒲 *Typha orientalis* Presl 或同属植物的干燥花粉。主产于浙江、江苏、安徽等地。夏季采收蒲棒上部的黄色雄性花序,晒干后碾轧,筛取细粉。

【**主要性能**】甘,平。归肝、心包经。

【**功效**】止血,化瘀,利尿。

【**应用**】

1. **出血证** 本品长于化瘀止血,兼有收敛止血之功,有止血不留瘀的特点,对吐血、衄血、咯血、尿血、崩漏等多种出血证,无论寒热虚实,有无瘀滞,均可应用,尤宜于属实夹瘀者。治月经过多,漏下不止,可配伍龙骨、艾叶同用,如《圣济总录》蒲黄丸;治尿血不已,可与郁金同用;治外伤出血,可单用外掺伤口。

2. **瘀滞痛证** 本品能活血通经,消瘀止痛,凡跌打损伤、痛经、产后疼痛、心腹疼痛等瘀血作痛者均可运用,尤为妇科所常用。如治心腹疼痛、产后瘀痛、痛经等,常与五灵脂同用,如《和剂局方》失笑散。

3. **血淋尿血** 本品既能止血,又能利尿通淋,故可用治血淋、尿血,常配生地、冬葵子同用,如《证治准绳》蒲黄散。

【**用法用量**】生用或炒用。煎服,5～10 g,包煎。外用适量,研末外掺或调敷。止血多炒用,化瘀、利尿多生用。

【**参考文献**】

1. **本草文献**

《神农本草经》："主心腹膀胱寒热,利小便,止血,消瘀血。久服轻身益气力。"

《本草汇言》："蒲黄,性凉而利,能洁膀胱之原,清小肠之气,故小便不通,前人所必用也。"

《药品化义》："蒲黄,专入脾经。若诸失血久者,炒用之以助补脾之药,摄血归源,使不妄行。又取体轻行滞,味甘和血,上治吐血咯血,下治肠红崩漏。但为收功之药,在失血之初,用之无益。若生用亦能凉血消肿。"

2. **临床新用**

(1) 治高血脂症：实验研究发现,蒲黄不仅能降低血脂,而且能拮抗高脂血症对血管内皮的损伤,改善血流变性与红细胞流变性,进而改善血液循环和微循环,而微循环的改善有利于内皮细胞的正常代谢,从而减轻高脂血症对内皮的损伤。[中药药理与临床,2003,19(4)：20]

(2) 治口腔溃疡：取生蒲黄 10 g,将消毒棉签用水浸湿后,蘸上生蒲黄,涂抹在口腔内溃疡面上(咽下无妨),每日 3 次。大多用药 1～2 d 即痊愈。[世界中西医结合杂志,2009,2(4)：149]

(3) 治宫颈肥大：用蒲黄与黄连粉按 6：1 研匀备用,(合并宫颈糜烂者加枯矾、儿茶,四者比例依次为6：1：2：1），撒在带线圆棉上，使其紧贴于宫颈。24 h后取出，隔日1次，5次为1个疗程。共治宫颈肥大120例，治愈率为52.2％，总有效率为93.3％。[中医杂志,1994,9：518]

3. **其他**　本品常用处方名有蒲黄、水蜡烛、蒲黄炭、炒蒲黄、生蒲黄。

表20-2　化瘀止血药参考药

药名	来　源	药　性	功　效	应　用	用法用量	使用注意
降香	为豆科植物降香檀树干和根的干燥心材	辛，温。归肝、脾经	化瘀止血，理气止痛	1. 出血证 2. 胸胁疼痛、跌损瘀痛 3. 呕吐腹痛	煎服,3～6 g,宜后下;研末吞服,每次1～2 g。外用适量,研末外敷	
花蕊石	为变质岩类岩石蛇纹大理岩的石块	酸、涩，平。归肝经	化瘀止血	出血证	煎服,10～15 g;研末吞服,每次1～1.5 g,包煎外用适量,研末外掺或调敷	孕妇忌用

第三节　收敛止血药

本类药物多味涩，或为炭类，或质粘，其性多平，或凉而不寒，以收敛止血为主要功效。广泛用于多种出血病证。

然其收涩力强，有留瘀恋邪之弊，当以出血无瘀者为宜，若有瘀血或邪实者，当慎之。

白　及

Báijí

BLETILLAE RHIZOMA

《神农本草经》

为兰科多年生草本植物白及 *Bletilla striata* (Thunb.) Reichb. f. 的干燥块茎。主产于四川、贵州、湖南等地。夏、秋二季采挖，除去须根，洗净，晒干。

【**主要性能**】苦、甘、涩，寒。归肺、胃、肝经。

【**功效**】收敛止血，消肿生肌。

【**应用**】

1. **出血证**　本品为收敛止血之要药，可用治体内外多种出血证。因其主入肺、胃经，故临床尤以肺胃出血多用。治诸内出血证，可单味研末，糯米汤调服，如验方独圣散;治咯血，可配伍枇杷叶、阿胶等，如《证治准绳》白及枇杷丸;治吐血、便血，常配乌贼骨，即《上海中医药杂志》乌及散;用治衄血，可以本品为末，童便调服，如《素问病机气宜保命集》白及散;用治外伤或金创伤出血，可单味研末外掺或水调外敷。

2. **痈肿疮疡、手足皲裂、水火烫伤**　本品能消散痈肿，敛疮生肌。对于疮疡初起可消肿散结，单用研末外敷，或配伍银花、皂刺、乳香等同用，如《外科正宗》内消散;若疮痈已溃，久不收口者，可生肌敛疮,配伍贝母、轻粉、五倍子等为末外敷;治手足皲裂,可以之研末,麻油调涂,能促进裂口愈合;治水火烫伤,以本品研末,用油调敷,或以白及粉、煅石膏粉、凡士林调膏外用,能促进生肌结痂。

【用法用量】生用。煎服,3~10 g;大剂量可用至 30 g;亦可入丸、散;研末吞服,每次 2~5 g。外用适量。

【使用注意】反乌头。

【参考文献】

1. 本草文献

《神农本草经》:"主痈肿恶疮败疽,伤阴死肌,胃中邪气,贼风鬼击,痱缓不收。"

《本草纲目》:"白及性涩而收,得秋金之令,故能入肺止血,生肌治疮也。"

《本草求真》:"白及,方书既载功能入肺止血,又载能治跌扑折骨,汤火灼伤,恶疮痈肿,败疽死肌,得非似收不收,似涩不涩,似止不止乎? 不知方言功能止血者,是因性涩之谓也;书言能治痈疽损伤者,是因味辛能散之谓也。此药涩中有散,补中有破,故书又载去腐,逐瘀,生新。"

2. 临床新用　治乳糜尿:白及 30 g 研末,早晚分 2 次冲服。10 d 为 1 个疗程。或将白及 30 g 研末,早、晚分 2 次配糯米煮粥服用。10 d 为 1 个疗程。共治 37 例,总有效率为 89%。[中医杂志,1992,7:58]

3. 其他　本品常用处方名有白及、白及片。

仙 鹤 草
Xiānhècǎo
AGRIMONIAE HERBA
《神农本草经》

为蔷薇科多年生草本植物龙牙草 *Agrimonia pilosa* Ledeb. 的干燥地上部分全草。全国大部分地区均产。夏、秋二季茎叶茂盛时采割,除去杂质,晒干。

【主要性能】苦、涩,平。归心、肝经。

【功效】收敛止血,止痢,截疟,解毒,补虚。

【应用】

1. 出血证　本品收敛止血之功较强,广泛用于全身内外各种出血证。因其药性平和,凡出血证,无论寒热虚实,皆可配伍应用。治血热出血证,可配生地、侧柏叶、牡丹皮等凉血止血药同用;若用于虚寒性出血证,可与益气补血、温经止血之人参、熟地、艾叶等药同用。

2. 腹泻、痢疾　本品能涩肠止泻止痢,因药性平和,兼能补虚,又能止血,故对于血痢及久病泻痢尤为适宜,可单用水煎服,治疗赤白痢,也可配伍白头翁、黄连、木香等药同用。

3. 疟疾　本品有截疟之功。治疟疾寒热,可单用本品研末,于疟发作前 2 h 吞服,或水煎服。

4. 脱力劳伤　本品有补虚强壮的作用,对劳力过度所致的脱力劳伤,神疲乏力、面色萎黄者,常与大枣同煮。

此外,本品有杀虫、解毒之功,可用于滴虫性阴道炎及痈肿疮毒证。

【用法用量】生用或炒炭用。煎服,6~12 g;大剂量可用至 30~60 g。外用适量。

【参考文献】

1. 本草文献

《滇南本草》:"调治妇人月经或前或后,红崩白带,面寒背寒,腰痛,发热气胀,赤白痢疾。"

《本草纲目拾遗》:"葛祖方:消宿食,散中满,下气,疗吐血各病,翻胃噎膈,疟疾,喉痹,闪挫,肠风下血,崩痢,食积,黄白疸,疗肿痈疽,肺痈,乳痈,痔肿。"

《生草药性备要》:"理跌打伤,止血,散疮毒。"

2. **临床新用** 治胃下垂:叶氏以仙鹤草30 g,白术20 g,枳壳10 g,鸡内金10 g。水煎35 min,每日1剂,早晚分服,治疗胃下垂,有良效。[中国民间疗法,2010,11:68]

3. **其他** 本品常用处方名有仙鹤草、龙牙草、狼牙草。

棕　榈
Zōnglǔ
TRACHYCARPI CARBONISA TUS
《本草拾遗》

为棕榈科常绿乔木植物棕榈 *Trachycarpus fortunei*(HooK. f.) H. Wendl. 的干燥叶柄。主产于广东、福建、云南等地。全年可采,一般多在9～10月间采收,以陈久者为佳。采集时,割取叶柄下延部分及鞘片,除去纤维状棕毛,晒干。

【**主要性能**】苦、涩,平。归肝、肺、大肠经。

【**功效**】收敛止血。

【**应用**】

出血证　本品为收敛止血之要药,广泛用于吐血、咯血、衄血、便血、尿血、崩漏下血等多种出血证,尤以崩漏多用。因其有留瘀之弊,故以治出血而无瘀滞者为宜。治崩漏不止,可用本品为末,空心淡酒送服;也常配血余炭、侧柏叶等同用;若属血热妄行之吐血、咯血,可与小蓟、山栀等同用,如《医方类聚》十灰散;若冲任虚寒之崩漏下血,常与温经止血之炮姜、乌梅等药同用,如《证治准绳》如圣散。

此外,本品苦涩收敛,且能止泻止带,尚可用于久泻久痢,妇人带下等证,取其具有收敛之功。

【**用法用量**】煅炭用。煎服,3～10 g;研末服1～1.5 g。

【**使用注意**】出血兼有瘀滞,湿热下痢初起者慎用。

【**参考文献**】

1. **本草文献**

《本草拾遗》:"烧作灰,主破血止血。"

《本草纲目》:"棕皮性涩,若失血去多,瘀滞已尽者,用之切当,所谓涩可去脱也。与乱发同用更良,年久败棕入药尤妙。"

《本草求真》:"棕皮,能引血归经,止上下失血,止下血尤良。不但性涩能收脱也,同发灰、侧柏、卷柏灰饭丸或煎服,止远年下血。此物止血,不在烧灰,但血见黑则止之说,痼习已久,姑从之。"

2. **其他** 本品常用处方名有棕榈、棕榈炭。

血　余　炭
Xuèyútàn
CRINIS CARBONISATUS
《神农本草经》

为人发制成的炭化物。各地均有。收集头发,除去杂质,用碱水洗去油垢,清水漂净,晒干。

【**主要性能**】苦,平。归肝、胃经。

【功效】收敛止血,化瘀,利尿。

【应用】

1. 出血证　本品收涩止血,且能化瘀,有止血不留瘀的特点,可用于咳血、吐血、衄血、血淋、尿血等多种出血证。治咳血、吐血,常与化瘀止血药花蕊石、三七同用,如《医学衷中参西录》化血丹;治鼻衄,齿衄,肌衄等,皆以本品研末外用;若治便血,可与凉血止血药地榆、槐花等同用,如《类证治裁》三灰散;治血淋,配止血利尿之蒲黄、生地、赤茯苓同用。

2. 小便不利　本品能化瘀通窍,通利水道,可用治小便不利,常与滑石、白鱼同用,如《金匮要略》滑石白鱼散。

【用法用量】焖煅成炭用。煎服,5～10 g;研末服 1.5～3 g。外用适量。

【参考文献】

1. 本草文献

《神农本草经》:"主五癃,关格不通,利小便水道,疗小儿痫,大人痉。"

《名医别录》:"主咳嗽,五淋,大小便不通,小儿惊痫。止血,鼻衄烧之吹内立已。"

《本草纲目》:"止血,散血,定痛。金刃箭伤、跌扑杖疮、血出不止者,嚼烂涂,或为末掺之,其血即止。亦主吐血,衄血,下血,血痢,崩中,经水不止,产后恶血不下,血晕血痛,赤目,痛肿,虎咬蛇伤诸病。"

2. 临床新用　治浅Ⅱ度烧烫伤:血余炭 100 g,豆油 1 000 g,硼酸 150 g,氧化锌 10 g,凡士林 1 350 g,共制成 2 610 g。将血余炭放入已煮沸的豆油中至溶解为止,滤液待用。加入其他药混合均匀,将凡士林缓慢倒入上液中,直至冷凝,即得。涂敷薄于 1 mm 药膏,每 4～6 h 更换新药。160 例,治愈 148 例,显效 8 例,有效 2 例,无效 2 例,总有效率为 98.8%。[中国医院药学杂志,2004,24(11): 714]

3. 其他　本品常用处方名有血余炭。

藕　节

Ǒujié

NELUMBINIS RHIZOMATIS NODUS

《药性论》

为睡莲科多年生水生植物莲 *Nelumbo nucifera* Gaertn. 的干燥根茎节部。主产于湖南、湖北、浙江等地。秋、冬二季采挖根茎(藕),切取其节部,洗净,晒干。

【主要性能】甘、涩,平。归肝、肺、胃经。

【功效】收敛止血。

【应用】

出血证　本品性平,收敛止血又兼化瘀,止血之中有行散之妙,广泛用于出血诸证,对吐血、咳血、咯血等上部出血证尤为适宜。可单用,以鲜藕捣汁饮。若治咳血、咯血,可与阿胶、白及、枇杷叶等同用以增强其收敛止血之功,如《证治准绳》白及枇杷丸;治血淋、尿血,常配利尿通淋之小蓟、通草、滑石等药,如《重订济生方》小蓟饮子。

【用法用量】生用或炒炭用。煎服,10～15 g,大剂量可用至 30 g;鲜品 30～60 g,捣汁饮用。

【参考文献】

1. 本草文献

《药性论》:"捣汁饮,主吐血不止及口鼻并皆治之。"

《本草纲目》:"能止咳血、唾血、血淋、溺血、下血、血痢、血崩。"

《本草纲目拾遗》:"藕节粉,开膈,补腰肾,和血脉,散一切瘀血,生一切新血,产后及吐血者食之尤佳。"

2. 临床新用

(1) 治鼻息肉:以生藕节(连须)60 g(新瓦上焙焦),乌梅肉(焙焦)30 g,白矾 15 g,冰片 3 g。共研细末,取少许吹入患侧鼻孔,每小时 1 次,5 d 为 1 个疗程。治疗 35 例,痊愈 27 例,显效 5 例,无效 3 例。[中医杂志,1987,6:12]

(2) 治急性咽喉炎:藕节 1 枚。用法:将生藕节去毛洗净,放入食盐里贮存 2 周以上备用。用时取出藕节,以开水冲洗后放入口中含服。每日 2 次,每次 1 枚。治疗 26 例,均痊愈。少则含 1 枚,多则含 4 枚病愈。[广西中医药,1989,3:27]

3. 其他 本品常用处方名有藕节、光藕节、炒藕节、藕节炭。

表 20-3 收敛止血药参考药

药名	来源	药性	功效	应用	用法用量	使用注意
紫珠	为马鞭草科植物杜虹花	苦、涩,凉。归肝、肺、胃经	凉血收敛止血,清热解毒	1. 出血证 2. 烧烫伤、热毒疮疡	煎服,10~15 g;研末 1.5~3 g。外用适量	
檵木	为金缕梅科植物继木(继花)	苦、涩,平。归肝、胃、大肠经	收敛止血,清热解毒,止泻	1. 出血证 2. 水火烫伤 3. 泄泻、痢疾	煎服,花 6~10 g,茎叶 15~30 g,根 30~60 g,鲜品加倍。外用适量	
鸡冠花	为苋科植物鸡冠花的干燥花序	甘、涩,凉。归肝、大肠	收敛止带,止血,止痢	1. 带下 2. 崩漏,便血痔血 3. 赤白下痢,久痢不止	煎服,6~15 g	瘀血阻滞崩漏及湿热下痢初起兼有寒热表证者不宜使用

第四节 温经止血药

本类药物多味辛,性偏温热,能温内脏,益脾阳,固冲脉而统摄血液,以温经止血为主要功效。主要用于脾不统血,冲脉失固之便血、崩漏、衄血、紫癜等虚寒性出血病证。

部分药物兼有温经散寒止痛之功,可用于脾胃及下焦虚寒之呕吐、泄泻、腹痛、痛经、月经不调等证。

然其性温热,热盛火旺之出血证忌用。

艾 叶
Aiyè
ARTEMISIAE ARGYI FOLIUM
《名医别录》

为菊科多年生草本植物艾 *Artemisia argyi* Levl. et Vant. 的干燥叶。全国大部分地区均产。

以湖北蕲州产者为佳,称"蕲艾"。夏季花未开时采摘,除去杂质,晒干或阴干。

【主要性能】辛、苦,温。有小毒。归肝、脾、肾经。

【功效】温经止血,散寒调经;外用祛湿止痒。

【应用】

1. 出血证　本品能暖气血而温经脉,为温经止血之要药。适用于虚寒性出血病证,尤宜于崩漏。治下元虚冷,冲任不固所致的崩漏下血,月经过多,可单用本品,或配阿胶、芍药、干地黄等同用,如《金匮要略》胶艾汤。本品尚可用于治疗血热妄行所致的吐血、衄血、咯血等多种出血证,配伍生地、生荷叶、生柏叶等清热凉血药,如《妇人大全良方》四生丸。

2. 月经不调、痛经　本品能温经脉,散寒湿,调冲任,为治妇科下焦虚寒或寒客胞宫之要药。治疗下焦虚寒或寒客胞宫所致月经不调,经行腹痛、宫寒不孕及带下清稀等证,每与温里散寒、养血调经之吴茱萸、肉桂、当归等同用,如《直指方》艾附暖宫丸。其温经散寒之功,尚可用治脾胃虚寒所致的脘腹冷痛之证,常与温中散寒药同用。

3. 胎动不安　本品为妇科安胎之要药。用于多种原因引起的胎动不安,因其性温,故尤宜于冲任虚寒所致胎动不安,临床每多与阿胶、桑寄生等同用。

4. 湿疹、疥癣　本品外用祛湿止痒,治湿疹,疥癣,皮肤瘙痒,可单品外用,亦可与黄柏、花椒、防风等煎水熏洗,或配伍枯矾研末外敷。

此外,将本品捣绒,制成艾条、艾炷等,用以熏灸体表穴位,能温煦气血,透达经络,为温灸的主要原料。

【用法用量】生用、捣绒或制炭用。煎服,3～10 g。外用适量。温经止血宜炒炭用,余生用。

【参考文献】

1. 本草文献

《名医别录》:"主灸百病,可作煎,止下痢,吐血,下部疮,妇人漏血,利阴气,生肌肉,辟风寒,使人有子。"

《药性论》:"止崩血,安胎,止腹痛。止赤白痢及五藏痔泻血。""长服止冷痢。又心腹恶气,取叶捣汁饮。"

《本草新编》:"祛寒气而温湿痹,安疼痛而暖胎元。胎漏可止,胎动可安,月经可调,子宫可孕,且灸经穴,可愈百病。"

2. 临床新用

(1) 治顽固性腹泻:用艾叶干姜脐部热敷,每日 2 次,5 d 为 1 个疗程,疗效显著,无任何副作用。[中国中医药现代远程教育,2013,6:94]

(2) 治阴缩症:用艾叶 100 g,炒热,白酒与水各半拌至艾湿润,以不灼手时敷于局部,男敷会阴与阴囊及少腹近阴茎上缘(耻骨),女敷会阴与耻骨。另用针刺三阴交。救治 25 例(男 23 例,女 2 例,以 1.5～3 岁居多,共 18 例),均 1 次见效。[新中医,1990,3:17]

3. 其他　本品常用处方名有艾叶、五月艾、祈艾、蕲艾、白艾、陈艾、祁艾、艾蒿、艾绒、艾炭。

炮　姜

Pàojiāng

ZINGBERIS RHIZOMA PRAEPARATUM

《珍珠囊》

为姜科多年生草本植物姜 *Zingiber officinale* Rosc. 干燥老根的炮制品。主产于四川、贵州等地。以干姜砂烫至鼓起,表面呈棕褐色,或炒炭至外表色黑,内至棕褐色入药。

【主要性能】苦、涩,温。归脾、胃、肾经。

【功效】温经止血,温中止痛。

【应用】

1. 出血证　本品能温经止血,主入中焦,善治脾胃虚寒,脾不统血之吐血、便血,可单用,也可配人参、黄芪、附子等同用;若治冲任虚寒,崩漏下血,可与乌梅、棕榈同用,如《证治准绳》如圣散。

2. 腹痛、腹泻　本品善暖脾胃,温中止痛、止泻,可用于虚寒性腹痛、腹泻。治寒凝脘腹冷痛,常配高良姜,如《和剂局方》二姜丸;治产后血虚寒凝,小腹疼痛者,可配伍补血活血之当归、川芎、桃仁等药,如《景岳全书》生化汤。治脾虚冷泻不止,可配伍厚朴、附子等药。

【用法用量】炒炭用。煎服,3～6 g。

【参考文献】

1. 本草文献

《医学入门》:"温脾胃,治里寒水泄,下痢肠辟,久疟,霍乱,心腹冷痛胀满,止鼻衄,唾血,血痢,崩漏。"

《用药法象》:"干姜生辛炮苦……生则逐寒邪而发表,炮则除胃冷而守中。"

《得配本草》:"炮姜守而不走,燥脾胃之寒湿,除脐腹之寒痃,暖心气,温肝经,能去恶生新,使阳生阴长,故吐衄下血有阴无阳者宜之。"

2. 其他　本品常用处方名有炮姜。

表 20 - 4　温经止血药参考药

药名	来源	药性	功效	应用	用法用量	使用注意
灶心土	为烧木柴或杂草的土灶内底部中心的焦黄土块	辛,温。归脾、胃经	温中止血,止呕,止泻	1. 出血证 2. 胃寒呕吐 3. 脾虚久泻	煎服,15～30 g;布包,先煎;或60～120 g,煎汤代水。亦可入丸、散。外用适量	

问题与思考

1. 凉血止血药与清热凉血药有何共性与个性?

2. 化瘀与止血是否相矛盾?为什么?

3. 古人有"血见黑则止"之说,你是如何理解的?

辨证用药练习

李某,男,58 岁,干部,患者于 1990 年 2 月,咳嗽,胸痛,痰中带血,颜色鲜红,经拍胸片、肺部 CT 检查;诊断:右肺中心型肺癌,纤维支气管镜取病理为低分化鳞癌。证见:干咳或咳痰带血,五心烦热,咽干,舌红少苔,脉细数。[黑龙江中医药,2000,4:25]

诊为出血证。试写出其证型,可选择哪些药物,并陈述理由。

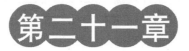

第二十一章

活血化瘀药

凡以通利血脉,促进血行,消散瘀血为主要功效,常用于治疗血瘀证的药物,称为活血化瘀药,或活血祛瘀药。其中作用强者,又称破血药或逐瘀药。

活血化瘀药味多辛苦,性多偏温,部分动物类药味咸,主入肝、心经。

味辛行散,味苦通泄,均入血分,本类药物主要通过行血活血以通畅血脉,消散瘀滞,即《素问·阴阳应象大论》所谓"血实者宜决之"之意,主治瘀血阻滞所致内、妇、伤、外科病证。如内科的胸、腹、胁、四肢及头痛,痛如针刺,痛有定处,及癥瘕积聚,中风不遂,肢体麻木,关节痹痛日久;妇科的月经不调、经闭、痛经、产后腹痛等;伤科的跌仆损伤,瘀肿疼痛;外科的疮疡肿痛初起。本类药物功效除活血外,各有所长,如偏行气、止痛、调经、消肿、疗伤、消痈及破血消癥等作用。

部分药兼有行气作用,可用于气滞证;少数药性偏寒凉,兼能凉血、清热,对瘀滞而兼血热者较为适宜。

应用活血化瘀药时,应视各药的性能、功用特点而随证选用,并且针对引起瘀血的原因进行配伍,以标本兼治。如寒凝血脉者,配温经散寒药;热灼营血,瘀热互结者,配清热凉血药;风湿痹阻,经脉不通者,配祛风通络药;痰湿阻滞,配化痰除湿药;久瘀体虚或因虚致瘀者,配补益药;癥瘕积聚,配伍软坚散结药。由于血的运行有赖气的推动,气行则血行,气滞则血凝,在使用活血祛瘀药时,常配伍行气药,以增强和提高活血散瘀之功效。

本类药物行散力强,易耗血动血,妇女月经过多以及其他出血证无瘀血现象者当慎之;对于孕妇尤当慎用或忌用。

川 芎
Chuānxiōng
CHUANXIONG RHIZOMA
《神农本草经》

为伞形科多年生草本植物川芎 *Ligusticum chuanxiong* Hort. 的干燥根茎。主产于四川、贵州、云南,以四川产者质优。系人工栽培。夏季采挖,除去泥沙,晒后烘干,再去须根。

【**主要性能**】辛,温。归肝、胆、心包经。

【**功效**】活血行气,祛风止痛。

【**应用**】

1. **血瘀气滞证** 本品既能活血,又能行气,为"血中之气药",主治血瘀气滞之胸胁、腹部诸痛。治心脉瘀阻之胸痹心痛,常与丹参、桂枝、檀香等同用;治肝郁气滞之胁痛,常配柴胡、白芍、香附,如《景岳全书》柴胡疏肝散;治肝血瘀阻,积聚痞块、胸胁刺痛,多与桃仁、红花等同用,如《医林改错》血府逐瘀汤。治跌仆损伤,瘀肿疼痛,可配乳香、没药、三七等药。又其善"下调经水,中开郁结",为活血调经要药,可用治多种妇科经产证:治血瘀经闭,痛经,常与赤芍、桃仁等同用,如《医林改错》血府逐瘀汤,证属寒凝血瘀者,可配桂枝、当归等,如《妇人大全良方》温经汤;治月经不调,经期超前或错后,可配益母草、当归等,如《医学心悟》益母胜金丹;治产后恶露不下,瘀阻腹痛,可配当归、桃仁、炮姜等,如《傅青主女科》生化汤。

2. **头痛,风湿痹痛** 本品性偏升散,"上行头目",祛风止痛,为治头痛要药,无论风寒、风热、风湿、血虚、血瘀头痛均可随证配伍用,故有"头痛须用川芎"之说。治风寒头痛,配羌活、细辛、白芷,如《和剂局方》川芎茶调散;治风湿头痛,可配羌活、独活、防风以祛风胜湿止痛;治风热引起的头痛,则配菊花、石膏、僵蚕以疏风清热止痛;治血瘀头痛,可配赤芍、麝香以化瘀通窍止痛;若治血虚头痛,配当归、白芍以补血养血止痛。此外,本品能祛风通络止痛,又可治风湿痹痛,常配独活、桂枝等药同用,如《千金方》独活寄生汤。

【**用法用量**】生用或酒炙。煎服,3～10 g。

【**使用注意**】阴虚火旺,多汗,及月经过多者和孕妇慎用。

【**参考文献**】

1. **本草文献**

《神农本草经》:"主中风入脑头痛、寒痹,筋脉缓急,金疮,妇人血闭无子。"

《药性论》:"治腰脚软弱,半身不遂,主胞衣不出,治腹内冷痛。"

《本草汇言》:"芎藭,上行头目,下调经水,中开郁结,血中气药。尝为当归所使,非第治血有功,而治气亦神验也……虽入血分,又能去一切风,调一切气。同苏叶,可以散风寒于表分,同芪、术,可以温中气而通行肝脾,同归、芍,可以生血脉而贯通营阴,若产科、眼科、疮肿科,此为要药。"

2. **其他** 本品常用处方名有川芎、抚芎、芎藭、茶芎、酒炒川芎、大川芎。

延 胡 索
Yánhúsuǒ
CORYDALIS RHIZOMA
《雷公炮炙论》

为罂粟科多年生草本植物延胡索 *Corydalis yanhusuo* W. T. Wang 的干燥块根。主产于浙江、江苏、湖北等地。野生或栽培,夏初茎叶枯萎时采挖,除去须根,洗净,置沸水中煮至恰无白心时取出,晒干。

【**主要性能**】辛、苦,温。归心、肝、脾经。

【**功效**】活血,行气,止痛。

【**应用**】

气血瘀滞诸证 本品能"行血中气滞,气中血滞",且尤擅止痛,故"专治一身上下诸痛"(《本草纲目》)。无论何种痛证,均可配伍应用,尤宜于血瘀气滞痛证。治心脉瘀阻之胸痹心痛,常与丹参、桂枝、薤白等药同用;治热证胃痛,配川楝子,如《素问病机气宜保命集》金铃子散;治气滞胃痛,可配香附、木香、砂仁;若治瘀血胃痛,可配丹参、五灵脂等药用;若肝郁气滞之胸胁痛,可配柴胡、郁金;治气滞血瘀之痛经、月经不调、产后瘀滞腹痛,常配当归、红花、香附等药;治跌打损伤、瘀肿疼痛,常与乳香、没药同用;治风湿痹痛,可配秦艽、桂枝等药。

【**用法用量**】生用或醋炙用。煎服,3～10 g。研粉吞服,每次 1～3 g。

【参考文献】

1. 本草文献

《雷公炮炙论》："心痛欲死，速觅延胡。"

《本草纲目》："延胡索，能行血中气滞，气中血滞，故专治一身上下诸痛，用之中的，妙不可言。盖延胡索活血化气，第一品药也。"

《本草正义》："延胡，虽为破滞行血之品，然性情尚属和缓，不甚猛烈，古人必以酒为导引，助其运行，其本性之不同于峻历，亦可想见。而又兼能行气，不专于破瘀见长，故能治内外上下气血不宣之病，通滞散结，主一切肝胃胸腹诸痛，盖攻破通导中之冲和品也。"

2. 临床新用　治疗各种心律失常：取单味延胡索粉，口服5～10克，每日3次；治疗各种心律失常48例，总有效率为84%。[北京医学，1984，6(3)：176]

3. 其他　本品常用处方名有延胡、玄胡、元胡、延胡索、玄胡索、元胡索。

郁　金

Yùjīn

CURCUMAE RADIX

《药性论》

为姜科多年生宿根草本植物温郁金 *Curcuma wenyujin* Y. H. Chen et C. Ling、姜黄 *Curcuma longa* L.、广西莪术 *Curcuma kwangsiensis* S. G. Lee et C. F. Liang 或蓬莪术 *Curcuma phaeocaulis* Val. 的干燥块根。主产于浙江、四川、广西等地。野生或栽培。冬季采挖，摘取块根，除去须根，蒸或煮至透心，干燥。切片或打碎用。

【主要性能】辛、苦，寒。归肝、胆、心经。

【功效】活血止痛，行气解郁，清心凉血，利胆退黄。

【应用】

1. 血瘀气滞证　本品既能活血止痛，又能行气解郁而为"血中之气药"，主治肝郁气滞血瘀之痛证。治肝郁气滞之胸胁刺痛，可配柴胡、香附、延胡索等药；治心脉瘀阻之胸痹心痛，可配瓜蒌、薤白、丹参等药；治肝郁有热、气滞血瘀之痛经、乳房作胀，常配柴胡、栀子等药，如《傅青主女科》宣郁通经汤；治癥瘕痞块，可配鳖甲、莪术、丹参等。

2. 热闭神昏、癫痫　本品能凉血清心，解郁开窍，可用于湿温病湿浊蒙蔽心窍之神昏，可配伍石菖蒲、栀子、竹沥以化浊开窍，清心除烦，如《温病全书》菖蒲郁金汤；治癫痫痰闭之证，可配伍白矾以增强化痰开窍之功，如《摄生众妙方》白金丸。

3. 出血证　本品善能凉血降气止血，用于气火上逆之出血证。治吐血、衄血、倒经，可配清热凉血，解郁降火之生地、丹皮、栀子等；治热伤血络之尿血、血淋，可与凉血止血之生地、小蓟等同用。

4. 肝胆湿热证　本品具有清利肝胆湿热而退黄排石之功，用治湿热黄疸，配茵陈蒿、栀子、大黄等清利湿热退黄之品；若配香附、鸡内金、金钱草等药可利胆排石以用治胆石证。

【用法用量】生用或矾水炙用。煎服，3～10 g；研末服，2～5 g。

【使用注意】孕妇慎用，畏丁香。

【参考文献】

1. 本草文献

《药性论》："治女人宿血气心痛，冷气结聚。"

《本草备要》："行气，解郁，泄血，破瘀。凉心热，散肝郁，治妇人经脉逆行。"

《本草经疏》:"郁金,本入血分之气药。其治以上诸血证者,正谓血之上行,皆属于内热火焰,此药能降气,气降……则血不妄行。"

2. 临床新用

(1)治高脂血症:用白金丸(郁金与明矾按7∶1的比例,加50%蜜水制丸,江西省樟树制药厂出品),每次服6g,每日2~3次,饭后服用,20d为1个疗程,344例高脂血症患者治疗前后血清胆固醇、三酰甘油、β脂蛋白比较均有非常显著性差异($P<0.001$)。[江西中医药,1981,1∶1]

(2)治室性早搏:用川郁金粉(片),始服5~10g,每日3次。无不适反应加量至10~15g,每日3次。以3个月为1疗程,52例室早中基本治愈14例,占27%;显效11例,占21%;好转9例,占17%;无效18例,占35%。总有效率65%。[北京中医,1984,3∶18]

3. 其他 本品常用处方名有郁金、玉金、川郁金、广郁金、醋制郁金。

姜 黄
Jiānghuáng
CURCUMAE LONGAE RHIZOMA
《新修本草》

为姜科多年生草本植物姜黄 Curcuma longa L. 的干燥根茎。主产于四川、福建等地。野生或栽培。冬季采挖,除去须根。煮或蒸至透心,干燥,切厚片。

【主要性能】辛、苦,温。归肝、脾经。

【功效】活血行气,通经止痛。

【应用】

1. 血瘀气滞诸痛证 本品能活血行气而止痛。主治血瘀气滞之胸、胁、腹诸痛证。治胸阳不振,心脉闭阻之心胸疼痛,可配当归、木香、乌药等药用,如《圣济总录》姜黄散;治气滞血瘀之痛经、经闭、产后腹痛,常与当归、川芎、红花同用,如姜黄散;治跌打损伤,瘀肿疼痛,可配苏木、乳香、没药,如《伤科方书》姜黄汤。

2. 风湿痹痛 本品能温通气血,通经活络止痛,尤长于行肢臂而除痹痛,常配羌活、防风、当归等祛风胜湿,活血止痛药同用,如《妇人大全良方》五痹汤。

【用法用量】生用。煎服,3~10g。外用适量。

【使用注意】血虚无气滞血瘀者慎用,孕妇忌用。

【参考文献】

1. 本草文献

《新修本草》:"主心腹结积,疰忤,下气,破血,除风热,消痈肿,功力烈于郁金。"

《日华子本草》:"治癥瘕血块,痈肿,通月经,治跌仆瘀血,消肿毒,止暴风痛,冷气,下食。"

《本草纲目》:"治风痹臂痛。"

2. 临床新用

(1)治泌尿系统疾病:以姜黄、蒺藜(制)各20g,栀子20g,黄柏15g制成煮散剂,治疗尿黄、尿浊、膀胱热、梅毒、淋病等症,每次3~5g,每日1~3次,水煎服,有较显著疗效。[四川中医,2012,5∶55]

(2)治脂溢性皮炎:给予姜黄消痤搽剂(姜黄、重楼、杠板归、一支黄花、土荆芥、绞股蓝、珊瑚姜的酒精制剂)涂于患处,每日早、晚各1次,同时口服维生素 B$_6$,10mg,3次/d,治疗期间忌食辛辣食物,连续用药14d。[中国皮肤性病学杂志,2009,7∶407]

3. 其他　本品常用处方名有姜黄、片姜黄。

乳　香

Rǔxiāng

OLIBANUM

《名医别录》

为橄榄科小乔木植物乳香树 *Boswellia carterii* Birdw 及其同属植物 *Boswellia bhawdajiana* Birdw. 树皮部渗出的树脂。主产于非洲索马里、埃塞俄比亚等地。野生或栽培。春夏季采收。

【主要性能】辛、苦,温。归心、肝、脾经。

【功效】活血行气止痛,消肿生肌。

【应用】

1. 血瘀气滞诸痛证　本品既能活血又能行气,且止痛力强,行血中之气滞而化瘀止痛,可用于一切血瘀气滞之疼痛证。治胃脘疼痛,可与没药、延胡索、香附等同用,如《医学心悟》手拈散;治胸痹心痛,可配伍丹参、川芎等药用;治风寒湿痹,肢体麻木疼痛,常与羌活、防风、当归等同用,如《医学心悟》蠲痹汤;治痛经、经闭、产后瘀阻腹痛,常配伍当归、丹参、没药等药同用,如《医学衷中参西录》活络效灵丹。

2. 跌打损伤、疮疡痈肿　本品既能散瘀止痛,又能活血消痈,祛腐生肌,为伤、外科要药。治跌打损伤,常与没药相须为用,并配伍血竭、红花等药同用,如《良方集液》七厘散;治疮疡肿毒初起,红肿热痛,除伍没药以外,多配金银花、白芷等清热解毒消肿之品,如《校注妇人大全良方》仙方活命饮;治疮疡溃破,久不收口,常配没药研末外用以生肌敛疮;治痈疽、瘰疬、痰核,肿块坚硬不消,可配没药、麝香、雄黄以解毒消痈散结,如《外科全生集》醒消丸。

【用法用量】打碎生用,内服多炒用。煎服,3～10 g。外用适量,研末外敷。

【使用注意】胃弱者慎用,孕妇及无瘀滞者忌用。

【参考文献】

1. 本草文献

《名医别录》:"疗风水毒肿,去恶气。""疗风瘾疹痒毒。"

《本草纲目》:"消痈疽诸毒,托里护心,活血定痛,治妇人难产,折伤。"

《本草汇言》:"乳香,活血祛风,舒筋止痛之药也……又跌仆斗打,折伤筋骨,又产后气血攻刺,心腹疼痛,恒用此,咸取其香辛走散,散血排脓,通气化滞为专功也。"

2. 临床新用　治膝骨关节炎:口服含乳香树提取物和姜黄提取物共 500 mg 的乳香-姜黄素胶囊制剂,治疗 30 名膝骨关节炎患者,其疼痛及关节渗出液明显减少。[国外医药(植物药分册),2005,1:34]

3. 其他　本品常用处方名有乳香、明乳香、乳香珠、醋制乳香。本品对胃肠道有较强的刺激性,可引起呕吐、腹痛、腹泻等。

没　药

Mòyào

MYRRHA

《药性论》

为橄榄科植物地丁树 *Commiphora myrrha* Engl. 或哈地丁树 *Commiphora molmol* Engl. 的干

燥树脂。主产于索马里、埃塞俄比亚及印度等地。野生或栽培。11 月至次年 2 月,采集由树皮裂缝处渗出的白色油胶树脂。

【主要性能】辛、苦,平。归心、肝、脾经。

【功效】活血止痛,消肿生肌。

【应用】

本品功效主治与乳香相似。用治经闭、痛经、胃脘疼痛、跌打伤痛、痈疽肿痛及肠痈等证,常与乳香相须为用,以增强活血止痛之功。

然乳香行气之力略胜,没药化瘀之功略强。

【用法用量】同乳香。

【使用注意】同乳香。

【参考文献】

1. 本草文献

《药性论》:"主打磕损,心腹血瘀,伤折踒跌,筋骨瘀痛,金刃所损,痛不可忍,皆以酒投饮之。"

《医学入门》:"此药推陈出新,故能破宿血,消肿止痛,为疮家奇药也。"

《本草纲目》:"乳香活血,没药散血,皆能止痛消肿生肌,故二药每每相兼而用。"

2. 临床新用　治高脂血症:取生没药制成浸膏状,将浸膏干燥、研末,装入胶囊备用,每粒胶囊含没药 0.1 g,每日 3 次,每次 2～3 粒,每日总量为 0.6～0.9 g,疗程 2 个月,共治 52 例高脂血症。结果有明显的降胆固醇的作用,总有效率为 65.7%。[中医杂志,1988,6:45]

3. 其他　本品常用处方名有没药、炒没药、制没药。

五　灵　脂

Wǔlíngzhī

TROGOPTERORI FAECES

《开宝本草》

为哺乳类动物鼯鼠科复齿鼯鼠 Trogopterus xanthipes Milne-Edwards 的干燥粪便。主产于辽宁、河北、河南等地。全年均可采收,除去杂质晒干。根据外形不同,一般分为"灵脂块",又称"糖灵脂",质佳;粪粒松散呈米粒状的,称"灵脂米",质量较次。

【主要性能】苦、咸、甘,温。归心、肝经。

【功效】活血止痛,化瘀止血。

【应用】

1. 瘀阻痛证　本品善于活血化瘀以止痛,为治疗瘀血阻滞疼痛之要药。单用有效,亦常与蒲黄相须为用,即《和剂局方》失笑散;治脘腹胁痛如刺,配伍延胡索、香附、没药等药以增强其活血行气止痛之功;治胸痹心痛,多与川芎、丹参、乳香等活血止痛药同用;若治痛经,经闭,产后瘀滞腹痛,则与活血调经之当归、益母草等同用;治骨折肿痛,可配白及、乳香、没药同用。

2. 出血证　本品既能止血,又能活血散瘀。适用于瘀血内阻、血不归经之出血证。尤多用于妇女崩漏,月经过多,色紫有血块,少腹刺痛,单味炒研末,温酒送服,或常配伍三七、蒲黄等化瘀止血药。

【用法用量】生用或醋炙、酒炙用。煎服,3～10 g,宜包煎。活血止痛宜生用,化瘀止血宜炒用。

【使用注意】血虚无瘀及孕妇慎用。人参畏五灵脂,一般不宜同用。

【参考文献】

1. 本草文献

《开宝本草》:"心腹冷气,小儿五疳,辟疫,治肠风,通利气脉,女子血闭。"

《本草纲目》:"止妇人经水过多,赤带不绝,胎前产后血气诸痛,男女一切心腹、胁肋、少腹诸痛,疝痛,血痢,肠风腹痛,身体血痹刺痛。"

《本草衍义补遗》:"凡血崩过多者,半炒半生,酒服,能行血止血,治血气刺痛等证。"

2. 临床新用　治假性近视:用五灵脂 10 g,生蒲黄粉 10 g,调酒为膏,将其置于患者两侧耳部的眼穴肝穴区位,胶布固定,不定期揉擦按压,每日总按压时间不少于 20 min,以酸胀为度。[实用中西医结合临床,2011,3(11):13]

3. 其他　本品常用处方名有五灵脂、灵脂、糖灵脂、灵脂米。此外,传统认为五灵脂与人参合用属配伍禁忌。而现代实验研究表明:以人参与五灵脂合煎后给小鼠灌胃或腹腔注射,均未见小鼠死亡。但腹腔注射则有毒性增加趋势。

丹　参
Dānshēn
SALVIAE MILTIORRHIZAE RADIX ET RHIZOMA
《神农本草经》

为唇形科多年生草本植物丹参 *Salvia miltiorrhiza* Bge. 的干燥根及根茎。多为栽培,全国大部分地区均有。主产于河北、四川、安徽等地。秋季采挖,除去茎叶、泥沙,洗净,润透,切成厚片,晒干。

【主要性能】苦,微寒。归心、肝经。

【功效】活血祛瘀,通经止痛,清心除烦,凉血消痈。

【应用】

1. 血瘀证　本品善能通行血脉,祛瘀止痛,广泛用于妇、内、伤科多种瘀血病证,因其善调经水,《妇科明理论》有"一味丹参散,功同四物汤"之说,又为妇科调经常用药。用于月经不调,经闭、痛经及产后瘀滞腹痛,因其性偏寒凉,对血热瘀滞之证尤宜。治瘀血阻滞之胸痹心痛,脘腹疼痛,可配砂仁、檀香以活血行气止痛,如《时方歌括》丹参饮;治风湿痹证,可与祛风除湿之防风、秦艽等药同用;治跌打损伤,肢体瘀肿疼痛,常与当归、乳香、没药等同用,如《医学衷中参西录》活络效灵丹;治癥瘕积聚,可配伍三棱、莪术、鳖甲等药。

2. 心悸失眠　本品既能活血、凉血,又能清心除烦以安神。用于热病邪入心包之烦躁不寐,甚或神昏,可配伍生地、玄参、黄连等;若血不养心之失眠、心悸,常与生地、酸枣仁、柏子仁等同用,如《摄生秘剖》天王补心丹。

3. 疮痈痈肿　本品既能凉血活血,又能清热消痈,可用于热毒瘀阻引起的疮痈肿毒,常配伍清热解毒药。

此外,近年来用本品治疗肝脾肿大、冠状动脉粥样硬化性心脏病、高血压病及血栓闭塞性动脉管炎,取得较好的疗效。

【用法用量】生用或酒炙用。煎服,5～15 g。酒炒可增强活血化瘀之功。

【使用注意】不宜与藜芦同用。孕妇慎用。

【参考文献】

1. 本草文献

《神农本草经》:"主心腹邪气……寒热积聚,破癥除瘕、止烦满,益气。"

《日华子本草》："养血定志，通理关节，治冷热劳，骨节烦痛，四肢不遂；排胀止痛，生肌长肉；破宿血，补新生血；安生胎，落死胎；止血崩带下，调妇人经脉不匀，血邪心烦；恶疮疥癣，瘿赘肿毒，丹毒；头痛、赤眼；热病犯闷。"

《本草便读》："丹参，功同四物，能祛瘀以生新，善疗风而散结，性平和而走血……味甘苦以调经，不过专通营分。丹参虽有参名，但补血之力不足，活血之力有余，为调理血分之首药。"

2. **临床新用**　治急性胰腺炎：对照组用奥曲肽 0.1 mg，每 8 h 皮下注射 1 次，连用 5～8 d；治疗组在对照组治疗基础上加用复方丹参注射液 20 ml，加入 5％葡萄糖注射液 250 ml 中静脉滴注，每日 1 次，15 d 为 1 个疗程。观察腹痛缓解时间、腹部压痛消除时间、血尿淀粉酶、血常规恢复时间，并发症发生率及住院天数。有显著性差异。[中国药业，2011，20(8)：74]

3. **其他**　本品常用处方名有丹参、紫丹参、赤参、红根、酒炒丹参。

红　花
Hónghuā
CARTHAMI FLOS
《新修本草》

为菊科二年生草本植物红花 *Carthamus tinctorius* L. 的干燥花。全国各地多有栽培，主产于河南、四川、云南等地。夏季开花，花色由黄转为鲜红时采摘。阴干或微火烘干。

【主要性能】辛，温。归心、肝经。

【功效】活血通经、散瘀止痛。

【应用】

1. **血瘀证**　本品具有活血通经，祛瘀止痛之功，为内、妇、伤、外科多种瘀血阻滞病证的常用药。妇科治痛经、经闭、产后瘀滞腹痛，配伍赤芍、延胡索、香附等以理气活血止痛；或配伍桃仁、当归、川芎等，如《医宗金鉴》桃红四物汤。内科多用于胸痹心痛、血瘀腹痛、胁痛、癥瘕积聚证，常与桃仁、川芎、牛膝等同用，如《医林改错》血府逐瘀汤；治胁肋刺痛，可与桃仁、柴胡、大黄等同用，如《医学发明》复元活血汤；治疗癥瘕积聚，常配伍三棱、莪术、香附等药。伤科瘀滞肿痛者，本品善能通利血脉，消肿止痛，为治跌打损伤，瘀滞肿痛之要药，常配苏木、乳香、没药等药用；或制为红花油、红花酊涂擦。

2. **斑疹**　本品能活血化瘀以消斑，可用于瘀热郁滞之斑疹色暗，常配伍清热凉血透疹的紫草、大青叶等用，如《麻科活人书》当归红花饮。

【用法用量】生用。煎服，3～10 g。外用适量。

【使用注意】孕妇忌用。有出血倾向者慎用。

【参考文献】

1. 本草文献

《新修本草》："治口噤不语，血结，产后诸疾。"

《本草衍义补遗》："红花，破留血，养血。多用则破血，少用则养血。"

《本草汇言》："红花，破血、行血、和血、调血之药也。"

2. **临床新用**　治糖尿病足溃疡：治疗组在常规治疗基础上加用红花注射液 60 ml 加入生理盐水 250 ml 中静滴，1 次/d，疗程两组相同。治疗组疗效与对照组比较，$P<0.05$，差异有统计学意义。[医学信息(中旬刊)，2010，6：1544]

3. **其他**　本品常用处方名有红花、怀红花、散红花、片红花、川红花。

【附药】

西红花　为鸢尾科多年生草本植物番红花 *Crocus sativus* L. 的花柱头。又名"藏红花""番红花"。产于欧洲及中亚地区。以往多由印度、伊朗经西藏输入。现我国已有栽培。味甘、平。归心、肝经。功效活血化瘀,凉血解毒,解郁安神。活血之功与红花相似,临床应用也基本相同,但力量较强,又兼有凉血解毒功效,尤宜于斑疹火热,疹色不红活及温病入营血之证。因本品货少价贵,临床应用不多。用量宜小,1.5～3 g。煎服或沸水泡服。孕妇慎用。

桃　仁
Táorén
PERSICAE SEMEN
《神农本草经》

为蔷薇科落叶小乔木植物桃 *Prunus persica* (L.) Batsch 或山桃 *Prunus davidiana* (Carr.) Franch. 的干燥成熟种子。前者多为栽培,全国各地均产;后者主产于辽宁、河南等地,野生。果实成熟时采摘,除去果肉及核壳,取出种子,去皮,晒干。

【主要性能】苦、甘,平。有小毒。归心、肝、大肠经。

【功效】活血祛瘀,润肠通便,止咳平喘。

【应用】

1. 血瘀证　本品能破血行血,为内、妇、伤、外科多种瘀血阻滞病证的常用药。治瘀血蓄积之癥瘕痞块,常配桂枝、丹皮、赤芍等药用,如《金匮要略》桂枝茯苓丸;治瘀血经闭、痛经、常与红花相须为用,配红花、川芎、当归等,如《医宗金鉴》桃红四物汤;治产后瘀滞腹痛,常配伍当归、川芎、干姜等,如《傅青主女科》生化汤;治跌打损伤,瘀肿疼痛,常配红花、柴胡、当归等药用,如《医学发明》复元活血汤;若配伍清热解毒药尚可用于肺痈、肠痈等证,如治肺痈可配苇茎、薏苡仁等药用,如《千金方》苇茎汤;治肠痈配冬瓜仁、芒硝等药,如《圣济总录》大黄牡丹皮汤。

2. 肠燥便秘　本品富含油脂,能润燥滑肠,故可用于肠燥便秘证。常配伍当归、火麻仁、瓜蒌仁等,如《脾胃论》润肠丸。

3. 咳喘证　本品润肺降气,可用于咳嗽气喘,常配苦杏仁,如《圣济总录》双仁丸。

【用法用量】生用或炒用。煎服,5～10 g,捣碎用;桃仁霜入汤剂宜包煎。

【使用注意】孕妇忌用。便溏者慎用。本品有毒,不可过量。

【参考文献】

1. 本草文献

《神农本草经》:"主瘀血,血闭癥瘕,邪气,杀小虫。"

《珍珠囊》:"治血结、血秘、血燥,通润大便,破蓄血。"

《本草思辨录》:"桃仁,主攻瘀血而为肝药,兼疏肤腠之瘀。惟其为肝药,故桃核承气汤、抵当汤、抵当丸治在少腹,鳖甲煎丸治在胁下,大黄牡丹汤在大肠,桂枝茯苓丸治在癥瘕,下瘀血汤治在脐下。惟其兼疏肤腠之瘀,故大黄䗪虫丸治肌肤甲错,《千金》苇茎汤治胸中甲错,王海藏以桂枝红花汤加海蛤、桃仁治妇人血结胸,桃仁之用尽于是矣。"

2. 临床新用

(1) 治产后尿潴留:桃仁 20 g,葱白 2 根,冰片 1.5 g,3 药一起捣成泥,用纱布包好蒸热,趁温填入脐部固定,待患者自觉有热气入腹,即有尿意,小便自通,若一次不通可再加热用一次。[中国误诊学杂志,2007,28:6946]

（2）治口疮：取去皮尖桃仁 40～50 枚，盐酸黄连素片 7～10 片，共研细末，另取熬化的猪油 20 ml，香油 10 ml，将上药拌匀成糊状，贮瓶内备用，每日外涂 2 次，一般 3～5 d 即愈。[中国误诊学杂志，2007，28：6946]

3. **其他**　本品常用处方名有桃仁、桃核仁、桃仁泥。

益 母 草
Yìmǔcǎo
LEONURI HERBA
《神农本草经》

为唇形科一年生或二年生草本植物益母草 *Leonurus japonicus* Houtt. 的干燥地上部分。全国大部分地区均产，野生或栽培。夏季花季采割，除去杂质，洗净，润透，切段后干燥。

【**主要性能**】辛、苦，微寒。归心、肝、膀胱经。

【**功效**】活血调经，利水消肿，清热解毒。

【**应用**】

1. **血瘀证**　本品善能活血调经，为妇科经产之要药，故有"益母"之名。临证多用于血滞经闭、痛经、经行不畅、产后恶露不尽、瘀滞腹痛等证。治血滞经闭、痛经、月经不调，可单用熬膏服，如益母草流浸膏，益母草膏；亦可配当归、丹参、川芎等药用，如《集验良方》益母丸；治产后恶露不尽、瘀滞腹痛，既可单味煎汤或熬膏服用，亦可配当归、川芎、乳香等药用，如《傅青主女科》送胞汤；其他瘀滞证亦可选用，如治跌打损伤，多配伍乳香、没药等活血止痛药同用。

2. **水肿，小便不利**　本品利水之中兼能化瘀，尤宜于水瘀互结之水肿。可单用，或与茯苓、泽兰等利水药同用。

3. **热毒疮痈**　本品清热解毒，可用于瘀热阻滞之疮痈肿毒、皮肤痒疹。可单用鲜品捣敷或煎汤外洗，或与黄柏、苦参等药配伍煎汤内服。

【**用法用量**】生用或熬膏用。10～30 g，煎服；或熬膏，入丸剂。外用适量捣敷或煎汤外洗。

【**使用注意**】无瘀滞及阴虚血少者忌用。孕妇忌用。

【**参考文献**】

1. **本草文献**

《神农本草经》："茎主瘾疹痒，可作浴汤。"

《本草纲目》："活血、破血、调经、解毒。治胎漏难产，胎衣不下，血晕，血风，血痛，崩中漏下，尿血，泻血，疳、痢、痔疾，打扑内损瘀血，大便小便不通。"

《本草正义》："益母草，性滑而利，善调女人胎产诸证，故有益母之号。然惟血热血滞及胎产艰涩者宜之。若血气素虚兼寒及滑陷不固者皆非所宜，不得以益母之名，谓夫人所必用也。盖用其滑利之性则可，求其补益之功则未也。"

2. **临床新用**

（1）治中心性视网膜脉络炎：取益母草全草干品半斤，加水 1 500 ml，分别煎煮两次，煎液混合约 500 ml，分早、晚 2 次空腹服用。一般半个月左右见效。[内蒙古医学杂志，2012，8：87]

（2）治月经期偏头痛：益母草注射液 2 ml，每日 1 次肌注；于每月行经前 7～10 d 开始给药，至经期结束后停药。对照组用钙离子拮抗剂西比灵。总有效率两组之间差别无显著性意义；而总显效率益母草组显著高于氟桂利嗪（*P*<0.01）。[辽宁中医杂志，2004，13(12)：1013]

3. **其他**　本品常用处方名有益母草、茺蔚、益母艾、茺蔚草、坤草。

【附药】

茺蔚子　为益母草的果实。性味甘、辛,微寒。归肝经。功能活血调经,凉肝明目。主要适用于月经不调,经闭痛经,产后瘀滞腹痛,肝热头痛,目赤肿痛等证。煎服,5～10 g。或入丸、散。

泽　兰
Zélán
LYCOPI HERBA
《神农本草经》

为唇形科多年生草本植物毛叶地瓜儿苗 *Lycopus lucidu* Turcz. var. hirtus Regel 的干燥地上部分。野生。全国大部分地区均产,主产于浙江、湖北、黑龙江等地。夏、秋两季采割,晒干,切段。

【主要性能】苦、辛,微温。归肝、脾经。

【功效】活血调经,祛瘀消痈,利水消肿。

【应用】

1. 血瘀证　本品行而不峻,广泛用于内、妇、伤、外科多种瘀滞证。尤善活血调经,为妇科经产瘀血病证的常用药。用治经闭、痛经、产后瘀滞腹痛,常配伍当归、川芎、香附等药用,如《医学心悟》泽兰汤;治胸胁损伤疼痛,常配丹参、郁金、延胡索等;若跌打损伤,瘀肿疼痛,可单用捣碎,亦可配伍当归、红花、桃仁等药用,如《医学心悟》泽兰汤;治外科疮痈肿毒初起,可单用捣碎,亦可配伍银花、黄连、赤芍等用,如夺命丹(《外科全生集》)。

2. 水肿、小便不利　本品芳香舒脾而行水肿,通利经脉之功较佳,而行水消肿之力则较弱。多用于产后水肿,身面浮肿。治腹水身肿,配伍白术、茯苓、防己等。

【用法用量】生用。煎服,10～15 g。外用适量。

【参考文献】

1. 本草文献

《神农本草经》:"主乳妇内衄,中风余疾,大腹水肿,身面四种浮肿,骨节中水,金疮,痈肿疮度。"

《药性论》:"主产后腹痛……又治通身面目大肿,主妇人血沥腰痛。"

《本草纲目》:"泽兰走血分,故能治水肿,涂痈毒,破瘀血,消癥瘕,而为妇人要药。"

2. 临床新用　治蛇咬伤:用泽兰全草60～120 g,水煎服,另取泽兰叶50 g,捣烂贴敷伤口,每日换药1～2次。[浙江中医杂志,2007,7:383]

3. 其他　本品常用处方名有泽兰、泽兰叶。

牛　膝
Niúxī
ACHYRANTHIS BIDENTATAE RADIX
《神农本草经》

为苋科多年生草本植物牛膝(怀牛膝)*Achyranthes bidentata* Bl. 的干燥根。以栽培品为主,也有野生者。主产河南、河北、山西等地;冬季苗枯时采挖。洗净,晒干。

【主要性能】苦、甘、酸,平。归肝、肾经。

【功效】活血祛瘀,补肝肾,强筋骨,利水通淋,引火(血)下行。

【应用】

1. **血瘀证**　本品活血祛瘀力较强,性善下行,长于活血通经,化瘀疗伤,为妇科、伤科瘀血之常用药。治瘀阻经闭、痛经、月经不调、产后腹痛,常配当归、桃仁、红花,如《医林改错》血府逐瘀汤;治跌打损伤、腰膝瘀痛,与续断、当归、乳香等同用,如《伤科补要》舒筋活血汤。

2. **肾虚筋骨不健证**　本品补肝肾,强筋骨,又通血脉而利关节,性善下行,用治下半身腰膝关节酸痛,为其专长,临证用药可视证候不同,随证配伍。用于肝肾亏虚之腰膝酸痛、下肢痿软,可配伍杜仲、续断、桑寄生等同用,如《扶寿精方》续断丸;若痹痛日久,腰膝酸痛,则与独活、桑寄生等药同用,如《千金方》独活寄生汤。若因湿热下注引起的腰膝关节酸痛,常与苍术、黄柏、薏苡仁同用,如《医学正传》四妙丸。

3. **淋证、水肿、小便不利**　本品性善下行而利水通淋。治热淋、血淋、砂淋,症见小便不利或血尿,或尿道涩痛,常配冬葵子、瞿麦、车前子等药,如《千金方》牛膝汤;若水肿、小便不利,常配地黄、泽泻、车前子,以加强补肾利水之功,如《济生方》加味肾气丸。

4. **上部火热证**　本品性善下行,能导热下泄,引火(血)下行,以降上炎之火、上逆之血、上亢之阳。如胃火上炎之齿龈肿痛、口舌生疮,可配地黄、石膏、知母等同用,如《景岳全书》玉女煎;若气火上逆,迫血妄行之吐血、衄血,可配白茅根、栀子、代赭石;治肝阳上亢之头痛眩晕,可与代赭石、生牡蛎、生龟板等配伍,如《医学衷中参西录》镇肝熄风汤。

【用法用量】生用或酒炙用。煎服,5～12 g。活血通经、利水通淋、引火(血)下行宜生用;补肝肾、强筋骨宜酒炙用。

【使用注意】孕妇及月经过多者忌服。因本品性专下行,中气下陷,脾虚泄泻,下元不固,多梦遗精者慎用。

【参考文献】

1. **本草文献**

《神农本草经》:"主寒湿痿痹,四肢拘挛,膝痛不可曲伸,逐血气,伤热火烂,堕胎。"

《本草纲目》:"牛膝乃足厥阴、少阴之药,大抵得酒则能补肝肾,生用则能去恶血。"

《医学衷中参西录》:"(牛膝)原为补益之品,而善引气血下注,是以用药欲其下行者,恒以之为引经。故善治肾虚腰膝腿疼,或膝疼不能曲伸,或腿痿不能任地。兼治女子月经闭枯,催生下胎。又善治淋疼,通利小便,此皆其力善下行之效也。"

2. **其他**　本品常用处方名有牛膝、怀牛膝、淮牛膝。

【附药】

川牛膝　为苋科植物川牛膝 *Cyathula officinalis* Kuan 的干燥根。味甘、微苦,平。归肝、肾经。功能逐瘀通经,通利关节,利尿通淋。主要适用于经闭癥瘕,胞衣不下,跌扑损伤,风湿痹痛,足痿筋挛,尿血血淋。煎服,5～10 g。孕妇慎用。

鸡 血 藤

Jīxuèténg

SPATHOLOBI CAULIS

《本草纲目拾遗》

为豆科木质藤本植物密花豆 *Spatholobus suberectus* Dunn 的干燥藤茎。主产于广西、云南等地。多为野生。秋、冬两季采收茎藤,除去枝叶及杂质,润透,切片,晒干。

【主要性能】苦、甘,温。归肝、肾经。

【功效】活血补血,调经止痛,舒筋活络。

【应用】

1. 血瘀证　本品活血通经,凡妇人血瘀所致的月经不调、痛经、闭经均为常用之品,因兼能补血,故上证兼血虚者尤宜。治血瘀之月经不调、痛经、闭经,可配伍当归、川芎、香附等同用;若兼血虚月经不调、痛经、闭经,则配当归、熟地、白芍等药用。

2. 血虚证　本品补血之功虽偏弱,偶可用于血虚心悸、心慌、面色萎黄等证,可配伍补血药熟地、当归、白芍等以增其功。

3. 风湿痹证,肢麻瘫痪　本品活血补血,舒筋活络,为治疗经脉不畅之常用药。多用于风湿痹痛,手足麻木,肢体瘫痪证。治中风手足麻木,肢体瘫痪,常配伍益气活血通络药,如黄芪、丹参、地龙等药;如治风湿痹痛,肢体麻木,可配伍祛风湿药,如独活、威灵仙、桑寄生等药;治血虚不养筋之肢体麻木则多配益气补血药之黄芪、当归等药同用。

此外：用于因放射治疗所致的白血球下降,有一定疗效。

【用法用量】生用或熬膏用,或浸酒服。煎服,10～30 g。

【参考文献】

1. 本草文献

《本草纲目拾遗》:"壮筋骨,已酸痛,和酒服……治老人气血虚弱,手足麻木,瘫痪等证……妇人经血不调,赤白带下;妇人干血劳及子宫虚冷不受胎。"

《饮片新参》:"去瘀血,生新血,流利经脉。"

《现代实用中药》:"为强壮性之补血药,适用于贫血性之神经麻痹症,如肢体及腰膝疼痛,麻木不仁等。又用于妇女月经不调,月经闭止等。有活血镇痛之效。"

2. 临床新用

(1) 治甲亢白细胞减少：治疗组服用鸡血藤汤(鸡血藤 30 g、黄芪 20 g、麦冬 15 g、柴胡 15 g、夏枯草 18 g、白芍 10 g、五味子 9 g)水煎取汁,每日 2 次,对照组：口服强力升白片,每次 3 片,每日 3 次。4 周为 1 个疗程。鸡血藤汤可显著升高血白细胞计数,与对照组比较有显著性差异。[中国厂矿医学,2007,6：672]

(2) 治顽固性失眠：用鸡血藤熬膏内服(鸡血藤 500 g,加水 2 000 ml,熬至 1 000 ml,浓缩后加红糖适量收膏。每次用黄芪 20 g,煎水冲服鸡血藤膏 20 g,每日 3 次),效果良好。[中医杂志,2003,44(10)：729]

(3) 治深度慢性溃疡：用鸡血藤复方汤剂(鸡血藤 40 g,川芎 30 g,地榆 28 g,冰片 2 g)。浸润无菌敷料填敷于创面,每 1～2 h 更换敷料 1 次,以保持敷料湿润。治愈 31 例(86.1％),显效 5 例(13.9％),总有效率达 100％。[中国医药导报,2008,24：205]

3. 其他　本品常用处方名有鸡血藤、血风藤、血藤、活血藤、大血藤。

土　鳖　虫
Tǔbiēchóng
EUPOLYPHAGA STELEOPHAGA
《神农本草经》

为鳖蠊科昆虫地鳖 *Eupolyphaga sinensis* Walker. 或冀地鳖 *Steleophaga plancyi* (Boleny) 雌虫的全体。全国各地均产,主产于湖南、湖北、江苏等地的产品最佳。野生或人工饲养,夏季捕捉;饲养者全年可捕捉。置沸水中烫死,晒干或烘干。

【主要性能】咸,寒。有小毒。归肝经。

【功效】破血逐瘀,续筋接骨。

【应用】

1. 血瘀经闭,癥瘕积聚　本品能破血逐瘀而消癥,常用于血瘀经闭,产后瘀滞腹痛,积聚痞块证。治血瘀经闭,产后瘀滞腹痛,常与大黄、桃仁等同用,如下瘀血汤;治癥积痞块,常配伍柴胡、桃仁、鳖甲等以化瘀消癥,如《金匮要略》鳖甲煎丸。

2. 跌打损伤　本品能活血消肿止痛,续筋接骨疗伤,为伤科常用药,尤多用于筋伤骨折,瘀血肿痛及腰部扭伤等证。临床常与自然铜、骨碎补、乳香等同用,如《杂病源流犀烛》接骨紫金丹;治腰部扭伤,可单用研末调敷,或研末黄酒冲服。

【用法用量】生用或炒用。煎服,3~10 g;研末服,1~1.5 g,黄酒送服。外用适量。

【使用注意】孕妇忌用。

【参考文献】

1. 本草文献

《神农本草经》:“主心腹寒热洗洗,血积癥瘕,破坚,下血闭。”

《本草纲目》:“行产后血积,折伤瘀血,重舌,木舌,小儿腹痛夜啼。”

《药性论》:“治月水不调,破留血积聚。”

2. 临床新用

(1) 治高血压:用土鳖虫、水蛭等量研末装胶囊,每粒含生药 0.25 g,每次服 4 粒,每日 3 次,结果有效率为 90.63%。[中国中西医结合杂志,1992,12:38]

(2) 对肝癌细胞的抑制作用:土鳖虫乳剂灌胃后的 SD 大鼠血清对肝癌 HepG2 细胞的体外增殖有明显的抑制作用。[中药新药与临床药理,2007,18(4):257]

3. 其他　本品常用处方名有土鳖虫、蟅虫、土鳖、地鳖、金边地鳖、土别、苏土元、大土元、汉土元、土元。

自　然　铜

Zìrántóng

PYRITUM

《雷公炮炙论》

为硫化物类矿物黄铁矿族黄铁矿,主含二硫化铁(FeS_2)矿石。主产于四川、湖南、广东等地。全年均可采集。采后除去杂质,砸碎,以火煅透,醋淬。

【主要性能】辛,平。归肝经。

【功效】散瘀止痛,续筋接骨。

【应用】

伤科骨折,瘀肿疼痛　本品活血散瘀止痛,续筋接骨疗伤,尤长于促进骨折的愈合,为伤科要药,外敷内服均可。临床多用于跌打损伤,骨折筋断,瘀肿疼痛证,常与乳香、没药、当归等药同用,如《张氏医通》自然铜散;或配伍苏木、乳香、血竭等,以治跌打伤痛,如《医宗金鉴》八厘散。

【用法用量】研末或水飞用。煎服,3~9 g,先煎。入丸、散,醋淬研末服,每次 0.3 g。外用适量。

【使用注意】本品含砷等有害物质,火煅可使其含量降低。不宜久服。血虚无瘀者慎用。孕妇忌用。

【参考文献】

1. 本草文献

《日华子本草》:"排脓,消瘀血,续筋骨。治产后血邪,止惊悸。"

《开宝本草》:"疗折伤,散血止痛,破积聚。"

《本草纲目》:"自然铜,接骨之功与铜屑同,不可诬也。但接骨之后,不可常服,即便理气活血尔。"

2. 其他 本品常用处方名有自然铜、天然铜、接骨丹、煅自然铜。此外,采用自然铜、当归、乳香、没药、地鳖虫、骨碎补、续断对正常雄性 SD 大鼠灌胃,发现促进成骨细胞中核心结合因子 α_1（$Cbf\alpha_1$）的表达以自然铜为最佳,在促进成骨细胞骨形态发生蛋白-2（BMP-2）的表达中以续断和骨碎补为最,依次为当归、自然铜和没药。

骨 碎 补

Gǔsuìbǔ

DRYNARIAE RHIZOMA

《药性论》

为水龙骨科多年生附生蕨类植物槲蕨 *Drynaria fortunei*(Kunze)J. Sm 的根茎。产于浙江、广东、四川等地。全年均可采挖,以冬、春两季为主。除去叶及鳞片,洗净,润透,切片,干燥。

【主要性能】苦,温。归肝、肾经。

【功效】活血续伤,补肾强骨。

【应用】

1. 伤科瘀滞肿痛证 本品能活血散瘀、消肿止痛、续筋接骨,为伤科要药。凡跌扑闪挫,骨折筋伤,瘀滞肿痛证均有佳效。治跌扑损伤,可单用本品浸酒服,并外敷,亦可水煎服;或配伍没药、自然铜等,如《圣惠方》骨碎补散。

2. 肾虚证 本品能温补肾阳,强筋健骨,用治肾虚腰痛脚弱,耳鸣耳聋,牙痛,久泄等证。治肾虚耳鸣、耳聋、牙痛,配熟地、山茱萸等;治肾虚腰痛脚弱,配补骨脂、牛膝;治肾虚久泻,既可单用,以本品研末,入猪肾中煨熟食之;亦可配补骨脂、益智仁、吴茱萸等同用以加强温肾暖脾止泻之效。

此外,本品外用具有消风祛斑之功,还可用于斑秃、白癜风等病证的治疗。

【用法用量】生用或砂烫用。煎服,10～15 g。或泡酒服。外用适量,研末调敷或鲜品捣敷,亦可浸酒擦患处。

【使用注意】阴虚火旺,血虚风燥而无瘀滞者慎用。

【参考文献】

1. 本草文献

《药性论》:"主骨中疼痛,风血毒气,五劳六极,口手不收,上热下冷,悉能主之。"

《开宝本草》:"主破血,止血,补伤折。"

《本草纲目》:"治耳鸣及肾虚久泻,牙痛。"

2. 临床新用

(1)治传染性软疣:以70％乙醇浸泡骨碎补,48 h 后洗滤,涂于疣体上,每日 2 次,治疗 27 例,治愈 16 例,好转 8 例,无效 3 例,总有效率为 88.9％。[陕西中医,1986,7(10):460]

(2)治花斑癣:采骨碎补鲜品,切成 0.5 cm 厚片状,蘸取密陀僧细末外搽患处,用药 1 次即痊

愈。[中医杂志,2004,4(45):250]

(3)治跟骨骨刺:骨碎补 30 g(双足加倍)捣细粉,用 75％的酒精与食醋各等份调成稠糊状,敷药前足跟用温水泡 20 min,然后将药糊均匀涂于增生足跟处,用布包扎。每晚睡前敷药,次日晨除去,20 d 为 1 个疗程,一般用 3 个疗程,足跟疼痛可缓解。[中医杂志,2004,4(45):250]

3. 其他 本品常用处方名有骨碎补、碎补、猴姜、毛姜、申姜。

血 竭

Xuèjié

DRACONIS SANGUIS

《雷公炮炙论》

为棕榈科常绿藤本植物麒麟竭 *Daemonorops draco* Bl. 的果实及树干中渗出的树脂。主产于印度、马来西亚、伊朗等国,我国的广东、台湾等地也有种植。多为栽培。秋季采集果实,置蒸笼内蒸煮,使树脂渗出;或将树干砍破或钻以若干小孔,使树脂自然渗出,凝固而成。

【主要性能】甘、咸,平。归心、肝经。

【功效】活血止痛,化瘀止血,生肌敛疮。

【应用】

1. 跌打损伤,瘀滞心腹疼痛 本品散瘀止痛,为伤科及其他各科瘀滞疼痛证之要药。治跌打损伤,瘀血肿痛,常与乳香、没药、儿茶等药同用,如《良方集腋》七厘散;治痛经、经闭、产后瘀滞腹痛或瘀阻心腹刺痛,多与当归、莪术、三棱等药配用。

2. 外伤出血 本品止血不留瘀,适用于瘀血阻滞,血不归经的出血证。如外伤出血,血痔肠风等,可配伍儿茶、乳香、没药等,如《良方集腋》七厘散,亦可单用研末外敷患处。

3. 疮疡不敛 本品外用,有敛疮生肌之功,可用治疮疡久溃不敛之证,可配伍乳香、没药等,如《圣济总录》血竭散,亦可单用本品研末外敷。

【用法用量】打碎研末用。内服,研末,每次 1～2 g。外用适量,研末外敷。

【使用注意】无瘀血者不宜用,孕妇及月经期忌用。

【参考文献】

1. 本草文献

《新修本草》:"主五脏邪气,带下,心痛,破积血,金疮生肉。"

《海药本草》:"主打伤折损,一切疼痛,补虚及血气搅刺,内伤血聚,并宜酒服。"

《日华子本草》:"治一切恶疮疥癣,久不合者,敷。此药性急,亦不可多使,却引脓。"

2. 其他 本品常用处方名有血竭、麒麟竭、血杰、麒麟血。

莪 术

Ezhú

CURCUMAE RHIZOMA

《药性论》

为姜科多年生草本植物蓬莪术 *Curcuma phaeocaulis* Val.、广西莪术 *Curcuma kwangsiensis* S. G. lee et C. F. Liang 或温郁金 *Curcuma wenyujin* Y. H. Chen et C. Ling 的干燥根茎。蓬莪术主产于福建、四川等地;广西莪术主产于广西;后者习称"温莪术",主产于四川,广东等地。秋、冬两季茎叶枯萎后采挖。除去地上部分、须根、鳞叶,洗净蒸或煮至透心,晒干。

【主要性能】辛、苦,温。归肝、脾经。

【功效】破血行气,消积止痛。

【应用】

1. 血瘀气滞证 本品能破血消癥,行气止痛,临床多用于血瘀气滞所致的癥瘕积聚、经闭,以及气滞、血瘀、食停、寒凝所致的心腹瘀痛证,常与三棱相须为用。治癥瘕痞块,常与三棱、当归、香附等同用,如《寿世保元》莪术散;治胁下痞块,可配丹参、三棱、鳖甲、柴胡等药用;治血瘀经闭、痛经,常配当归、红花、牡丹皮等;用于跌打损伤,瘀肿疼痛,常与其他祛瘀疗伤药同用。

2. 食积气滞证 本品能行气止痛,消食化积,用于食积不化之脘腹胀痛,可配伍青皮、槟榔用,如《证治准绳》莪术丸。

【用法用量】生用或醋制用。煎服,3～15 g。醋制后可加强祛瘀止痛作用。外用适量。

【使用注意】孕妇及月经过多者忌用。

【参考文献】

1. 本草文献

《药性论》:"治女子血气心痛,破痃癖冷气,以酒醋摩服。"

《日华子本草》:"治一切血气,开胃消食,通月经,消瘀血,止扑损痛,下血及内损恶血等。"

《药品化义》:"蓬术味辛性烈,专攻气中之血,主破积消坚,去积聚癖块,经闭血瘀,扑损疼痛。与三棱功用颇同,亦忽过服。"

2. 临床新用

(1) 治手足口病:以炎琥宁注射液 8～10 mg/kg 加入 5％葡萄糖注射液 150 ml 静滴,每日 1次。实验组在此基础上另予莪术油注射液 0.1 g 加入 5％葡萄糖注射液 150 ml 静滴,每日 1 次。结果显示实验组疗效优于对照组($P<0.05$)。[中国中医急症,2013,6(22):979]

(2) 治宫颈糜烂及霉菌性、滴虫性阴道炎:复方莪术油栓是一种乳黄色至浅黄棕色鸭嘴形栓剂,患者于月经干净后 3 d 开始每晚临睡前清洗外阴,取一粒复方莪术油栓放置于阴道深处,6 d为 1 个疗程,严重者次晨再放置 1 粒,连续 2～3 个疗程。[社区医学杂志,2008,6(6):16]

(3) 治Ⅲ期褥疮:褥疮创面处理消毒后,先将莪术油涂抹创面,打开红外线烤灯预热 4～6 min,然后定时 30 min 直接照射创面,照射距离约 30 cm,每日 3 次,治疗 15 d,有显著疗效。[浙江中医药大学学报,2008,4(32):470]

3. 其他 本品常用处方名有莪术、蓬莪术、蓬莪茂、黑心姜、桂莪术、温莪术、文术、醋制莪术。

三 棱

Sānléng

SPARGANII RHIZOMA

《本草拾遗》

为黑三棱科植物黑三棱 *Sparganium stoloniferum* Buch.-Ham 的块茎。主产于江苏、河南、江西等地。野生或栽培。冬季至次春挖取块茎,去掉茎叶须根,洗净,削去外皮,晒干。

【主要性能】辛、苦,平。归肝、脾经。

【功效】破血行气,消积止痛。

【应用】

本品所治病证与莪术基本相同,常相须为用。然三棱偏于破血,莪术偏于破气。

【用法用量】生用或醋制用。煎服,3～10 g。醋制后可加强祛瘀止痛作用。

【使用注意】孕妇及月经过多忌用。

【参考文献】

1. 本草文献

《日华子本草》:"治妇人血脉不调,心腹痛,落胎,消恶血,补劳,通月经,治气胀,消扑损瘀血,产后腹痛,血晕并宿血不下。"

《开宝本草》:"主老癖癥瘕结块。"

《医学衷中参西录》:"三棱气味俱淡,微有辛意;莪术味微苦,亦微有辛意,性皆微温,为化瘀血之要药。若细核二药之区别,化血之力三棱优于莪术,理气之力莪术优于三棱。"

2. 临床新用 治尿路结石:以化瘀尿石汤(三棱、莪术、赤芍、桃仁等)为主,7 d 为 1 疗程(每次用药须间隔 3 d),共治尿路结石 100 例,结果治愈 73 例,有效 14 例,总有效率为 87%。[中西医结合杂志,1996,10(3):183]

3. 其他 本品常用处方名有三棱。

水 蛭

Shuǐzhì

HIRUDO

《神农本草经》

为水蛭科动物蚂蟥 *Whitmania pigra* Whitman、水蛭 *Hirudo nipponica* Whitman 及柳叶蚂蟥 *Whitmania acranulata* Whitman 的干燥全体。全国各处均有出产,多属野生。夏秋季捕捉。捕捉后洗净,用沸水烫死,切段晒干或低温干燥。

【主要性能】咸、苦,平。有小毒。归肝经。

【功效】破血通经,逐瘀消癥。

【应用】

1. 血瘀经闭,癥瘕积聚 本品破血逐瘀力强,主要用于血滞经闭,癥瘕积聚等证,常与逐瘀消癥,破血通经药虻虫、大黄、桃仁同用,如《伤寒论》抵当汤;若日久体虚者,可配人参、当归等补气养血药,如《温病条辨》化癥回生丹。

2. 跌打损伤,心腹疼痛 本品破血逐瘀之功亦常用于伤科、内科瘀滞较重者。如跌打损伤,可配活血疗伤之苏木、自然铜等药用,如《普济方》接骨火龙丹;治疗血内阻,心腹疼痛,大便不通,则配伍泻下逐瘀之大黄、牵牛子,如《济生方》夺命散。

此外,现代临床用治血小板增多症、脑出血颅内血肿,有较好疗效。

【用法用量】生用或用滑石粉烫后用。煎服,1～3 g;研末服,0.3～0.5 g。以入丸、散或研末服为宜。

【使用注意】孕妇及月经过多者忌用。

【参考文献】

1. 本草文献

《神农本草经》:"主逐恶血,瘀血,月闭,破血逐瘀,无子,利水道。"

《名医别录》:"堕胎。"

《本草衍义》:"治折伤堕扑蓄血有功。"

2. 其他 本品常用处方名有水蛭、蚂蟥干、烫水蛭。

表 21-1　活血化瘀药参考药

药名	来源	药性	功效	应用	用法用量	使用注意
王不留行	为石竹科植物麦蓝菜的成熟种子	苦，平。归肝、胃经	活血通经，下乳消痈，利尿通淋	1. 血瘀痛经，经闭 2. 产后乳汁不下，乳痈 3. 淋证	煎服，5～10 g	孕妇慎用
月季花	为蔷薇科植物月季的花	甘、淡、微苦，平。归肝经	活血调经，疏肝解郁，消肿解毒	1. 肝血郁滞之月经不调、痛经、闭经及胸胁胀痛 2. 跌打损伤，瘀肿疼痛，痈疽肿毒，瘰疬	煎服，2～5 g，不宜久煎。亦可泡服，或研末服。外用适量	用量不宜过大，多服久服可引起腹痛及便溏腹泻。孕妇慎用
凌霄花	为紫葳科植物凌霄或美洲凌霄的花	辛、微寒。归肝、心包经	破瘀通经，凉血祛风	1. 血瘀经闭、癥瘕积聚及跌打损伤 2. 风疹、皮癣、皮肤瘙痒、痤疮 3. 便血、崩漏	煎服，3～10 g。外用适量	孕妇忌用
苏木	为豆科植物苏木的心材	甘、咸、辛，平。归心、肝经	活血疗伤，祛瘀通经	1. 跌打损伤，骨折筋伤，瘀滞肿痛 2. 血滞经闭，产后瘀阻腹痛，痛经，心腹疼痛，痈肿疮毒等	煎服，3～10 g。外用适量，研末撒敷	月经过多和孕妇忌用
虻虫	为虻科昆虫复带虻的雌虫体	苦、微寒。有小毒。归肝经	破血逐瘀，散积消癥	1. 血瘀经闭，癥瘕积聚 2. 跌打损伤，瘀滞肿痛	煎服，1～1.5 g，；研末服，0.3 g	孕妇及体虚无瘀、腹泻者忌用
斑蝥	为芫青科昆虫南方大斑蝥或黄黑小斑蝥的全体	辛、热。有大毒。归肝、肾、胃经	破血逐瘀，散结消癥，攻毒蚀疮	1. 癥瘕、经闭 2. 痈疽恶疮，顽癣，瘰疬等	内服多入丸、散，0.03～0.06 g。外用适量，研末敷贴，或酒、醋浸涂，或作发泡用。内服需以糯米同炒，或配青黛、丹参以缓其毒。搽	本品有大毒，内服宜慎，应严格掌握剂量，体弱忌用，孕妇禁用。外用对皮肤、黏膜有很强的刺激作用，能引起皮肤发红、灼热、起泡，甚至腐烂，故不宜久敷和大面积使用
儿茶	为豆科植物儿茶的去皮枝、干的煎膏	苦、涩、凉。归心、肺经	活血疗伤，止血生肌，收湿敛疮，清肺化痰	1. 跌打伤痛、出血 2. 疮疡，湿疮，牙疳，下疳，痔疮 3. 肺热咳嗽	内服：1～3 g，多入丸、散；入煎剂可适当加量，宜布包。外用适量，研末撒或调敷	

续 表

药名	来 源	药 性	功 效	应 用	用法用量	使用注意
刘寄奴	为菊科植物奇蒿的全草	苦、温。归心、肝、脾经	散瘀止痛,疗伤止血,破血通经,消食化积	1. 跌打损伤,肿痛出血 2. 血瘀经闭、产后瘀滞腹痛 3. 食积腹痛、赤白痢疾	煎服,3～10 g。外用适量,研末撒或调敷,亦可鲜品捣烂外敷	孕妇慎用

问题与思考

1. 试述对郁金开窍功用的理解。
2. 应用活血化瘀药为何常配行气药?
3. "一味丹参散,功同四物汤"你是如何理解的?
4. 为何说益母草为妇科经产之要药?

辨证用药练习

李某,30 岁。患者自然流产(孕 2 个月)后一直阴道出血,淋漓不止,已 40 余日。血量时多时少,色紫有块,腰酸痛,有时头晕,舌质淡暗,脉细弱无力。血色素 9 g,尿妊娠试验(－)。

诊为出血证。试写出其证型,可选择哪些药物,并陈述理由。

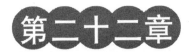

化 痰 药

凡以消痰,祛痰为主要功效,常用于治疗痰证的药物,称为化痰药。

本类药物依据其性能特点及功效主治之不同,大致可分为温化寒痰药、清化热痰药二类。

化痰药味多辛苦,少数药味甘、咸,性或温或寒凉,主归脾、肺经。

辛能宣通肺气,苦能燥湿化痰、降泄肺气,甘润肺燥,咸能软坚;温以散寒,凉可清热。肺居上焦,为"贮痰之器",脾居中焦,主运化水湿,为"生痰之源";化痰药主治痰证。痰者,既是病理产物,又是致病因素,它"随气升降,无处不到",所以痰所致病证甚多:如痰阻于肺之咳喘痰多;痰扰心神之睡眠不安;痰蒙清阳之眩晕;痰蒙心窍之昏厥、癫痫,肝风夹痰之中风、惊厥;痰火互结之瘰疬、瘿瘤;痰凝肌肉,流注骨节之阴疽流注;痰阻经络之肢体麻木,半身不遂,口眼歪斜,皆可用化痰药治之。

部分药物兼有止咳、平喘、软坚散结、消肿止痛之功。可用于咳嗽,气喘,瘰疬痰核及痈疽肿毒等证。

应用化痰药时,因视病证不同,结合病因及兼证,选择相应的化痰药外,并作适当的配伍以增强疗效,因痰多易发咳嗽,咳喘又多夹痰,故化痰药、止咳药、平喘药三者常配伍同用。再则应根据痰、咳、喘的不同病因病机而配伍,以治病求本,标本兼顾。如寒饮阻肺,配温肺化饮药;肺热咳痰者,应配清肺泻火药;湿痰郁遏,配健脾燥湿药;燥痰袭肺,则当配清肺养阴之品;风痰上扰,则配伍化痰息风药。此外,如癫痫、惊厥、眩晕者,则当配化痰开窍药、安神药、平肝息风药;治痰核、瘰疬、瘿瘤者,配软坚散结之品;阴疽流注者,配温阳散结之品。

因"脾为生痰之源",脾虚运化失司,水湿内生,聚湿生痰,故临床常配健脾燥湿药同用,以标本兼顾。又因痰为有形之邪,易阻滞气机,"气滞则痰凝,气行则痰消",故临床常配理气药,以加强化痰之功。

某些温燥之性强的化痰药,凡痰中带血等有出血倾向者,宜慎用。

第一节　温化寒痰药

本类药物味多辛苦,性偏温燥,主归肺、脾、肝经,以温肺祛寒,燥湿化痰为主要功效,主用于寒痰、湿痰所致的咳嗽气喘、痰多色白、苔腻之证,以及寒痰、湿痰所致的眩晕、肢体麻木、阴疽流注。部分药兼有外用消肿止痛之功,又可用于疮痈肿毒。

部分药药性偏温燥,不宜用于热痰、燥痰之证。

半　夏

Bànxià

PINELLIAE RHIZOMA

《神农本草经》

为天南星科多年生草本植物半夏 *Pinellia ternata*(Thunb.) Breit. 的干燥块根。全国南北各地均有,以长江流域生产为主。夏、秋二季采挖,除去外皮及须根,晒干,为生半夏;一般用姜汁、明矾制过入药;经白矾制者为清半夏;经生姜和白矾制者为姜半夏;经石灰和甘草制者为法半夏。

【主要性能】辛,温。有毒。归脾、胃、肺经。

【功效】燥湿化痰,降逆止呕,消痞散结;外用消肿止痛。

【应用】

1. 湿痰,寒痰证　本品为燥湿化痰,温化寒痰之要药。治痰湿壅滞之咳嗽声重,痰白质稀者,常配陈皮、茯苓同用,如《和剂局方》二陈汤;若属寒饮咳喘,痰多清稀者,多与干姜、细辛等温肺化饮药配伍,如《伤寒论》小青龙汤;湿痰上犯清阳之头痛、眩晕、呕吐痰涎者,则配天麻、白术以化痰息风,如《古今医鉴》半夏白术天麻汤。

2. 呕吐　本品降逆和胃,为止呕要药。各种原因之呕吐,皆可随证配伍使用,对痰饮或胃寒所致的胃气上逆呕吐尤宜,常与生姜同用,如《金匮要略》小半夏汤;若胃热呕吐,配黄连;治胃虚呕吐,配人参、白蜜。

3. 痰结证　本品善于化痰消痞散结。可用于痰气或痰热互结所致心下痞,结胸,梅核气。治痰热阻滞,寒热错杂之心下痞满者,常配干姜、黄连、黄芩以苦辛通降,开痞散结,如《伤寒论》半夏泻心汤;若治痰热结胸,配瓜蒌、黄连,如《伤寒论》小陷胸汤;治梅核气,气郁痰凝者,配紫苏、厚朴、茯苓等,以行气解郁,化痰散结,如《金匮要略》半夏厚朴汤。

4. 痰核,瘿瘤,痈疽肿毒及毒蛇咬伤　本品内服能消痰散结,外用能消肿止痛。治瘿瘤、痰核,常配海藻、昆布、浙贝等化痰散结之品;治痈疽发背、无名肿毒初起或毒蛇咬伤,可生品研末调敷或鲜品捣敷。

【用法用量】用姜汁、明矾制过用。煎服,3～10 g。生品有毒,内服宜炮制用。其中姜半夏长于降逆止呕,法半夏长于燥湿,半夏曲长于化痰消食,竹沥半夏能清化热痰。外用生品,适量。

【使用注意】反乌头,不宜与乌头类药物同用。阴虚燥咳,血证,热痰,燥痰应慎用。

【参考文献】

1. 本草文献

《神农本草经》:"治伤寒寒热、心下坚、胸胀、咳逆、头眩、咽喉肿痛、肠鸣下气,止汗。"

《医学启源》:"治寒痰及形寒饮冷伤肺而咳,大和胃气,除胃寒,进饮食。治太阴痰厥头痛,非此不能除。"

《本经逢原》:"半夏同甘苍术、茯苓治湿痰;同瓜蒌、黄芩治热痰;同南星、前胡治风痰;同芥子、姜汁治寒痰。惟燥痰宜瓜蒌、贝母,非半夏所能治也。"

2. 临床新用

(1) 治病毒性心肌炎:以小半夏加茯苓汤(半夏18 g、生姜24 g、茯苓12 g)加减治疗病毒性心肌炎11例,11例临床自觉症状均完全消失,10例心电图恢复正常。[上海中医药杂志,1983,9:26]

(2) 治顽固性失眠:半夏枯草煎,基本方由姜半夏、夏枯草各12 g,薏苡仁(代秫米) 60 g,珍珠母30 g煎服,治顽固性失眠尤其对慢性肝炎久治不愈或误治或久服西药致长期失眠者,有良效。

3. **其他** 本品常用处方名有半夏、制半夏、清半夏、姜半夏、法半夏、半夏曲。

天 南 星
Tiānnánxīng
ARISAEMATIS RHIZOMA
《神农本草经》

为天南星科多年生草本植物天南星 *Arisaema erubescens*（Wall.）Schott、异叶天南星 *A. heterophyllum* Bl. 或东北天南星 *A. amurense* Maxim. 的干燥块茎。本品主产于河南、河北、四川等地;异叶天南星主产于江苏、浙江等地;东北天南星产于吉林、辽宁等地。秋、冬二季采挖,除去茎叶、须根及外皮,晒干,即生南星;用明矾、生姜炮制后用,为制南星;用胆汁炮制为胆南星。

【**主要性能**】苦、辛,温。有毒。归肺、肝、脾经。

【**功效**】燥湿化痰,祛风止痉;外用散结消肿。

【**应用**】

1. **湿痰,寒痰证** 本品燥湿化痰之功与半夏相似,然燥烈之性尤过之。治湿痰阻肺,咳喘痰多,胸膈胀闷,常与半夏、枳实、橘红配伍,如《严氏济生方》导痰汤;用于寒痰咳嗽,痰白清稀,多配伍半夏、肉桂,如《洁古家珍》姜桂丸。

2. **风痰阻络证** 本品善祛风痰而止痉厥。可用于风痰眩晕、痰壅中风、癫痫、破伤风等证。治风痰眩晕,配半夏、天麻等;治风痰留滞经络,半身不遂,手足顽麻,口眼㖞斜等,则配半夏,川乌、白附子等;治癫痫,可与半夏、全蝎、僵蚕等同用,如《杨氏家藏方》五痫丸;治破伤风角弓反张,痰涎壅盛,则配白附子、天麻、防风等,如《外科正宗》玉真散。

此外,本品外用能消肿散结止痛。治痈疽肿痛、痰核,可研末醋调敷;治毒蛇咬伤,可配雄黄外敷。

【**用法用量**】用姜汁、明矾制过用。煎服,3～10 g,有毒,内服炮制用。外用适量。

【**使用注意**】阴虚燥痰及孕妇忌用。

【**参考文献**】

1. **本草文献**

《神农本草经》:"主心痛,寒热结气,积聚伏梁,伤筋痿拘缓。"

《本经逢原》:"南星、半夏皆治痰药也。然南星专走经络,故中风、麻痹以之为导;半夏专走肠胃,故呕吐、泄泻以之为向导。"

《本草求真》:"胆制味苦性凉,能解小儿风痰热滞,故治小儿急惊最宜。""天南星味辛而麻,气温而燥,性紧而毒……性虽有类半夏,然半夏专走肠胃,故呕逆泄泻得之以为向导。南星专走经络,故中风麻痹亦得以之为向导。半夏辛而能散,仍有内守之意,南星辛而能散,决无有守之性,其性烈于半夏也。南星专主经络风痰,半夏专主肠胃湿痰,功虽同而用有别也。但阴虚燥痰服之为切忌耳。"

2. **临床新用**

(1) 治小儿多涎症:天南星 30 g、生蒲黄 12 g 共为细末,醋调成饼,贴涌泉穴,12 h 易之,治疗 132 例,痊愈 118 例,占 89.4%,好转 11 例,8.3%,无效 3 例,占 2.3%。[四川中医,1986,10:13]

(2) 治高血脂症:以制南星为主配决明子、蚕蛹、肉桂、黑大豆制成片剂口服,每日 3～4 次,每次 4～6 片,观察胆固醇升高 158 例,三酰甘油升高 132 例,β脂蛋白升高 116 例。有效率分别为

90.5％、90.5％、83.62％,总有效率为88.08％。与治疗前相比,有显著性差异(P均小于0.01)。[中西医结合杂志,1987,9:522]

3.其他　本品常用处方名有天南星、制南星、炮南星、胆南星。

【附药】

胆南星　为制天南星的细粉与牛、羊或猪胆汁经加工而成。或为生天南星细粉与牛、羊或猪胆汁经发酵加工而成。性味苦,凉。归肝、胆经。功能清热化痰,息风定惊。主要适用于痰热惊风抽搐、中风、癫痫、头风眩晕、痰火喘咳等证。煎服,3～6 g。

白　附　子
Báifùzǐ
TYPHONII RHIZOMA
《中药志》

为天南星科多年生草本植物独角莲 *Typhonium giganteum* Engl. 的干燥块茎。主产于河南、甘肃、湖北等地。秋季采挖,除去残茎、须根及外皮;用硫黄熏1～2次,晒干。

【主要性能】辛,温。有毒。归胃、肝经。

【功效】燥湿化痰,祛风止痉。外用:解毒散结。

【应用】

1.风痰阻络证　本品燥烈有毒,功似南星,为祛风痰之要药,有逐寒湿而化痰,祛风邪而止痉之功。主用于风痰壅盛,口眼㖞斜、惊风癫痫、破伤风等证。治风痰壅盛之抽搐或口眼㖞斜、惊风、癫痫,常配半夏、南星;治中风口眼㖞斜,常配全蝎、僵蚕用;治破伤风,配防风、天麻、南星等药用。

2.痰厥头痛、眩晕证　本品既祛风痰,又能止痛,其性上行,尤擅治头面部诸疾。治痰厥头痛、眩晕,常燥湿化痰之半夏、天南星等药配伍;治偏头风痛,可与祛风止痛之白芷配伍。

3.瘰疬痰核,毒蛇咬伤　本品外用又能解毒散结,治瘰疬痰核,可鲜品捣烂外敷;治毒蛇咬伤可磨汁内服并外敷,亦可配其他解毒药同用。

【用法用量】用白矾、生姜制后切片用。煎服,3～6 g;研末服0.5～1 g,宜炮制后用。外用适量。

【使用注意】阴虚、血虚动风或热盛动风者不宜使用,孕妇忌用。生品仅供外用。

【参考文献】

1.本草文献

《中国药用植物志》:"治淋巴结结核。"

《四川中药志》:"镇痉止痛,祛风痰,治面部病,中风失音,心痛血痹,偏正头痛,喉痹肿痛,破伤风。"

《江西民间草药》:"治毒蛇咬伤。"

2.临床新用

(1)治黄褐斑:白附子、白及、浙贝母各等份。研末调凡士林制成药膏,早、晚各涂1次,效果显著。[陕西中医,1987,2:59]

(2)治小儿肺炎:白附子、白芥子、白胡椒、细辛、延胡索各100 g。研末,用时取适量以醋调成钱币大小饼教于背部肺俞、膏肓穴纱布固定,半小时见皮肤潮红时取下。病情较重时,可适当延长约1 h至皮肤起水泡,并注意局部护理。1次即可见效,若效果不明显者,待背部潮红消失后可

再敷 1 次。[四川中医,1995,2:39]

3. **其他** 本品常用处方名有白附子、禹白附、奶附、奶白附、制白附、生白附。此外,毛茛科植物黄花乌头 *Aconitum coreanum*(Levl)Raip 的块根,称关白附。味辛,性热,有毒。归肝、胃经。功能祛风痰解痉,散寒湿止痛。因其毒性大,现已少用,不应与白附子混淆。

芥 子

Jièzǐ

SINAPIS SEMEN

《名医别录》

为十字花科一年生或二年生草本植物白芥 *Sinapis alba* L. 的干燥成熟种子。主产于安徽、河南、四川等地。夏末秋初果实成熟时割取全株,晒干后打下种子,除去杂质。

【**主要性能**】辛,温。归肺、肝经。

【**功效**】温肺化痰行气,散结通络止痛。

【**应用**】

1. **寒痰喘咳,悬饮证** 本品长于温肺化痰逐饮,行气通络。治寒痰壅肺,咳喘胸闷,痰多色白清稀,配苏子、莱菔子,如《韩氏医通》三子养亲汤;若悬饮咳喘,胸胁疼痛者,可配甘遂、大戟等以豁痰逐饮,如《三因方》控涎丹。

2. **阴疽流注,肢体麻木,关节肿痛** 本品温通经络,又能消肿散结止痛,为治阴疽漫肿常用之品。治痰湿流注所致的阴疽肿毒,常配温阳补血,散寒通滞之鹿角胶、麻黄等药,如《外科全生集》阳和汤;若治痰湿阻滞经络之肢体麻木或关节肿痛,可配活血通经药如马钱子、没药等,如《妇人大全良方》白芥子散。

【**用法用量**】生用或炒用。煎服,3~9 g。研末服,0.5~1 g。外用适量,研末调敷。

【**使用注意**】久咳肺虚及阴虚火旺者忌用;有出血倾向者、消化道溃疡及皮肤过敏者忌用。用量不宜过大。

【**参考文献**】

1. **本草文献**

《千金翼》:“咳嗽,胸胁支满、上气多唾者,每用温酒吞下七粒。”

《本草纲目》:“利气豁痰,除寒暖中,散肿止痛。治喘嗽反胃,痹木脚气,筋骨腰节诸痛。”

《药品化义》:“白芥子……横行甚捷……通行甚锐,专开结痰,痰属热者能解,属寒者能散。痰在皮里膜外,非此不达,在四肢两胁,非此不通。若结胸证,痰涎邪热固结胸中及咳嗽失音,以此同苏子、枳实、瓜蒌、杏仁、芩连为解热下痰汤,诚利气宽胸神剂。”

2. **临床新用**

(1)治变态反应性鼻炎:白芥子 2 份,延胡索、甘遂、白芷、细辛、制川乌、制草乌各 1 份,研粉,以生姜汁调糊状。摊于纱布块上,于药糊表面撒一薄层肉桂粉。敷贴穴位:大椎、肺俞(双)、膏肓(双)、肾俞(双)、膻中,胶布固定,每次敷贴时间 4 h,7 d 为 1 次,3 次 1 个疗程。治疗 60 例,总有效率 88.3%。[中国中西医结合杂志,1994,6:342]

(2)治阳痿:白芥子适量,研末酒调,每日交换敷八髎、关元穴。亦可先针后敷。[中医药研究,1999,1:51]

3. **其他** 本品常用处方名有白芥子、芥子、黄芥子、炒芥子、生白芥子。此外,白芥子油对皮肤黏膜有刺激作用,能引起充血、灼痛,甚至发泡。

旋 覆 花
Xuánfùhuā
INULAE FLOS
《神农本草经》

为菊科多年生草本植物旋覆花 *Inula japonica* Thunb. 或欧亚旋覆花 *I. britannica* L. 的干燥头状花序。主产于河南、河北、江苏等地。夏秋季花开时采收,除去杂质,阴干或晒干。

【主要性味】苦、辛、咸,微温。归肺、胃经。

【功效】降气化痰,降逆止呕。

【应用】

1. 痰饮壅肺或蓄结痞满证　本品降气化痰而平喘咳,化痰行水而除痞满。可用于寒痰咳喘,常配苏子、半夏;若属痰热者,则须配桑白皮、瓜蒌以清热化痰;若顽痰胶结,胸中满闷者,则配海浮石、海蛤壳等以化痰软坚。

2. 胃气上逆证　本品亦善降胃气,所谓"诸花皆升,旋覆独降",临床常用于治疗痰浊中阻,胃气上逆之噫气呕吐,胃脘痞硬者,配代赭石、半夏、生姜等,如《伤寒论》旋覆代赭汤。

【用法用量】生用或蜜炙用。煎服,3～10 g;包煎。

【参考文献】

1. 本草文献

《神农本草经》:"主结气胁下满,惊悸。除水,去五脏间寒热,补中,下气。"

《药性论》:"主肋胁气,下寒热水肿,主治膀胱宿水,去逐大腹,开胃,止呕逆不下食。"

《本草汇言》:"旋覆花,消痰逐水,利气下行之药也。主心肺结气,胁下虚满,胸中结痰,呕吐,痞坚噫气,或心脾伏饮,膀胱留饮,宿水等证。"

2. 其他　本品常用处方名有旋覆花、金沸草、福花、卜花、伏花、全复花、覆花、复花、金沸草花。

【附药】

金沸草　为旋覆花的全草。性味、功效与旋覆花相似,性善疏散,祛痰化饮之功较花为胜。主要用于外感咳嗽痰多之证。煎服,5～10 g。

白 前
Báiqián
CYNANCHI STAUNTONII RHIZOMA ET RADIX
《名医别录》

为萝藦科多年生草本植物柳叶白前 *Cynanchum stauntonii* (Decne.) Schltr. ex Levl. 或芫花叶白前 *C. glaucescens* (Decne.) Hand.-Mazz. 的干燥根茎及根。主产于浙江、安徽、福建等地。秋季采挖,洗净晒干。

【主要性能】辛、苦,微温。归肺经。

【功效】降气,消痰,止咳。

【应用】

痰、咳、喘证　本品长于祛痰降肺气以平咳喘,且药性平和,故无论属寒属热,外感内伤,新久咳嗽均可用之,尤以痰湿或寒痰阻肺,肺气失降者为宜。治风邪犯肺,咳嗽咽痒,咯痰不爽者,配荆芥、桔梗、紫菀等解表宣肺止咳之品,如《医学心悟》止嗽散;治肺热咳喘,可配桑白皮、石膏等清泻肺热之品;若咳喘浮肿,喉中痰鸣,不能平卧,则配紫菀、半夏、大戟等以逐饮平喘,如《圣济总录》白前汤。

【用法用量】生用或蜜炙用。煎服,3～10 g;或入丸、散。

【参考文献】

1. 本草文献

《名医别录》:"主治胸胁逆气,咳嗽上气。"

《本草纲目》:"手太阴药也。长于降气,肺气壅实而有痰者宜之。"

《本草备要》:"长于降气下痰止嗽,治肺气壅实、胸膈逆满。"

2. 其他　本品常用处方名有白前、蜜炙白前、炒白前。

表 22－1　温化寒痰药参考药

药名	来源	药性	功效	应用	用法用量	使用注意
皂荚	为豆科植物皂荚的果实,又名皂角	辛、咸,温。有小毒。归肺、大肠经	祛顽痰,通窍开闭,祛风杀虫	1. 顽痰阻肺,咳喘痰多 2. 中风、痰厥、癫痫、喉痹痰盛	研末服,1～1.5 g;亦可入汤剂,1.5～5 g。外用适量	内服剂量不宜过大,以免引起呕吐、腹泻。辛散走窜之性强,非顽疾证实体壮者慎用。孕妇、气虚阴亏及有出血倾向者忌用
皂角刺	为皂荚树的棘刺,又名皂角针	性味辛温	消肿排脓,祛风杀虫	1. 痈疽疮毒初起或脓成不溃之证 2. 皮癣、麻风等	煎服 3～10 g。外用适量,醋煎涂患处	痈疽已溃者忌用
猫爪草	为毛茛科植物小毛茛的块根	甘、辛,微温。归肝、肺经	化痰散结,解毒消肿	1. 瘰疬痰核 2. 疔疮,蛇虫咬伤	煎汤,9～15 g。外用适量,捣敷或研末调敷	

第二节　清化热痰药

本类药物味甘质润,或咸软坚,性多寒凉,以清化热痰,润燥化痰为主要功效,主治热痰证,如咳嗽气喘,痰黄质稠者;或燥痰犯肺所致痰稠难咯,唇舌干燥之证;部分药物兼软坚散结,可用于痰热癫痫、中风惊厥、瘿瘤、痰火瘰疬等证。

本类药物药性寒凉,故寒痰与湿痰证不宜使用。

前　胡
Qiánhú
PEUCEDANI RADIX
《名医别录》

为伞形科多年生草本植物白花前胡 *Peucedanum praeruptorum* Dunn 的干燥根。主产于浙江及河南、湖南等地。秋冬季或早春茎叶枯萎或未抽花茎时采挖,除去残留茎叶及须根、泥土,晒干。

【主要性能】苦、辛,微寒。归肺经。

【功效】降气化痰,疏散风热。

【应用】

1. 痰热咳喘　本品长于降气化痰,又兼清肺热,宜用于痰热壅肺,肺失宣降之咳喘胸闷,咯痰黄稠量多,常与桑白皮、贝母、杏仁等同用,如《圣惠方》前胡散;因本品药性微寒,亦可用于湿痰、寒痰证,若湿痰咳嗽,痰多气急,多与半夏、茯苓、陈皮等同用,如《证治准绳》前胡半夏汤;若寒痰壅肺,咳嗽气短,多与苏子、半夏、肉桂等同用,如《和剂局方》苏子降气汤。

2. 风热咳嗽　本品具有疏散风热,化痰止咳之功。用治外感风热,咳嗽痰黄,常配桑叶、薄荷、桔梗等以增强发散风热,宣肺止咳之功;若配辛温发散,化痰止咳之品如紫苏、杏仁、半夏等同用,也可治风寒咳嗽,如《温病条辨》杏苏散。

【用法用量】生用或蜜炙用。煎服,6～10 g;或入丸、散。

【参考文献】

1. 本草文献

《名医别录》:"主疗痰满,胸胁中痞,心腹结气,风头痛,去痰实,下气。治伤寒寒热。"

《本草纲目》:"清肺热,化痰热,散风邪。"

《本经逢原》:"其功长于下气,故能治痰热喘嗽,痞膈诸疾,气下则火降,痰亦降矣,为痰气之要药。"

2. 临床新用　治小儿腹泻:麻黄2～4 g,前胡4～8 g,用水煎成300 ml左右,频服,每日1剂。共治疗138例,治愈:临床症状消失126例,占91.30%。[浙江中医杂志,1988,9:403]

3. 其他　本品常用处方名有前胡、嫩前胡、粉前胡。

桔　梗

Jiégěng

PLATYCODONIS RADIX

《神农本草经》

为桔梗科多年生草本植物桔梗 *Platycodon grandiflorum* (Jacq.) A. DC. 的干燥根。主产安徽、江苏、山东等地。华东地区质量较优。秋季采挖,除去须根,刮去外皮,放清水中浸2～3 h,切片。

【主要性能】苦、辛,平。归肺经。

【功效】宣肺,祛痰,利咽,排脓。

【应用】

1. 咳嗽痰多　本品开宣肺气,祛痰力强,且药性平和,无论寒热皆可应用。风寒咳嗽,痰白清稀,配紫苏、杏仁,如《温病条辨》杏苏散;风热咳嗽或风温初起痰黄而稠者,配桑叶、菊花、杏仁,如《温病条辨》桑菊饮;若治痰阻气滞,胸膈痞闷,常配瓜蒌壳、枳壳以宣降肺气,理气宽胸。

2. 咽喉肿痛,失音　本品能宣肺祛痰以利咽开音。凡外邪犯肺,咽痛失音者,常配甘草、牛蒡子等用,如《金匮要略》桔梗汤或《医学心悟》加味甘桔汤。治热毒壅盛,咽喉肿痛,可配射干、马勃、板蓝根等以清热解毒利咽。

3. 肺痈　本品能宣畅肺气,祛痰排脓。治肺痈胸痛发热,咳吐脓血,咯痰腥臭者,可配甘草用之,如《金匮要略》桔梗汤;或配鱼腥草、冬瓜仁、芦根等以加强清肺排脓之效。

此外,本品又可开宣肺气而通二便,用治癃闭、便秘。

【用法用量】生用或炒用。煎服,3～10 g;或入丸、散。

【使用注意】胃、十二指肠溃疡者慎服。用量过大易致恶心呕吐。

【参考文献】

1. 本草文献

《神农本草经》:"主胸胁痛如刀刺,腹满肠鸣幽幽,惊恐悸气。"

《珍珠囊药性赋》:"其用有四:止咽痛,兼除鼻塞;利膈气,仍治肺痈;一为诸药之舟楫;一为肺部之引经。"

《本草求真》:"桔梗系开提肺气之药,可为诸药舟楫,载之上浮,能引苦泄峻下剂,至于至高之分成功,俾清气既得上升,则浊气自克下降,降气之说,理根于是。"

2. 临床新用

(1) 治抗精神病药物所致的排尿困难:大黄 50 g,桔梗 30 g,以开水泡服,每日 2 次,饭前服下。若 1 剂无效,则如法浸泡第二剂,一般 1～2 剂患者痊愈,治疗组共治疗 68 例,显效 64 例,治疗组与对照组统计学比较,$P<0.01$,有显著性意义。[中国行为医学科学杂志,2001,1:50]

(2) 治黄褐斑:采用当归、川芎、桔梗饮片煎煮,浓缩,醇提,制成 O/W(油/水)型乳剂,以黄褐斑霜涂擦面部皮疹处,2～3 次/d,显效 2 例,有效 24 例,无效 11 例,总有效率 70.2%。[医药学报,1992,6:35]

(3) 治复发性口疮:以桔梗为主,配伍鸡内金、乳香、没药,加冰片少许涂于患处,每日 2～3 次,一般 2～3 d 可愈。[中国民间疗法,2001,4(9):24]

3. 其他 本品常用处方名有桔梗、苦桔梗、白桔梗、蜜桔梗、桔梗炭、秋桔梗。此外,本品有较强的溶血作用,故只宜口服(桔梗皂苷在消化道被水解而破坏),不能注射。

川 贝 母
Chuānbèimǔ
FRITILLARIAE CIRRHOSAE BULBUS
《神农本草经》

为百合科多年生草本植物川贝母 *Fritillaria cirrhosa* D. Don、暗紫贝母 *F. unibracteata* Hsiao et K. C. Hsia、甘肃贝母 *F. przewalskii* Maxim.、梭砂贝母 *F. delavayi* Franch.、太白贝母 *F. taipaiensis* P. Y. Li 或瓦布贝母 *F. unibracteata* Hsiao et K. C. Hsia *var. wabuensis*(S. Y. Tang et S. C. Yue)Z. D. Liu, S. Wang et S. C. Chen 的干燥地下鳞茎。按不同性状习称"松贝""青贝""炉贝"。主产于四川及云南、西藏等地。夏、秋二季采挖,除去须根,粗皮及泥沙,晒干或低温干燥。

【主要性能】苦、甘,微寒。归肺、心经。

【功效】清热化痰,润肺止咳,散结消痈。

【应用】

1. 肺热、肺燥、肺虚咳嗽 本品既能清肺化痰,又善润肺止咳,尤宜于内伤久咳、燥咳、热痰咳嗽等证。治肺阴虚劳嗽,久咳有痰者,常配沙参、麦冬等以养阴润肺化痰止咳;治肺热、肺燥咳嗽,常配知母以清肺润燥,化痰止咳,如《急救仙方》二母散;或配麦冬、紫菀,以养阴润肺,如《证治准绳》贝母散。

2. 瘰疬、乳痈、肺痈 本品具有清热散结消痈之功。治痰火郁结之瘰疬痰核,常配玄参、牡蛎等药用,如《医学心悟》消瘰丸;治热毒壅结之乳痈、肺痈,常配清热解毒,消肿散结之蒲公英、鱼腥草、连翘等药。然川贝母散结之功弱于浙贝母,临床运用时多选择后者。

【用法用量】生用。煎服,3~10 g;研末冲服,1 次 1~2 g。

【使用注意】不宜与乌头类药物同用。寒痰、湿痰者慎用。

【参考文献】

1. 本草文献

《神农本草经》:"主伤寒烦热,淋沥邪气,疝瘕,喉痹,乳难,金疮,风痉。"

《大明本草》:"消痰,润心肺。末和沙糖丸,含,止嗽。"

《本草汇言》:"贝母,开郁,下气,化痰之药也,润肺消痰,止咳定喘,则虚劳火结之证,贝母专司首剂。"

2. 临床新用　治疗婴幼儿消化不良:取川贝粉碎,过 80~100 目筛后,分装即可备用,每日按每公年体重 0.1 g 分 3 次服用。10 例中,2 d 痊愈的 4 人,3 d 痊愈的 3 人,4 d 痊愈的 3 人,总有效率 100%。[黑龙江中医药,1991,3:38]

3. 其他　本品常用处方名有川贝、川贝母、芦贝、松贝、青贝、冬贝、平贝、伊贝、板贝、尖贝。

浙 贝 母
Zhèbèimǔ
FRITILLARIAE THUNBERGII BULBUS
《本草正义》

为百合科多年生草本植物浙贝母 *Fritillaria thunbergii* Miq. 的干燥鳞茎。原产于浙江象山,主产于浙江及江苏、江西等地。初夏植株枯萎时采挖,洗净,大者除去芯芽,习称"大贝";小者不去芯芽,习称"珠贝"。擦去外皮,拌以煅过的贝壳粉,吸去浆汁,切厚片或打成碎块。

【主要性能】苦,寒。归肺、心经。

【功效】清热化痰,散结消痈。

【应用】

1. 风热、痰热咳嗽　本品功似川贝母,而性味偏苦寒,尤擅清热化痰,降泄肺气。多用于风热咳嗽及肺热咳嗽,前者常配疏散风热,清肺止咳之桑叶、牛蒡子同用,后者多配其他清热化痰药如瓜蒌、知母等以增强疗效。

2. 瘰疬,瘿瘤,疮痈,肺痈　本品苦寒清泄,其化痰散结消痈之功强于川贝母,治痰火郁结之瘰疬,可配玄参、牡蛎等,如《医学心悟》消瘰丸;治瘿瘤,配海藻、昆布以化痰散结;治疮毒乳痈,多配清热解毒之连翘、蒲公英等,内服外用均可;治肺痈咳吐脓血,常配清肺化痰消痈之鱼腥草,芦根、桃仁等。

【用法用量】生用。煎服,5~10 g。

【使用注意】同川贝母。

【参考文献】

1. 本草文献

《本草正》:"大治肺痈、肺痿、咳喘、吐血、衄血,最降痰气,善开郁结……疗喉痹,瘰疬,乳痈发背,一切痈疡肿毒……较之川贝母,清降之功,不啻数倍。"

《本草纲目拾遗》:"解毒利痰,开宣肺气,凡肺家夹风火有痰者宜此。"

2. 临床新用　治前列腺肥大排尿困难、急性尿潴留:贝母、苦参、党参各 25 g,水煎内服,连

服 3～5 剂后即可见效,本组 35 例中,治愈 27 例,无效 8 例。[辽宁中医杂志,1986,9：29]

3. 其他　本品常用处方名有浙贝母、浙贝、象贝、大贝、珠贝。

瓜　蒌
Guālóu
TRICHOSANTHIS FRUCTUS
《神农本草经》

为葫芦科多年生草质藤本植物栝楼 *Trichosanthes kirilowii* Maxim. 和双边栝楼 *T. rosthornii* Harms 的干燥成熟果实。全国大部分地区均产,主产于河北、安徽、浙江等地。秋季果实成熟时采收,将壳与种子分别干燥。

【主要性能】甘、微苦,寒。归肺、胃、大肠经。

【功效】清热化痰,行气散结,润肠通便。

【应用】

1. 痰热咳喘　本品善清肺热,润肺燥而化热痰、燥痰。用治痰热郁肺,咳嗽痰黄,质稠难咯,胸膈痞满者,可配黄芩、胆南星、枳实等以加强清热化痰,行气宽胸之功,如《医方考》清气化痰丸。若干咳无痰或痰少质粘及咯痰不爽者,属燥热伤肺,则配川贝母、天花粉、桔梗等以润肺化痰。

2. 胸痹、结胸　本品能行气宽胸散结。治胸阳不振,痰气互结之胸痛彻背,喘息咳唾,常配薤白、半夏同用,如《金匮要略》栝楼薤白白酒汤、栝楼薤白半夏汤;治痰热互结,胸脘痞闷,按之则痛,或痰黄稠,常配黄连、半夏,如《伤寒论》小陷胸汤。

3. 肺痈,肠痈,乳痈　本品能清热散结消肿,常配清热解毒药以治痈证,如治肺痈咳吐脓血,配鱼腥草、芦根等以清肺排脓;治肠痈,可配败酱草、红藤等共奏清热解毒,消痈散结之功;治乳痈初起,红肿热痛,配当归、乳香、没药,如《妇人大全良方》神效瓜蒌散以活血散瘀止痛。

4. 肠燥便秘　其种仁富含油脂,长于润燥滑肠,适用于肠燥便秘,常配火麻仁、郁李仁、生地等同用。

【用法用量】生用,或以仁制霜用。煎服,全瓜蒌 9～15 g。瓜蒌皮 6～12 g,瓜蒌仁 9～15 g,打碎入煎。

【使用注意】脾虚便溏者及寒痰、湿痰证忌用。本品反乌头。

【参考文献】

1. 本草文献

《神农本草经》:"主消渴,身热烦满;大热,补虚安中,续绝伤。"

《本草纲目》:"润肺燥,降火,治咳嗽,涤痰结,利咽喉,止消渴,利大肠消痈肿疮毒。"

《本草述》:"栝楼实,阴厚而脂润,故热燥之痰为对待的剂。若用寒痰、湿痰、气虚所结之痰,饮食积聚之痰,皆无益而有害者也。"

2. 临床新用　治妇女乳房纤维腺瘤:自拟全蝎瓜蒌散(全蝎160 g,瓜蒌25 个)研细末。日服3 次,每次 3 g,温开水调服,连服 1 个月。治疗 11 例(全愈 10 例),并治疗乳腺小叶增生 243 例均获愈。[江苏中医杂志,1982,5：27]

3. 其他　本品常用处方名有瓜蒌、全瓜蒌、瓜蒌实、栝蒌、瓜蒌仁、瓜蒌皮、炒瓜蒌皮、炒瓜蒌仁、蜜炙瓜蒌、瓜蒌霜。

竹 茹

Zhúrú

BAMBUSAE CAULIS IN TAENIAS

《本草经集注》

为禾本科多年生常绿乔木或灌木植物青杆竹 *Bambusa tuldoides* Munro、大头典竹 *Sinocalamus beecheyanus*(Munro) McClure var. *pubescens* P. F. Li 或淡竹 *Phyllostachys nigra* (Lodd.)Munro var. *henonis*(Mitf.)Stapf ex Rendle 的茎秆的中间层。主产于长江流域和南方各地。全年均可采制,取新鲜茎,刮去外层青皮,将稍带绿色的中间层刮成丝状,或削成薄片,摊放阴干。前者称"散竹茹",后者称"齐竹茹"。

【主要性能】甘,微寒。归肺、胃、心、胆经。

【功效】清热化痰,清心除烦,清胃止呕。

【应用】

1. 痰热咳嗽 本品善清化热痰。治肺热咳嗽,痰黄稠者,常配瓜蒌、桑白皮等同用。

2. 心烦失眠 本品善清热化痰,清心除烦。治痰火内扰,胸闷痰多,心烦不寐者,常配枳实、半夏、茯苓,如《千金方》温胆汤。

3. 胃热呕吐 本品能清热降逆止呕,为治胃热呕逆之要药。用于胃热或胃有痰热,胃失和降的呕吐,常配黄连、陈皮、半夏等药,如《温热经纬》黄连竹茹橘皮半夏汤;若胃虚有热之呕吐,配人参、陈皮、生姜等;治胎热恶阻之呕逆,常配黄芩、苏梗等同用。

【用法用量】生用、炒用或姜汁炙用。煎服,6~10 g。生用清化痰热,姜汁炙用止呕。

【使用注意】寒痰咳嗽,胃寒呕吐者不宜用。

【参考文献】

1. 本草文献

《名医别录》:"治呕啘,温气寒热,吐血,崩中,溢筋。"

《本经逢原》:"清胃府之热,为虚烦、烦渴、胃虚呕逆之要药。"

《本草汇言》:"竹茹,清热化痰,下气止呃之药也。如前古治肺热热甚,咳逆上气,呕哕寒热及血溢崩中诸证。此药甘寒而降,善除阳明一切火热痰气为疾,用之立安,如诸病非因胃热者勿用。"

2. 临床新用 治疗皮肤溃疡:局部常规消毒,将竹茹粉直接洒在溃疡面上,厚约2~3 mm,略大于疮面,药后可上盖消毒纱布,并用胶布固定。每日或隔日1次,一般2~5 d即愈,用于治疗口腔黏膜溃疡也取得较好效果。[新医药学杂志,1978,6:32]

3. 其他 本品常用处方名有竹茹、淡竹茹、竹二青、鲜竹茹、生竹茹、姜竹茹、烫竹茹。

【附药】

1. 竹沥 系新鲜的淡竹和青杆竹等竹秆经火烤灼而流出的淡黄色澄清液汁。性味甘,寒。归心、肺、肝经。功能清热豁痰,定惊利窍。主要适用于痰热咳喘,中风痰迷,惊痫癫狂。内服30~50 g,冲服。本品不能久藏,但可熬膏瓶贮,称竹沥膏;近年用安瓿瓶密封装置,可以久藏。但本品性寒滑,对寒痰及便溏者忌用。

2. 天竺黄 为青皮竹或华思劳竹等竹秆内分泌液干燥后的块状物。性味甘,寒。归心、肝经。功能清热化痰,清心定惊。主要适用于小儿惊风,中风癫痫,热病神昏及痰热咳喘。煎服,3~6 g;研粉冲服,每次 0.6~1 g。

海 藻

Hǎizǎo

SARGASSUM

《神农本草经》

为马尾藻科植物海蒿子(大叶海藻)*Sargassum pallidum*(Turn.) C. Ag. 或羊栖菜(小叶海藻)*Sargassum fusiforme*(Harv.)Setch. 的干燥藻体。主产于浙江、福建、山东等沿海地区。夏、秋两季采捞,除去杂质,清水洗净,切段晒干用。

【主要性能】咸,寒。归肝、肾经。

【功效】消痰软坚散结,利水消肿。

【应用】

1. 瘿瘤、瘰疬、睾丸肿痛 本品软坚,消痰散结,可用于痰火郁结之瘿瘤、瘰疬、睾丸肿痛等证。治瘿瘤,常配昆布、贝母等药用,如《医宗金鉴》海藻玉壶汤;若痰火郁结之瘰疬,常与夏枯草、玄参、连翘等同用,如《疡医大全》内消瘰疬丸;治痰气互结之睾丸肿胀疼痛,配橘核、昆布、川楝子等,如《济生方》橘核丸。

2. 水肿 本品有利水消肿之功,唯力薄,多与茯苓、猪苓、泽泻等利湿药同用以增强疗效。

【用法用量】生用。煎服,6~12 g。

【使用注意】反甘草。

【参考文献】

1. 本草文献

《神农本草经》:"主瘿瘤气,颈下核,破散结气,痈肿癥瘕坚气,腹中上下鸣,下十二水肿。"

《本草蒙筌》:"治项间瘰疬,消颈下瘿囊;利水道,通癃闭成淋,泻水气,除胀满作肿。"

《药性论》:"疗疝气下坠疼痛,核肿。"

2. 临床新用

(1) 对皮肤有养颜润肤、抗菌消炎、祛斑的功效:将调好的海藻面膜涂擦在脸上保持 40 min,再将海藻面膜收缩剂均匀地涂在面膜上,2~3 min 面膜成膜状揭起,勿用水洗。每周 1 次,6 次为 1 个疗程。[青岛医学院学报,1998,4:66]

(2) 治脑血栓、急性脑梗塞:海藻中提取的藻酸双酯钠(PSS)广泛用于脑血栓、急性脑梗塞,片剂:100 mg,每日 3 次口服;注射液 100~150 mg 加入 10%葡萄糖注射液 500 ml,静脉注射,每日 1 次,10~15 d 为 1 个疗程。其好转率为 95.8%,无药物不良反应。[实用内科杂志,1987,11:580]

3. 其他 本品常用处方名有海藻、淡海藻。

昆 布

Kūnbù

LAMINARIAE THALLUS

《名医别录》

为海带科植物海带 *Laminaria japonica* Aresch. 或翅藻科植物昆布 *Ecklonia kurome* Okam. 的干燥叶状体。主产于浙江、山东、辽宁等地。夏、秋两季采捞,除去杂质,漂净,切宽丝,晒干。

【主要性能】咸,寒。归肝、肾经。

【功效】消痰软坚散结,利水消肿。

【应用】同海藻,常与海藻相须而用。

【用法用量】煎服,6~12 g。

【参考文献】

1. 本草文献

《名医别录》:"主十二种水肿,瘿瘤聚结气,瘘疮。"

《药性论》:"利水道,去面肿,治恶疮鼠瘘。"

《本草经疏》:"昆布咸能软坚,其性润下,寒能除热散结,故主十二种水肿,瘿瘤聚结气,瘘疮。东垣云:瘿坚如石者,非此不除。正咸能软坚之功也。详其气味、性能、治疗,与海藻大略相同。"

2. 临床新用

(1) 治便秘:用昆布 60 g,温水泡服后,治疗 35 例便秘患者,结果 8 例痊愈,24 例有效。[浙江中医杂志,1992,9:398]

(2) 治眼科疾患:用直流电 2%昆布液负离子眼枕法导入法,每日 1 次,每次 20 min,10 次为 1 个疗程,2 个疗程间隔 3~5 d。配以 1%昆布液点眼每日 4 次。治疗眼视网膜震荡,有效率为 92.2%,治愈率为 71.1%[中国中医眼科杂志,1992,4:216];治玻璃体混浊,也取得了良好的效果。[中西医结合杂志,1990,7:445]

3. 其他　本品常用处方名有昆布、淡昆布。

表 22-2　清化热痰药参考药

药名	来源	药性	功效	应用	用法用量	使用注意
胖大海	为梧桐科植物胖大海的成熟种子	甘、寒。归肺、大肠经	清肺化痰,利咽开音,润肠通便	1. 肺热声哑,咽喉疼痛,咳嗽等 2. 燥热便秘,头痛目赤	2~4 枚,沸水泡服或煎服	
蛤壳	为帘蛤科动物文蛤或青蛤的贝壳	苦、咸、寒。归肺、肾、胃经	清热化痰,软坚散结,制酸止痛。外用收湿敛疮	1. 痰热咳喘 2. 痰核,瘿瘤,瘰疬	内服 6~15 g,宜先煎。入丸散,1~3 g。蛤粉宜包煎。外用适量。清热化痰,软坚散结宜生用;制酸止痛宜煅用	脾胃虚寒及气虚寒咳者不宜用
瓦楞子	为蚶科动物毛蚶、泥蚶、魁蚶的贝壳	咸、寒。归肺、胃、肝经	消痰化瘀,软坚散结,制酸止痛	1. 顽痰积结,瘰疬痰核 2. 痰瘀互结的癥瘕痞块	煎服,9~15 g;宜打碎先煎。研末服,1~3 g。消痰化瘀,软坚散结宜后用,制酸止痛宜煅用	
黄药子	为薯蓣科植物黄独的块茎	苦、寒。有毒。归肺、肝经	化痰散结消瘿,清热解毒	1. 瘿瘤 2. 疮疡肿毒,咽喉肿痛,毒蛇咬伤	煎服,5~15 g;研末服,1~2 g。外用,适量鲜品捣敷,或研末调敷,或磨汁涂	本品有毒,不宜过量。如多服、久服可引起吐泻腹痛等消化道反应,并对肝肾有一定损害,故脾胃虚弱及肝肾功能损害者慎用

续 表

药名	来 源	药 性	功 效	应 用	用法用量	使用注意
海浮石	为胞孔科动物脊突苔虫瘤苔虫的骨骼,俗称石花;或火山喷出的岩浆形成的多孔状石块,又称大浮海石或小浮海石	咸、寒。归肺、肾经	清肺化痰,软坚散结,利尿通淋	1. 痰热咳喘 2. 瘰疬,瘿瘤 3. 血淋、石淋	煎服,10~15 g。打碎先煎	
礞石	为绿泥石片岩或云母岩的石块或碎粒	咸、平。归肺、肝经	坠痰下气,平肝镇惊	1. 气逆喘咳 2. 癫狂,惊痫	煎服,6~10 g,宜打碎布包先煎。入丸、散1.5~3 g	本品重坠性猛,非痰热内结不化之实证不宜使用。脾虚胃弱,小儿慢惊及孕妇忌用

问题与思考

1. 你对桔梗既能疏通大肠,又能通利小便是如何理解的?
2. 半夏治湿痰为何常与陈皮、茯苓配伍?
3. 桂枝、枳实、薤白、半夏、瓜蒌均可用治胸痹证,其作用机理及临证如何区别使用?

辨证用药练习

王某,男,73 岁,2010 年 11 月 27 日初诊。有咳喘史 15 年,近 2 年发作较频,8 d 前因受凉而致病发。症见咳喘气急,倚息不得卧,胸闷气郁不畅,咳痰黄稠量多,带腥臭味,咯之不易出,咽痒口苦,纳减腹胀,小便黄,大便干结,舌暗红、苔黄厚腻,脉滑数。

诊为咳喘。试写出其证型,可选择哪些药物,并陈述理由。

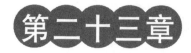

止咳平喘药

凡以制止或减轻咳嗽和喘息为主要功效,常用于治疗咳嗽、喘息证的药物,称为止咳平喘药。止咳平喘药味或辛或苦或甘,药性或温或寒,主归肺经。

本类药物或辛宣,或质润,或偏燥,然咳嗽、喘证之病因亦各有所异,故本类药物主要通过宣肺、清肺、润肺、降肺、敛肺等作用,主治各种原因引起的肺失宣畅所致的咳嗽、气喘之证,其中有的药物偏于止咳,有的偏于平喘,有的药则兼而有之。

部分药物兼有化痰之功。可用于痰壅肺络所致咳嗽、喘证。

应用本类药物治疗咳喘证时,因其病情复杂,有外感内伤之别,寒热虚实之异。用当审证求因,随证选用不同的止咳、平喘药,并予以相应配伍。如外感而咳嗽、喘息者,当配发散表邪药;肺寒者,配伍温肺散寒药;肺热者,当配伍清肺泻火药;痰涎壅盛者,配化痰药;肺阴虚而干咳少痰者,配养阴润肺药;肾不纳气之虚喘者,又当配补益肺肾之品;总之不可见咳治咳,见喘治喘。

表证、麻疹初起,不能单投止咳药,当以疏解宣发为主,少佐止咳药物,更不能过早使用敛肺止咳药。个别麻醉镇咳定喘药,因易成瘾,易恋邪,用之宜慎。

苦 杏 仁
Kǔxìngrén
ARMENIACAE SEMEN AMARUM
《神农本草经》

为蔷薇科落叶乔木植物山杏 *Prunus armeniaca* L. var. *ansu* Maxim.、西伯利亚杏 *Prunus sibirica* L.、东北杏 *Prunus mandshurica* (Maxim.)Koehne 或杏 *Prunus armeniaca* L. 的干燥成熟种子。主产中国东北、华北、西北等地。夏季采收成熟果实,除去果肉及核壳,晾干。

【主要性能】苦,微温。有小毒。归肺、大肠经。

【功效】止咳平喘,润肠通便。

【应用】

1. 咳喘证 本品具疏利开通之性,在肃降肺气之中兼宣肺而能止咳平喘,为治咳喘之要药,凡咳喘证,无论新久、寒热、虚实,有无外感,皆可配伍应用。如风寒咳喘,当散风寒以宣肺平喘,配麻黄、甘草,如《伤寒论》三拗汤;若风热咳嗽,当散风热以清肺止咳,配桑叶、菊花,如《温病条辨》桑菊饮;治肺热咳喘,当清泄肺热以宣肺平喘,配石膏等,如《伤寒论》麻杏石甘汤;治寒痰咳喘,当温肺化饮,配半夏、细辛、干姜等;治燥热咳嗽,痰少难咯,当清肺润燥,配桑叶、贝母、沙参,如《医门法律》清燥救肺汤。

2. 肠燥便秘 本品质润多脂,功能润肠通便。常配柏子仁、郁李仁等同用,如《世医得效方》五仁丸。

【用法用量】生用或炒用。煎服,5～10 g,宜打碎入煎,或入丸、散。

【使用注意】本品有小毒,用量不宜过大;婴儿慎用。

【参考文献】

1. 本草文献

《神农本草经》:"主咳逆上气雷鸣,喉痹。"

《珍珠囊药性赋》:"除肺热,治上焦风燥,利胸膈气逆,润大肠气秘。"

《本草便读》:"功专降气,气降则痰消嗽止。能润大肠,故大肠气秘者可用之。"

2. 临床新用

(1) 治小儿脓疮、黄水疮:苦杏仁用火烤成炭存性,研成细末,用香油或豆油熬开调成稀糊状备用。将苦杏仁炭油涂患处薄薄一层,一般每日或隔日涂抹 1 次,1～2 次脱痂,4～8 次全愈。[山东中医学院学报,1980,3：66]

(2) 治老年性皮肤瘙痒症:取杏仁和猪脂共捣如泥,用布包擦患处,每日 2～3 次。一般用药 3～5 d 见效,10 d 左右痊愈。[山东中医杂志,1995,10：470]

3. 其他　本品常用处方名有苦杏仁、北杏仁、光杏仁、北杏、杏仁泥。此外,苦杏仁的主要成分苦杏仁苷水解后的产物氢氰酸,为有效成分,也是中毒成分,误服过量杏仁可产生氢氰酸中毒,出现眩晕、心悸、恶心、呕吐等中毒反应,重者出现昏迷,惊厥、瞳孔散大、对光反应消失,最后因呼吸麻痹而死亡。

【附药】

甜杏仁　为蔷薇科植物杏或山杏的部分栽培种而其味甘甜的成熟种子。性味甘平,功效与苦杏仁类似,药力较缓,而滋润之性较佳,且偏于润肺止咳。主要适用于虚劳咳嗽或津伤便秘。煎服,5～10 g。

紫 苏 子

Zǐsūzǐ

PERILLAE FRUCTUS

《名医别录》

为唇形科一年生植物紫苏 *Perilla frutescens* (L.) Britt. 的干燥成熟果实。主产于江苏、安徽、河南等地。秋季果实成熟时采收,晒干。

【主要性能】辛,温。归肺,大肠经。

【功效】降气化痰,止咳平喘,润肠通便。

【应用】

1. 痰壅气逆咳喘　本品长于降气,化痰,气降痰消则咳喘自平。用治痰壅气逆咳喘,胸闷食少,甚则不能平卧之证,常配化痰降气之白芥子、莱菔子,如《韩氏医通》三子养亲汤;若上盛下虚之久咳痰喘,则配温肾化痰下气之肉桂、半夏、厚朴等,如《和剂局方》苏子降气汤;治风寒外束,痰热内蕴之咳喘哮鸣,常与清化热痰,宣降肺气之麻黄、杏仁、桑白皮等药同用,如《摄生众妙方》定喘汤。

2. 肠燥便秘　本品富含油脂,具有润肠通便之功,常配杏仁、火麻仁、瓜蒌仁等,如《济生方》紫苏麻仁粥。

【用法用量】生用或微炒,用时捣碎。煎服,3～10 g;或入丸、散。

【使用注意】阴虚喘咳及脾虚便溏者慎用。

【参考文献】

1. 本草文献

《名医别录》:"主下气,除寒温中。"

《药品化义》:"苏子与叶同功,发散风气宜用叶,清利上下则宜用子也。"

《本经逢原》:"性能下气,故胸膈不利者宜之……为除喘定嗽,消痰顺气之良剂。但性主疏泄,气虚久嗽,阴虚喘逆,脾虚便溏者皆不可用。"

2. 临床新用 治高脂血症:以苏子油胶囊,每次服 2 g,每日 3 次,治 50 例。结果表明,苏子油有较好的降血脂作用,其降脂作用优于月见草油($P<0.05$)。[辽宁中医杂志,1999,3:135]

3. 其他 本品常用处方名有紫苏子、苏子、炒苏子。

百 部

Bǎibù

STEMONAE RADIX

《名医别录》

为百部科多年生草本植物直立百部 Stemona sessilifolia(Miq.)Miq.、蔓生百部 Stemona japonica(Bl.)Miq. 或对叶百部 Stemona. tuberosa Lour. 的干燥块根。主产于安徽、浙江、江苏等地。春、秋二季采挖,除去须根,洗净,置沸水中略烫或蒸至无白心,取出,晒干。

【主要性能】甘、苦,微温。归肺经。

【功效】润肺止咳,杀虫灭虱。

【应用】

1. 新久咳嗽,百日咳,肺痨咳嗽 本品功专润肺止咳,无论外感、内伤、暴咳、久嗽,皆可用之。治风寒咳嗽,配荆芥、桔梗、紫菀等,以宣肺化痰止咳,如《医学心悟》止嗽散;久咳不已,气阴两虚者,则配黄芪、沙参、麦冬等,以补气养阴止咳,如《本草汇言》百部汤;治肺痨咳嗽,偏阴虚者,常配沙参、麦冬、川贝母等,以增强滋阴润肺,化痰止咳之功。

2. 蛲虫病、头虱、体虱 本品外用有杀虫灭虱之功。治蛲虫病,可每日用生百部 30 g 浓煎取汁 30 ml,睡前保留灌肠;亦可制成 20%乙醇液或 50%水煎剂外搽,以治疗头虱、体虱及疥癣;此外,尚可用治阴道滴虫,单用或配蛇床子、苦参等煎汤坐浴外洗。

【用法用量】生用或蜜炙用。煎服,3～10 g。外用适量。久咳虚嗽宜蜜炙用,杀虫灭虱宜生用。

【参考文献】

1. 本草文献

《名医别录》:"主咳嗽上气。"

《药性论》:"治肺家热、上气咳逆,主润益肺。"

《日华子本草》:"治疳蛔及传尸骨蒸,杀蛔虫,寸白、蛲虫。"

2. 临床新用

(1) 治慢性外耳道炎:大黄、百部各 30 g,采用生理盐水清洗后放入密闭容器,加入 75%乙醇约 100 ml 至所有药材完全被浸泡,将容器密封,常温下放置 10 d,摇匀后取浸液置滤网过滤,分装 8 ml 滴耳液中,常温保存备用。以耳用棉签蘸取其浸液均匀涂搽外耳道病变皮肤上,每日 3 次,连续应用 1 周。[人民军医,2011,4(54):326]

(2) 治婴儿湿疹:用生百部洗剂:生百部 20 g、黄柏 20 g、苦参 20 g、白矾 10 g,煎汤后洗浴,

每日 2 次,连用 1 周,皮肤红斑渗液严重者浓度稍低。[黑龙江中医药,2010,2:17]

(3) 治丘疹性荨麻疹:百部 250 g,75％乙醇加至 1 000 ml 浸泡 1 周,滤过液分瓶备用,每日外涂百部酊 3 次,涂后揉擦 1~2 min,以利于药物吸收。[中国皮肤性病学杂志,2005,2(19):99]

(4) 治脚气:取晾晒好的百部 20 g 浸泡于 2 000 ml 温水中 3~4 h,使其充分浸润,泡脚时水温 27~29℃,30 min 为宜,每日 2~3 次,5~8 d 可治愈。[中国民间疗法,2006,6(14):65]

3. **其他** 本品常用处方名有百部、百步、蜜百部、炙百部。

紫 菀
Zǐwǎn
ASTERIS RADIX ET RHIZOMA
《神农本草经》

为菊科多年生草本植物紫菀 *Aster tataricus* L. f. 的干燥根及根茎。主产于河北、安徽、黑龙江等地。春、秋二季采挖,除去有节的根茎,编成辫状晒干。

【**主要性能**】 苦、辛、甘,微温。归肺经。

【**功效**】 润肺下气,化痰止咳。

【**应用**】

咳嗽有痰 本品长于润肺下气,化痰止咳。对咳嗽之证,无论外感、内伤、寒热虚实,皆可用之。如风寒犯肺,咳嗽咽痒,咯痰不爽,或微有恶风发热,宜宣利肺气,疏风止咳,配荆芥、桔梗、百部等,如《医学心悟》止嗽散;治肺热咳嗽,痰黄质稠,常与清肺化痰止咳之黄芩、浙贝母、桑白皮等药配伍;若治阴虚久咳,痰中带血,则配阿胶、贝母等以养阴润肺,化痰止嗽。

【**用法用量**】 生用或蜜炙用。煎服,5~10 g。外感暴咳生用,肺虚久咳蜜炙用。

【**参考文献**】

1. **本草文献**

《神农本草经》:"主咳逆上气,胸中寒热结气。"

《名医别录》:"疗咳唾脓血,止喘悸。"

《本草正义》:"紫菀柔润有余,虽曰苦辛而温,非燥烈可比。专能开泄肺郁,定咳降逆,宣通窒滞,兼疏肺家气血。凡风寒外束,肺气壅塞,咳呛不爽,喘促哮吼,及气火燔灼,郁为肺痈,咳吐脓血,痰臭腥秽诸证,无不治之;而寒饮蟠踞,浊涎胶固,喉中如水鸡声者,尤为相宜。"

2. **其他** 本品常用处方名有紫菀、子菀、子元、蜜紫菀。

款 冬 花
Kuǎndōnghuā
FARFARAE FLOS
《神农本草经》

为菊科多年生草本植物款冬 *Tussilago farlara* L. 的干燥花蕾。主产于河北、甘肃、陕西等地。12 月或地冻前当花尚未出土时采挖,除去花梗,阴干。

【**主要性能**】 辛、微苦,温。归肺经。

【**功效**】 润肺下气,止咳化痰。

【**应用**】

多种咳嗽 本品以下气止咳为主,并略兼化痰之功,蜜制入药又具润肺之功,常与紫菀相须为用。用于咳喘无论寒热虚实,皆可随证配伍。治外感风寒,咳喘痰多,可与麻黄、细辛、半夏等同用,如《金匮要略》射干麻黄汤;治肺热咳喘,则配知母、桑叶、川贝母同用,如《圣济总录》款冬花汤;若治肺气虚弱而咳嗽不已,可配人参、黄芪;治阴虚燥咳,则配沙参、麦冬;喘咳日久痰中带血,常配百合同用,如《济生方》百花膏。

【用法用量】生用或蜜炙用。煎服,5～10 g。外感暴咳宜生用,内伤久咳宜炙用。

【参考文献】

1. **本草文献**

《神农本草经》:"主咳逆上气,善喘,喉痹。"

《本经逢原》:"润肺消痰,止嗽定喘。"

《药品化义》:"冬花,味苦主降,气香主散,一物而两用兼备。故用于肺部,顺肺中之气,又清肺中之血。专治咳逆上气,烦热喘促,痰涎稠粘,涕唾腥臭,为诸症之要剂,如久嗽肺虚,尤不可缺。"

2. **临床新用** 治慢性骨髓炎:将款冬花嚼成糊状,涂于消毒布块上,用纱布固定。每日换药1次。10 d 为 1 个疗程,本组病例治疗时间最长 245 d,最短 60 d,平均 109 d。51 例患者治疗后痊愈者 35 例,有效 12 例,无效 4 例。总有效率为 92%。[新中医,1989,11:38]

3. **其他** 本品常用处方名有款冬花、蜜炙冬花、炙冬花、冬花、款冬。

马 兜 铃
Mǎdōulíng
AEISTOLOCHIAE FRUCTUS
《药性论》

为马兜铃科多年生缠绕植物北马兜铃 *Aristolochia contorta* Bge. 或马兜铃 *Aristolochia debilis* Sieb. et Zucc. 的干燥成熟果实。前者主产于黑龙江、吉林、河北等地,后者主产于江苏、安徽、浙江等地。秋季果实由绿变黄时采收,晒干。

【主要性能】苦、微辛,寒。归肺、大肠经。

【功效】清肺降气,止咳平喘,清肠消痔。

【应用】

1. **肺热咳喘** 本品善清肺热,降肺气,兼能化痰,凡一切咳嗽痰喘属于肺热者皆可用之。用于痰热郁肺,咳嗽痰多色黄质稠者,常与桑白皮、黄芩、杏仁等同用;治肺虚久咳,痰中带血等证,常与阿胶、杏仁等同用,如《小儿药证直诀》补肺阿胶汤。

2. **痔疮肿痛** 本品善清大肠之热,可用治痔疮肿痛或出血,常配生地黄、槐花等药内服,也可配地榆、槐角煎汤熏洗患处。

此外,又能清热平肝降压,治高血压病属肝阳上亢者。

【用法用量】生用、炒用或蜜炙用。煎服,3～10 g。外用适量,煎汤熏洗。一般生用,肺虚久咳炙用。

【使用注意】本品含马兜铃酸,可引起肾脏损害等不良反应;儿童及老年人慎用;孕妇、婴幼儿及肾功能不全者禁用。

【参考文献】

1. **本草文献**

《药性论》:"主肺气上急,坐息不得,咳逆连连不止。"

《开宝本草》:"治肺热咳嗽,痰结喘促,血痔瘘疮。"

《本草正义》:"宣肺之药,紫菀微温,兜铃微清,皆能疏通壅滞,止嗽化痰,此两者,有一温一清之分,宜辨寒嗽热嗽、寒喘热喘主治。"

2. 其他　本品常用处方名有马兜铃、兜铃、刀苓、马刀铃、炙马兜铃。

枇 杷 叶
Pípáyè
ERIOBOTRYAE FOLIUM
《名医别录》

为蔷薇科常绿小乔木植物枇杷 *Eriobotrya japonica*(Thunb.)Lindl. 的干燥叶。全国大部分地区均有栽培。主产于广东、江苏、浙江等地。全年均可采收,晒干,刷去毛用。

【主要性能】苦,微寒。归肺、胃经。

【功效】清肺止咳,降逆止呕。

【应用】

1. 肺热咳嗽　本品具有清降肺气之功。可单用制膏服用,或与黄芩、桑白皮、栀子等同用,如《医宗金鉴》枇杷清肺饮;治燥热咳喘,咯痰不爽或干咳无痰,宜与宣燥润肺之品桑叶、麦冬、阿胶等同,如《医门法律》清燥救肺汤,或配梨、白蜜、甘蔗炖汤代茶饮。

2. 胃热呕逆　本品能清胃热,降胃气而止呕逆。治胃热呕吐、呃逆,烦热口渴,常与竹茹、芦根等同用。

此外,取其清胃止渴之功,治热病口渴及消渴,常配天花粉、知母等养阴生津药。

【用法用量】生用或蜜炙用。煎服,6～10 g,止咳宜炙用,止呕宜生用。鲜品加倍。

【参考文献】

1. 本草文献

《名医别录》:"主卒宛不止,下气。"

《新修本草》:"主咳逆不下食。"

《本草纲目》:"和胃降气,清热解暑毒;疗脚气。"

2. 临床新用

(1) 治痛风:枇杷叶酒,采集约 40 枚枇杷叶,清酒 2 000 ml(酒精度在 30％左右)浸泡待用。服用时以冷开水稀释 2～4 倍后服用,同时倒在纱布上后直接涂抹于患部,每日 3～4 次;无症状的高尿酸血症期的患者、急性关节炎期的患者均可服用枇杷叶酒。[云南中医中药杂志,2006,3:78]

(2) 治小儿蛲虫病:取鲜枇杷叶加水煮沸 1 h,将煎液浓缩过滤,每 200 ml 药液含生药 100 g。服药组儿童每人于睡前及次晨空腹时各服药液 100 ml。治疗 122 例,虫卵阴转率 67.21％,肛周成虫阴转率为 78.85％,肛周虫减少率为 88.14％。[中医研究,1989,2:32]

3. 其他　本品常用处方名有枇杷叶、炙枇杷叶、蜜炙枇杷叶。

桑 白 皮
Sāngbáipí
MORI CORTEX
《神农本草经》

为桑科落叶小乔木植物桑 *Morus alba* L. 的干燥根皮。全国大部分地区均产,主产于浙江、江苏、湖南等地。秋末叶落时至次春发芽前挖根,刮去黄棕色粗皮,晒干用。

【主要性能】甘,寒。归肺经。

【功效】泻肺平喘,利水消肿。

【应用】

1. 肺热咳喘　本品能清泻肺火兼泻肺中水气而平喘。治肺中伏火郁热,咳喘蒸热,常与地骨皮同用,如《小儿药证直诀》泻白散;治肺虚有热而咳喘气短、潮热盗汗者,则常配人参、五味子、熟地等补益药以补气清肺止咳,如《永类钤方》补肺汤;若水饮停肺,胀满喘急,可配麻黄、杏仁、葶苈子等宣肺逐饮之药同用。

2. 水肿　本品能泻肺气,通水道而利水消肿,尤宜于风水、皮水等全身水肿,面目肌肤浮肿,胀满喘急,小便不利者,配伍茯苓皮、大腹皮、陈皮等,如《中藏经》五皮散。

此外,本品还有清肝降压之功,可治肝阳、肝火偏旺之高血压症。

【用法用量】生用或蜜炙用。煎服,6～12 g。泻肺利水、平肝清火宜生用;肺虚咳嗽宜蜜炙用。

【参考文献】

1. 本草文献

《神农本草经》:"味甘,寒,无毒。治伤中,五劳六极羸瘦,崩中,脉绝,补虚益气。"

《药性论》:"治肺气喘满,水气浮肿,主伤绝,利水道,消水气,虚劳客热,头痛,内补不足。"

《本草纲目》:"桑白皮,长于利小水,及实则泻其子也。故肺中有水气及肺火有余者宜之。"

2. 临床新用

(1) 治臁疮:取新鲜桑白皮,扎在溃疡表面,3～4 d 更换 1 次。有促进溃疡腐肉脱落,新肉生长的作用,用治臁疮收到奇效。[四川中医,1991,4:49]

(2) 治小儿流涎:桑白皮 20 g,加水适量,中火煎。每日 1 剂,分 2～3 次,连服 3～7 d。21 例均痊愈,随访 1 年以上未见复发。[云南中医杂志,1987,1:37]

3. 其他　本品常用处方名有桑白皮、桑根皮、桑白、桑皮、蜜桑皮、炙桑皮。

葶 苈 子
Tínglìzǐ
DESCURAINIAE SEMEN LEPIDII SEMEN
《神农本草经》

为十字花科一年或二年生草本植物独行菜 *Lepidium apetalum* Willd. 或播娘蒿 *Descurinia sophia* (L.) Webb ex Prantl 的干燥成熟种子。前者称"北葶苈子",主产于河北及辽宁、内蒙古等华北、东北等地;后者称"南葶苈子",主产于江苏、安徽、浙江等华东、中南等地。夏季果实成熟时采割植株,晒干,搓出种子,除去杂质。

【主要性能】苦、辛,大寒。归肺、膀胱经。

【功效】泻肺平喘,利水消肿。

【应用】

1. 痰涎壅盛喘咳　本品善泻肺中水饮痰火,专治痰饮壅滞,肺气不降之咳嗽气喘证。常配大枣以缓其性,如《金匮要略》葶苈大枣泻肺汤。

2. 水肿、胸腹积水实证　本品泄肺气之闭塞,通调水道而利水消肿,为治水肿、胸腹积水常用药。治湿热蕴阻之腹水肿满者,配防己、椒目、大黄等攻逐水饮药,即《金匮要略》己椒苈黄丸;治痰热结胸之胸胁积水,腹水肿满,配杏仁、大黄、芒硝,即《伤寒论》大陷胸丸。

【用法用量】生用或炒用。煎服,3～10 g,包煎;研末服,3～6 g。

【参考文献】

1. 本草文献

《神农本草经》:"主癥瘕积聚结气,饮食寒热,破坚逐邪,通利水道。"

《名医别录》:"下膀胱水,伏留热气,皮间邪水上出,面目浮肿。身暴中风热瘃痒,利小腹。"

《药性论》:"疗肺壅上气咳嗽,定喘促,除胸中痰饮。"

2. 临床新用

(1) 治褥疮:葶苈子放锅内炒至微鼓起、稍带金黄色、有香气时取出、放冷,研为细末。治疗时先将创面常规消毒、清洗后,将葶苈子粉按 0.5～1.0 g/cm² 剂量,均匀撒在创面上,每日换药 1 次,创面较大、渗出液较多时可酌情增加 1 次换药。[医学理论与实践,2006,7:778]

(2) 治尿路结石:通淋排石方剂中加用葶苈子 15～20 g,治多例尿路结石其效更著。[中医杂志,2000,10:637]

3. 其他 本品常用处方名有葶苈子、葶苈、甜葶苈、亭力子、炙葶苈、炒葶苈。

白 果

Báiguǒ

GINKGO SEMEN

《日用本草》

为银杏科乔木植物银杏 *Ginkgo biloba* L. 的干燥成熟种子。全国各地均有栽培。主产于广西及四川、河南等地。秋季种子成熟时采收,除去肉质外种皮,洗净,稍蒸或略煮后烘干。

【主要性能】甘、苦、涩,平。有小毒。归肺、肾经。

【功效】敛肺定喘,止带缩尿。

【应用】

1. 哮喘痰嗽 本品能敛肺定喘,又兼化痰之功,为喘咳痰多者常用。治风寒引发哮喘痰嗽,配麻黄、甘草,以宣肺不耗气,敛肺不留邪,如《摄生众妙方》鸭掌散;若外感风寒,内有蕴热而喘咳痰黄者,配麻黄、黄芩等同用,以宣肺降气、清肺化痰,如《摄生众妙方》定喘汤;治肺热燥咳,喘咳无痰者,宜润肺止咳,配天门冬、麦门冬、款冬花等;治肺肾两虚之虚喘,多配补肾纳气,敛肺平喘之五味子、胡桃肉等同用。

2. 带下,白浊,尿频,遗尿 本品收涩而固下焦,能除湿泄浊,止带缩尿。治妇女带下,虚实均宜,如属脾肾亏虚,色清质稀者最宜,常配健脾益肾之白扁豆、山药、莲子等;若属湿热带下,色黄腥臭者,治以化湿清热止带,可与黄柏、车前子等配伍,如《傅青主女科》易黄汤;治小便白浊,可单用或与萆薢、益智仁等同用以分清别浊;若肾虚不固出现遗精、尿频、遗尿,治以补肾固涩,常配熟地、山萸肉、覆盆子等。

【用法用量】生用或炒用。煎服,5～10 g,捣碎。

【使用注意】本品有毒,不可多用,小儿尤当注意。

【参考文献】

1. 本草文献

《医学入门》:"清肺胃浊气,化痰定喘,止咳。"

《本草纲目》:"熟食温肺益气,定喘嗽,缩小便,止白浊;生食降痰,消毒杀虫;嚼浆涂鼻面手足,去皴疱,黡黵、皱皱及疥癣、痔蜃、阴虱。"

《本草便读》:"上敛肺金除咳逆,下行湿浊化痰涎。"

2. 其他　本品常用处方名有白果、白果仁、白果肉、炒白果、银杏。

【附药】

银杏叶　为银杏树的叶,主要成分为银杏黄酮。性味苦、涩,平。功能敛肺平喘,活血止痛。主要适用于肺虚咳喘,以及高血脂、高血压、冠心病心绞痛、脑血管痉挛等。煎服 5～10 g,或制成片剂、注射剂。

表 23-1　止咳平喘药参考药

药名	来　源	药　性	功　效	应　用	用法用量	使用注意
罗汉果	为葫芦科植物罗汉果的果实	甘、凉。归肺、大肠经	清肺利咽,化痰止咳,润肠通便	1. 咳喘,咽痛 2. 便秘	煎服,10～30 g;或开水泡服	
矮地茶	为紫金牛科植物平地木的全株,又名紫金牛	苦、辛,平。归肺、肝经	止咳平喘,清利湿热,活血化瘀	1. 咳喘 2. 湿热黄疸,水肿 3. 血瘀经闭,风湿痹痛,跌打损伤	煎服,10～30 g	
洋金花	为茄科植物白曼陀罗的花	辛、温。有毒。归肺、肝经	平喘止咳,麻醉镇痛,止痉	1. 哮喘咳嗽 2. 心腹疼痛,风湿痹痛,跌打损伤 3. 麻醉 4. 癫痫,小儿慢惊风	内服,0.2～0.6 g,宜入丸、散剂;作卷烟吸,一日量不超过1.5 g。外用适量,煎汤洗或研末外敷	本品有毒,应控制剂量。外感及痰热咳喘、青光眼、高血压、心动过速者禁用;孕妇、体弱者慎用

问题与思考

1. 治痰治咳治喘为何均配行气药?

2. 为何说苦杏仁为治咳喘之要药?

3. 试述宣肺、清肺、温肺、敛肺、降肺、泻肺、润肺之不同,并举例说明之。

4. 麻黄、杏仁、桑白皮、苏子、白果均可用治喘咳证,临证如何区别使用?

辨证用药练习

患儿,女,2 岁,流涕,咳嗽伴气喘 2 周,痰多难咯,喘甚时喉中痰鸣。曾肌注青霉素 1 周,静滴头孢拉定 4 d 及口服红霉素、百炎净,症状无改善,检查:双肺闻中小水泡音及哮鸣音,咽红(+),舌质偏红、苔黄厚,脉滑数,X 线提示双下肺感染,血常规正常。

诊为咳喘。试写出其证型,可选择哪些药物,并陈述理由。

第二十四章

安 神 药

凡以安定神志为主要功效,常用于治疗心神不安证的药物,称为安神药。

本类药物多来源于矿石、化石、介类,或植物、种仁等。前者质重沉降,性偏寒凉,后者甘味居多,具有甘润滋养之性。主归心、肝经。个别药物有毒。

心藏神、肝藏魂,安神药主入心肝,而有安神定志之功。其中,矿石、介类安神药,多具有重镇安神之功,习称为镇惊安神药,主治心肝火旺,或惊吓所致心神不安证,如失眠、心悸、心烦易怒、易恐善惊、坐卧不安、梦魇纷纭等。植物或种仁类安神药,具有养心安神之功,习称为养心安神药,主治阴血不足,心神失养之心神不安,如心悸,怔忡,不寐,多梦易醒,健忘等;或能交通心肾或能解郁安神,主治心肾不交,心神不宁或情志所伤之心神不安证。

部分药物兼有清热解毒、平肝潜阳等功效,可用治热毒疮肿、肝阳上亢等证。亦可作为惊风、癫狂等病证的辅助药物。

应用安神药时,应针对导致神志不安的病因病机之不同,选用适宜的安神药治疗,并进行相应的配伍。如因火热所致者,则与清热泻心药物配伍;因痰所致者,则与祛痰,开窍药物配伍;因血瘀所致者,则与活血化瘀药配伍;因肝阳上亢所致者,则与平肝潜阳药配伍;属血虚阴亏者,须与补血,养阴药物配伍;心脾两虚者,则与补益心脾药配伍;心肾不交者,又与滋阴降火,交通心肾之品配伍。若惊风、癫狂等证,应以平肝息风或化痰开窍药为主,辅以本类药物。

安神药多属对症治标之品,尤其是矿石类安神药,只宜暂用,不可久服,应中病即止,对有毒药物,注意其用法用量,以免中毒。矿石类安神药作丸散剂服时,须配伍护胃健脾之品,以免伤胃耗气。

朱 砂
Zhūshā
CINNABARIS
《神农本草经》

为硫化物类矿物辰砂族辰砂,主含硫化汞(HgS)。主产湖南、贵州、四川等地,以产于湖南沅陵(古之辰州)者为道地药材。采挖后,选取纯净者,用磁铁吸净含铁的杂质,再用水淘去杂石和泥沙,照水飞法研成极细粉末,晾干或40℃以下干燥。

【主要性能】甘,微寒。有毒。归心经。

【功效】镇惊安神,清热解毒。

【应用】

1. 心神不安证 本品镇惊安神,可广泛用于多种原因所致心神不安证,因其性寒,又能清心火,尤宜于心火亢盛之心神不宁、烦躁不眠、惊悸、怔忡等,常与清心火之栀子、黄连等同用;若心火亢盛,阴血不足之失眠多梦、惊悸怔忡、心中烦热者,常与清热养阴之当归、地黄、炙甘草等同用,如《内外伤辨惑论》朱砂安神丸。若阴血虚者,常与养心安神之酸枣仁、柏子仁等同用。若心气不足者,常与补心气之人参、大枣、炙甘草等同用。若温热病热入心包或痰热内闭之高热烦躁、神昏谵语、惊厥抽搐者,常与开窍醒神之牛黄、麝香等同用,如《温病条辨》安宫牛黄丸。

2. **热毒证**　本品不论内服、外用,均有清热解毒之功,可用治热毒所致疮痈肿毒,咽喉肿痛,口舌生疮等症。治疮痈肿毒,常与攻毒消肿之雄黄、京大戟等同用,如《外科正宗》太乙紫金丹;若咽喉肿痛,口舌生疮者,常与清热解毒之冰片、硼砂等,如《外科正宗》冰硼散。

【用法用量】生用,入丸散剂,每次 0.1～0.5 g。外用适量。

【使用注意】本品有毒,内服不可过量或持续服用,孕妇及肝功能不全者禁服。忌火煅。

【参考文献】

1. **本草文献**

《神农本草经》:"养精神,安魂魄,益气,明目。"

《药性论》:"镇心,主抽风。"

《本草从新》:"泻心经邪热,镇心定惊……解毒,定癫狂。"

2. **其他**　本品常用处方名有朱砂、辰砂、丹砂。

磁　石
Císhí
MAGNETITUM
《神农本草经》

为氧化物类矿物尖晶石族磁铁矿的矿石。主产于河北、山东、辽宁等地。采挖后,除去杂石。

【主要性能】咸,寒。归心、肝、肾经。

【功效】镇惊安神,平肝潜阳,聪耳明目,纳气平喘。

【应用】

1. **心神不安证**　本品既能镇惊安神,又能清心、肝之火,且滋肾阴,主治肾虚肝旺,肝火上炎,扰动心神或惊恐气乱,神不守舍之心神不宁、惊悸、失眠及癫痫,常与朱砂、六神曲同用,如《千金方》磁朱丸;治小儿惊痫,《圣济总录》以磁石炼水饮之。

2. **肝阳上亢证**　本品既能平肝潜阳,又能益肾补阴,故可用治肝阳上亢之头晕目眩、急躁易怒等症,常与平肝阳之石决明、珍珠、牡蛎等同用。若阴虚甚者,常与滋阴之生地黄、白芍、龟甲等同用;若热甚者,常与清肝热之钩藤、菊花、夏枯草等同用。

3. **耳鸣耳聋,视物昏花**　本品补益肝肾,有聪耳明目之功。治肾虚之耳鸣、耳聋,常与补肾阴之熟地黄、山茱萸、山药等同用,如《重订广温热论》耳聋左慈丸;治肝肾不足,目暗不明,视物昏花者,常与补肝阴之枸杞子、女贞子、菊花等同用。

4. **肾虚喘证**　本品能益肾纳气平喘,治肾气不足,摄纳无权之虚喘,常与补肾纳气之五味子、蛤蚧等同用。

【用法用量】生用或取净磁石,照煅淬法煅至红透,醋淬,碾成粗粉用。煎服,15～30 g;宜打碎先煎。入丸散剂,每次 1～3 g。

【使用注意】如入丸散剂,不可多服。脾胃虚弱者慎用。

【参考文献】

1. **本草文献**

《神农本草经》:"磁石,味辛寒,主周痹风湿,肢节中痛,不可持物……除大热烦满及耳聋。"

《名医别录》："养肾藏,强骨气,益精除烦,通关节,消痈肿鼠瘘,颈核喉痛,小儿惊痫。"

《本草纲目》："明目聪耳,止金疮血。"

2. 临床新用　治浆液性耳软骨膜炎:用铈永磁体贴敷于耳廓的病变部位,磁片与皮肤接触处衬一薄层脱脂棉,然后用胶布固定,每周复查1次。治疗时间平均0.8月,有效率91.7%。[江西医学院学报,1997,1:45]

3. 其他　本品常用处方名有磁石、灵磁石、活磁石、醋磁石、煅磁石。

龙　骨

Lónggǔ

DRACONIS OS

《神农本草经》

为古代大型哺乳类动物如象类、犀牛类、三趾马等的骨骼的化石。主产于山西、内蒙古、河南等地。全年可采,挖出后,除去泥土及杂质,贮于干燥处。

【主要性能】甘、涩,平。归心、肝、肾经。

【功效】镇惊安神,平肝潜阳,煅用收敛固涩,收湿敛疮。

【应用】

1. 心神不安证　本品有较强的镇惊安神之功,常用治心神不安之心悸失眠,健忘多梦等,可与滋阴降火安神之龟甲、远志、石菖蒲等同用,如《备急千金要方》孔圣枕中丹;若治痰热内盛,惊痫抽搐,癫狂发作者,须与化痰及息风止痉之胆南星、牛黄、钩藤等同用。

2. 肝阳上亢证　本品有较强的平肝潜阳之功,常用治肝阴不足,肝阳上亢之头晕目眩、烦躁易怒等症,可与滋阴潜阳之怀牛膝、赭石、生牡蛎等同用,如《医学衷中参西录》镇肝息风汤。

3. 滑脱诸证　本品煅用,有收敛固涩之功,可治多种正虚滑脱证。如治肾虚遗精、滑精,常与补肾固精之沙苑子、芡实、牡蛎等同用,如《医方集解》金锁固精丸;治心肾两虚,小便频数,遗尿者,常与补肾缩尿之桑螵蛸、龟甲、人参等同用,如《本草衍义》桑螵蛸散;治气虚不摄,冲任不固之崩漏,常与补益固涩之山茱萸、黄芪、牡蛎等同用,如《医学衷中参西录》固冲汤;治气虚自汗,阴虚盗汗者,常与益气固表之黄芪、五味子、牡蛎等同用;若大汗不止,脉微欲绝之亡阳证,当与回阳救逆之附子、人参同用。

4. 湿疮,疮疡久溃不敛　本品煅后外用,有收湿敛疮生肌之功,可用治湿疮,湿疹瘙痒等,常与牡蛎同用,研粉外敷;若疮疡溃久不敛,常与枯矾等份,共研细末,掺敷患处。

【用法用量】生用或煅用,煎服,15~30 g;宜先煎。外用适量。收涩宜煅用,安神、平肝多生用。

【使用注意】湿热积滞者慎用。

【参考文献】

1. 本草文献

《神农本草经》："主咳逆,泄痢脓血,女子漏下,症瘕坚结,小儿热气惊痫。"

《药性论》："逐邪气,安心神,止冷痢及下脓血,女子崩中带下,止梦泄精,梦交,治尿血,虚而多梦纷纭加而用之。"

《本草纲目》："益肾镇惊,止阴疟,收湿气,脱肛,生肌敛疮。"

2. 其他　本品常用处方名有龙骨、生龙骨、煅龙骨。

【附药】

龙齿　为古代多种大型哺乳动物的牙齿骨骼化石。性味甘、涩,凉。归心、肝经。功能镇心安神。主要适用于心神不安之惊痫癫狂、心悸怔忡、失眠多梦等。用法、用量与龙骨相同。

琥 珀
Hǔpò
SUCCINUM
《名医别录》

为古代松科植物,如枫树、松树的树脂,埋藏地下经年久转化而成的化石样物质。主产于广西、云南、河南等地。随时可采,从地下或煤层中挖出后,除去砂石,泥土等杂质。

【主要性能】甘,平。归心、肝、膀胱经。

【功效】镇惊安神,活血散瘀,利尿通淋。

【应用】

1. 心神不安证 本品具有镇惊安神之功,主治心神不安之心悸,失眠,健忘等。如治心血亏虚,惊悸怔忡,夜卧不安,常与滋养心血之酸枣仁、人参、当归等药同用,如《证治准绳》琥珀养心丸;治小儿惊风,常与清热息风定惊之天竺黄、胆南星、钩藤等同用。

2. 血瘀证 本品能活血化瘀,可治多种血瘀证。治血瘀之痛经、经闭,常与活血行气之当归、丹参等同用;治心血瘀阻,胸痹心痛,常与活血之三七同用,研末内服;治癥瘕积聚,常与破血之三棱、莪术等同用。

3. 淋证,癃闭 本品有利尿通淋之功,可治多种淋证及癃闭,因其入血分,又可化瘀止血,故尤宜于血淋。可单用,如《仁斋直指方》单用琥珀为散,灯心汤送服。亦可与止血化瘀通淋之石韦、蒲黄等同用。若治石淋、热淋,常与利尿通淋之金钱草、海金沙、木通等同用。

【用法用量】研成细粉用。入丸、散剂或冲服,每次 1.5～3 g。不入煎剂。外用适量。

【参考文献】

1. 本草文献

《名医别录》:"主安五脏,定魂魄,消瘀血,通五淋。"

《药性论》:"治产后血瘀痛。"

《珍珠囊》:"利小便,清肺。"

2. 其他 本品常用处方名有琥珀、血琥珀、红琥珀。

酸 枣 仁
Suānzǎorén
ZIZIPHI SPINOSAE SEMEN
《神农本草经》

为鼠李科落叶灌木或小乔木植物酸枣 *Ziziphus jujuba* Mill. var. *spinosa* (Bunge) Hu ex H. F. Chou 的干燥成熟种子。主产于陕西、河北、辽宁等地。秋末冬初采收成熟果实,除去果肉及核壳,收集种子,晒干。

【主要性能】甘、酸,平。归心、肝、胆经。

【功效】养心益肝安神,收敛止汗。

【应用】

1. 心神不安证 本品性平,能养心阴,益肝血而安神,为养心安神之要药,主治心肝阴血亏虚,心失所养,神不守舍之失眠、多梦、健忘、心悸、怔忡等症,常与补血之当归、白芍等同用;若治心脾气血亏虚,惊悸不安,体倦失眠者,常与补气养血之黄芪、当归、党参等同用,如《济生方》归脾汤;若治肝血不足,虚烦不眠者,常与养心安神、滋阴清热之茯苓、知母等同用,如《金匮要略》酸枣仁汤;若治心肾两亏,虚火内扰之心悸失眠,健忘梦遗者,常与补心益肾之地黄、麦冬、茯苓等同用,如《校注妇人良方》天王补心丹。

2. 自汗,盗汗　本品具收敛止汗之功,善治心神不安,兼有虚汗者。可配伍益气固表止汗药,如五味子、山茱萸、黄芪等。

【用法用量】炒用,用时捣碎。煎服,10～15 g。研末吞服,每次 1.5～2 g。

【参考文献】

1. 本草文献

《神农本草经》:"主心腹寒热,邪结气聚,四肢酸疼,湿痹。"

《名医别录》:"主烦心不得眠,脐上下痛,血转久泄,虚汗烦渴,补中,益肝气,坚筋骨,助阴气,令人肥健。"

《本草汇言》:"敛气安神,荣筋养髓,和胃运脾。"

2. 临床新用　治半夜胃痛:生枣仁 30 g,炙甘草 12 g。水煎 1 大杯,夜间 10 点服下。治半夜胃痛,8 剂而愈。[环球中医药,2008,3:40]

3. 其他　本品常用处方名有酸枣仁、炒枣仁。炒酸枣仁,酸温而香,兼有醒脾之功。且炒后质脆易碎,便于煎出有效成分,可增强疗效。生酸枣仁,甘酸而润,善清肝胆之虚热。

柏　子　仁

Bǎizǐrén

PLATYCLADI SEMEN

《神农本草经》

为柏科一年生乔木植物侧柏 *Platycladus orientalis* (L.) Franco 的干燥成熟种仁。主产于山东、河南、河北等地。冬初种子成熟时采收,晒干,压碎种皮,簸净,阴干。

【主要性能】甘,平。归心、肾、大肠经。

【功效】养心安神,润肠通便。

【应用】

1. 心神不安证　本品质润,性平,具有养心安神之功,多用于心阴不足,心血亏虚之心神不安证,症见失眠、心悸、怔忡、头晕、健忘等,常与补气养阴之人参、五味子、白术等同用;若治心肾两虚,心肾不交之心悸不宁、心烦少寐、梦遗健忘,常与补肾养心之熟地、枸杞子、茯神等同用,如《体仁汇编》柏子养心丸。

2. 肠燥便秘证　本品润肠通便之功,治阴虚血亏、老年及产后等肠燥便秘证,常与润肠通便之郁李仁、苦杏仁等同用。

【用法用量】生用。煎服,10～20 g。大便溏者宜用柏子仁霜。

【使用注意】脾虚便溏及多痰者慎用。

【参考文献】

1. 本草文献

《神农本草经》:"主惊悸,安五藏,益气,除湿痹。"

《日华子本草》:"治风,润皮肤。"

《本草纲目》:"养心气,润肾燥,益智宁神。"

2. 其他　本品常用处方名有柏子仁、柏子仁霜、炒柏子仁。

远　志
Yuǎnzhì
POLYGALAE RADIX
《神农本草经》

为远志科多年生草本植物植物远志 *Polygala tenuifolia* Willd. 或卵叶远志 *Polygala sibirica* L. 的干燥根。主产于山西、陕西、吉林等地。春季出苗前或秋季地上部分枯萎后,挖取根部,除去须根及泥沙,晒干。

【**主要性能**】辛、苦,温。归心、肾、肺经。

【**功效**】宁心安神,祛痰开窍,消散痈肿。

【**应用**】

1. **心神不安证**　本品既能开心气,又能通肾气,为交通心肾之佳品,主治心肾不交之心神不安证,症见失眠、惊悸、健忘等,常与补益心肾、宁心安神之熟茯苓、人参、干姜等同用,如《太平惠民合剂局方》远志丸。

2. **痰闭心窍证**　本品既能祛痰,又开心窍,可用治痰闭心窍之癫痫、惊狂。治癫痫昏仆、痉挛抽搐者,常与化痰息风之半夏、天麻、全蝎等同用;治惊狂者,常与豁痰开窍之石菖蒲、郁金等同用。

3. **咳嗽,痰多**　本品祛痰之功,又可治咳嗽,痰多黏稠,咳吐不爽或外感风寒、咳嗽痰多者,常与化痰止咳之苦杏仁、瓜蒌、桔梗等同用。

4. **痈疽疮毒,乳房肿痛**　本品辛温通散,善疏通气血之壅滞而消散痈肿,治痈疽疮毒,乳房肿痛,内服、外用均有效。内服可单用为末,黄酒送服。外用可隔水蒸软,加少量黄酒捣烂敷患处。

【**用法用量**】生用或炙用。煎服,3～10 g。外用适量。化痰止咳宜炙用。

【**使用注意**】凡实热或痰火内盛者,以及有胃溃疡或胃炎者慎用。

【**参考文献**】

1. **本草文献**

《神农本草经》:"主咳逆伤中,补不足,除邪气,利九窍,益智慧,耳目聪明,不忘,强志倍力。"

《名医别录》:"定心气,止惊悸,益精,去心下膈气,皮肤中热,面目黄。"

《本草纲目》:"治一切痈疽。"

2. **其他**　本品常用处方名有远志、制远志。

合　欢　皮
Héhuānpí
ALBIZIAE CORTEX
《神农本草经》

为豆科落叶乔木植物合欢 *Albizia julibrissin* Durazz. 的干燥树皮。全国大部分地区都有分布,主产于长江流域各地。夏、秋二季剥取树皮,晒干。

【**主要性能**】甘,平。归心、肝、肺经。

【**功效**】解郁安神,活血消肿。

【**应用**】

1. **心神不安证**　本品善疏肝解郁,安和五脏,为治情志不遂,忿怒忧郁之心神不安要药。症见失眠多梦,烦躁不安。常与疏肝解郁安神之郁金、丹参、柴胡等同用。

2.**筋伤骨折,血瘀肿痛** 本品能活血祛瘀,消肿止痛,可用于筋伤骨折,血瘀肿痛。治跌打仆伤,损筋折骨,如《续本事方》用合欢皮配麝香、乳香,研末,温酒调服。治血瘀肿痛,常与活血化瘀之桃仁、红花等同用。

3.**肺痈,疮痈肿毒** 本品活血消肿之功,亦能消散内外痈肿。治肺痈,单用有效,如《千金方》黄昏汤。或与消痈散结之鱼腥草、桃仁、芦根等同用;治疮痈肿毒,常与清热解毒之蒲公英、连翘、野菊花等同用。

【用法用量】生用。煎服,6～12 g。外用适量。

【使用注意】孕妇慎用

【参考文献】

1.本草文献

《神农本草经》:"主安五脏,和心志,令人欢乐无忧。"

《日华子本草》:"煎膏,消痈肿并续筋骨。"

《本草纲目》:"和血,消肿,止痛。"

2.其他 本品常用处方名有合欢皮。

【附药】

合欢花 为豆科落叶乔木植物合欢的干燥花序或花蕾。性味甘,平。归心、肝经,功能安神解郁。主要适用于心神不安,忧郁失眠。煎服,5～10 g。

首 乌 藤
Shǒuwūténg
POLYGONI MULTIFLORI CAULIS
《何首乌录》

为蓼科多年生缠绕藤本植物何首乌 *Polygonum multiflorum* Thunb. 的干燥藤茎。主产于河南、湖南、湖北等地。秋、冬二季采割,除去残叶,捆成把,干燥。切段。

【主要性能】甘,平。归心、肝经。

【功效】养血安神,祛风通络。

【应用】

1.**心神不安证** 本品既能养心安神,又能补血养阴,主治心阴血虚之心神不安证,症见失眠、多梦等。常与宁心安神之合欢皮、酸枣仁、柏子仁等同用;若治阴虚阳亢之失眠,可与重镇潜阳安神之珍珠母、龙骨、牡蛎等同用。

2.**血虚身痛,风湿痹痛** 本品既能养血,又能祛风通络,治血虚身痛,常与补血活血之当归、川芎等同用;治风湿痹痛,常与祛风湿之羌活、独活、桑寄生等同用。

此外,本品外用亦有祛风止痒之功,治风疹疥癣等皮肤瘙痒症,可用单品,或与祛风止痒之地肤子、蛇床子等同用,煎汤外洗。

【用法用量】生用。煎服,9～15 g。外用适量。

【参考文献】

1.本草文献

《本草纲目》:"风疮疥癣作痒,煎汤洗浴。"

《本草从新》:"补中气,行经络,通血脉,治劳伤。"

《本草正义》："治夜少安寐。"

2. **其他**　本品常用处方名有首乌藤、夜交藤。

问题与思考

简述龙骨与牡蛎、酸枣仁与柏子仁功效、应用的异同点。

辨证用药练习

王某,女,49 岁,成都市财政局干部。1982 年 10 月因患湿热病后,出现心烦不安,夜间入睡困难,心中烦热甚,口干咽燥,夜间尤甚,身体消瘦,纳差,但白昼精神尚可。舌红苔根薄黄乏津液,脉弦细而数。[金匮要略指难.四川科学技术出版社,1986:132]

诊为失眠。试写出其证型,可选择哪些药物,并陈述理由。

第二十五章

平抑肝阳药

凡以平抑肝阳为主要功效,常用于治疗肝阳上亢证的药物,称为平抑肝阳药,又称平肝潜阳药或平肝药。

本类药以寒、凉之性为主,味多苦、咸,皆归肝经,性主沉降。

肝为刚脏,主升主动,体阴而用阳,既内藏阴血,又内寄相火。若阴不制阳,则易出现肝阳上亢之证。本类药善能平抑偏亢之肝阳,主治肝阳上亢之眩晕耳鸣、头晕头痛、面红目赤、急躁易怒、失眠多梦、腰膝酸软、舌质红、舌苔黄或少苔、脉弦数等。

部分药兼有清肝热,宁心神等作用,亦可用治肝热所致的目赤肿痛、心神不宁、心悸失眠等。

使用本类药时,当针对阳亢之病因病机及兼证的不同,配伍相应药物,如阴虚阳亢证,多配伍滋养肝肾之阴的药物;肝阳上亢每兼肝热,须与清肝泻火药同用;肝旺兼失眠多梦,心神不宁者,当配伍安神药。

本类药以贝壳或矿物药为多,宜打碎先煎,也可煅用。又多寒凉质重,作丸、散内服,易伤脾胃,故脾胃虚寒者应慎服。

石 决 明
Shíjuémíng
HALIOTIDIS CONCHA
《名医别录》

为鲍科动物杂色鲍(光底石决明)*Haliotis diversicolor* Reeve、皱纹盘鲍(毛底石决明) *Haliotis discus hannai* Ino、羊鲍 *Haliotis ovina* Gmelin、澳洲鲍 *Haliotis ruber*(Leach)、耳鲍 *Haliotis asinina* Linnaeus 或白鲍 *Haliotis laevigata*(Donovan)的贝壳。主产于广东、福建、辽宁等沿海地区。夏、秋两季捕捉,去肉,洗净,干燥。

【**主要性能**】咸,寒。归肝经。

【**功效**】平肝潜阳,清肝明目。

【**应用**】

1. **肝阳上亢证** 本品既能镇潜肝阳,又能清泄肝热,为凉肝、镇肝之要药。治肝肾阴虚、肝阳上亢之头目眩晕,常与生地黄、白芍、牡蛎等同用,如《经验方》育阴潜阳汤;治肝阳亢盛兼有热象之头痛,眩晕,烦躁易怒者,常与羚羊角、钩藤、菊花等同用,如《医醇賸义》羚羊角汤。

2. **肝热目疾** 本品能清肝火而明目退翳。治肝火上炎目赤肿痛,常与夏枯草、决明子、菊花等同用;治肝经风热,羞明流泪,翳膜遮睛,常与薄荷、荆芥、蒺藜等配伍,如《经验良方》石决明散;若治阴虚血少,目涩昏暗,雀盲眼花,常与熟地黄、枸杞子、菟丝子等滋阴养血明目药同用。

此外,本品煅用有收敛、制酸、止血等作用。可用治胃痛泛酸、外伤出血及疮疡不敛等。

【用法用量】生用或煅用。煎服,6~20 g;应打碎先煎。平肝、清肝宜生用,外用点眼宜煅用、水飞。

【使用注意】脾胃虚寒,食少便溏者慎用。

【参考文献】

1. 本草文献

《名医别录》:"主目障翳痛,青盲。"

《本草经疏》:"石决明,乃足厥阴经药也。足厥阴开窍于目,目得血而能视,血虚有热,则青盲亦痛障翳生焉。咸寒入血除热,所以能主诸目疾也。"

《医学衷中参西录》:"石决明味微咸,性微凉,为凉肝镇肝之要药……为其能凉肝,兼能镇肝,故善治脑中充血作疼作眩晕,因此证多系肝气,肝火挟血上冲也。"

2. 其他　本品常用处方名有石决明、九孔石决明、生石决明、光底石决明、生石决、煅石决明、煅石决等。

珍　珠　母

Zhēnzhūmǔ

CONCHA MARGARITIFERA

《本草图经》

为蚌科动物三角帆蚌 *Hyriopsis cumingii* (Lea)、褶纹冠蚌 *Cristaria plicata* (Leach) 或珍珠贝科动物马氏珍珠贝 *Pteria martensii* (Dunker)的贝壳。前两种在中国的江河湖沼中均产;后一种主产于海南岛、广东、广西等沿海地区。全年可采,去肉,洗净,干燥。用时打碎。

【主要性能】咸,寒。归肝、心经。

【功效】平肝潜阳,明目退翳,镇惊安神。

【应用】

1. 肝阳上亢证　本品功似石决明,能平肝潜阳,清泻肝火,两者常相须为用。治阴虚阳亢之头痛眩晕、耳鸣、心悸失眠,常与白芍、生地黄、龙齿等滋肝肾阴、平肝潜阳药同用;治肝阳上亢兼有肝热之烦躁易怒者,常与钩藤、菊花、夏枯草等同用。

2. 目赤翳障,视物昏花　本品既清肝泻火,又略能益肝阴,为清肝明目之要药。治肝热目赤,羞明怕光,翳障,常与菊花、夏枯草、车前子等同用;治肝虚目昏或夜盲,常与苍术、猪肝或鸡肝等同用。

3. 惊悸失眠,心神不宁　本品能清心、肝之火以镇惊安神。治惊悸失眠,心神不宁,可与朱砂、龙骨、琥珀等镇惊安神药同用;心火偏盛者,常与黄连、栀子等清心安神之品配伍。

此外,本品研细外用,可燥湿敛疮,治湿疮瘙痒。

【用法用量】生用或煅用。煎服,10~25 g;宜打碎先煎。或入丸、散剂。外用适量。

【使用注意】脾胃虚寒者,孕妇慎用。

【参考文献】

1. 本草文献

《本草纲目》:"安魂魄、止遗精白浊,解痘疗毒。"

《饮片新参》:"平肝潜阳,安神魂,定惊痫,消热痞,眼翳。"

《中国医学大辞典》:"滋肝阴,清肝火。治癫狂惊痫,头眩,耳鸣,心跳,胸腹膜胀,妇女血热,血崩,小儿惊搐发痉。"

2. **临床新用** 治顽固性肝硬化腹水：重用夜交藤、珍珠母为主药，以中西医结合、标本兼治的方法，治疗顽固性肝硬化腹水 2 例，均收到满意效果。[实用中西医结合临床，2005，5(3)：62]

3. **其他** 本品常用处方名有珍珠母、煅珍珠母、珠母、明珠母等。

【附药】

珍珠 为珍珠贝科动物马氏珍珠贝 *Pteria martensii* (Dunker)、蚌科动物三角帆蚌 *Hyriopsis cumingii* (Lea) 或褶纹冠蚌 *Cristaria plicata* (Leach) 等双壳类动物受刺激形成的珍珠。性味甘、咸，寒。归心、肝经。功能安神定惊，明目消翳，解毒生肌。主要适用于惊悸失眠，惊风，癫痫，目赤翳障，口内诸疮，疮疡肿毒，皮肤色斑等。内服入丸、散用，0.1～0.3 g。外用适量。

牡　蛎

Mǔlì

CONCHA OSTREAE

《神农本草经》

为牡蛎科动物长牡蛎 *Ostrea gigas* Thunberg、大连湾牡蛎 *Ostrea talienwhanensis* Crosse 或近江牡蛎 *Ostrea rivularis* Gould 的贝壳。主产于我国沿海一带。全年均可采收，采得后，去肉，取壳，洗净，晒干。

【主要性能】咸，微寒。归肝、胆、肾经。

【功效】潜阳益阴，镇心安神，软坚散结。煅牡蛎：收敛固涩，制酸止痛。

【应用】

1. **肝阳上亢证** 本品既能平肝潜阳，又略能益阴清热。治阴虚阳亢之头目眩晕，烦躁不安，常与龙骨、龟甲、白芍等同用，如《医学衷中参西录》镇肝息风汤；治热病伤阴，虚风内动，四肢抽搐之症，常与龟甲、鳖甲等同用，如《温病条辨》大定风珠。

2. **心神不安证** 本品有镇心安神之功。治心神不安，惊悸怔忡，失眠多梦，常与龙骨相须为用，如《伤寒论》桂枝甘草龙骨牡蛎汤，或与朱砂、琥珀、酸枣仁等同用。

3. **痰核，瘰疬，瘿瘤，癥瘕积聚** 本品性味咸寒，能清热软坚散结。治痰火郁结之痰核，瘰疬，瘿瘤等，常与浙贝母、玄参等清热消痰、软坚散结同用；治气滞血瘀的癥瘕积聚，常与鳖甲、丹参、莪术等行气活血、消癥散结药同用。

4. **滑脱证** 本品煅后具有与龙骨相似的收敛固涩作用。治自汗，盗汗，常与麻黄根、浮小麦等固表止汗药同用，如《和剂局方》牡蛎散；治肾虚精关不固之遗精，滑精，常与沙苑子、龙骨、芡实等同用，如《医方集解》金锁固精丸；治疗崩漏，带下证，常与乌贼、山药、龙骨等补肾固精止带药同用。

此外，煅牡蛎可制酸止痛，治胃痛泛酸，常与乌贼骨、浙贝母同用。

【用法用量】生用或煅用。煎服，9～30 g；宜打碎先煎。外用适量。收敛固涩宜煅用，其他宜生用。

【参考文献】

1. **本草文献**

《神农本草经》："主惊恚怒气，除拘缓，鼠瘘，女子带下赤白。"

《海药本草》："主男子遗精，虚劳乏损，补肾正气，止盗汗，去烦热，治伤寒热痰，能补养安神，治孩子惊痫。"

《本草备要》:"咸以软坚化痰,消瘰疬结核,老血疝瘕。涩以收脱,治遗精崩带,止嗽敛汗,固大小肠。"

2. 临床新用　治尿毒症:采用灌肠方(大黄、黄芪、煅牡蛎、茯苓)治疗尿毒症 55 例,治疗组显效 20 例,总有效率 87.3%;对照组显效 13 例,总有效率 58.2%。两组相比较有显著性差异。[陕西中医,2004,25(12):1074]

3. 其他　本品常用处方名有牡蛎、煅牡蛎、生牡蛎、左牡蛎、牡蛎壳等。

赭　石
Zhěshí
HAEMATITUM
《神农本草经》

为氧化物类矿物赤铁矿 Haematitum 的矿石。主产于山西、河北、河南等地。开采后,除去杂石泥土,打碎或醋淬研粉。

【主要性能】苦,寒。归肝、心、肺、胃经。

【功效】平肝潜阳,重镇降逆,凉血止血。

【应用】

1. 肝阳上亢证　本品既平肝潜阳,又善清肝火。治肝阳上亢,肝火上炎之头晕头痛,心烦不寐,常与珍珠母、磁石等宁心安神药同用。治肝肾阴虚,肝阳上亢之头痛眩晕、目胀耳鸣,常与牛膝、牡蛎、白芍等滋阴潜阳药同用,如《医学衷中参西录》镇肝息风汤。

2. 胃气上逆证　本品善降上逆之胃气以止呕、止呃、止噫。治胃气上逆之呕吐、呃逆、噫气不止等,常与旋覆花、半夏、生姜等配伍,如《伤寒论》旋覆代赭汤。治胆火犯胃之呕吐,常与龙胆草、青黛等同用,如《医学衷中参西录》镇逆汤。

3. 气逆喘息证　本品亦降上逆之肺气而平喘。治哮喘有声,卧睡不得者,单用研末,米醋调服;治肺肾不足,阴阳两虚之虚喘,常与人参、山茱萸、山药等补肺肾纳气定喘药同用,如《医学衷中参西录》参赭镇气汤。

4. 血热出血证　本品凉血止血,兼能降气、降火,尤以火气上逆,迫血妄行之出血证为宜。治吐血、衄血,本品单用,煅烧醋淬,研末内服;治胃热而气不降,吐血、衄血者,常与白芍、牛蒡子、清半夏等清胃降逆之品同用;治血热崩漏下血,常与凉血止血药等同用。

【用法用量】生用。煎服,9～30 g;宜打碎先煎。入丸、散,每次 1～3 g。外用适量。降逆、平肝宜生用,止血宜煅用。

【使用注意】孕妇慎用。因含微量砷,故不宜长期服用。

【参考文献】

1. 本草文献

《神农本草经》:"腹中毒邪气,女子赤沃漏下。"

《长沙药解》:"驱浊下冲,降摄肺胃之逆气,除哕噫而泄郁烦,止反胃呕吐,疗惊悸哮喘。"

《医学衷中参西录》:"能生血兼能凉血,而其质重坠,又善镇逆气,降痰涎,止呕吐,通燥结。"又"治吐衄之证,当以降胃主,而降胃之药,实以赭石为最效。"

2. 临床新用　治便秘:以生白术、生黄芪各 20 g,生紫菀 15 g,生当归 10 g,代赭石 30 g(先煎)组成五生汤,治疗便秘 87 例,总有效率 94%。[陕西中医,1995,16(1):28]

3. 其他　本品代赭石、代赭石粉、煅代赭等。生赭石比煅醋淬赭石含砷量高 3 倍,生用剂量不可过大,疗程不宜过长,中病即止。肝肾功能受损严重者,应禁用生赭石。本品对男性精子有生殖毒性,优生优育方面应扩大慎用范围。因砷对儿童智力影响较大,故乳母、婴幼儿、儿童应慎用该药。

蒺　藜

Jílí

FRUCTUS TRIBULI

《神农本草经》

为蒺藜科一年或多年生草本植物蒺藜 *Tribulus terrestris* L. 的干燥成熟果实。主产于东北、华北及西北等地区。秋季果实成熟时采割全株,晒干,打下果实,碾去硬刺,除去杂质。

【**主要性能**】辛、苦,平。有小毒。归肝经。

【**功效**】平肝解郁,活血祛风,明目,止痒。

【**应用**】

1. **肝阳上亢证**　本品具平抑肝阳之功。治肝阳上亢,头晕目眩,常与钩藤、珍珠母、菊花等清肝、平肝之品同用。

2. **肝郁气滞证**　本品能疏肝解郁。治肝郁气滞,胸胁胀痛可单用研末服,或与柴胡、香附、青皮等同用;治肝郁乳汁不通,乳房作痛,常与穿山甲、王不留行等通经下乳之品同用。

3. **目赤翳障**　本品能疏散肝经风热以明目退翳。治风热目赤肿痛,多泪多眵或翳膜遮睛等,常与菊花、蔓荆子、决明子等疏风清热明目药同用,如《张氏医通》白蒺藜散。

4. **风疹瘙痒,白癜风**　本品能祛风止痒。治风疹瘙痒,常与防风、荆芥、地肤子等其他祛风止痒药同用;治血虚风盛,瘙痒难忍者,常与当归、何首乌、防风等养血润燥、祛风止痒药同用。治白癜风,单用研末冲服。

【**用法用量**】炒黄或盐炙用。煎服,6～10 g;或入丸、散剂。外用适量。

【**使用注意**】孕妇慎用。

【**参考文献**】

1. **本草文献**

《神农本草经》:"主恶血,破癥结积聚,喉痹,乳难。久服,长肌肉,明目。"

《本草再新》:"镇肝风,泻肝火,益气化痰,散湿破血,消痈疽,散疮毒。"

《本草求真》:"宣散肝经风邪,凡因风盛而见目赤肿翳,并通身白癜瘙痒难当者,服此治无不效。"

2. **临床新用**

(1)治高黏血症:治疗组79例,以心脑舒通胶囊(蒺藜呋甾皂苷为主要成分)治疗;对照组56例,采用常规西药治疗。治疗后治疗组总胆固醇、三酰甘油、血液流变学均明显改善,优于对照组。[中西医结合心脑血管病杂,2010,8(2):141]

(2)治冠心病心绞痛:以上述心脑舒通胶囊,治疗冠心病心绞痛26例,总有效率84.6%,能显著缓解心绞痛、减少发作频率及持续时间、改善缺血心电图、降低血液黏稠度及三酰甘油水平;对照组26例,总有效率65.4%。[长春中医药大学学报,2011,27(1):28]

3. **其他**　本品常用处方名有蒺藜、刺蒺藜、炒蒺藜、白蒺藜、盐蒺藜等。

表 25 - 1　平抑肝阳药参考药

药名	来　源	药　性	功　效	应　用	用法用量	使用注意
罗布麻叶	为夹竹桃科多年生草本植物罗布麻的叶或根	甘、苦,凉。有小毒。归肝经	平抑肝阳,清热,利尿	1. 头晕目眩 2. 水肿,小便不利	煎服或开水泡服,3～15 g。肝阳眩晕宜用叶片,治疗水肿多用根	不宜过量或长期服用,以免中毒
紫贝齿	为宝贝科动物蛇首眼球贝、山猫宝贝或绶贝等的贝壳	咸,平。归肝经	平肝潜阳,镇惊安神,清肝明目	1. 肝阳上亢 2. 惊悸失眠 3. 目赤翳障,目昏眼花	生用或煅用。煎服,10～15 g;宜打碎先煎或研末入丸、散剂	脾胃虚弱者慎用

问题与思考

　　1. 如何认识平肝潜阳与现代医学降血压之间的区别与联系?

　　2. 如何理解矿物类平肝潜阳药功效与其药材性状之间的关系?

　　3. 试比较龙骨与牡蛎、赭石与旋覆花的功效、主治之异同。

辨证用药练习

　　王某,男,41 岁,2004 年 5 月 10 日初诊。头胀痛、心烦易怒 2 月余。近期情绪不佳,心烦易怒,失眠多梦,用疏肝理气、养心安神中药治疗未见效。2 个月前出现头胀痛、两侧为甚,并有口干苦、便结、尿黄,舌红苔黄脉弦数。[实用中医药杂志,2010,26(1): 41]

　　诊为头痛。试写出其证型,可选择哪些药物,并陈述理由。

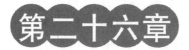

第二十六章

息风止痉药

凡以平息肝风、制止痉挛为主要功效,常用于治疗肝风内动证的药物,称为息风止痉药。

本类药以寒、凉之性为主,部分为平性,药味因功效不同,或甘,或苦,或辛,属动物药者标以咸味,皆归肝经,性主沉降,部分药物有毒。

"诸暴强直,皆属于风。"(《素问·至真要大论》)风病又有内风、外风之别,外风宜疏散,内风宜平息。内风多责之于肝,病因以肝阳上亢、高热、痰浊、血虚、阴虚等多见。本类药善能息风止痉,主治肝风内动所致之眩晕欲仆、项强肢颤、痉挛抽搐等症,以及风阳夹痰、痰热上扰之癫痫、惊风抽搐,或风毒侵袭引动内风之破伤风痉挛抽搐、角弓反张等症。

部分药兼有平抑肝阳、清泻肝火、清热解毒、祛风通络等作用,可用治肝阳上亢之头晕目眩,肝火上攻之头痛、目赤,热毒证,以及风邪中经络之口眼㖞斜、肢麻痉挛、头痛、痹证等。

使用本类药时,宜根据肝风内动之病因、病机进行相应配伍,如肝阳上亢所致者,当配伍平抑肝阳药;热极生风所致者,当配伍清热泻火解毒药;阴血亏虚所致者,当配伍补养阴血药物;风痰上扰所致者,当配伍豁痰开窍药;脾虚慢惊风者,当配伍益气健脾药。

本类药中部分药物有毒,应避免用量过大。孕妇慎服。

羚 羊 角
Língyángjiǎo
CORNU SAIGAE TATARICAE
《神农本草经》

为牛科动物赛加羚羊 *Saiga tatarica* Linnaeus 的角。主产于新疆、青海、甘肃等地。全年均可捕捉,以秋季猎取最佳。猎取后锯取其角,晒干。

【**主要性能**】咸,寒。归肝、心经。

【**功效**】息风止痉,平肝潜阳,清肝明目,清热解毒。

【**应用**】

1. 肝风内动证　本品善能息肝风、平肝阳、清肝热,镇惊解痉,为治惊痫抽搐之要药,尤宜于热极生风及肝阳化风所致者。治温热病热邪炽盛或肝经阳热亢盛而热极生风之高热、神昏、惊厥抽搐,常与钩藤、菊花、桑叶等同用,如《通俗伤寒论》羚角钩藤汤;治癫痫、惊悸等,常与钩藤、天竺黄、牛黄等化痰息风、安神开窍药同用。

2. 肝阳上亢证　本品能平肝潜阳,治肝阳上亢之头晕目眩,烦躁失眠,头痛等,常与石决明、龟甲、菊花等同用,如《医醇賸义》羚羊角汤。

3. 肝火上炎证　本品善清泻肝火而明目。治肝火上炎之头痛,头晕,目赤肿痛,羞明流泪等,常与石决明、龙胆、黄芩等同用,如《和剂局方》羚羊角散。

4. 热毒证 本品气血两清,有清心凉肝,泻火解毒之功。可用治温热病热毒炽盛之壮热神昏,热毒发斑等。如治温热病壮热神昏,谵语躁狂,甚或抽搐,常与石膏、麝香、玄参等同用,如《千金方》紫雪丹;治温热病壮热、谵语发斑,常与生地黄、赤芍等清热凉血药同用。

此外,尚可清肺止咳,治肺热咳喘等。

【用法用量】镑片或粉碎成细粉。煎服,1～3 g;宜单煎 2 h 以上。磨汁或研粉服,每次 0.3～0.6 g。

【使用注意】脾虚慢惊者忌用。

【参考文献】

1. 本草文献

《神农本草经》:"主明目,益气起阴,去恶血注下……安心气。"

《本草纲目》:"入厥阴肝经甚捷……肝主木,开窍于目,其发病也,目暗障翳,而羚羊角能平之。肝主风,在合为筋,其发病也,小儿惊痫,妇人子痫,大人中风搐搦,及筋脉挛急,历节掣痛,而羚羊角能舒之。"

《药性切用》:"清肝泻热,去翳,舒筋,为惊狂抽搐专药。"

2. 临床新用

(1) 急性髓系白血病缓解后治疗:用羚雄嘌呤散(青黛、羚羊角粉、雄黄粉)合龙蟾慈菇汤治疗急性髓系白血病(AML)缓解期 46 例,患者最长无病生存期为 123 个月,3 年生存率(64.15±1.96)%,5 年生存率(51.19±16.25)%,有利于延长 AML 完全缓解后患者的长期无病生存期。[中国中西医结合杂志,2004,24(2):124]

(2) 治痤疮:治疗组 65 例痤疮患者,在常规治疗的基础上,服用羚羊角滴丸,总有效率 89.23%;对照组 65 例,采用常规治疗,总有效率 66.16%,两者有显著性差异,羚羊角滴丸在寻常痤疮的治疗中,有一定疗效。[中国实用医药,2010,5(30):23]

3. 其他 本品常用处方名有羚羊角、羚羊角片、羚羊角粉、羚羊角丝等。研究发现,本品的水溶性蛋白质和氨基酸含量明显低于角塞。而其他化学成分如蛋白质、胆固醇、磷脂类、脂肪酸及甘油酯等基本相同。本品除丝氨酸、甘氨酸含量与藏羚羊角相近外,其余13 种氨基酸的含量均低于藏羚羊角。

【附药】

山羊角 为牛科动物青羊 *Naemorhedus goral* Hardwicke 的角。性味咸,寒。归肝经。功能平肝,镇惊。主要适用于肝阳上亢,头目眩晕,肝火上炎,目赤肿痛以及惊风抽搐等证。《医林纂要》:"功用近羚羊角。"可代羚羊角使用。煎服用量 10～15 g。

牛 黄

Niúhuáng

CALCULUS BOVIS

《神农本草经》

为牛科动物牛 *Bos taurus domesticus* Gmelin 干燥的胆结石。主产于我国西北、东北等地区。牛黄分为胆黄和管黄二种,以胆黄质量为佳。宰牛时,如发现胆囊、胆管或肝管中有牛黄,即滤去胆汁,将牛黄取出,除去外部薄膜,阴干,研极细粉末。

【主要性能】甘,凉。归心、肝经。

【功效】息风止痉,清心化痰,开窍醒神,清热解毒。

【应用】

1. **热盛动风证** 本品具清心,凉肝,息风止痉之功。治温热病或小儿急惊风之壮热、神昏、惊厥抽搐,单用研末服,或与朱砂、全蝎、钩藤等同用,如《证治准绳》牛黄散。

2. **热闭神昏** 本品善能清热解毒,化痰开窍。治温热病热入心包及中风,惊风,癫痫等痰热蒙蔽心窍之神昏谵语,高热烦躁,口噤,舌蹇,痰涎壅塞等,常与麝香、冰片、朱砂,或黄连、栀子等配伍,如《温病条辨》安宫牛黄丸、《和剂局方》至宝丹。

3. **热毒疮疡,咽喉肿痛** 本品为清热解毒之良药。治火毒郁结之口舌生疮,咽喉肿痛,牙痛,常与黄芩、雄黄、大黄等同用,如《全国中药成药处方集》牛黄解毒丸;治咽喉肿痛,溃烂,可与珍珠为末吹喉;治痈疽疮肿,常与解毒消肿、活血散结之麝香、乳香、没药等配伍,如《外科证治全生集》犀黄丸。

【用法用量】入丸、散剂,每次 0.15~0.35 g。外用适量,研末敷患处。

【使用注意】非实热证者不宜用,孕妇慎用。

【参考文献】

1. **本草文献**

《神农本草经》:"主惊痫寒热,热盛狂痉。"

《日用本草》:"治惊病搐搦烦热之疾,清心化热,利痰凉惊。"

《会药医镜》:"疗小儿急惊,热痰壅塞,麻疹余毒,丹毒,牙疳,喉肿,一切实证垂危者。"

2. **临床新用** 治溃疡性结肠炎:以主含体外培育牛黄的消炎栓治疗溃疡性结肠炎 92 例,总有效率 85.9%;对照组 92 例,服用柳氮磺吡啶,总有效率 75%,体外培育牛黄消炎栓治疗溃疡性结肠炎有较好疗效。[中药材,2006,29(9):1003]

3. **其他** 本品常用处方名有牛黄、西牛黄、京牛黄、丑宝、天然牛黄等。人工牛黄是根据天然牛黄的化学组成加工制成的天然牛黄的代用品,由胆红素、猪胆酸、牛(羊)胆酸、胆固醇和无机盐(硫酸镁、硫酸亚铁、磷酸钙)等混合而成。

钩 藤
Gōuténg
RAMULUS UNCARIAE CUM UNCIS
《名医别录》

为茜草科常绿木质藤本植物钩藤 *Uncaria rhyunchophylla* (Miq.) Jacks.、大叶钩藤 *Uncaria macrophylla* Wall.、毛钩藤 *Uncaria hirsuta* Havil.、华钩藤 *Uncaria sinensis* (Oliv.) Havil. 或无柄果钩藤 *Uncaria sessili fructus* Roxb. 的干燥带钩茎枝。主产于长江以南各地。秋、冬两季采收带钩的嫩枝,去叶,切段,晒干。

【主要性能】甘,凉。归肝、心包经。

【功效】息风定惊,清热平肝。

【应用】

1. **肝风内动证** 本品既能息风止痉,又能清泄肝热。治热极生风,四肢抽搐及小儿高热惊风症,尤为相宜。治温热病热极生风,痉挛抽搐,常与羚羊角、白芍、菊花等同用,如《通俗伤寒论》羚角钩藤汤;治小儿急惊风、壮热神昏、牙关紧闭、手足抽搐,常与天麻、全蝎、僵蚕等同用,如《小儿药证直诀》钩藤饮子;治小儿夜啼,常与蝉蜕、薄荷等同用。

2. **肝阳上亢、肝火上炎证** 本品既能平肝阳,又能清肝热,常用治肝阳上亢、肝火上炎证。治肝阳上亢之头痛,眩晕,常与天麻、石决明、怀牛膝等同用,如《杂病证治新义》天麻钩藤饮;治肝火上攻之头胀头痛,目赤口苦者,常与夏枯草、龙胆草、黄芩等清肝泻火药同用。

此外,尚有轻清疏泄之性,能清热透邪,治风热外感,头痛目赤等症,常与桑叶、蝉蜕、薄荷等同用。

【用法用量】生用。煎服,3～12 g;入煎剂宜后下。

【参考文献】

1. 本草文献

《名医别录》:"主小儿寒热,惊痫。"

《本草述》:"治中风瘫痪,口眼㖞斜,及一切手足走注疼痛,肢节挛急。又治远年痛风瘫痪,筋脉拘急作痛不已者。"

《本草纲目》:"大人头旋目眩,平肝风,除心热,小儿内钓腹痛,发斑疹。"

2. 临床新用　预防新生儿病理性黄疸:预防组 152 例新生儿在生后第二日,口服钩藤茶口服液(钩藤、槟榔、蜂蜜等)5 ml,2 次/d,连用 5 d,病理性黄疸发病率 15.8%;对照组 186 例,不服用钩藤茶,病理性黄疸发病率 28%,两组间存在一定的差异。[实用中西医结合临床,2006,9(4):64]

3. 其他　本品常用处方名有钩藤、双钩藤、双钩等。古人认为,钩藤平肝息风之功,有钩与藤之别,且以钩力胜。如《本草纲目》言"后世多用钩,取其力锐尔";《本草备要》载"纯用钩,功力加倍"。现今《中国药典》以"带钩茎枝"为入药部位。钩与藤的差别究竟如何有待于进一步临床观察研究。

天　麻
Tiānmá
RHIZOMA GASTRODIAE
《神农本草经》

为兰科多年寄生草本植物天麻 *Gastrodia elata* Bl. 的干燥块茎。主产于四川、云南、贵州等地。立冬后至次年清明前采挖,冬季茎枯时采挖者名"冬麻",质量优良;春季发芽时采挖者名"春麻",质量较差。采挖后,立即洗净,蒸透,敞开低温干燥。用时润透或蒸软,切片。

【主要性能】甘,平。归肝经。

【功效】息风止痉,平抑肝阳,祛风通络。

【应用】

1. 肝风内动证　本品功长息风止痉,且味甘质润,药性平和。治各种病因之肝风内动,惊痫抽搐,不论寒热虚实,皆可配伍应用。治小儿急惊风,常与羚羊角、钩藤、全蝎等同用,如《医宗金鉴》钩藤饮;治小儿脾虚慢惊,常与人参、白术、白僵蚕等同用,如《普济本事方》醒脾丸;治癫痫发作,常与化痰息风、开窍醒神之胆南星、僵蚕、石菖蒲等配伍,如《医学心悟》定痫丸;治破伤风之痉挛抽搐、角弓反张,常与天南星、白附子、防风等祛风化痰止痉药同用。

2. 肝阳上亢证　本品既能平肝阳,又可止痛,为治眩晕、头痛之要药。无论属寒热虚实,均可应用。治肝阳上亢之眩晕、头痛,常与钩藤、石决明、牛膝等同用,如《杂病证治新义》天麻钩藤饮;用治风痰上扰之眩晕,常与半夏、茯苓、白术等同用,如《医学心悟》半夏白术天麻汤;治偏正头痛常与川芎同用,如《普济方》天麻丸。

3. 中风不遂,风湿痹痛　本品能祛风,通经络,止痛。治中风手足不遂,筋骨疼痛等,可与祛风通络、活血止痛之川芎、全蝎等同用,如《圣济总录》天麻丸;治风湿痹痛,关节屈伸不利,常与祛风湿之秦艽、羌活、桑枝等同用。

【用法用量】生用。煎服,3～10 g。研末冲服,每次 1～1.5 g。

【参考文献】

1. 本草文献

《神农本草经》:"主恶气,久服益气力,长阴,肥健,轻身,延年。"

《用药法象》:"疗大人风热头痛;小儿风痫惊悸;诸风麻痹不仁;风热语言不遂。"

《本草汇言》:"主头风,头痛,头晕虚旋,癫痫强痉,四肢挛急,语言不顺,一切中风,风痰。"

2. 临床新用　治冠心病心绞痛:冠心病心绞痛 34 例,在常规基础上,以天麻素注射液治疗,心绞痛症状缓解及心电图改善总有效率为 85.3% 及 82.4%,对照组 34 例,采用常规治疗,总有效率为 73.5% 及 72.8%。天麻素注射液对心绞痛有显著疗效。[天津药学,2009,21(6):26]

3. 其他　本品常用处方名有天麻、明天麻等。天麻素是本品所含的主要有效成分,研究证实其能产生抗惊厥、镇静催眠、镇痛及改善学习记忆等多种中枢神经作用。还具有拮抗兴奋性氨基酸神经毒性、扩张脑血管、改善脑细胞代谢等作用,对神经衰弱、失眠、焦虑等症状有较好的改善作用。

【附药】

蜜环菌　蜜环菌 *Armillaria mellea* 是一种发光真菌,天麻种子和块茎皆依赖于蜜环菌供给营养生长。研究证明,蜜环菌的固体培养物具有与天麻相似的药理作用和临床疗效,现多以蜜环菌制剂代替天麻药用,主要适用于眩晕、头痛、失眠、半身不遂、肢体麻木等症。

地　龙

Dìlóng

PHERETIMA

《神农本草经》

为钜蚓科动物参环毛蚓 *Pheretima aspergillum*(E. Perrier)、通俗环毛蚓 *Pheretima vulgaris* Chen、威廉环毛蚓 *Pheretima guillelmi*(Michaelsen)或栉盲环毛蚓 *Pheretima pectinifera* Michaelsen 的干燥体。前一种习称"广地龙",主产于广东、广西、海南等地;后三种习称"沪地龙",主产于上海、浙江、江苏等地。广地龙春季至秋季捕捉,沪地龙夏秋捕捉,及时剖开腹部,除去内脏及泥沙,洗净,晒干或低温干燥。

【主要性能】咸,寒。归肝、脾、膀胱经。

【功效】清热息风,通络,平喘,利尿。

【应用】

1. 热盛动风证　本品既善息风止痉,又善清热定惊。治温病热极生风之高热狂躁,痉挛抽搐,可单用本品同盐化为水饮服,或入复方与钩藤、牛黄、白僵蚕等息风止痉药同用。

2. 中风偏瘫,痹证　本品善能通行经络,治中风后气虚血滞,筋脉失荣,经络不利,半身不遂,口眼㖞斜等,常与黄芪、当归、川芎等同用,如《医林改错》补阳还五汤。治痹证,尤适用于热痹,常与防己、秦艽、忍冬藤等同用;若治风寒湿痹,常与川乌、草乌、南星等同用,如《和剂局方》小活络丹。治风湿日久,瘀血阻滞,常与当归、川乌、牛膝等同用,如《医林改错》身痛逐瘀汤。

3. 肺热哮喘　本品能清肺热,降肺气以平喘。治邪热壅肺,肺失肃降之喘息不止,喉中哮鸣有声者,单用研末内服;或与麻黄、杏仁、黄芩、葶苈子等同用。

4. 小便不利　本品能清膀胱热结而利水道。治热结膀胱,小便不通,鲜品捣烂取汁服,或与车前子、木通等同用。

此外,尚有降压之功,可治肝阳上亢型高血压病。

【用法用量】生用或鲜用。煎服,5～10 g。鲜品 10～20 g。研末吞服,每次 1～2 g。外用适量。

【参考文献】

1. 本草文献

《神农本草经》:"疗伤寒伏热,狂谬,大腹,黄疸。"

《本草拾遗》:"疗温病大热狂言……主天行诸热,小儿热病癫痫。"

《本草纲目》:"性寒而下行,性寒故能解诸热疾,下行故能利小便,治足疾而通经络也。""主伤寒疟疾,大热狂烦,及大人小儿小便不通,急慢惊风,历节风痛。"

2. 临床新用

(1) 治脂肪肝:复方地龙胶囊(鲜地龙、黄芪、川芎等)治疗脂肪肝患者 60 例,根据 TC、TG、肝功能恢复情况,及 B 超检查脂肪肝的好转情况,总有效率 91.7%。[吉林中医药,2003,23(3):17]

(2) 治肿瘤:用地龙胶囊对多家医院的 3 000 例患者进行临床观察,结果表明,单用地龙胶囊晚期食管癌缓解率为 43.0%,与化疗并用优于单纯化疗,与放疗并用,对肺癌和食管癌疗效最佳。[中华医学研究杂志,2004,4(2):130]

3. 其他　本品常用处方名有地龙、广地龙、干地龙、蚯蚓等。

全　蝎

Quánxiē
SCORPIO
《蜀本草》

为钳蝎料动物东亚钳蝎 *Buthus martensii* Karsch 的干燥体。主产于河南、山东、湖北等地。春末至秋初捕捉,捕得后,先浸入清水中,待其吐出泥土,置沸水或沸盐水中,煮至全身僵硬,捞出,置通风处,阴干。

【主要性能】辛,平。有毒。归肝经。

【功效】息风止痉,攻毒散结,通络止痛。

【应用】

1. 肝风内动证　本品性善走窜,既平息肝风,又搜风通络,有良好的息风止痉作用,为治痉挛抽搐之要药。治各种原因之惊风、痉挛抽搐,常与蜈蚣相须为用,即《经验方》止痉散;治小儿急惊风,常与羚羊角、钩藤、天麻等同用;治小儿慢惊风,常与党参、白术、天麻等同用;治癫痫抽搐,常与化痰、息风、开窍之牛黄、胆南星、蜈蚣等配伍;治破伤风,常与蜈蚣、天南星、蝉蜕等祛风止痉药同用。

2. 疮疡肿毒,瘰疬结核　本品具攻毒散结、消肿止痛之功。治疗诸疮肿毒,常与栀子,麻油煎黑去渣,入黄蜡为膏外敷;治瘰疬、瘿瘤、流注等,常与马钱子、半夏、五灵脂等同用,如《经验方》小金散。现代临床亦用治多种癌肿。

3. 风湿顽痹,偏正头痛及风中经络,口眼㖞斜　本品搜风通络止痛之效良。治风寒湿痹久治不愈,筋脉拘挛,甚则关节变形之顽痹,单味研末吞服,或与防风、川乌、独活等同用。治顽固性偏正头痛,单用取效,或与蜈蚣、川芎、僵蚕等祛风通络止痛药物同用。治风中经络,口眼㖞斜,常与白僵蚕、白附子等同用,如《杨氏家藏方》牵正散。

【用法用量】生用。煎服,3～6 g。研末吞服,每次 0.6～1 g。外用适量。

【使用注意】本品有毒,用量不宜过大。孕妇慎用。

【参考文献】

1. **本草文献**

《开宝本草》:"疗诸风瘾疹及中风半身不遂,口眼㖞斜,语涩,手足抽掣。"

《本草求真》:"专入肝祛风,凡小儿胎风发搐,大人半身不遂,口眼㖞斜,语言蹇涩,手足抽掣,疟疾寒热,耳聋,带下,皆因外风内客,无不用之。"

《玉楸药解》:"穿筋透骨,逐湿除风。"

2. **临床新用**

(1) 治慢性肾小球肾炎:以清水全蝎、肉桂共研细面,每日1次,每次5 g,温开水送服,治疗慢性肾小球肾炎有效。[湖北中医杂志,1995,17(3):39]

(2) 治急性早幼粒细胞性白血病:以全蝎为主药全蝎解毒液(全蝎、蒲公英、败酱草、黄芪、党参),治疗20例急性早幼粒细胞性白血病患者,结果显示能有效治疗急性早幼粒细胞白血病。[中草药,2003,34(12):1125]

3. **其他** 本品常用处方名有全虫、淡全蝎、盐全蝎等。

蜈 蚣

Wúgōng

SCOLOPENDRA

《神农本草经》

为蜈蚣科动物少棘巨蜈蚣 *Scolopendra subspinipes mutilans* L. Koch 的干燥体。主产于江苏、浙江、湖北等地。春、夏两季捕捉,用竹片插入头尾,绷直,干燥。

【主要性能】辛,温。有毒。归肝经。

【功效】息风止痉,攻毒散结,通络止痛。

【应用】

1. **肝风内动证** 本品温燥毒烈之性及息风止痉之功均强于全蝎,为息风止痉之要药。治各种原因之惊风、痉挛抽搐,常与全蝎相须为用,即《经验方》止痉散;治小儿急惊风,常与胆南星、天竺黄、全蝎等清热化痰,息风止痉药同用;治破伤风,角弓反张,常与天南星、防风等祛风止痉药同用。

2. **疮痈肿毒,瘰疬结核** 本品解毒散结力胜,为外科常用药。治恶疮肿毒,常与雄黄、猪胆汁同用制膏,外敷,如《拔萃方》不二散;治瘰疬溃烂,常与茶叶共为细末,外敷;或与玄参、浙贝母、金银花等同用。治毒蛇咬伤,本品焙黄,研细末,开水送服,或与黄连、大黄、生甘草等同用。

3. **风湿顽痹,顽固性偏正头痛及风中经络,口眼㖞斜** 本品通络止痛之效良,治风湿顽痹,常与祛风湿、通经络之防风、独活、威灵仙等配伍;治顽固性偏正头痛,多与全蝎相须为用,或配以祛风止痛之天麻、白芷、川芎等。治风中经络,口眼㖞斜,常与祛风通络之全蝎、僵蚕、乳香等配伍,如《和剂局方》乳香应病丸。

【用法用量】生用或烘炙用。煎服,3~5 g。研末冲服,每次 0.6~1 g。外用适量。

【使用注意】本品有毒,用量不宜过大。孕妇忌用。

【参考文献】

1. **本草文献**

《神农本草经》:"主啖诸蛇、虫、鱼毒……去三虫。"

《日华子本草》："治颓癣。蛇毒。"

《本草纲目》："小儿惊痫风搐,脐风口噤、丹毒、秃疮、瘰疬、便毒、痔漏、蛇瘕、蛇瘴、蛇伤。"

2．临床新用

(1) 治小儿百日咳：以蜈蚣 10 g,甘草 10 g,焙末内服,1 g/次,治疗小儿百日咳 6 例均愈。[陕西中医药函授,1992,4：25]

(2) 治宫外孕：以单味蜈蚣胶囊治疗宫外孕 30 例,1 个疗程(7 d)杀胚成功 25 例,有效 2 例,无效 3 例;优于用天花粉结晶蛋白针剂注射组。[中国中医药科技,1996,3(3)：38]

(3) 治阳痿：以蜈蚣散治疗阳痿 40 例,每次取蜈蚣 20 个,晒干研成粉末,制成散剂,0.5 g/次,早、晚各服 1 次,空腹用白酒或黄酒送服,20 d/疗程,总有效率 92.5%。[实用中医内科杂志,1994,8(2)：30]

3．其他　本品常用处方名有蜈蚣、酒蜈蚣、焙蜈蚣、百足虫、百足等。

僵　蚕

Jiāngcán

BOMBYX BATRYTICATUS

《神农本草经》

为蚕蛾科昆虫家蚕 *Bombyx mori* Linnaeus 4～5 龄的幼虫感染(或人工接种)白僵菌 *Beauveria bassiana* (Bals.) Vuillant 而致死的干燥体。主产于浙江、江苏、四川等养蚕区。多于春、秋季生产,将感染白僵菌病死的蚕干燥。

【主要性能】咸、辛,平。归肝、肺、胃经。

【功效】息风止痉,祛风止痛,化痰散结。

【应用】

1．肝风内动证　本品能息风止痉,且药性平和,可用于多种肝风内动证。因其兼能化痰,对惊风、癫痫而挟痰热者尤为适宜。治高热抽搐者,常与蝉衣、钩藤、菊花等同用。治急惊风,痰喘发痉者,常与牛黄、天麻、胆南星等清热豁痰,息风止痉药同用,如《寿世保元》千金散;治脾虚久泻,慢惊搐搦,常与党参、白术、天麻等益气健脾,息风止痉药同用,如《古今医统》醒脾散;治破伤风角弓反张者,则与祛风止痉同用。

2．风中经络,口眼㖞斜　本品能祛风通络。治风中经络,口眼㖞斜,常与全蝎、白附子等同用,如《杨氏家藏方》牵正散。

3．风热上攻证及风疹瘙痒　本品能疏散风热而止痛、止痒、明目、利咽。治肝经风热上攻之头痛、目赤肿痛、迎风流泪等,常与桑叶、木贼、荆芥等疏风清热药同用;治风热上攻,咽喉肿痛、声音嘶哑,常与桔梗、薄荷、荆芥等疏风利咽之品同用;治风疹瘙痒,单用研末内服,或与蝉蜕、薄荷等祛风止痒药同用。

4．痰核,瘰疬　本品能软坚散结,又兼可化痰。治痰核、瘰疬,单用研末服,或与浙贝母、夏枯草、玄参等化痰散结药同用。

【用法用量】生用或炒用。煎服,5～10 g。研末吞服,每次 1～1.5 g;散风热宜生用,其他多制用。

【参考文献】

1．本草文献

《神农本草经》："主小儿惊痫、夜啼,去三虫,灭黑皯,令人面色好,男子阴疡病。"

《本草纲目》："散风痰结核、瘰疬、头风、风虫齿痛,皮肤风疮,丹毒作痒……一切金疮,疔肿风痔。"

《玉楸药解》："活络通经,驱风开痹。治头痛胸痹,口噤牙疼,瘾疹风瘙;烧研酒服,能溃痈破顶,又治血淋崩中。"

2．临床新用

(1)治咳嗽变异性哮喘:以全蝎、僵蚕、地龙、蝉蜕为主药加减,治疗咳嗽变异性哮喘42例,总有效率92.9％,与对照组比较有显著性差异。[江苏中医,2005,26(11):19]

(2)治糖尿病:单味僵蚕研末冲服,5 g/次,3 次/d,治疗成人型非胰岛素依赖性糖尿病52例,2 个月/疗程,共 3 个疗程,总有效率98.1％。[湖南中医杂志,1990,5:7]

3．其他　本品常用处方名有僵蚕、白僵蚕、炒僵蚕等。

【附药】

1．僵蛹　为蚕蛹经白僵菌发酵的制成品。具有退热、镇静、止痉、止咳化痰、消肿散结、止遗尿等作用,功似白僵蚕,可代替使用,治疗癫痫、流行性腮腺炎、慢性支气管炎、遗尿等疾病。

2．雄蚕蛾　为蚕蛾科昆虫家蚕蛾 *Bombyx mori* L.的雄性全虫。性味咸、温,归肝、肾经。功能补肾助阳,固精止遗,止血生肌。主要适用于肾阳不足之阳痿、遗精、不孕、不育、白浊,以及尿血、创伤、溃疡及烫伤等证。

问题与思考

1．基于本章所学知识如何理解"诸暴强直,皆属于风""诸风掉眩,皆属于肝"的含义?

2．试比较羚羊角与牛黄、钩藤与天麻、蜈蚣与全蝎的功效、主治异同。

辨证用药练习

沈某,女性,53 岁,教师,2003 年 10 月 21 日初诊。左上肢静止性震颤 10 个月。目前双手均有颤抖,以左侧为剧,左下肢略感欠灵活,紧张时加重;肢体僵硬,行动迟缓。半身汗出,腰酸不明显。面部稍觉呆板,伸舌震颤,舌质红,苔薄,脉细。[上海中医药杂志,2006,40(16):9]

诊为颤证。试写出其证型,可选择哪些药物,并陈述理由。

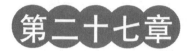

第二十七章

开　窍　药

凡以开窍醒神为主要功效，常用于治疗闭证神昏的药物，称为开窍药。

本类药大多味辛，性偏温，具有芳香之气，善于走窜，主归心经。

心藏神，主神明。开窍药辛香走窜，入于心经，具开窍启闭、醒神回苏之功。主治邪阻心窍，神志昏迷者。如温病热入心包、痰浊蒙蔽清窍之闭证神昏，以及中风、惊风、癫痫等卒然昏厥、痉挛抽搐等症。闭证以寒热属性分为寒闭和热闭，前者伴见面青、身凉、脉迟、苔白等；后者伴见面红、身热、脉数、苔黄等。

部分药兼能止痛，可用于胸痹心痛、腹痛、痛经等。

应用开窍药时，应视寒闭、热闭之不同，分别施以"温开"和"凉开"之法。即前者选用性温之开窍药，配伍温里祛寒之品；后者选用性凉之开窍药，配伍清热泻火解毒之品。若神昏闭证兼惊厥抽搐者，还须配伍平肝潜阳、息风止痉之品；若兼烦躁不安者，须配伍安神之品；若以疼痛为主症，配伍行气或活血化瘀之品；若痰浊壅盛者，须配伍化湿、祛痰之品。

本类药为救急、治标之品，且耗伤正气，只宜暂服，中病即止。对有毒药物，应注意用法用量，以免中毒。又因本类药物有效成分易于挥发，内服只入丸、散剂，多不宜入煎剂。若神昏属虚证者，即脱证，非本章药物所宜。

麝　香
Shèxiāng
MOSCHUS
《神农本草经》

为鹿科动物林麝 *Moschus berezovskii* Flerov、马麝 *M. sifanicus* Przewalski 或原麝 *M. moschiferus* Linnaeus 的成熟雄体香囊中的干燥分泌物。林麝分布于西北等地，马麝分布于青藏高原及四川、云南、贵州等地，原麝分布于东北地区。野生麝多在冬季至次春猎取，猎取后，割取香囊，阴干，习称"毛壳麝香"，用时剖开香囊，除去囊壳，称"麝香仁"，其中呈颗粒状者称"当门子"。人工驯养麝多直接从香囊中取出麝香仁，阴干。

【主要性能】辛，温。归心、脾经。

【功效】开窍醒神，活血通经，消肿止痛。

【应用】

1. 闭证　本品走窜之性甚烈，有极强的开窍启闭之功，为醒神回苏之要药，无论寒闭、热闭皆可用。因其性温，尤宜于寒闭，常与"温开"之品苏合香、檀香等同用，如《和剂局方》苏合香丸。若治温热病热陷心包，痰热蒙蔽心窍，小儿惊风及中风痰厥等热闭，常与"凉开"之品牛黄、冰片等同用，如《温病条辨》安宫牛黄丸。

2. **血瘀证** 本品走血分,能活血通经,可治各种血瘀证。治瘀血经闭,常与活血调经之丹参、桃仁、红花等同用;治癥瘕痞块,常与破血消癥之水蛭、虻虫、三棱等同用;治瘀血心腹暴痛,常与活血行气之桃仁、木香等同用,如《圣济总录》麝香汤;治跌打损伤,瘀血肿痛,不论内服、外用,均有良效,常与活血疗伤之乳香、没药、红花等同用,如《良方集腋》七厘散;治瘀血风寒湿痹,顽固不愈者,常与祛风湿之独活、威灵仙、桑寄生等同用。治瘀血头痛,日久不愈者,常与活血之赤芍、川芎、桃仁等同用,如《医林改错》通窍活血汤。

3. **疮疡肿毒,咽喉肿痛** 本品能消肿止痛,治疮疡肿毒,内服、外用均可,常与解毒消肿之牛黄、乳香、没药等同用;治咽喉肿痛,常与冰片、珍珠粉等研末同用,如《雷允上诵芬堂方》六神丸。

此外,古代难产、死胎、胞衣不下常用本品,目前已少用。

【**用法用量**】入丸散剂,每次 0.03～0.1 g。外用适量。

【**使用注意**】孕妇禁用。

【**参考文献**】

1. **本草文献**

《神农本草经》:"主辟恶气……温疟,蛊毒,痫痓,去三虫。"

《本草纲目》:"通诸窍,开经络,透肌骨,解酒毒,消瓜果食积,治中风、中气、中恶、痰厥、积聚癥瘕。""盖麝走窜,能通诸窍之不利,开经络之壅遏,若诸风、诸气、诸血、诸痛,惊痫、癥瘕诸病,经络壅闭,孔窍不利者,安得不用为引导以开之通之耶?非可用也,但不可过耳。"

2. **临床新用** 治带状疱疹:用麝香灸(患者取坐位或者卧位,在皮疹部用 75％酒精常规消毒,点燃麝香灸柱,首先在患部周缘快速点灸,然后点灸丘疱疹中心。每日治疗 1 次,5 次为 1 个疗程)治疗带状疱疹 32 例,除 2 例因故中断治疗外,余 30 例经 1～5 次治疗皮疹均完全消退,疼痛消失,患部无色素沉着及瘢痕形成。[中国民间疗法,2001,9(5):18]

3. **其他** 本品常用处方名有麝香、当门子。本品应密闭,避光贮存。

冰 片

Bīngpiàn

BORNEOLUM SYNTHETICUM

《新修本草》

为龙脑香科乔木植物龙脑香 *Dryobalanops aromatica* Gaertn. f. 树脂加工品,或将龙脑香树的树干、树枝切碎,经蒸馏冷却而得的结晶,称"龙脑冰片",亦称"梅片"。由菊科多年生草本植物艾纳香(大艾)*Blumea balsamifera* DC. 叶的升华物经加工劈削而成,称"艾片"。现多用松节油、樟脑等,经化学方法合成,称"机制冰片"。龙脑香主产于东南亚地区,中国台湾有引种;艾纳香主产于广东、广西、云南等地。

【**主要性能**】辛、苦,微寒。归心、脾、肺经。

【**功效**】开窍醒神,清热止痛。

【**应用**】

1. **闭证** 本品开窍醒神之功似麝香,但力较弱,两者常配伍为用。因其性微寒,尤宜于热闭,可与牛黄、黄连等同用,如《温病条辨》安宫牛黄丸;若治寒闭,可与"温开"之麝香、苏合香等同用,如《和剂局方》苏合香丸。

2. **热毒证** 本品为五官科常用外用药,具清热消肿止痛之功,可治多种热毒证。治目赤肿痛,单用点眼,也可与解毒明目之炉甘石、熊胆等同用,制成点眼药水,外用;治咽喉肿痛、口舌生疮,常与清热解毒之硼砂、朱砂、玄明粉等同用,共研细末,吹敷患处,如《外科正宗》冰硼散。

此外,本品治疮疡溃后日久不敛,可配伍收敛生肌药;治水火烫伤,配伍清热解毒等药,制成药膏外用。

【用法用量】研粉用。入丸散剂,每次 0.15～0.3 g。外用适量,研粉点敷患处。

【使用注意】孕妇慎用。

【参考文献】

1. 本草文献

《新修本草》:"主心腹邪气,风湿积聚,耳聋,明目,去目赤肤翳。"

《本草纲目》:"疗喉痹、脑痛、鼻瘜、齿痛、伤寒舌出、小儿痘陷。通诸窍,散郁火。"

《医林纂要》:"冰片主散郁火,能透骨热,治惊痫、痰迷、喉痹、舌胀、牙痛、耳聋、鼻息、目赤浮翳、痘毒内陷、杀虫、痔疮、催生,性走而不守,亦能生肌止痛。然散而易竭,是终归阴寒也。"

2. 临床新用

(1) 治缺血性脑病:将三七、冰片分别磨成粉剂(取三七粉、冰片粉,按照 3∶1 混合调匀,分装,每包含三七粉 1.5 g、冰片粉 0.5 g。)治疗缺血性脑病 38 例,每次 1 包,每日 2 次,分别于早、晚餐后约 0.5 h 服用,连服 30 d。临床治愈 21 例,好转 16 例,无效 1 例。[航空军医,1998,26(3):131]

(2) 治鼻息肉:藕节冰片散(取藕节数个洗净焙干研末,加入适量冰片共研,过 100 目筛,避光密闭备用。用时每以 0.1 mg 左右粉末行鼻腔局部外敷。每日 4～5 次,10 d 为 1 个疗程。)治疗鼻息肉 37 例,总有效率为 81%。[浙江中医学院学报,1998,22(2):23]

(3) 治面神经炎:取新鲜蓖麻籽 10 g,冰片 8 g,研碎混匀后装入纱布袋中,将其放在患侧面部,以覆盖颊车、地仓、翳风穴为宜,然后用热水袋或热水杯放在纱袋上加热,持续半小时,每日 2 次,药物每日 1 换,5 d 为 1 个疗程。治疗面神经炎 13 例,治愈率为 100%。[中医外治杂志,1998,7(2):33]

(4) 治小儿便秘:将大黄冰片散(大黄 10 g,研成极细粉,与冰片 2 g 混匀研合,制成散剂)醋调为糊,置于伤湿止痛膏中心敷脐,12 h 换药 1 次治疗小儿便秘,取得很好疗效。[中医外治杂志,2001,10(1):37]

(5) 治头痛:用冰片耳压(按压穴位敏感点,压出一个凹陷,将 2～3 mm 大小的冰片置于 0.6 cm² 大小的胶布上,贴压凹陷处,用力按压)治疗各种类型的头痛 52 例,总有效率 100%。[河南中医,1998,5:33]

3. 其他　本品常用处方名有冰片、龙脑、艾片、梅片、机制冰片。其中"梅片"质量最佳,"艾片"质量次之,"机制冰片"质量较差。冰片成品须贮于阴凉处,密闭。

苏 合 香
Sūhéxiāng
STYRAX
《名医别录》

为金缕梅科乔木植物苏合香树 *Liquidambar orientalis* Mill. 的树干渗出的香树脂经加工精制而成。主产于非洲、印度及土耳其等地,中国广西、云南等地有栽培。秋季剥下树皮,榨取香树脂,将其溶解于乙醇中,过滤,蒸去乙醇,精制而成。

【主要性能】辛,温。归心、脾经。

【功效】开窍醒神,散寒止痛。

【应用】

1. **闭证** 本品开窍醒神之功与麝香相似,而力稍逊,且长于温通化浊,为治寒闭之要药。治中风痰厥、惊痫等属于寒邪、痰浊内闭者,常与"温开"之品麝香、安息香、檀香等同用,如《和剂局方》苏合香丸。

2. **寒凝痛证** 本品有温通散寒止痛之功,治胸脘痞满、中焦冷痛等寒凝痛证,常与温里散寒、行气止痛之麝香、香附、木香等同用,如《和剂局方》苏合香丸。

【用法用量】酒制用。入丸散剂,0.3～1 g。外用适量。

【参考文献】

1. **本草文献**

《名医别录》:"主辟恶,温疟,蛊毒,痫痓,去三虫,除邪。"

《本草纲目》:"气香窜,能通诸窍脏腑,故其功能辟一切不正之气。"

《本草备要》:"走窜,通窍开郁,辟一切不正之气。"

2. **其他** 本品常用处方名有苏合香。成品应置阴凉处,密闭保存。

石 菖 蒲
Shíchāngpú
ACORI TATARINOWII RHIZOMA
《神农本草经》

为天南星科多年生草本植物石菖蒲 *Acorus tatarinowii* Schott 的干燥根茎,中国长江流域以南各地均有分布。秋、冬两季采挖。

【主要性能】辛、苦,温。归心、胃经。

【功效】开窍醒神,化湿和胃,宁心安神。

【应用】

1. **闭证** 本品开窍醒神之功较弱,兼能化湿、豁痰,善治痰湿蒙蔽清窍之神昏闭证。治痰热蒙蔽,高热、神昏谵语者,常与清热化痰之郁金、半夏、竹沥等同用,如《温病全书》菖蒲郁金汤;治痰热癫痫,抽搐者,常与清心化痰之黄连、枳实、竹茹等同用,如《古今医鉴》清心温胆汤;治癫狂,痰热内盛者,可与化痰安神之胆南星、朱砂、生铁落等同用,如《医学心悟》生铁落饮。

2. **湿阻中焦证** 本品芳香化湿醒脾,治湿阻中焦之脘腹胀满、痞闷等,常与化湿行气之厚朴、砂仁等同用。若治湿热下痢,饮食不进,或呕逆不能食者须与清热燥湿、健脾理气之黄连、茯苓、陈皮等同用,如《医学心悟》开噤散。

3. **失眠,健忘** 本品化湿浊、宁心神,主治湿浊蒙蔽心窍之失眠、健忘,常与茯苓、人参、远志等同用。

【用法用量】生用。煎服,3～9 g。鲜品加倍。

【参考文献】

1. **本草文献**

《神农本草经》:"主风寒湿痹,咳逆上气,开心孔,补五脏,通九窍,明耳目,出音声。久服轻身,不忘,不迷惑,延年。"

《本草备要》:"补肝益心,去湿逐风,除痰消积,开胃宽中。疗噤口毒痢,风痹惊痫。"

《本草从新》:"辛苦而温,芳香而散,开心孔,利九窍,明耳目,发声音,去湿除风,逐痰消积,开胃宽中,疗噎口毒痢。"

2. 临床新用

(1)治手癣:取石菖蒲 30 g 加醋,煎水浸泡洗涤患处,每日 2 次,每次 15~20 min,7 d 为 1 个疗程。治疗手癣 50 例,总有效率为 90%。[中医外治杂志,1998,7(3):44]

(2)治关节积液:以忍冬藤 30 g、石菖蒲 15 g、苏木 9 g、川乌 3 g、古文钱 1 枚,水煎服,每日 1 剂,6 剂后起效;另取石菖蒲研末,醋调糊状外敷,换药每日 1 次,7 d 后治愈。[时珍国医国药,1999,10(6):450]

3. 其他 本品常用处方名有石菖蒲、菖蒲。

蟾 酥

Chánsū

BUFONIS VENENUM

《药性论》

为蟾蜍科动物中华大蟾蜍 *Bufo bufo gargarizans* Cantor 或黑框蟾蜍 *Bufo melanostictus* Schneider 的耳后腺及皮肤腺分泌的白色浆液,经加工干燥而成。主产与河北、山东、四川等地。夏、秋两季捕捉蟾蜍,洗净,挤取耳后腺的白色浆液,加工,干燥。

【主要性能】辛,温;有毒。归心经。

【功效】开窍醒神,解毒,止痛。

【应用】

1. 闭证 本品开窍醒神,又有止痛之功,主治饮食不洁或暑湿所致之腹痛、吐泻不止,甚则神昏者,可与燥湿、开窍之苍术、麝香、朱砂等同用,如《饲鹤亭集方》蟾酥丸。

2. 痈疽疔疮,咽喉肿痛 本品有良好的攻毒消肿止痛之功,治痈疽恶疮,内服、外用均具有良效,常与解毒止痛之川乌、麝香、朱砂等同用,如《玉机微义》蟾酥丸;治咽喉肿痛,常与解毒消肿之麝香、冰片等同用,如《雷允上诵芬堂方》六神丸。

3. 痛证 本品有较强的麻醉止痛作用,治各种原因所致的牙痛、外伤疼痛、癌肿疼痛等,可单用,研末局部外用。

【用法用量】入丸散剂,0.015~0.03 g。外用适量。

【使用注意】本品有毒,内服勿过量。外用不可入目。孕妇慎用。

【参考文献】

1. 本草文献

《药性论》:"治脑疳,以奶汁调,滴鼻中。"

《本草衍义》:"齿缝中血出,以纸子蘸干蟾酥少许,于血出处按之。"

《本草纲目》:"治发背疔疮,一切恶肿。"

2. 其他 本品常用处方名有蟾酥、蟾酥粉、酒蟾酥。

【附药】

蟾皮 为蟾蜍科动物中华大蟾蜍或黑眶蟾蜍等的干燥皮。性味辛,凉,有小毒。功能清热解毒,利水消胀之功。主要适用于痈疽疮毒,瘰疬,恶疮,疳积腹胀等。煎服,1~3 g。外用适量,敷贴或研末调敷。本品有毒,内服勿过量。外用不可入目。孕妇慎用。

问题与思考

简述麝香、冰片、苏合香、石菖蒲功效、应用的异同点。

辨证用药练习

郑某,男,74岁,医生。冬温病起7 d,热伏未达,身倦乏力,大便不通。因治疗不当而致痰热上蒙心包,症见神昏,鼾睡,痰鸣,咳痰胶韧,面赤,目光黯淡无神;脉沉弦数舌质干糙,苔黄。[魏长春临证经验集.上海科学技术出版社,2001:54]

诊为闭证。试写出其证型,可选择哪些药物,并陈述理由。

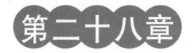

补　虚　药

凡以补虚扶弱,纠正人体气血阴阳虚衰为主要功效,常用于治疗虚证的药物,称为补虚药。

本类药物依据其性能特点及功效主治之不同,一般可分为补气药、补阳药、补血药、补阴药四类。

补虚药多具甘味,药性或温热或寒凉,其中补阳药、补气药及补血药性多偏温;补阴药性偏寒凉。其归经特点因功效而异,其中补气药主归脾肺经;补阳药主归肾经;补血药主归心肝经;补阴药归经广泛。

根据"甘能补"的理论,本类药物通过纠正人体气血阴阳虚衰的病理偏向而有补虚扶弱的作用,主治虚证,症见面色淡白或萎黄,精神萎靡,身疲乏力,心悸气短,脉虚无力等。由于虚证又有气虚证、阳虚证、血虚证、阴虚证之不同。故补虚之功效又有补气、补血、补阴、补阳之异。各类补虚药的不同功效主治及其主要兼有功效主治,将于各节的概述中介绍。

部分药物兼有收涩作用,对滑脱之症可标本兼顾。而补阳药多兼温里之功,可用于相应的里寒证;补阴药多兼清热之功,又可用于相应的里热证。

应用补虚药时,除应根据虚证的不同类型选用相应的补虚药外,要重视人体是一个有机的整体,各脏腑及其气血阴阳之间在生理上相互依存,在病理上相互影响,临证须依据发病过程中的变化相互配伍:如阳虚多兼气虚,气虚可致阳虚;阴虚多兼血虚,血虚可致阴虚,故补气药与补阳药,补血药与补阴药常相互配伍;又气血相生,阴阳互根,故对于气血两亏或阴阳两虚之证,则需采用气血双补或阴阳兼顾。补虚药除用于虚证以补虚扶弱外,还常与各类祛邪药物配伍以扶正祛邪,或与容易损伤正气的药物配伍应用以保护正气,预护其虚。因此,补虚药在临床上应用非常广泛,配伍应用也相当复杂,可同其他任何一章药物配伍应用。其中,由于阳虚易生内寒,寒盛最易伤阳,因此,补阳药尤常与温里药同用;阴虚易生内热,热盛亦易伤阴,故补阴药尤常与清热药同用。

补虚药宜于虚证,对于无虚弱表现者,不宜滥用,以免导致阴阳平衡失调,气血不和,"误补益疾";邪实而正不虚者,误用补虚药有"闭门留寇"之弊;使用补虚药(尤其是滋腻药)时,还应注意顾护脾胃,适当配伍健脾消食药,以免妨碍运化,影响疗效;补虚药如作汤剂,一般宜适当久煎,使药味尽出;虚证一般病程较长,补虚药宜采用蜜丸、煎膏(膏滋)、片剂、口服液及酒剂等,以利保存和服用。用于挽救虚脱的药,还可制成速效制剂以备急需。

第一节　补　气　药

本类药物多味甘,性温或平,以补气为主要功效。因脾为后天之本,生化之源,肺主一身之气,故补气药主要是补脾、肺之气;部分药物还能补心气、肾气、元气。临床可用治脾气虚证,症见食欲不振,脘腹虚胀,大便溏薄,体倦神疲,面色萎黄或㿠白,消瘦或一身虚浮,甚或脏器下垂,血失统摄,造血功能低下等;肺气虚证,症见气少不足以息,动则益甚,咳嗽无力,声音低怯,甚或喘促,体倦神疲,易出虚汗等;心气虚证,症见心悸怔忡,胸闷气短,活动后加剧,脉虚等;肾气虚证,症见尿频,或尿后余沥不尽,或遗尿,或小便失禁,或男子滑精早泄,女子带下清稀,甚或短气虚喘,呼多吸少,动则喘甚汗出等;元气虚证,轻者,常表现为某些脏气虚症;元气虚极欲脱,可见气息短促,脉微欲绝。部分补气药还兼有养阴、生津、养血等功效,可用治气阴(津)两虚或气血两亏证。

部分补气药为味甘壅中之品,应用时应辅以理气药。

人 参
Rénshēn
GINSENG RADIX ET RHIZOMA
《神农本草经》

为五加科多年生草本植物人参 *Panax ginseng* C. A. Mey. 的干燥根和根茎。主产于吉林、辽宁、黑龙江等地。野生者名"野山参";栽培者称"园参";播种在山林野生状态下自然生长的称"林下山参",习称"籽海"。多于秋季采挖,鲜参洗净后干燥者称"生晒参";蒸制后干燥者称"红参";加工断下的细根称"参须"。山参经晒干称"生晒山参"。

【**主要性能**】甘、微苦,微温。归脾、肺、心、肾经。

【**功效**】大补元气,补益脏气,生津止渴,安神益智。

【**应用**】

1. **气虚欲脱证** 本品能大补元气,复脉固脱,为拯危救脱之要药。用于因大汗、大吐、大泻、大失血或大病、久病所致元气虚极欲脱,气短神疲,脉微欲绝的重危证候,可单用煎服,如《十药神书》独参汤。若兼见汗出,四肢逆冷等亡阳征象者,当与附子同用,以补气固脱,回阳救逆,如《正体类要》参附汤;若兼见汗出身暖,渴喜冷饮,舌红干燥等亡阴征象者,常与麦冬、五味子同用,以补气养阴,敛汗固脱,如《医学启源》生脉散。

2. **诸脏气虚证** 本品大补五脏气,尤为补益脾肺要药,亦善补心、肾之气,诸脏气虚均可应用。治脾虚不运倦怠乏力、食少便溏,常与白术、茯苓、甘草配伍,如《和剂局方》四君子汤;若气虚下陷之短气不足以息、脏器脱垂,则与黄芪、升麻、柴胡等配伍,如《内外伤辨惑论》补中益气汤;若脾气虚弱,不能统血,导致慢性失血者,与黄芪、白术等配伍,如《济生方》归脾汤;若脾气虚衰,不能生血,以致气血两虚者,可与补益气血之白术、当归等同用,如《正体类要》八珍汤。治肺气虚之短气喘促,懒言声微等症,常与五味子、苏子等配伍,如《千金方》补肺汤;治肺肾两虚,肾不纳气之虚喘,常与补益肺肾、纳气定喘之蛤蚧、胡桃仁配伍,如《卫生宝鉴》人参蛤蚧散、《济生方》人参胡桃汤。治心气虚之失眠多梦,健忘,常与养心安神之酸枣仁、柏子仁配伍,如《摄生秘剖》天王补心丹。治肾气不足所致的阳痿,可单用;若兼肾阳虚衰,肾精亏虚者,宜与鹿茸等补肾益精之品配伍。

3. **气虚津伤及消渴证** 本品既善补气,又能生津,可用于热病伤津耗气,气津两伤,神疲气短、口渴、脉大无力者,常与麦冬、五味子等同用。若气津两伤,余热未清,见身热烦渴、口舌干燥、多汗、脉大无力者,则与清热生津之知母、石膏配伍,如《伤寒论》白虎加人参汤。亦可用治消渴证见气阴两伤者。

此外,本品还常与祛邪药配伍,用于正虚邪实证。如与解表药同用治气虚外感,方如《小儿药证直诀》败毒散;与攻下药配伍治里实热结而气血虚弱者,方如《伤寒六书》黄龙汤。

【用法用量】切片或粉碎用。煎服 3～9 g;挽救虚脱可用 15～30 g。宜文火另煎分次兑服。研末吞服,每次 1～2 g,日服 1～2 次。

【使用注意】不宜与藜芦、五灵脂同用。实证、热证而正气不虚者忌服。

【参考文献】

1. 本草文献

《神农本草经》:"补五脏,安精神,定魂魄,止惊悸,除邪气,明目,开心益智。"

《医学启源·药类法象》引《主治秘要》:"补元气,止渴,生津液。"

《本草汇言》:"补气生血,助精养神之药也。"

2. 其他　本品常用处方名有人参、野山参、园参、生晒参、白参、糖参、红参、朝鲜参、高丽参。一般认为生晒参药性平和,适于气阴不足者;红参药性偏温,适于气虚阳弱者;白参补气之力稍逊。人参不宜过大剂量或长期服用。国内有成人内服 40 g 人参煎剂致死的报道。长期(1 月至 2 年)服用人参,可能导致"人参滥用综合征"(10%),主要表现为血压升高、咽喉刺激感、欣快感、烦躁、体温升高、皮疹、出血、晨泻、水肿,少数人表现为性情抑郁。

【附药】

人参叶　为人参的干燥叶。性味苦、甘,寒。归肺、胃经。功能补气,益肺,祛暑,生津。主要适用于气虚咳嗽,暑热烦躁,津伤口渴,头目不清,四肢倦乏。用量 3～9 g。不宜与藜芦、五灵脂同用。

西 洋 参

Xīyángshēn

PANACIS QUINQUEFOLII RADIX

《赠订本草备要》

为五加科多年生草本植物西洋参 *Panax quinque folium* L. 的干燥根。主产于美国、加拿大。中国北京、吉林、辽宁等地亦有栽培。秋季采挖生长 3～6 年的根。洗净,晒干或低温干燥。切片。

【主要性能】甘、微苦,凉。归肺、心、肾经。

【功效】补气养阴,清热生津。

【应用】

1. 气阴两虚证　本品补气之力似人参而稍逊,且能养阴,为治气阴两虚证之良药。如治火热耗伤肺之气阴所致喘促气短,咳嗽痰少,或痰中带血者,可单用,或与玉竹、百合、川贝母等同用;用于心之气阴两虚证,可与甘草、麦冬、生地等配伍;对于肾之气阴两虚,症见腰膝酸软,遗精滑精,常与枸杞、沙苑子、山茱萸等补肾益精之品同用。若气阴两虚,虚极欲脱见热象者,本品可代人参,与麦冬、五味子同用,以益气养阴复脉固脱。

2. 气津两伤及消渴证　本品既能补气,又能养阴生津,兼能清热,用治热伤气津所致身热汗多,口渴心烦,体倦少气,脉虚数者,较药性偏温之人参更为适宜,常与西瓜翠衣、竹叶、麦冬等药配伍,如《温热经纬》清暑益气汤。对于消渴病属气阴两亏之证,常与黄芪、山药、天花粉等配伍。

【用法用量】生用。另煎兑服,3～6 g;入丸散每次 0.5～1 g。

【使用注意】不宜与藜芦同用。

【参考文献】

1. 本草文献

《本草从新》:"补肺降火,生津液,除烦倦。虚而有火者相宜。"

《本草再新》:"治肺火旺,咳嗽痰多,气虚呵喘,失血,劳伤,固精安神,生产诸虚。"

《医学衷中参西录》:"能补助气分,兼能补益血分,为其性凉而补,凡欲用人参而不受人参之温补者,皆可以此代之。"

2. 其他 本品常用处方名有西洋参、洋参、西洋人参、花旗参。

党 参
Dǎngshēn
CODONOPSIS RADIX
《增订本草备要》

为桔梗科多年生草本植物党参 *Codonopsis pilosula*(Franch)Nannf.、素花党参 *Codonopsis pilosula* Nannf. var. *modesta*(Nannf.)L. T. Shen 或川党参 *Codonopsis tangshen* Oliv. 的干燥根。主产于山西、陕西、甘肃等地。秋季采挖,洗净,晒干。切厚片。

【主要性能】甘,平。归脾、肺经。

【功效】补脾肺气,补血,生津。

【应用】

1. 脾肺气虚证 本品善能补脾益肺,功似人参而力稍逊,常用于脾气虚弱所致气短神疲、倦怠乏力、食少便溏等证,每与白术、茯苓等配伍;用治肺气亏虚之咳嗽气促、语声低弱等证,可与黄芪、蛤蚧等同用,以补肺定喘。临床常用本品代替古方中的人参,治疗脾肺气虚的轻证。

2. 气血两虚证 本品既善补气,又能养血,用治气血双亏所致面色苍白或萎黄、头晕心悸、神疲乏力等证,可与白术、当归等益气补血药配伍,以增其效。

3. 气津两伤证 本品补气生津功似人参而力弱,治气津两伤之轻证,可与麦冬、五味子等养阴生津药同用。

此外,本品亦常与解表药、攻下药等配伍,用于气虚外感或里实热结而气血亏虚等证,以扶正祛邪。

【用法用量】生用。煎服,9～30 g。

【使用注意】不宜与藜芦同用。

【参考文献】

1. 本草文献

《本草从新》:"补中益气,和脾胃,除烦渴。中气微虚,用以调补,甚为平安。"

《本草纲目拾遗》:"治肺虚能益肺气。"

《本草正义》:"党参力能补脾养胃,润肺生津,健运中气,本与人参不甚相远,其尤可贵者,则健脾运而不躁,滋胃阴而不滞,润肺而不犯寒凉,养血而不偏滋腻。"

2. 临床新用

(1)治高血脂症:党参、玉竹各 12.5 g,粉碎、混匀、制成 4 个蜜丸,每次 2 丸,每日 2 次,连服 45 d 为 1 个疗程。治疗 50 例,总有效率为 84%。[辽宁中医杂志,1980,1:6]

(2)治功能性子宫出血:魏氏等以党参 30～60 克,水煎,早、晚分服,在月经期连服 5 d,共治 37 例,痊愈 5 例,显效 14 例,有效 10 例,无效 8 例。部分患者血止后,再酌情服人参归脾丸、乌鸡

白凤丸等以巩固疗效。[浙江中医杂志,1986,5:207]

3. **其他** 本品常用处方名有党参、潞党、台党、狮子党。

太 子 参
Tàizǐshēn
PSEUDOSTELLARIAE RADIX
《中国药用植物志》

为石竹科多年生草本植物孩儿参 *Pseudostellaria heterophylla* (Miq.) Pax ex Pax et Hoffm. 的干燥块根。主产于江苏、安徽、山东等地。夏季茎叶大部分枯萎时采挖,洗净,置沸水中略烫后晒干或直接晒干。

【**主要性能**】甘、微苦,平。归脾、肺经。

【**功效**】补脾肺气,生津。

【**应用**】

气津两虚证 本品既善补气,又可养阴生津,且性平力缓,为清补之品。宜于小儿及热病之后,气阴(津)两亏,倦怠自汗、饮食减少、口干少津而不受峻补或温补者。对于脾气虚弱,胃阴不足之食少倦怠、口干舌燥者,常与补脾气、养胃阴之山药、石斛等配伍;用治气虚肺燥,干咳、气短者,宜与补肺气、养肺阴之南沙参、麦冬等药同用;若治心之气阴两虚,心悸失眠、虚热汗多者,则宜与养心安神、敛汗之五味子、酸枣仁等同用。

【**用法用量**】生用。煎服,9～30 g。

【**参考文献**】

1. **本草文献**

《饮片新参》:"补脾肺元气,止汗生津,定虚悸。"

《中国药用植物志》:"治小儿出虚汗为佳。"

《江苏药材志》:"补肺阴、健脾胃。治肺虚咳嗽,心悸,精神疲乏等症。"

2. **其他** 本品常用处方名有太子参、孩儿参、童参。清代多种本草所载"太子参"实为人参之幼小者,而非本品,如《本草纲目拾遗》云:"太子参即辽参之小者,非别种也。"两者属同名异物,应注意区别。另石竹科的太子参的别名有"孩儿参"之名,但《本草纲目》在人参"集解"项下,说人参"其似人形者谓之孩儿参",两者亦属同名异物,也应注意区别。

黄 芪
Huángqí
ASTRAGALI RADIX
《神农本草经》

为豆科多年生草本植物蒙古黄芪 *Astragalus membranaceus* (Fish.) Bge. var. *mongholicus* (Bge.) Hsiao 或膜荚黄芪 *Astragalus membranaceus* (Fisch) Bge. 的干燥根。主产于内蒙古、山西、黑龙江等地。春秋二季采挖,除去须根及根头,晒干。切片。

【**主要性能**】甘,微温。归脾、肺经。

【**功效**】补气升阳,益卫固表,利水消肿,托毒排脓,养血生肌。

【**应用**】

1. **脾气虚证** 本品功长补脾益气,常用于脾虚气弱之倦怠乏力,食少便溏等证。因其又能升阳举陷,故为补脾举陷之要药,尤善治脾虚气陷之久泻脱肛,内脏下垂,常与益气、升阳之人参、柴胡、升麻等配伍,如《脾胃论》补中益气汤。其补气利水之功,对脾虚水停之浮肿尿少者,有标本兼顾之能,故亦为治气虚水肿之要药,常与健脾利水之白术、茯苓、防己等同用。本品尚能补气以摄血,用治脾虚不能统血之失血证,常与补中益气之人参、白术等配伍,如《济生方》归脾汤。又其补气升阳之功,有促进津液的输布而收止渴之效,故还可用治脾不布津之消渴,常与生津润燥之天花粉、葛根等配伍,如《医学衷中参西录》玉液汤。

2. **肺气虚证** 本品又善补益肺气,可用于咳喘日久,肺气虚弱,气短神疲者,常与紫菀、款冬花、五味子等润肺止咳药配伍;若肺肾两虚者,则与补肺肾,定喘咳之人参、蛤蚧等同用。

3. **气虚自汗** 本品能补气益卫固表以止汗,用治气虚自汗,常与敛汗之麻黄根、牡蛎等配伍,如《和剂局方》牡蛎散。若因卫气不固,表虚自汗而易感风邪者,宜与白术、防风配伍,以固表御邪,如玉屏风散。

4. **血虚证及疮疡难溃或溃久难敛** 本品为常用的补气生血药,用治气不生血之面色萎黄、神倦脉虚者,常与当归配伍,如《兰室秘藏》当归补血汤。

其补气生血、托毒生肌之功,亦可用治痈疽气血亏损,不能托毒外达,疮形平塌、根盘散漫、难溃难腐者,常与补益气血、解毒排脓之人参、当归、穿山甲、白芷等配伍,如《医宗金鉴》托里透脓散。若溃疡后期,毒势已去,因气血虚弱,脓水清稀、疮口难敛者,本品气血双补,有生肌敛疮之效,常与补益气血、温通血脉之人参、当归、肉桂等配伍,如《和剂局方》十全大补汤。

5. **气虚血瘀证** 本品有益气行血之功,常用于痹证及中风不遂等有气虚血瘀证者。治风寒湿痹,常与祛风湿、活血之羌活、当归、姜黄等同用,如《杨氏家藏方》蠲痹汤。治中风后遗症,常与活血通络之当归、川芎、地龙等配伍,如《医林改错》补阳还五汤。

【用法用量】生用或蜜炙用。煎服,9～30 g。

【参考文献】

1. **本草文献**

《神农本草经》:"主治痈疽,久败疮,排脓止痛……补虚。"

《名医别录》:"主妇人子脏风邪气,逐五脏间恶血。补丈夫虚损,五劳羸瘦。止渴,腹痛,泄痢,益气,利阴气。"

《本草纲目》:"元素曰:黄芪甘温纯阳,其用有五:补诸虚不足,一也;益元气,二也;壮脾胃,三也;去肌热,四也;排脓之痛,活血生血,内托阴疽,为疮家圣药,五也。"

2. **临床新用** 治高血压:治疗老年人高血压伴有下肢浮肿者,常用防己黄芪汤加葛根,有较好的消除水肿以及降压作用。经验用量为:黄芪 30 g、白术 12 g、防己 12 g、甘草 3 g、生姜 3 片、红枣 10 粒,常去甘草,加葛根 30 g,如果伴有血脂高者,加泽泻 20 g,胸痛头晕者,加川芎 10 g、丹参 12 g。[北方药学,2013,10(6):29]

3. **其他** 本品常用处方名有黄芪、黄耆、北芪、箭芪、生黄芪、炙黄芪。一般认为,治气虚卫表不固、疮疡脓成不溃、溃后不敛者,多用生品;蜜炙可增强其补中益气作用,多用于气血不足、中气下陷、脾肺气虚证。

【附药】

红芪 该品为豆科植物多序岩黄芪 *Hedysarum polybotrys* Hand.-Mazz. 的根。甘,微温;归肺脾经。其功效主治同黄芪。煎服,9～30 g。

白 术

Báizhú

ATRACTYLODIS MACROCEPHALAE RHIZOMA

《神农本草经》

为菊科多年生草本植物白术 *Atractylodes macrocephala* Koidz. 的干燥根茎。主产于浙江、湖北、湖南等地。以浙江于潜产者最佳,称为"于术"。冬季下部叶枯黄、上部叶变脆时采挖。除去泥沙,烘干或晒干。切厚片。

【主要性能】甘、苦,温。归脾、胃经。

【功效】补气健脾,燥湿利水,止汗,安胎。

【应用】

1. **脾气虚证** 本品善能补气健脾,被前人誉为"脾脏补气健脾第一要药"。对于脾虚气弱之气短神疲、食少便溏者,常与人参、茯苓、炙甘草配伍,如《和剂局方》四君子汤;又燥脾湿,治脾虚湿滞,气机不畅见神疲肢乏、脘腹胀满、食少便溏者,则每常配伍益气健脾、燥湿行气之人参、茯苓、砂仁等,如《古今名医方论》香砂六君子汤。兼助脾阳,治脾胃虚寒之腹满泄泻,与补脾温中之人参、干姜、炙甘草配伍,即《伤寒论》理中汤;若治脾虚食积气滞之脘腹胀满,不思饮食者,可与行气消积之枳实相伍,如《内外伤辨惑论》枳术丸。

2. **脾虚水湿内停证** 本品性偏温燥,功长燥湿利水,又善补气健脾,对脾虚水湿内停之痰饮、水肿、带下等证,有标本兼治之效。治脾虚中阳不振,痰饮内停者,宜与温阳化饮之桂枝、茯苓等配伍,如《金匮要略》苓桂术甘汤。治脾虚水肿,宜与健脾、利水之黄芪、防己、茯苓等配伍。治脾虚湿浊下注,带下清稀者,宜与健脾燥湿止带之山药、苍术等同用,如《傅青主女科》完带汤。

3. **气虚自汗** 本品有益气固表止汗之功,治脾虚气弱,肌表不固而自汗者,可单用为散服,或与黄芪、浮小麦等配伍,以益气固表止汗。若治表卫不固,自汗而易感风邪者,则与益气疏风之黄芪、防风配伍,如《丹溪心法》玉屏风散。

4. **脾虚胎动不安** 本品补脾益气以安胎,治脾虚气弱,胎动不安,宜与人参、阿胶等补益气血之品配伍;兼内热者,可配清热安胎之黄芩;兼气滞者,可配苏梗、砂仁等,以理气安胎;兼肾虚者,又多与杜仲、续断、菟丝子等合用,以补肝肾固冲任而安胎。

【用法用量】生用或土炒、麸炒用。煎服,6～12 g。燥湿利水宜生用,补气健脾宜炒用,健脾止泻宜炒焦用。

【使用注意】阴虚内热及燥热伤津者慎用。

【参考文献】

1. **本草文献**

《神农本草经》:"主风寒湿痹,死肌,痉,疸,止汗,除热,消食。"

《医学启源》:"除湿益燥,和中益气。其用有九:温中一也;去脾胃中湿二也;除胃热三也;强脾胃,进饮食四也;和胃,生津液五也;主肌热六也;治四肢困倦,目不欲开,怠惰嗜卧,不思饮食七也;止渴八也;安胎九也。"

《本草通玄》:"补脾胃之药,更无出其右者。土旺则能健运,故不能食者,食停滞者,有痞积者,皆用之也。土旺则能胜湿,故患痰饮者,肿满者,湿痹者,皆赖之也。土旺则清气善升,而精微上奉,浊气善除,而糟粕下输,故吐泻者,不可阙也。"

2. 临床新用

(1) 治小儿磨牙：白术 100 g,温开水泡软,放入器皿中,与蔗糖层叠摆放(即一层白术一层蔗糖,如此反复摆放),蒸熟。每日 1 次,每次 15~20 g,对口角涎出、咯咯咬牙、食少体瘦者有明显效果。[大众医学,2013,9:57]

(2) 治便秘：以生白术 30~60 g,水煎,早、晚 2 次分服,每日 1 剂,服药 3~5 d 见效。[河南中医,2011,31(6):587]

3. 其他　本品常用处方名有白术、於术、土白术、焦白术、麸炒白术。《神农本草经》将"术"列为上品,但未有白术与苍术之分。宋代寇宗奭所著的《本草衍义》明确指出,术有苍、白之分。至金代张元素对白术、苍术的功效主治分别加以论述后,才使二术逐渐区别使用。生白术含挥发油较高,燥性较强,其燥湿、止汗、利尿之力较强;土炒白术其挥发油含量减少,其健脾止泻之力较强;麸炒白术之目的在于缓和燥性,主要用以补气健脾和中;白术炒焦,能增强其健脾止泻之功。

山　药
Shānyào
DIOSCOREAE RHIZOMA
《神农本草经》

为薯蓣科多年生草本植物薯蓣 *Dioscorea opposita* Thunb. 的干燥根茎。主产于河南、江西、湖南等地,河南(怀庆府)地区产者品质较佳,故有"怀山药"之称。冬季茎叶枯萎后采挖,刮去粗皮,晒干或烘干,为"毛山药";也有选择肥大顺直的干燥山药,晒干,打光,习称"光山药"。切厚片,生用或麸炒用。

【**主要性能**】甘,平。归脾、肺、肾经。

【**功效**】补脾肺肾气,益脾肺肾阴。

【**应用**】

1. 脾虚证　本品药性平和,既补脾气,又益脾阴,且兼涩性以止泻、止带。用于脾气虚弱或气阴两虚之消瘦乏力,食少便溏或泄泻,常与补气之人参、白术配伍,如《和剂局方》参苓白术散;若脾虚不运,湿浊下注之妇女带下,则常配伍补气燥湿之人参、白术、苍术等,如《傅青主女科》完带汤。惟其"气轻性缓,非堪专任",对气虚重证,多辅佐他药。因其含营养成分,且易消化,对慢性久病或病后虚弱羸瘦者,可作为药食两用调补佳品。

2. 肺虚证　本品补肺气,兼养肺阴,用于肺虚久咳或虚喘,可与党参、五味子、麦冬等补气养阴润肺等配伍。对肺肾气阴两虚者,可与补肾平喘之熟地黄、山茱萸、苏子等同用,如《医学衷中参西录》薯蓣纳气汤。

3. 肾虚证　本品补肾气,兼滋肾阴,略具涩性以涩精。对于肾气虚之腰膝酸软,夜尿频多或遗尿,滑精早泄,女子带下清稀及肾阴虚之形体消瘦,腰膝酸软,遗精等证,临床可随证配伍,如历代补肾名方之补肾阳的《金匮要略》肾气丸,补肾阴的《小儿药证直诀》六味地黄丸,温肾缩尿的《校注妇人良方》缩泉丸等,均配有本品。

4. 消渴　本品性平不燥,气阴双补,为治消渴之佳品。可单用或与补气养阴生津之人参、太子参、麦冬等配伍;若兼燥热者,可与清热润燥、生津止渴之天花粉、知母等同用,如《医学衷中参西录》玉液汤。

【**用法用量**】生用或麸炒用。煎服,15~30 g。麸炒可增强补脾止泻作用。

【参考文献】

1. 本草文献

《神农本草经》:"主伤中,补虚羸,除寒热邪气,补中,益气力,长肌肉,久服耳目聪明。"

《名医别录》:"补虚劳羸瘦,充五脏,除烦热,强阴。"

《本草正》:"山药能健脾补虚,滋精固肾,治诸虚百损,疗五劳七伤。第其气轻性缓,非堪专任,故补脾肺必主参、术,补肾水必君茱、地,涩带浊须破故同研;固遗泄仗菟丝相济。"

2. 临床新用

(1)治口腔炎:周氏以怀山药20 g,冰糖30 g,制成煎剂,每日1剂,分早、晚2次服,连续服药2~3 d。治疗溃疡性口腔炎50余例,疗效卓著。[陕西中医,1985,4:174]

(2)治狐臭:将新鲜山药切片搓擦腋下,每日1~2次,坚持1周即可见效。[家庭医药,2012,11:29]

(3)治冻疮冻伤:《儒门事亲》载治冻疮方,用山药适量,于新瓦上磨泥涂患处。近人治冻伤,亦用鲜山药30 g,白糖15 g,混合捣烂成泥状,外涂患处。[贵阳中医学院学报,1989,1:22]

3. 其他　本品常用处方名有山药、淮山药、怀山药、炒山药。《神农本草经》称本品为"薯蓣"。一般认为生山药补阴之力较强,麸炒、米炒山药健脾益气之力增加,土炒山药其补脾止泻之力较佳,可分别据证选用。

甘　草

Gāncǎo

GLYCYRRHIZAE RADIX ET RHIZOMA

《神农本草经》

为豆科多年生草本植物甘草 *Glcyrrhiza uralensis* Fisch.、胀果甘草 *G. inflata* Bat.、或光果甘草 *G. glabra* L. 的干燥根和根茎。主产于内蒙古、新疆、甘肃等地。春、秋二季采挖。除去须根,晒干。切片。

【主要性能】甘,平。归心、肺、脾、胃经。

【功效】补心脾气,祛痰止咳,缓急止痛,解毒,缓和药性。

【应用】

1. 心气不足证　本品功长补益心气,复脉宁心,用治心气不足所致心动悸,脉结代,可单用或与人参、阿胶、桂枝等配伍,以益气复脉、滋阴养血,如《伤寒论》炙甘草汤。

2. 脾气虚证　本品补益脾气,作为辅助药能"助参芪成气虚之功"(《本草正》),治脾气虚弱所致的倦怠乏力,食少便溏等,常与补脾益气之人参、白术、茯苓配伍,如《和剂局方》四君子汤。

3. 咳喘证　本品祛痰止咳,兼能平喘。可单用,但更常随证配伍用于寒热虚实多种咳喘证,不论外感内伤,有痰无痰均宜。治风寒咳喘,与麻黄、杏仁配伍,以散寒解表、宣肺平喘,如《和剂局方》三拗汤;治肺热咳喘,常与清热宣肺平喘之石膏、麻黄、杏仁配伍,如《伤寒论》麻杏甘石汤。

4. 挛急痛证　本品善于缓急止痛,用治脾虚肝旺的脘腹挛急作痛,或阴血不足,肝失所养之四肢及胁肋挛急作痛,常与养血缓急止痛之白芍同用,如《伤寒论》芍药甘草汤。

5. 热毒证,药食中毒　本品生用性寒,清解热毒,可用于多种热毒证。治热毒疮疡,可单用。或与清热解毒之黄连、连翘等同用;治热毒所致的咽喉肿痛,宜与清热利咽之玄参、桔梗、牛蒡子等配伍,如《张氏医通》甘桔汤。本品有一定的解食毒及药毒作用,故在无其他解救措施时,可用于食物或药物所致中毒,单用煎汤服用,或与相应解毒药同用。

此外,本品在许多方剂中发挥缓和药性、调和诸药的作用:通过解毒及甘缓之性,可降低方中某些药的毒性或峻烈之性;通过缓急止痛,可缓解方中某些药(如大黄)刺激胃肠引起的腹痛;其甘甜之味,可矫正方中药物的滋味。

【用法用量】生用或蜜炙用。煎服,2～10 g。生用性偏凉,可清热解毒;蜜炙药性微温,可增强补益心脾之气和润肺止咳作用。

【使用注意】不宜与大戟、芫花、甘遂、海藻配伍。本品有助湿壅气之弊,湿盛胀满、水肿者不宜用。大剂量久服可导致水钠潴留,引起浮肿。

【参考文献】

1. 本草文献

《神农本草经》:"主五脏六腑寒热邪气,坚筋骨,长肌肉,倍气力,金疮肿,解毒。"

《景岳全书》:"味至甘,得中和之性,有调补之功,故毒药得之解其毒,刚药得之和其性……助参芪成气虚之功。"

《医学启源》:"调和诸药相协,共为力而不争,性缓,善解诸急。"

2. 临床新用

(1) 治尿崩症:甘草 10 g,泽泻 6 g 为 1 剂量。水煎成 200 ml,每服 100 ml,早、晚各 1 次。症状明显减轻后,剂量减半至症状全消,或继服 1 周巩固治疗。治疗 5 例,服药最长 67 d,最短 18 d。经治后症状均消,经随访无 1 例复发。[新中医,1990,8:40]

(2) 治复发性口疮:取生甘草 10 g,用水煮沸 10 min(不可久煎),取汁含服;也可用沸水冲泡当茶饮。一般 1 周内可见效,且愈后较少复发。[新天地,2013,3:47]

3. 其他 本品常用处方名有甘草、生甘草、炙甘草、甘草梢、粉甘草。

大 枣

Dàzǎo

JUJUBAE FRUCTUS

《神农本草经》

为鼠李科灌木或乔木植物枣 *Ziziphus jujuba* Mill. 的干燥成熟果实。主产于河北、河南、山东等地。秋季果实成熟时采收。晒干。

【主要性能】甘,温。归脾、胃、心经。

【功效】补中益气,养血安神。

【应用】

1. 脾气虚证 本品功能补脾益气,用治脾气虚弱之消瘦,倦怠乏力,便溏,可单用食补。因其力缓,多作为辅助药,与人参、白术等补脾益气药同用。

2. 血虚证 本品功能养血,用治血虚萎黄,轻者可单用,重者当与当归、熟地黄、阿胶等补血药同用,以增其效。

3. 心神不安证 本品能调补气血,养心安神,常用治气血不足,心失所养之神志不宁证。可单用本品,米饮调下;对于妇人脏躁,虚烦不眠者,常与补益心气、除烦安神之小麦、甘草同用,如《金匮要略》甘麦大枣汤。

此外,本品能缓和药物毒烈之性,如《伤寒论》十枣汤、《金匮要略》葶苈大枣泻肺汤,即用之缓和甘遂、大戟、芫花、葶苈子的毒烈之性。

【用法用量】生用(破开或去核)。煎服,6～15 g。

【参考文献】

1. 本草文献

《神农本草经》:"主心腹邪气,安中养脾,助十二经。平胃气,通九窍,补少气、少津液,身中不足,大惊,四肢重,和百药。"

《名医别录》:"补中益气,强力,除烦闷,疗心下悬。"

《日华子本草》:"润心肺,止嗽,补五脏,治虚损。"

2. 临床新用　抗过敏:取大枣15～25枚生食或煮熟食,每日3次,可治疗过敏性紫癜。这是由于当人体摄入足量的环一磷酸腺苷后,免疫细胞中环一磷酸腺苷的含量升高,由此会抑制免疫反应,达到抗过敏效应。[中国保健营养,2002,9:27]

3. 其他　本品常用处方名有大枣、红枣、大红枣。

蜂　蜜

Fēngmì

MEL

《神农本草经》

为蜜蜂科昆虫中华蜜蜂 *Apis cerana* Fabricius 或意大利蜜蜂 *A. mellifera* Linnaeus 所酿成的蜜。中国大部分地区均产。春至秋季采收,滤过。

【主要性能】甘,平。归肺、脾、大肠经。

【功效】补脾肺气,润燥,缓急止痛,解毒;外用生肌敛疮。

【应用】

1. 脾气虚证　本品补脾益气,惟力薄,宜用作脾气虚弱证的食补佳品。但多作为补脾益气的丸剂、膏剂的赋型剂,或作为炮炙补脾益气药的辅料,以增强黄芪、甘草等药补中益气之功。

本品功似甘草亦能缓急止痛而力稍逊,用治中虚里急,脘腹疼痛,腹痛喜按,空腹痛甚,食后稍安者,既可补中,又可止痛,标本兼顾,可单用或与缓急止痛之白芍、甘草等同用。

2. 肺虚燥咳　本品能润肺止咳,又益肺气,用治咳嗽日久,气阴耗伤,气短乏力,咽燥痰少者,可单用或与补气养阴、润肺止咳之人参、生地黄等配伍,如《洪氏集验方》引铁瓮方琼玉膏。治燥邪伤肺,干咳无痰或痰少而粘者,常与阿胶、川贝母、桑叶等养阴清肺、润肺止咳之品配伍。借其润肺止咳之效,尤常作为炮炙止咳药的辅料,或作为润肺止咳类丸剂或膏剂的赋型剂。

3. 肠燥便秘　其润肠燥之功,用治肠燥便秘者,可单用冲服,或与麦冬、当归、火麻仁等滋阴养血、润肠通便之品配伍,或为丸剂等剂型的赋型剂。亦可将本品制成栓剂,纳入肛内,以通导大便,如《伤寒论》蜜煎导方。

本品与乌头类药物同煎,可降低其毒性。服乌头类药物中毒者,大剂量服用,有一定解毒作用。

此外,本品外用,对溃疡、烧烫伤有解毒防腐、生肌敛疮之效。

【用法用量】生用或炼后用。煎服或冲服,15～30 g;外用适量。

【使用注意】湿阻中满,便溏或泄泻者慎用。

【参考文献】

1. 本草文献

《神农本草经》:"益气补中,止痛解毒,除众病,和百药。"

《本草纲目》:"蜂蜜入药之功有五:清热也,补中也,解毒也,润燥也,止痛也。生则性凉,故能清热;熟则性温,故能补中。甘而和平,故能解毒;柔而濡泽,故能润燥。缓可去急,故能止心腹肌肉疮疡之痛;和可以致中,故能调和百药而与甘草同功。"

《本草蒙筌》:"润燥。蜜导通大便久闭,蜜浆解虚热骤生。"

2.其他　本品常用处方名有蜂蜜、白蜜、生蜜、炼蜜。

表 28-1　补气药参考药

药名	来 源	性味归经	功 效	应 用	用法用量	使用注意
白扁豆	为豆科植物扁豆的成熟种子	甘,微温。归脾胃经	健脾,化湿和中	1. 脾气虚证 2. 暑湿吐泻	煎服,9~15 g	本品生用有毒,加热后毒性大减,故生用宜慎
饴糖	为米、大麦、粟或玉蜀黍等粮食经发酵糖化制成	甘,温。归脾胃、肺经	补脾肺气,缓急止痛,润肺止咳	1. 脾气虚证 2. 中虚里急,脘腹疼痛 3. 肺虚久咳,肺燥干咳	入汤剂须烊化冲服,15~30 g。亦可熬膏或为丸服	湿阻中满者不宜服
绞股蓝	为葫芦科植物绞股蓝的全草	甘、苦,寒。归脾、肺经	健脾益气,化痰止咳,清热解毒	1. 脾虚证 2. 痰浊阻肺证 3. 热毒证	前服,15~30 g;或研末吞服,3~6 g;或泡茶服	
红景天	为景天科植物大花红景天的根和根茎	甘、苦,平。归心、肺经	益气,活血通脉,平喘	1. 气虚证 2. 血瘀证 3. 咳喘证	煎服,3~6 g,外用适量	
灵芝	为多孔菌科真菌赤芝或紫芝的干燥子实体	甘,微温。归肺、心、脾、肝经	补肺心脾气,止咳平喘,安神	1. 肺虚咳喘 2. 脾胃气虚证 3. 气血亏虚,心神不安证	煎服6~12 g,入丸散每次1~2 g	
沙棘	为淡胡颓子科植物沙棘的成熟果实	甘、酸、温。归脾、胃、肺、心经	健脾消食,止咳祛痰,活血祛瘀	1. 脾气虚证,食积证 2. 咳喘痰嗽 3. 血瘀证	煎服,3~9 g	
刺五加	为五加科植物刺五加的根茎或茎	辛、微苦,温。归脾、肾、心经	益气健脾,补肾安神	1. 脾肺气虚证 2. 肾虚证 3. 心脾两虚证	煎服9~27 g	

第二节　补　阳　药

本类药多为甘温之品,以温补肾阳为主要功效,主要用于肾阳虚衰诸证:如肾阳虚不能温煦形体之形寒肢冷、腰膝酸软冷痛;肾阳虚,生殖机能低下及精关不固或冲任失调之性欲淡漠,阳痿早泄、遗精滑精,精冷不育,宫寒不孕,崩漏不止,带下清稀;肾阳虚而精髓亦亏的头晕目眩,耳鸣耳聋,须发早白,筋骨痿软,小儿发育不良,囟门不合,齿迟行迟;肾阳虚,膀胱失约或脾失温运之遗尿尿频,脘腹冷痛、五更泄泻;肾阳虚,气化失常,水液代谢障碍之水肿、小便不利;肾阳虚,肾不纳气之呼多吸少,短气喘咳;肾阳虚,生化无权,致精亏血少之头晕眼花、耳鸣耳聋、须发早白、筋骨痿软、小儿行迟、齿迟、囟门迟合等。部分药物兼有强筋骨、固精、缩尿、固冲任、安胎、益精血等功效,还可用治筋骨痿软、遗精、遗尿、崩漏、胎动不安、精血亏虚等证。

补阳药性多温燥,能伤阴助火,阴虚火旺者不宜使用。

鹿 茸

Lùróng

CERVI CORNU PANTOTRICHUM

《神农本草经》

为鹿科动物梅花鹿 *Cervus nippon* Temminck 或马鹿 *Cervus elaphus* Linnaeus 的雄鹿未骨化密生绒毛的幼角。前者习称"花鹿茸"(黄毛茸),后者习称"马鹿茸"(青毛茸)。花鹿茸主产于东北,马鹿茸主产于东北、西北及西南地区。夏、秋二季锯取鹿茸,阴干或烘干。切片(或块),研细粉用。

【主要性能】甘、咸,温。归肾、肝经。

【功效】壮肾阳,益精血,强筋骨,调冲任,托毒生肌。

【应用】

1. **肾阳不足,精血亏虚证** 本品为血肉有情之品,禀纯阳之性,生发之气,峻补肾阳,补益精血。用治肾阳虚衰,精血亏虚之畏寒肢冷,腰膝酸软冷痛,头晕耳鸣,遗尿、尿频,阳痿早泄、宫寒不孕等证,可单用或配伍人参、熟地黄等补肾益精、补气养血药,如《济生方》十补丸、《中国医学大辞典》参茸固本丸。

2. **肝肾亏虚、筋骨不健证** 本品善能补肝肾,强筋骨,对于肝肾虚损,筋骨痿软或小儿发育迟缓,齿迟、行迟、囟门闭合迟等,常与补肝肾,益精血,强筋骨之熟地黄、山茱萸、五加皮等配伍,如《医宗金鉴》加味地黄丸;亦可与补益肝肾,续筋接骨之骨碎补、川断、自然铜等同用,治骨折后期,愈合不良。

3. **冲任虚寒,崩漏带下** 本品补肝肾、益精血,调冲任、止崩带。用治冲任虚寒,崩漏不止,虚损羸瘦,可与补益肝肾,固涩止血之熟地黄、白芍、乌贼骨等同用,如《圣惠方》鹿茸散。治带下量多清稀者可与补肾止带之桑螵蛸、菟丝子、沙苑子等同用,如《妇科切要》内补丸。

4. **疮疡内陷不起或溃久不敛** 本品甘温助阳,补益精血而有托毒生肌之效。用治疮疡久溃不敛,脓出清稀,或阴疽内陷不起,可与补火助阳,补益气血之肉桂、黄芪、当归等药配伍。

【用法用量】研细粉用。每日 1～2 g,分 3 次冲服;或入丸散剂;亦可浸酒服。

【使用注意】凡外感热病,气血热盛或阴虚阳亢者均应忌用。用本品宜从小量开始,缓缓增加,不可骤用大量,以免阳升风动,头晕目赤,或伤阴动血。

【参考文献】

1. **本草文献**

《神农本草经》:"主漏下恶血……益气强志,生齿不老。"

《名医别录》:"疗虚劳,洒洒如疟,羸瘦,四肢痠疼,腰脊痛,小便数利,泄精溺血。"

《本草纲目》:"生精补髓,养血益阳,强筋健骨。治一切虚损,耳聋,目暗,眩晕,虚痢。"

2. **临床新用**

(1) 治美尼尔氏病:用鹿茸精注射液穴位注射(风池、足三里),每次缓缓注入 1.5 ml,1 次无效者,隔日再注 1 次,共治 50 例,总有效率为 100%。[湖北中医杂志,1993,15(1):36]

(2) 治新生儿硬肿症:用鹿茸精注射液 1 ml 肌肉注射,每日 1 次,治疗 20 例,取得较好疗效。[福建医药杂志,1981,10(1):30]

(3) 治疗冠心病、心绞痛:用冠脉再造丹(主含鹿茸、龟甲、人参、红花等),配制成胶囊,每次口服 5 粒,每日 3 次。疗程为 90 d,治疗 240 例,治疗总有效率为 93.75%,心电图疗效总有效率为

43.75%。[陕西中医,2000,21(9):385]

3. **其他** 本品常用处方名有鹿茸、鹿茸血片、鹿茸片。

【附药】

1. **鹿角** 为鹿科动物梅花鹿或马鹿已骨化的角或锯茸后翌年春季脱落的角基。性味咸,温。归肾、肝经。功能温肾阳,强筋骨,行血消肿。可做鹿茸之代用品,惟效力较弱。主要适用于之畏寒肢冷、阳痿早泄、宫寒不孕、小便频数,肾虚骨弱之腰膝无力或小儿五迟,瘀血阻滞之疮疡肿毒、乳痈、产后瘀血腹痛、腰脊筋骨疼痛等证。煎服,6～15 g;或研末服。外用磨汁涂或锉末敷。阴虚火旺者忌服。

2. **鹿角胶** 为鹿角经水煎煮、浓缩制成的固体胶。性味甘、咸,温。归肾、肝经。功能温补肝肾,益精养血,止血。其温补之力较鹿茸为缓,但强于鹿角。主要适用于肾阳不足,精血亏虚,虚劳羸瘦,吐衄便血、崩漏之偏于虚寒者,以及阴疽内陷等。烊化兑服,6～12 g。或入丸、散、膏剂。阴虚火旺者忌服。

3. **鹿角霜** 为鹿角去胶质的角块。性味咸、涩,温。归肝、肾经。功能温肾助阳,收敛止血,敛疮。主要适用于脾肾阳虚之白带过多,遗尿尿频,崩漏下血等证。外用治创伤出血及疮疡久溃不敛。煎服,9～15 g。宜先煎。外用适量。阴虚火旺者忌服。

淫 羊 藿
Yínyánghuò
EPIMEDII FOLIUM
《神农本草经》

为小檗科多年生草本植物淫羊藿 *Epimedium brevicornum* Maxim.、箭叶淫羊藿 *Epimedium sagittatum*(Sieb. et Zucc.) Maxim.、柔毛淫羊藿 *Epimedium pubescens* Maxim. 或朝鲜淫羊藿 *Epimedium koreanum* Nakai 的干燥叶。淫羊藿主产于陕西、山西、甘肃等地,箭叶淫羊藿主产于华东、华南(除山东省)等地,朝鲜淫羊藿主产于吉林省东部和辽宁省东部等地。夏、秋季茎叶茂盛时采收。晒干或阴干。

【主要性能】甘、辛,温。归肾、肝经。

【功效】补肾阳,强筋骨,祛风湿。

【应用】

1. **肾阳虚证** 本品甘温燥烈,力能补肾壮阳。常用于肾阳虚之男子阳痿不育,女子宫寒不孕及尿频遗尿等证。治阳痿不育,可单用本品浸酒服,亦可与补肾壮阳之熟地黄、肉苁蓉、巴戟天等同用,如《景岳全书》赞育丹;治女子宫寒不孕,可与补肾助阳,益精养血,暖宫助孕之鹿茸、当归、仙茅等相伍;用治肾阳虚之尿频遗尿,则常配伍温肾益精,固脬缩尿之巴戟天、桑螵蛸、山茱萸等,以增其效。

2. **风湿久痹,骨痿肢麻** 本品既祛风湿,又强筋骨,可用于风湿痹痛,筋骨不利及肢体麻木,可与祛风胜湿、散寒止痛之威灵仙、川芎、肉桂等同用,如《圣惠方》仙灵脾散。其祛风湿力弱,但其长于补肾阳,强筋骨,故尤宜于风湿日久损及肝肾,或素体肾阳不足,筋骨不健之人患风湿痹证者,常与补肾阳、强筋骨、祛风湿之附子、巴戟天等同用。若治肝肾不足之筋骨痿弱,步履艰难,常与杜仲、巴戟天、桑寄生等补肝肾,强筋骨药配伍。

此外,现代用于肾阳虚之喘咳及妇女更年期高血压,有较好疗效。

【用法用量】生用或以羊脂油炙用。煎服,6～10 g。或入丸、散、酒剂。

【使用注意】阴虚火旺者忌用。

【参考文献】

1. 本草文献

《神农本草经》:"主阴痿绝伤,茎中痛,利小便,益气力,强志。"

《日华子本草》:"治一切冷风劳气,补腰膝,强心力,丈夫绝阳不起,女子绝阴无子,筋骨挛急,四肢不任,老人昏耄,中年健忘。"

《本草备要》:"补命门,益精气,坚筋骨,利小便。"

2. 临床新用

(1)治气虚、失眠:许氏认为淫羊藿有益气、安神之效,每于补气方中加淫羊藿 10～15 g,效果相应提高;对顽固性失眠,在相应方中加用淫羊藿 20～30 g,效果颇为理想。[中医杂志,1999,40(12):709]

(2)治慢性气管炎:取淫羊藿茎、叶(干品),以其总量的 80%煎取浓汁,20%研粉,两者混合为丸。每日量相当于生药 1 两,2 次分服。[中外医疗,2007,19:40]

3. 其他　本品常用处方名有淫羊藿、仙灵脾。用羊脂炼油炙后,淫羊藿苷容易煎出,可增强温肾壮阳作用。

巴　戟　天
Bājǐtiān
MORINDAE OFFICINALIS RADIX
《神农本草经》

为茜草科藤状灌木植物巴戟天 *Morinda officinalis* How 的干燥根。主产于广东、广西、福建等地。全年均可采挖。洗净,除去须根,晒至六七成干,轻轻捶扁,晒干。

【主要性能】甘、辛,微温。归肾、肝经。

【功效】补肾阳,强筋骨,祛风湿。

【应用】

1. 肾阳虚证　本品甘润不燥,性质温和,既补肾阳,又益肾精,常用于肾阳虚所致阳痿、宫寒不孕、小便频数等证。治肾阳不足、精血亏虚之阳痿、不孕,与补肾阳、益精血之淫羊藿、仙茅、枸杞子等配伍,如《景岳全书》赞育丹;用治下元虚冷,月经不调,少腹冷痛,常与温肾暖肝、散寒止痛之肉桂、吴茱萸、高良姜等配伍,如《和剂局方》巴戟丸;治尿频遗尿可与益肾缩尿之桑螵蛸、益智仁、菟丝子等同用。

2. 肝肾不足,筋骨痿软及风湿久痹　本品功能补肾益精,强筋健骨,常用于肝肾不足,筋骨痿软,可与肉苁蓉、杜仲、菟丝子等补肝肾、强筋骨之品同用,如《张氏医通》金刚丸。其祛风湿之功,可用于风湿痹证,因其尚能补肾阳,强筋骨,故对风湿日久损及肝肾,或素体肾阳不足,筋骨不健兼有风湿痹痛者,尤为适宜。可与温肾散寒、强筋健骨之附子、牛膝、杜仲等品同用以增其效。

【用法用量】生用或盐炙用。煎服,6～15 g。本品补肾多盐水炙用,祛风湿可生用。

【使用注意】阴虚火旺或有湿热者忌用。

【参考文献】

1. 本草文献

《神农本草经》:"主大风邪气,阴痿不起,强筋骨,安五脏,补中增志益气。"

《名医别录》:"疗头面游风,小腹及阴中相引痛,下气,补五劳,益精,利男子。"

《本草备要》:"补肾祛风……强阴益精,治五劳七伤;辛温散风湿,治风气、脚气、水肿。"

2.其他 本品常用处方名有巴戟天、巴戟肉、盐巴戟、制巴戟。

仙 茅
Xiānmáo
CURCULIGINIS RHIZOMA
《海药本草》

为石蒜科多年生草本植物仙茅 *Curculigo orchioides* Gaertn. 的干燥根茎。主产于西南及长江以南各地,四川产量甚大。秋、冬二季采挖。晒干。切片,或经米泔水浸泡切片。

【主要性能】辛,热;有毒。归肾、肝、脾经。

【功效】补肾阳,强筋骨,祛寒湿。

【应用】

1. 肾阳虚证 本品辛热燥烈,温肾壮阳,用治肾阳虚衰之阳痿精冷,腰膝冷痛,遗尿尿频等证,常与补肾阳、固精缩尿之淫羊藿、巴戟天、金樱子等配伍,如《万氏家抄方》仙茅酒。

2. 肾虚骨痿,寒湿久痹 本品既补肾阳,又具强筋骨、祛寒湿之功。用治肾阳不足,筋骨痿软,腰膝冷痛,可与补肾阳、强筋骨之淫羊藿、杜仲、巴戟天等配伍;用治寒湿久痹,可与祛风除湿、散寒止痛之独活、附子等配伍。

【用法用量】生用。煎服,3～10 g。

【使用注意】阴虚火旺者忌服;本品燥烈有毒,不宜久服。

【参考文献】

1. 本草文献

《海药本草》:"主风,补暖腰脚,清安五脏,强筋骨,消食。""益筋力,填骨髓,益阳。"

《开宝本草》:"主心腹冷气不能食,腰脚风冷挛痹不能行,丈夫虚劳,老人失溺,无子,益阳道,久服通神强记,助筋骨,益肌肤,长精神,明目。"

《本草纲目》:"仙茅盖亦性热,补三焦命门之药也,惟阳弱精寒,禀赋素怯者宜之。若体壮阳火炽盛者,服之反能动火。"

2.其他 本品常用处方名有仙茅、酒仙茅。

肉 苁 蓉
Ròucōngróng
CISTANCHES HERBA
《神农本草经》

为列当科多年生肉质寄生草本植物肉苁蓉 *Cistanche deserticola* Y. C. Ma 或管花肉苁蓉 *Cistanche tubulosa* (Schrenk) Wight 的干燥带鳞叶的肉质茎。主产于内蒙古、甘肃、青海等地。春季苗刚出土或秋季冻土之前采。晒干,切厚片。

【主要性能】甘、咸,温。归肾、大肠经。

【功效】补肾阳,益精血,润肠通便。

【应用】

1. 肾阳不足,精血亏虚证 本品温润和缓,既补肾阳,又益精血。用治肾阳不足,精血亏虚之阳痿早泄、宫冷不孕、腰膝酸痛、痿软无力等证,常与补肾阳、益精血之品配伍。如《医心方》肉苁蓉丸以其与蛇床子、菟丝子、五味子等同用,治男子五劳七伤,阳痿不起;治宫寒不孕,可与补肾阳,益精血之鹿角胶、紫河车、熟地黄等同用;治腰膝酸软,筋骨无力,常与补肝肾、强筋骨之杜仲、巴戟天等配伍,如《保命集》金刚丸。

2. **肠燥便秘** 本品有润燥滑肠之功。用治肠燥便秘,可与润肠降气之火麻仁、沉香同用,如《济生方》润肠丸;因其又善补肾阳、益精血,故尤宜于老人或病后肠燥便秘而精亏血虚,肾阳不足者,可单用,或与补血润肠、行气之当归、枳壳等配伍,如《景岳全书》济川煎。

【**用法用量**】生用,或酒制用。煎服,6～15 g。

【**使用注意**】阴虚火旺,实热积滞及大便溏泻者忌用。

【**参考文献**】

1. **本草文献**

《神农本草经》:"主五劳七伤,补中……养五脏,强阴,益精气,多子,妇人癥瘕。"

《日华子本草》:"治男绝阳不兴,女绝阴不产,润五藏,长肌肉,暖腰膝,男子泄精,尿血,遗沥,带下阴痛。"

《本草汇言》:"养命门,滋肾气,补精血之药也。""男子丹元虚冷而阳道久沉,妇人冲任失调而阴气不治,此乃平补之剂,温而不热,补而不峻,暖而不燥,滑而不泄,故有从容之名。"

2. **临床新用**

(1) 治高脂血症:肉苁蓉400 g,山楂、金樱子各200 g,共研细末加蜂蜜900 g。制成10 g重蜜丸。每日3次,每次1丸,1个月为1个疗程。治疗28例,其中显效18例,好转9例,无效1例。[中医杂志,2003,44(2):91]

(2) 治妇人癥瘕:肉苁蓉治疗癥瘕在《本经》有记载,如"除茎中寒热……妇人癥瘕"。现今少有报道,但民间常用之。杨氏临证在辨证的基础上重用肉苁蓉50 g,治疗妇人癥瘕(卵巢囊肿)有良效。[中医杂志,2003,44(2):93]

3. **其他** 本品常用处方名有肉苁蓉、淡苁蓉、甜苁蓉、咸苁蓉、大芸、酒苁蓉。

锁 阳

Suǒyáng

CYNOMORII HERBA

《本草衍义补遗》

为锁阳科多年生肉质寄生草本植物锁阳 *Cynomorium songaricum* Rupr. 的干燥肉质茎。主产于内蒙古、甘肃、青海等地。春季采挖。除去花序,干燥。切段。

【**主要性能**】甘,温。归肝、肾、大肠经。

【**功效**】补肾阳,益精血,润肠通便。

【**应用**】

1. **肾阳不足,精血亏虚证** 本品性能与肉苁蓉相似,既补肾阳,又益精血,用治肾阳不足,精血亏虚之阳痿、不孕、腰膝酸软、筋骨无力等证,常与补肾阳、益精血之肉苁蓉、巴戟天、菟丝子等同用;对于肾虚骨痿,腰膝酸软,筋骨无力,行步艰难者,每与补血强筋之熟地、龟板等配伍,如《丹溪心法》虎潜丸。

2. **肠燥便秘证** 本品既能润肠通便,又有补肾阳、益精血之功。用治肠燥便秘,尤宜于老人或病后肠燥便秘而属于肾阳不足、精血亏虚者,可单用,或与养血润肠之肉苁蓉、火麻仁、当归等同用。

【用法用量】生用。煎服,6～15 g。

【使用注意】阴虚阳旺、脾虚泄泻、实热便秘者均忌服。

【参考文献】

1. 本草文献

《本草衍义补遗》:"大补阴气,益精血,利大便。虚人大便燥结者,啖之可代苁蓉,煮粥弥佳;不燥结者勿用。"

《本草从新》:"益精兴阳,润燥养筋,治痿弱,滑大肠。泄泻及阳易举而精不固者忌之。"

2. 临床新用 治胃溃疡:锁阳、珠芽蓼各 3 钱,水煎服。通过实验研究锁阳多糖对大鼠胃溃疡的作用,结果显示锁阳多糖高、中剂量组能明显降低溃疡指数,促进黏膜修复、溃疡愈合,对乙酸损伤性胃溃疡具有明显的治疗作用。[中华中医药学刊,2012,2:385]

3. 其他 本品常用处方名有锁阳、盐锁阳、锁严子。

补 骨 脂

Bǔgǔzhǐ

PSORALEAE FRUCTUS

《雷公炮炙论》

为豆科一年生草本植物补骨脂 *Psoralea corylifolia* L. 的干燥成熟果实。主产于河南、四川、陕西等地。秋季果实成熟时采收果序,晒干,搓出果实,除去杂质。

【主要性能】辛、苦,温。归肾、脾经。

【功效】补肾壮阳,固精缩尿,纳气平喘,温脾止泻。

【应用】

1. 肾阳虚证 本品善补命火,壮阳起痿,用治肾虚阳痿,常与温补肾阳之菟丝子、胡桃肉、沉香等同用,如《和剂局方》补骨脂丸;治肾阳不足之腰膝冷痛,常与杜仲、核桃仁配伍,以补肝肾,强腰膝,如《和剂局方》青娥丸。治下元不固之遗精,与青盐等分同炒为末服;治尿频遗尿,与小茴香配伍,以补肾助阳,固精缩尿,如补骨脂散。

2. 肾虚不固证 本品能补能涩,既补肾阳,又善固精缩尿,用治肾虚不固之遗精滑精、遗尿尿频,有标本兼顾之功。可单用,或与补肾固精缩尿之菟丝子、山茱萸、桑螵蛸等配伍,如《太平惠民和剂局方》菟丝子丸。

3. 肾不纳气,虚寒咳喘 本品补肾助阳,纳气平喘,对肾阳虚衰,肾不纳气的虚喘,有标本兼顾之效,常与温肾散寒,纳气平喘之附子、肉桂、沉香等同用,如《和剂局方》黑锡丹。

4. 脾肾阳虚泄泻 本品既补肾温脾以治本,又固涩止泻以治标,故为治脾肾阳虚五更泄泻之要药,常与温中涩肠之吴茱萸、肉豆蔻、五味子等同用,如《内科摘要》四神丸。

此外,本品还可治疗白癜风,研末用酒制成 20％～30％酊剂,外涂局部。

【用法用量】生用,炒或盐水炒用。煎服,6～10 g。外用 20％～30％酊剂涂患处。

【使用注意】阴虚火旺及大便秘结者忌服。

【参考文献】

1. 本草文献

《药性论》:"主男子腰疼膝冷,囊湿,逐诸冷痹顽,止小便利,腹中冷。"

《开宝本草》:"主五劳七伤,风虚冷,骨髓伤败,肾冷精流及妇人血气堕胎。"

《本草经疏》:"补骨脂,能暖水脏,阴中生阳,壮火益土之要药也。"

2. 临床新用

(1) 升白细胞,改善心肌供血,降血脂:赵氏认为补骨脂对化疗、放疗后白细胞降低患者,有显著疗效。或入汤药,亦可制成生白散:补骨脂、当归、黄芪各等分,共研细末,每服 6 g,每日 3 次,温开水送服。亦常以补骨脂、丹参各等分,或研细末或制成丸,每服 4 g,每日 3 次,黄酒送服,治冠心病伴室性早搏,有改善心肌供血作用。临证以补骨脂、泽泻各等分,研末,温水送服,每服 4 g,每日 3 次,对于痰湿浊阻型高脂血症疗效显著。[中医杂志,2002,43(6):413]

(2) 治无症状性蛋白尿:以补骨脂 60 g 加水适量,煎至 150 ml 后取药液服用,每日 1 剂,每日 3 次,服 1 个月后减量。[现代中西医结合杂志,2008,17(13):2014]

(3) 治乳腺增生:饶氏认为补骨脂有软坚散结作用,采用内服外用结合治疗乳腺增生 4 例,均在 1~3 个月内治愈。具体用法为:① 内服:补骨脂 800 g,文火炒微黄,研细末,每次服 3 g,每日服 3 次。② 补骨脂 150 g,蜈蚣 10 条,入食醋 1 000 ml 内浸泡,半月后局部外搽,每日 3~4 次,用 1~3 个月。[中医杂志,2002,43(5):332]

(4) 治病毒性疣:乔氏等以补骨脂 30 g、鸦胆子 30 g、红花 15 g 共研碎加 75% 乙醇 200 ml 浸泡 1 周过滤,用棉签蘸药液点涂疣表面,每日 3 次,15 d 为 1 个疗程[皮肤病与性病,1994,16(4):54];郑氏报道治扁平疣:75% 乙醇 100 ml,加补骨脂 10 g,僵蚕 10 g,浸泡 1 周外涂,效果满意。[中医杂志,2002,43(5):331]

(5) 慢性湿疹:补骨脂干馏取油制成 10% 酊剂,每日外搽 34 例,治愈 23 例,总有效率 100%。[中医外治杂志,1997,4:38]

3. 其他　本品常用处方名有补骨脂、破故纸、黑故子、盐补骨脂、盐骨脂。盐炙补骨脂,可使挥发油含量降低,辛燥之性减弱。

益　智
Yìzhì
ALPINIAE OXYPHYLLAE FRUCTUS
《本草拾遗》

为姜科多年生草本植物益智 *Alpinia oxyphylla* Miq 的干燥成熟果实。主产于海南、广东、广西等地。夏、秋间果实由绿变红时采收。晒干或低温干燥。用时捣碎。

【主要性能】辛,温。归肾、脾经。

【功效】温肾助阳,固精缩尿,温脾止泻,开胃摄唾。

【应用】

1. 肾气不固证　本品既补肾阳,又善缩尿固精,用治下元虚冷,肾虚不固之尿频、遗尿、遗精,有标本兼顾之功。如治下焦虚寒,尿频、遗尿,常与温肾散寒、补肾固涩之乌药、山药配伍即《校注妇人大全良方》缩泉丸;用治肾阳不足之梦泄遗精,可与补阳涩精之菟丝子、沙苑子、龙骨等同用。

2. 虚寒泄泻、多唾涎证　本品既补又涩,善能温肾暖脾以止泻、摄唾。用治脾肾虚寒,五更泄泻,可与温补脾肾、涩肠止泻之补骨脂、吴茱萸、肉豆蔻等同用;治脾胃虚寒,寒湿内阻的呕吐泄泻、腹中冷痛,可与补脾益气、温中散寒之党参、白术、高良姜等配伍,如《证治准绳》益智仁散。治中气虚寒之食少、口多唾涎,常与党参、白术、陈皮等益气健脾,理气燥湿药同用。

【用法用量】生用或盐水炒用。煎服,3~10 g。

【使用注意】阴虚火旺及大便秘结者忌服。

【参考文献】

1. 本草文献

《本草拾遗》:"主遗精虚漏,小便余沥,益气安神,补不足,安三焦,调诸气,夜多小便者。"

《神农本草经疏》:"益智子仁,以其敛摄,故治遗精虚漏,及小便余沥,此皆肾气不固之证也。肾主纳气,虚则不能纳矣。又主五液,涎乃脾之所统,脾肾气虚,二脏失职,是肾不能纳,脾不能摄,故主气逆上浮,涎秽泛滥而上溢也。敛摄脾肾之气,则逆气归元,涎秽下行。"

《本草正义》:"益智,始见于藏器《本草拾遗》,谓之辛温,不言其涩,但诸家所述主治,无一非温涩功用……温补脾肾,而尤以固涩为主。"

2. 其他 本品常用处方名有益智仁、益智、炒益智仁、盐益智仁、煨益智仁。盐水炒用可缓和其刺激性。

菟 丝 子

Tùsīzǐ

CUSCUTAE SEMEN

《神农本草经》

为旋花科寄生缠绕性草本植物南方菟丝子 Cuscuta australis R. Br. 或菟丝子 Cuscuta chinensis Lam. 的干燥成熟种子。中国大部分地区均产。秋季果实成熟时采收植株。晒干,打下种子,除去杂质。干燥。

【主要性能】辛、甘,平。归肝、肾、脾经。

【功效】补肾益精,养肝明目,固精缩尿,止泻,安胎。

【应用】

1. 肾虚证 本品温润不燥,补而不峻,既补肾阳,又益肾精,广泛用于肾阳不足,肾精亏虚所致腰膝酸软,阳痿遗精,遗尿尿频,崩漏带下等证。因其兼具固涩作用,故对肾虚不固之证有标本兼顾之效。治肾虚遗精,可与益肾固精之枸杞子、覆盆子、五味子等同用,如《丹溪心法》五子衍宗丸;治下焦虚冷之小便不禁或遗尿,可与温肾缩尿之肉苁蓉、五味子、桑螵蛸等同用,如《济生》菟丝子丸;治妇人肝肾虚损,冲任不固之崩中漏下,可与补肾固冲、温经止血之杜仲、艾叶、乌贼骨等同用;治肾虚带下,可与补肾固涩之鹿茸、沙苑子、桑螵蛸等同用,如《女科切要》内补丸。对于肝肾不足,精亏血虚所致早衰,须发早白、腰膝酸软、牙齿动摇等,以之与补肝肾、益精补血之枸杞子、何首乌等配伍,如《积善堂方》七宝美髯丹。

2. 肝肾不足,目暗不明 本品补肾养肝,益精明目,用治肾精亏虚,精气不能上荣之目暗不明、内障目昏,常与益精养血明目之熟地黄、枸杞子等同用,如《圣惠》驻景丸。

3. 脾肾虚寒,腹泻便溏 本品温肾补脾,兼能止泻。用治脾肾虚寒,腹泻便溏,腰酸肢冷者,可与温肾暖脾止泻之补骨脂、五味子、肉豆蔻等同用,如《先醒斋医学广笔记》脾肾双补丸。

4. 冲任不固,胎动不安 本品善能补肝肾、固冲任以安胎,常用于肝肾不足,冲任不固,胎失所养引起的胎动不安,常与补肾安胎之桑寄生、续断、阿胶等同用,如《衷中参西录》寿胎丸。

此外,本品还可用于肾虚消渴,可单用为丸服,如《全生指迷方》菟丝子丸。外用治白癜风,可与补骨脂配伍。

【用法用量】生用或盐炙。煎服,6~15 g。外用适量。

【使用注意】阴虚火旺、大便燥结、小便短赤者不宜服。

【参考文献】

1. **本草文献**

《神农本草经》:"主续绝伤,补不足,益气力,肥健……久服明目,轻身延年。"

《药性论》:"治男子女人虚冷,添清益髓,去腰疼膝冷,久服延年,驻悦颜色,又主消渴热中。"

《本经逢原》:"菟丝子,祛风明目,肝肾气分也。其性味辛温质粘,与杜仲之壮筋暖腰膝无异。其功专于益精髓,坚筋骨,止遗泄,主茎寒精出,溺有余沥,去膝胫酸软,老人肝肾气虚,腰痛膝冷,合补骨脂、杜仲用之,诸筋膜皆属于肝也。气虚瞳子无神者,以麦门冬佐之,蜜丸服,效。凡阳强不痿,大便燥结,小水赤涩者勿用,以其性偏助阳也。"

2. **临床新用**

(1) 治类风湿关节炎:兰氏等用菟丝子为主治疗 50 例,对重症患者,在辨证处方中加入菟丝子,每获良效,对于轻症患者,单味菟丝子水煎服,即能获效。每日用量为 30～50 g,30 d 为 1 个疗程。均收效显著,未见明显不良反应。对类风湿因子转阴亦有明显促进作用。[中医杂志,2000,41(10):584]

(2) 治习惯性便秘:张氏重用菟丝子 25 g,配伍生地黄 15 g,槟榔 8 g,水煎服,每日 1 剂,连服 3 周。治疗 63 例,有效。尤其对于伴肝肾阴虚的老年患者临床疗效确切。对大便干结难解、带有白色黏液的便秘,疗效欠佳。[中医杂志,2000,41(10):585]

(3) 治带状疱疹:吴氏以菟丝子炒黄研粉麻油调敷患处,每日 6～8 次,3 d 为 1 个疗程。治疗 26 例,全部治愈。经 1 个疗程治愈者 12 例,2 个疗程治愈者 13 例,14 d 治愈者 1 例。[中国民间疗法,1998,5:31]

3. **其他**　本品常用处方名有菟丝子、吐丝子、炒菟丝子、盐菟丝子。本品质地坚硬,难以粉碎,炒后或盐炙后易于捣碎和煎出有效成分。

沙 苑 子
Shāyuànzǐ
ASTRAGALI COMPLANATI SEMEN
《本草衍义》

为豆科多年生草本植物扁茎黄芪 *Astragalus complanatus* R. Br. 的干燥成熟种子。主产于陕西、山西等地。秋末冬初果实成熟尚未开裂时采收。晒干,打下种子,除去杂质。

【主要性能】甘,温。归肝、肾经。

【功效】补肾益精,养肝明目,固精缩尿,止带。

【应用】

1. **肾虚不固证**　本品甘涩温润,功似菟丝子唯补益之力稍逊,而以收涩见长,既补肾阳,益肾精,又善固精、缩尿、止带。对肾虚不固证有标本兼顾之效。治肾关不固,遗精滑泄,可与补肾固涩之芡实、龙骨等配伍,如《医方集解》金锁固精丸;治肾虚遗尿,可与山茱萸、桑螵蛸等配伍;治肾虚带下,可与芡实、金樱子等相伍。

此外,对肾虚腰痛,本品还略具止痛作用,单用有效。本品补肾益精之功可用于肾虚精亏阳痿之证,常与补阳益精之鹿角胶、枸杞子等同用。

2. **肝肾不足,目暗不明**　本品补益肾精,养肝明目,用治肝肾不足,目失所养之目暗不明、视力减退,可与补肝肾明目之枸杞子、菟丝子等同用。

【用法用量】生用或盐水炒用。煎服,9～15 g。

【使用注意】阴虚火旺及小便不利者慎用。

【参考文献】

1. 本草文献

《本草纲目》:"补肾,治腰痛泄精,虚损劳乏。"

《本草汇言》:"补肾涩精之药也。其气清香,能养肝明目,润泽潼人。色黑象肾,能补肾固精,强阳有子。不烈不燥,兼止小便遗沥,乃和平柔润之剂也。"

《本经从新》:"补肾,强阴,益精,明目……性能固精。"

2. 临床新用　治疗白癜风:李氏用沙苑子 1 000 g,以文火炒至腥香气味溢出时倒入盛有 100 g 白酒的容器内,搅匀后加盖密封 1 h,晾干研细末。以水送服 30 g/d,连续 6 个月。治疗 92 例,其中局限型 87 例,泛发型 5 例。痊愈 14 例(15.2%),好转 49 例(53.5%),无效 29 例(31.5%),总有效率 68.8%。[河北中医,1998,20(3):148]

3. 其他　本品常用处方名有沙苑子、沙苑蒺藜、潼蒺藜、盐沙苑子、炒沙苑子。

杜　仲

Dùzhòng

EUCOMMIAE CORTEX

《神农本草经》

为杜仲科落叶乔木植物杜仲 *Eucommia ulmoides* Oliv. 的干燥树皮。主产于湖北、四川、贵州等地。4～6 月剥取。去粗皮,堆置"发汗"至内皮呈紫褐色,晒干。切块或切丝。

【主要性能】甘、温。归肝、肾经。

【功效】补肝肾,强筋骨,安胎。

【应用】

1. 肝肾不足,筋骨不健证　本品长于补肝肾,强筋骨,为治肾虚腰痛,下肢痿软之要药。可单用,或与补肾强筋之胡桃肉、补骨脂等同用,如《和剂局方》青娥丸。若遇痹证日久,肝肾两虚,气血不足而见腰膝冷痛,下肢痿软者,可与桑寄生、牛膝、独活等补肝肾、强筋骨、祛风湿药配伍,如《千金要方》独活寄生汤。此外,其补肾阳之功,亦可用于肾阳虚之阳痿遗精、遗尿尿频等证,可与温补肾阳之鹿茸、菟丝子等同用。

2. 冲任不固,胎动不安或滑胎　本品补肝肾、固冲任以安胎,治肝肾亏虚之妊娠漏血,可单用,或与补肾固胎之菟丝子、续断等配伍,如《中医妇科治疗学》补肾安胎饮;治气血不充之滑胎,可与补气血、安胎的黄芪、当归、续断等同用,如《叶氏女科》固胎丸。

此外,本品还能降血压,近年来单用或配入复方治高血压病有较好效果。因其长于补肾阳,故尤宜于高血压患者有肾阳不足表现者。

【用法用量】生用或盐水炒用。煎服,6～10 g。

【使用注意】阴虚火旺者慎用。

【参考文献】

1. 本草文献

《神农本草经》:"主腰脊痛,补中,益精气,坚筋骨,强志,除阴下痒湿,小便余沥。"

《本草正》:"暖子宫,安胎气。"

《本草汇言》:"方氏《直指》云:凡下焦之虚,非杜仲不补;下焦之湿,非杜仲不利;腰膝之疼,非杜仲不除;足胫之酸,非杜仲不去。然色紫而燥,质绵而韧,气温而补,补肝益肾,诚为要剂。"

2. 其他　本品常用处方名有杜仲、厚杜仲、绵杜仲、川杜仲、生杜仲、炒杜仲、盐杜仲、焦杜仲、杜仲炭。盐水炙后,有效成分更易溶出,故疗效较生用为佳。

续　断

Xùduàn

DIPSACI RADIX

《神农本草经》

为川续断科多年生草本植物川续断 *Dipsacus asperoides* C. Y. Cheng et T. M. Ai 的干燥根。主产于四川、湖北、湖南等地。秋季采挖。除去根头及须根,用微火烘至半干,堆置"发汗"至内部变绿色时,再烘干,切片。

【主要性能】甘、辛、苦,微温。归肝、肾经。

【功效】补益肝肾,强筋健骨,活血续筋,止血安胎。

【应用】

1. 肝肾不足,筋骨不健证　本品功似杜仲,补肝肾,强筋骨,又兼能活血止痛。常用治肝肾不足,腰膝酸痛,可与补肝肾,强筋骨杜仲、牛膝等同用,如《证治准绳》续断丹;若治肝肾不足兼寒湿痹痛者,可与祛风散寒止痛之防风、川乌等配伍,如《和剂局方》续断丸。此外,用于肾阳虚所致的阳痿不举、遗精遗尿等证,可与补肾收涩药如肉苁蓉、菟丝子、龙骨等相伍。

2. 跌扑损伤,筋伤骨折　本品活血止痛,又善强壮筋骨,续筋疗伤。故为伤科常用药。用治外伤肿痛,常与活血止痛之乳香、没药、当归等同用,如《伤科补要》定痛活血汤;治骨折,常与活血化瘀、强筋续骨之自然铜、骨碎补、桃仁等同用,如《中医伤科学讲义》新伤续断汤。

3. 崩漏下血,胎动不安　本品补肝肾,止血安胎。用治肾虚冲任不固之妊娠下血、胎动不安、滑胎,可与补肝肾、安胎之桑寄生、菟丝子、阿胶等同用,如《医学衷中参西录》寿胎丸;治肝肾亏虚之崩漏下血不止者,常与阿胶、当归、艾叶等配伍。

【用法用量】生用。煎服,9~15 g。或入丸、散。外用适量研末敷。崩漏下血宜炒用。

【参考文献】

1. 本草文献

《神农本草经》:"主伤寒,补不足,金疮,痈疡,折跌,续筋骨,妇人乳难,久服益气力。"

《神农本草经疏》:"入足厥阴、少阴,为治胎产,续绝伤,补不足,疗金疮,理腰肾之要药也。"

《本草汇言》:"续断,补续血脉之药也。""大抵所断之血脉,非此不续;所伤之筋骨,非此不养;所滞之关节,非此不利;所损之胎孕,非此不安。久服常用,能益气力,有补伤、生血之效。补而不滞,行而不泄,故女科、外科取用恒多也。"

2. 其他　本品常用处方名有续断、川断、川续断、炒川断、炒续断、盐续断、酒续断。

蛤　蚧

Géjiè

GECKO

《雷公炮炙论》

为壁虎科动物蛤蚧 *Gekko gecko* Linnaeus 的干燥体。主产于广西、云南及广东等地。全年均可捕捉。除去内脏,拭净,以竹片撑开,使全体扁平顺直,低温干燥。除去头足及鳞片,切小块。

【主要性能】甘、咸,平。归肺、肾经。

【功效】补肾阳,益精血,补肺气,定喘咳。

【应用】

1. 肺肾虚喘 本品甘平,功长补肺肾以定喘咳,为治劳嗽虚喘之要药。治虚劳咳嗽,常与润肺止咳平喘之贝母、紫菀、杏仁等同用,如《圣惠方》蛤蚧丸;治肺肾虚喘,则与补气润肺、化痰止咳平喘之人参、贝母、苦杏仁等同用,如《卫生宝鉴》人参蛤蚧散。

2. 肾虚阳痿,遗精 本品质润不燥,既补肾阳,又益精血。对肾阳不足,精血亏虚所致阳痿,早泄精薄,有壮阳起痿添精、固本培元之效,可单用浸酒服,或与补肾益精壮阳之补骨脂、益智、巴戟天等同用,如《御院药方》养真丹。

此外,本品还可用于肾虚早衰体弱,有补益强壮作用。

【用法用量】黄酒浸润后烘干用。煎服,5～10 g;研末服,每次 1～2 g,每日 3 次;亦可入丸酒剂。

【使用注意】风寒或实热咳喘忌服。

【参考文献】

1. 本草文献

《海药本草》:"主肺痿上气,咯血咳嗽。"

《本草纲目》:"补肺气,益精血,定喘止嗽,疗肺痈,消渴,助阳道。"

2. 其他 本品常用处方名有蛤蚧、酒蛤蚧、酥蛤蚧、蛤蚧粉、对蛤蚧、蛤蚧尾。

核 桃 仁

Hétáorén

JUGLANDIS SEMEN

《开宝本草》

为胡桃科落叶乔木植物胡桃 *Juglans regia* L. 的干燥成熟种子。中国各地广泛栽培,华北、西北、东北地区尤多。秋季果实成熟时采收。除去肉质果皮,晒干,再除去核壳和木质隔膜。

【主要性能】甘,温。归肾、肺、大肠经。

【功效】补肾温肺,润肠通便。

【应用】

1. 肺肾虚喘 本品补肾温肺,纳气定喘,用治肺肾不足,肾不纳气之虚寒喘嗽,常与补肺肾气之人参配伍,如《济生方》人参胡桃汤。

2. 肾阳虚证 本品温补肾阳,惟力较弱,用治肾阳不足,风冷乘之所致腰痛脚弱,起坐艰难者,可与补肾强腰之杜仲、补骨脂配伍,如《和剂局方》青蛾丸;若治肾阳不足,阳痿遗精遗尿者,可与补阳益精之补骨脂、菟丝子等同用。

3. 肠燥便秘 本品质润含油,润肠通便,用治老年体虚、血少津亏之肠燥便秘,可单用,或与补血润肠之当归、肉苁蓉、火麻仁等同用。

【用法用量】生用或炒用。煎服,10～30 g。

【使用注意】阴虚火旺、痰热咳嗽及便溏者不宜用。

【参考文献】

1. 本草文献

《开宝本草》:"食之令人肥健,润肌黑发。"

《本草纲目》:"补气养血,润燥化痰,益命门,利三焦,温肺润肠,治虚寒喘嗽,腰脚重痛。"

2. 其他 本品常用处方名有核桃仁、核桃肉、胡桃仁、胡桃肉。传统认为定喘咳宜连皮用,润肠宜去皮用。

冬 虫 夏 草
Dōngchóngxiàcǎo
CORDYCEPS
《本草从新》

为麦角菌科真菌冬虫夏草菌 *Cordyceps sinensis* (Berk.)Sacc.寄生在蝙蝠蛾科昆虫幼虫上的子座和幼虫尸体的复合体。主产于四川、青海、西藏等地。夏初子座出土、孢子未发散时挖取。晒干或低温干燥。

【主要性能】甘,平。归肾、肺经。

【功效】补肾益肺,止血化痰,止咳平喘。

【应用】

1. 肾阳不足,肾精亏虚证　本品补肾益精,有兴阳起痿之功。用治肾阳不足,精血亏虚之阳痿遗精、腰膝酸痛,可单用浸酒服,或与补阳益精之淫羊藿、巴戟天、菟丝子等同用。

2. 劳嗽虚喘　本品甘平,既能补肾益肺,又能止血化痰、止咳平喘,尤为劳嗽痰血多用。可单用,或与养阴润肺、化痰止咳之沙参、川贝母、阿胶等同用。若肺肾两虚,摄纳无权,气虚作喘者,可与补肺肾、定喘咳之人参、蛤蚧、胡桃肉等同用。

此外,还可用于病后体虚不复,易感外邪者,可以本品与鸡、鸭、猪肉等炖服,或为散剂常服,有补虚扶弱之效。

【用法用量】生用。煎服,5～10 g。也可入丸、散、酒剂。

【参考文献】

1. 本草文献

《本草从新》:"保肺益肾,止血化痰,已劳嗽。"

《药性考》:"秘精益气,专补命门。"

2. 临床新用　治心律失常:王氏以冬虫夏草胶囊治52例,结果:临床总有效率为79%,室性早搏有效率85%,房性早搏有效率78%,起效时间最快为8 d,该药可调节心率,改善心功能,来见明显不良反应。[新药与临床,1992,11(6):269]

3. 其他　本品常用处方名有冬虫夏草、冬虫草、虫草。

紫 河 车
Zǐhéchē
HOMINIS PLACENTA
《本草拾遗》

为健康人的干燥胎盘。将新鲜胎盘除去羊膜和脐带,用清水反复洗净,蒸或置沸水中略煮后,干燥。

【主要性能】甘、咸,温。归肺、肝、肾经。

【功效】温肾补精,益气养血。

【应用】

1. 肾阳不足,精血亏虚证　本品为血肉有情之品,善补肾阳,益精血,可用于肾阳不足,精血衰少之腰膝酸软,头晕耳鸣,男子阳痿遗精、女子虚寒不孕等,单用有效,或可与补肾益精之熟地黄、杜仲、龟板等同用。

2. **气血不足诸证** 本品善补气血,可用于气血亏虚之面色萎黄消瘦,体倦神疲,气短乏力,产后乳汁缺少等,可单用本品研粉服,或用鲜品煮烂食之,或随证与益气补血之人参、黄芪、当归、熟地等同用。

3. **肺肾虚喘** 本品补肺气,益肾精,纳气平喘,单用有效,亦可与补肺益肾,止咳平喘之人参、蛤蚧、五味子等同用。

【用法用量】研末或装胶囊服,2～3 g,也可入丸、散。如用鲜胎盘,每次半个至一个,水煮服食。

【使用注意】阴虚火旺不宜单独应用。

【参考文献】

1. **本草文献**

《本草拾遗》:"治血气羸瘦,妇人劳损,面䵟皮黑,腹内诸病渐瘦者。"

《本草纲目》:"治男女一切虚损劳极,癫痫失志恍惚,安神养血,益气补精。"

《本经逢原》:"紫河车禀受精血结孕之余液,得母之气血居多,故能峻补营血。用以治骨蒸羸瘦,喘嗽虚劳之疾,是补之以味也。"

2. **其他** 本品常用处方名有紫河车、紫河车粉、胎盘粉。

【附药】

脐带 为新生儿的脐带。性味甘、咸,温。归肾、肺经。功能补肾,纳气,平喘。主要适用于肺肾两虚的喘咳、盗汗等证。煎服,1～2 条;研末服,每次 1.5～3 g,日服 2～3 次。

表 28－2 补阳药参考药

药名	来源	性味归经	功效	应用	用法用量	使用注意
韭菜子	为百合科植物韭菜的成熟种子	辛、甘,温。归肝、肾经	温补肝肾,壮阳固精	1. 肝肾亏虚,腰膝酸痛 2. 肾阳虚衰,下元虚冷证	煎服,3～9 g	阴虚火旺者忌用
胡芦巴	为豆科植物胡芦巴的成熟种子	苦,温。归肾经	温肾助阳,祛寒止痛	1. 肾阳不足,下元虚冷证 2. 寒疝腹痛	煎服,5～10 g	阴虚火旺者忌用
阳起石	为硅酸盐类矿物阳起石或阳起石石棉的矿石	咸,微温。归肾经	温肾壮阳	肾阳不足,阳痿,宫寒不孕	入多丸剂服,4.5～9 g	阴虚火旺者忌用。不宜久服
紫石英	为卤化物类矿石紫石英的矿石	甘,温。归心、肺、肾经	温肾助阳,镇心安神,温肺平喘	1. 肾阳亏虚,宫冷不孕,崩漏带下 2. 心悸怔忡,虚烦不眠 3. 肺寒气逆,痰多咳喘	煎服,9～15 g。打碎先煎	阴虚火旺,肺热气喘者忌用
蛤蟆油	为脊索动物门两栖纲蛙科动物中国林蛙(蛤士蟆)的干燥输卵管	甘、咸、平。归肺、肾经	补肾益精,养阴润肺	1. 病后体虚,盗汗神衰 2. 劳嗽咯血	煎服,3～10 g;或入丸、散	外感初起及食少便溏者慎用
雄蚕蛾	为蚕蛾科昆虫家蚕蛾的雄性成虫	咸,温。归肝、肾经	补肾助阳,固精止遗,止血生肌	1. 肾阳虚之阳痿、遗精,不育不孕 2. 金疮,疮痈	煎服,6～15 g。用于壮阳起痿,用量可增大至30 g。外用适量,研末外撒	

续 表

药名	来 源	性味归经	功 效	应 用	用法用量	使用注意
海狗肾	为海狮科动物海狗及海豹科动物多种海豹的雄性外生殖器。又名腽肭脐	咸,热。归肾经	暖肾壮阳,益精补髓	肾阳衰惫之虚损劳伤,阳痿早泄,精冷不育,腰膝痿弱,心腹疼痛等证	研末服,2～6 g	阴虚火旺及骨蒸劳嗽者忌用
黄狗肾	哺乳动物犬科黄狗的阴茎和睾丸。又名狗鞭	咸,温。归肾经	壮阳益精	肾阳不足,阴精亏虚所致阳痿宫冷,健忘耳鸣,神思恍惚,腰酸足软等证	研末服,2～6 g。亦可入汤剂,煎服,10～15 g	阴虚火旺者忌用
海马	为海龙科动物线纹海马、刺海马、大海马、三斑海马或小海马(海蛆)的干燥体	甘、咸,温。归肝、肾经	温肾壮阳,散结消肿	1. 阳痿,遗尿 2. 肾虚作喘 3. 癥瘕积聚,跌扑损伤、疮疡痈肿	煎服,3～9 g。外用适量,研末撒敷患处	阴虚火旺者忌用

第三节 补 血 药

本类药物性味多甘温或甘平,以补血为主要功效,主要用于血虚证,症见面色苍白无华或萎黄,舌质较淡,脉细或细数无力等。偏于心血虚者,可见心悸、怔忡、心烦、失眠、健忘。偏于肝血虚者可见眩晕、耳鸣、两目干涩、视力减退、或肢体麻木、拘急、震颤、妇女月经愆期、月经量少甚至经闭。部分药物兼有滋肾、益精、润肺等功效,可用治肝肾阴虚证,精血亏虚证,阴虚肺燥证等。

部分补血药滋腻碍脾,故湿滞脾胃,脘腹胀满,食少便溏者应慎用。必要时,可配伍健脾消食药,以助运化。

当 归
Dāngguī
ANGELICAE SINENSIS RADIX
《神农本草经》

为伞科形多年生草本植物当归 *Angelica sinensis* (Oliv.) Diele 的干燥根。主产于甘肃、四川、陕西等地。以甘肃岷县(古称秦州)为著名道地产区,习称"秦归"。秋末采挖。除尽芦头、须根,待水分稍蒸发后捆成小把,上棚,用烟火慢慢熏干。切片。

【主要性能】甘、辛,温。归肝、心、脾经。

【功效】补血,活血,调经,止痛,润肠。

【应用】

1. 血虚证 本品为补血要药,可用于血虚诸证。常与补血之熟地、白芍配伍,如《和剂局方》四物汤;兼气虚者,可与补气之黄芪同用,使气旺以生血,气血双补,如《内外伤辨惑论》当归补血汤。因其性温,故尤宜于血虚有寒者,可与温经散寒通脉之桂枝、细辛、木通配伍,如《伤寒论》当归四逆汤。

2. **血瘀证**　本品活血不伤正,为活血化瘀佳品。可广泛用于内、外、妇、伤各科之瘀滞证,常与活血化瘀之桃仁、红花、川芎等配伍,如《医林改错》血府逐瘀汤;《医学衷中参西录》活络效灵丹治气血凝滞,心腹疼痛,腿臂疼痛,跌打损伤,癥瘕积聚及内外疮痈等证,以之与乳香、丹参等品同用。

3. **月经不调,经闭,痛经,产后腹痛**　本品既能补血活血,又善调经止痛,尤为调经要药。用治月经不调、经闭、痛经、产后腹痛等证,血虚者可补,常配补血之熟地黄、白芍等,如《和剂局方》四物汤;血瘀者可行,常与活血之桃仁、红花等同用,如《医宗金鉴》桃红四物汤;血寒者可温,每与温经散寒药之桂枝、吴茱萸等同用,如《金匮要略》温经汤;若妇人产后,血虚寒凝,瘀阻腹痛,恶露不尽,则与祛寒活血之炮姜、桃仁、川芎等配伍,如《傅青主女科》生化汤。

4. **痛证**　本品功能止痛,又善补血活血散寒,故可随证配伍用于血虚、血瘀、寒凝所致头痛、心腹刺痛、风湿痹痛、痛经、跌打伤痛及痈疽肿痛等多种痛证。如治虚寒腹痛,常与桂枝、白芍等配伍,即《千金方》当归建中汤;治风湿痹痛,常与羌活、桂枝、秦艽等配伍,如《百一选方》蠲痹汤;治跌扑损伤,常与活血祛瘀止痛之丹参、乳香、没药配伍,如《医学衷中参西录》活络效灵丹。

5. **肠燥便秘**　本品下润大肠以通便,可用于肠燥便秘。以其长于补血,尤宜于血虚肠燥便秘,可与熟地黄、肉苁蓉、火麻仁等养血润肠之品同用。

此外,本品尚有止咳平喘作用。可用于咳喘。

【**用法用量**】生用或酒炒用。煎服,6～12 g。酒炒可增强活血通经之力。

【**使用注意**】湿热中阻、肺热痰火、阴虚阳亢等不宜应用;又因润燥滑肠,大便溏泻者慎用。

【**参考文献**】

1. **本草文献**

《神农本草经》:"主咳逆上气……妇人漏下,绝子,诸恶疮疡、金疮。"

《日华子本草》:"破恶血,养新血及主癥癖。"

《本草纲目》:"治头痛、心腹诸痛,润肠胃、筋骨、皮肤。治痈疽,排脓止痛,和血补血。"

2. **临床新用**　治上消化道出血:用当归焙干研粉。每次 4.5 g,开水吞服,每日 3 次。治疗 40 例,可不禁食,能吃半流质食物,结果显效 30 例;有效 4 例;症情无好转,无效 6 例。总有效率为 85%。[辽宁中医杂志,1982,6:40]

3. **其他**　本品常用处方名有当归、秦归、马尾归、川当归、岷当归。一般认为,当归头尾偏于活血,当归身偏于补血,全当归补血活血俱佳,可供参考。

熟 地 黄

Shúdìhuáng

REHMANNIAE RADIX PRAEPARATA

《本草图经》

为生地黄的炮制加工品。取生地黄,照酒炖法炖至酒吸尽,取出,晾晒至黏液稍干;或照蒸法蒸至黑润,取出,晒至约八成干。切厚片或块。

【**主要性能**】甘,微温。归肝、肾经。

【**功效**】补血滋阴,益精填髓。

【**应用**】

1. **血虚证**　本品功似当归,亦为补血要药,唯当归补血而兼动,本品补血而主静。两者常相须为用,适用于血虚诸证,症见面色萎黄,头晕耳鸣,心悸失眠,目干肢麻及妇女月经愆期、量少色淡,经闭,崩漏等,方如《和剂局方》四物汤。临床每以该方为基础,随证化裁,治疗各科疾病之血虚证。

2. 肝肾阴虚证　本品善能滋肾养肝,又益肾精,为治肝肾阴虚证之要药。用治肝肾阴虚所致腰膝酸软,眩晕耳鸣,遗精盗汗及消渴证,常与滋补肝肾之山茱萸、山药等配伍,如《小儿药证直诀》六味地黄丸。若阴虚火旺,骨蒸劳热,腰脊酸痛,遗精盗汗者,宜与滋阴降火之知母、黄柏等同用,如《医宗金鉴》知柏地黄丸;阴虚阳亢眩晕者,可与龟甲、白芍等滋阴平肝之品同用。

3. 肾精亏虚证　本品又善补益肾精,可用于肾精亏虚所致小儿生长发育迟缓及成人早衰诸证。治精血亏虚之腰膝酸软,眩晕,耳鸣,须发早白等,常与补肝肾,益精血之何首乌、牛膝、菟丝子等配伍,如《医方集解》七宝美髯丹;治精血不足,筋骨痿弱,足不任地及小儿五迟五软等证,可与龟甲、当归、牛膝等补肾健骨之药同用,如《医方集解》虎潜丸。

【用法用量】制用。煎服,9～15 g。

【使用注意】脾胃虚弱、中满便溏、气滞痰多者慎用。

【参考文献】

1. 本草文献

《珍珠囊》:"大补血虚不足,通血脉,益气力。"

《本草纲目》:"填骨髓,长肌肉,生精血,补五脏内伤不足,通血脉,利耳目,黑须发。"

《本草从新》:"补益真阴,聪耳明目,黑发乌须……一切肝肾阴亏,虚损百病,为壮水之主药。"

2. 其他　本品常用处方名有熟地黄、熟地、怀熟地、熟地黄炭。

何 首 乌

Héshǒuwū

POLYGONI MULTIFLORI RADIX

《开宝本草》

为蓼科多年生缠绕草本植物何首乌 *Polygonum multiflorum* Thunb. 的干燥块根。主产于湖北、贵州、四川等地。秋、冬二季叶枯萎时采挖,切块,干燥,称"何首乌";以黑豆汁为辅料,照炖法或蒸法炮制,为"制何首乌"。

【主要性能】制用:甘、涩,微温。归肝、肾、心经。生用:甘、苦,平。归心、肝、大肠经。

【功效】制用:补血,益精。生用:解毒,截疟,通便。

【应用】

1. 血虚证　制首乌功能补血,用治血虚萎黄,头晕心悸,可与补血之熟地黄、当归、龙眼肉等同用。

2. 精血亏虚证　制首乌善能补肝肾,益精血,且性质平和,不燥不腻,常用于肝肾精亏血虚所致腰膝酸软,头晕耳鸣,视力下降,肢体麻木,须发早白等早衰诸证,可单用,或与补肝肾、益精血之菟丝子、熟地等配伍,如《医方集解》七宝美髯丹。

3. 久疟不止　生首乌补虚力弱,有截疟之效,用治久疟不止,气血两虚者,可与补益气血之人参、当归等同用,如何人饮。

4. 疮痈,瘰疬及皮肤瘙痒　生首乌功能解毒以消痈散结,用治疮痈肿毒,内服外用均可,单用或与清热解毒之金银花、连翘等同用,如《疡医大全》何首乌汤;治瘰疬,可与清热散结之夏枯草、土贝母等同用。对于血燥生风,皮肤瘙痒,疮疹等,生首乌有止痒之效,常与祛风止痒之防风、苦参等同用,或与艾叶煎水外洗。

5. 肠燥便秘证 生首乌通便,兼益精血,尤宜于精血亏虚,肠燥便秘,可与养血润肠之当归、火麻仁等配伍。

【用法用量】制何首乌:煎服,6～12 g;何首乌:煎服,3～6 g。

【使用注意】制何首乌,湿痰壅盛者慎用。何首乌,大便溏薄者忌用。

【参考文献】

1. 本草记载

《开宝本草》:"主瘰疬,消痈肿,疗头面风疮,五痔,止心痛,益血气,黑髭鬓,悦颜色,久服长筋骨,益精髓,延年不老;亦治妇人产后及带下诸疾。"

《本草纲目》:"此物气温味苦涩,苦补肾,温补肝,能收敛精气,所以能养血益肝,固精益肾,健筋骨,乌髭发,为滋补良药,不寒不燥,功在地黄、天门冬诸药之上。"

《本经逢原》:"何首乌,生则性兼发散,主寒热痎疟,及痈疽背疮皆用之。今人治津血枯燥及大肠风秘,用鲜者数钱,煎服即通。"

2. 其他 本品常用处方名有何首乌、首乌、制首乌、生首乌。《中国药典》2010 年版载其功能化浊降脂,常用治高脂血症。另近年来临床应用何首乌引起肝损伤的报道频频出现,前期的研究显示何首乌(尤其是生品)对肝脏的影响,属可逆性损伤。建议患者在服用何首乌时应定期检查肝功能;建议有肝病史或者其他严重疾病的患者,需在医生指导下服用该类药物。若出现黄疸、尿色变深、恶心、呕吐、乏力、虚弱、腹痛、食欲减退等症状,请及时就医。如确诊为肝损伤,建议停止服用何首乌。

白 芍
Báisháo
PAEONIAE RADIX ALBA
《神农本草经》

为毛茛科多年生草本植物芍药 *Paeonia lactiflora* Pall. 的干燥根。主产于浙江、安徽、四川等地。夏、秋二季采挖,刮去外皮,水煮,晒干。切片。

【主要性能】苦、酸,微寒。归肝、脾经。

【功效】养血敛阴,柔肝止痛,平抑肝阳。

【应用】

1. 血虚证 本品补血之功,虽不及当归、熟地黄,但三药相伍,广泛用于血虚心肝失养所致面色苍白,眩晕心悸,或月经不调,经闭,崩中漏下诸证,如《和剂局方》四物汤。

2. 盗汗,自汗 本品敛阴以止汗,可用于虚汗证。用治阴虚盗汗,可与滋阴敛汗之知母、龙骨、牡蛎等同用;治气虚自汗,宜与益气固表之黄芪、白术等同用。若治外感风寒,营卫失和而自汗者,本品常与桂枝配伍,共收调和营卫之效,如《伤寒论》桂枝汤。

3. 挛急痛证 本品功长缓急止痛,因其能养血以柔肝缓急,故尤宜于因血虚肝失所养,筋脉拘急所致拘急疼痛者,常与甘草同用,即《伤寒论》芍药甘草汤。临床常以此方为基础随证化裁,治疗多种拘急痛证:治肝郁胁痛,与柴胡、香附、川芎等配伍,如《医学统旨》柴胡疏肝散;治肝脾不和,腹痛泄泻,常与白术、防风等配伍,如《景岳全书》痛泻药方。

4. 肝阳上亢证 本品敛肝阴、平肝阳,用治阴虚阳亢所致头痛、眩晕等证,常与滋阴潜阳之龟甲、天冬、代赭石等配伍,如《医学衷中参西录》镇肝熄风汤。

【用法用量】生用或炒用。煎服,6～15 g;大剂量 15～30 g。

【使用注意】不宜与藜芦同用。

【参考文献】

1. 本草文献

《神农本草经》:"主邪气腹痛,除血痹,破坚积,寒热疝瘕,止痛,利小便,益气。"

《滇南本草》:"收肝气逆痛,调养心肝脾经血,舒经降气,止肝气痛。"

《本草求真》:"赤芍药与白芍药主治略同。但白则有敛阴益营之力,赤则只有散邪行血之意;白则能于土中泻木,赤则能于血中活滞。"

2. 临床新用

(1) 治阳痿:白芍 30 g、赤芍 20 g、甘草 20 g、仙灵脾 15 g、柴胡 10 g、蜈蚣 1 条(焙干研细末冲服),日 1 剂,水煎服,10 d 为 1 个疗程。以舌质淡晦、暗红或淡红、苔白,脉弦或兼细或兼滑,阴茎有酸痛感者取效最捷。治疗期间忌房事、手淫,配合心理治疗。结果:26 例中,治愈 15 例,显效 7 例,无效 4 例,总有效率为 84.6%。[国医论坛,1995,10(6):17]

(2) 治便秘:生白芍 20～40 g,生甘草 10～15 g,水煎服,治疗习惯性便秘,疗效迅速,一般 2～4 剂可排软便,且无便后复结之虞。也可单用生白芍 24～45 g,治疗燥热、气滞及血虚型习惯性便秘,亦获佳效。[山东中医杂志,1997,16(2):81]

3. 其他　本品常用处方名有白芍、白芍药、杭白芍、亳白芍。白芍、赤芍在《神农本草经》中统称芍药,梁代陶弘景在《本草经集注》将芍药分为赤、白两种。

阿　胶
Ejiāo
ASINI CORII COLLA
《神农本草经》

为马科动物驴 *Equus asinus* L. 的干燥皮或鲜皮经煎煮、浓缩制成的固体胶。主产于山东、浙江等地。以山东省东阿县为著名道地产区。

【主要性能】甘,平。归肺、肝、肾经。

【功效】补血,止血,滋阴润燥。

【应用】

1. 血虚证　本品为补血佳品,常用于血虚萎黄,头晕心悸,月经不调,量少甚至经闭诸证,可单用黄酒炖服;亦可与补血之熟地黄、当归配伍,如《杂病源流犀烛》阿胶四物汤。

2. 出血证　本品止血力佳,适用于吐血、衄血、咯血、尿血、便血、妇人崩漏及妊娠胎漏下血等多种出血证。因其又能补血、滋阴,故尤宜于失血而有血亏、阴虚表现者,可单用,或随证配伍:治阴虚血热吐衄,与凉血止血之生地黄、蒲黄等配伍,如《千金翼方》生地黄汤;治肺破嗽血,与润燥止血之生地黄、天冬、白及等配伍,如《仁斋直指方》阿胶散;治妇人冲任虚损,血虚有寒之崩漏下血,月经过多,胎漏下血,与艾叶、白芍、熟地黄等配伍,如《金匮要略》胶艾汤。

3. 肺阴虚证　本品滋阴润肺,用治阴虚肺热,燥咳少痰,痰中带血者,常与清肺止咳之马兜铃、牛蒡子、杏仁等同用,如《小儿药证直诀》补肺阿胶汤;也可与润肺养阴之桑叶、杏仁、麦冬等同用,治疗燥邪伤肺,干咳无痰,心烦口渴,鼻燥咽干等,如《医门法律》清燥救肺汤。若治肺肾阴虚,劳嗽咳血者,本品既能滋阴,又能止血。常与养阴润肺、化痰止咳之麦冬、天冬、川贝母等同用,如《医学心悟》月华丸。

4. **肾阴虚证** 本品滋肾养阴,可用于热病伤阴,真阴不足而心火独亢之心烦不眠者,常与养阴清心之黄连、黄芩、鸡子黄等配伍,如《伤寒论》黄连阿胶汤。对于肝肾阴虚而肝阳上亢及虚风内动者,亦常与生地、白芍、龟甲、石决明等滋阴潜阳息风之品配伍。

【用法用量】捣成碎块或以蛤粉炒成阿胶珠用。烊化兑服,3~9 g。

【使用注意】脾胃虚弱便溏者慎用。

【参考文献】

1. **本草文献**

《神农本草经》:"主心腹内崩,劳极洒洒如疟状,腰腹痛,四肢酸疼,女子下血,安胎,久服轻身益气。"

《汤液本草》:"益肺气,肺虚极损,咳嗽唾脓血,非阿胶不补。"

《本草纲目》:"疗吐血、衄血、血淋、尿血、肠风下痢,女人血痛血枯,经水不调,无子崩中带下,胎前产后诸疾。"

2. **临床新用** 治慢性溃疡性结肠炎:郭氏以阿胶制成椭圆形且光滑的栓剂备用。用时放入热水内,待其软化光滑后,立即塞入肛门,再用肛门管(26 号)送入,送入的深度和枚数以病位高低和病变范围大小、多少而定,一般 1、2 枚,每日大便后上药 1 次,7~10 d 为 1 个疗程,2 个疗程间停药 4 d。结果,显效 118 例,有效 76 例,无效 6 例。有效率为 97%。[中西医结合杂志,1989,3(9):178]

3. **其他** 本品常用处方名有阿胶、阿胶丁、阿胶珠。

表 28-3 补血药参考药

药名	来源	性味归经	功效	应用	用法用量	使用注意
龙眼肉	为无患子科植物龙眼树的假种皮	甘,温。归心、脾经	补益心脾,养血安神	1. 心脾虚损,心悸失眠 2. 久病气血不足证	煎服,10~15 g	湿盛中满或有停饮、痰、火者忌服
黄明胶	为牛科动物黄牛的皮制成的胶	甘、涩,平。归肺、大肠经	滋阴润肺,止血消肿	1. 阴虚燥咳 2. 出血证 3. 跌打伤痛,疮痈肿毒	3~10,烊化冲服;外用,烊化涂敷	性黏腻,脾胃虚弱者慎用

第四节 补 阴 药

本类药物性味多甘寒(凉),以滋养阴液,纠正阴虚的病理偏向为主要功效,主要用于热病伤阴及久病脏腑阴亏液耗之阴虚证,临床主要表现为两类见症:一是阴液不足,不能滋润脏腑组织,出现皮肤、咽喉、口鼻、眼目干燥或肠燥便秘。二是阴虚生内热,症见午后潮热、盗汗、五心烦热、两颧发红;或阴虚阳亢,症见头痛眩晕等。补阴药均具补阴之功,其甘润之质,寒凉之性,又多兼润燥生津和清热之效。而其作用的脏腑不同,功效主治有异。补肺阴者,多兼润肺燥、清肺热之功,主治肺阴虚之干咳少痰、咯血或声音嘶哑等证;补胃阴者,多兼生津、润肠燥、清胃热之功,主治胃阴虚之口干咽燥,胃脘隐痛、干呕呃逆、大便燥结等证;补肝肾阴者,多兼清降虚火之功,主治肝肾阴虚之头晕耳鸣、两目干涩、腰膝酸软、手足心热、遗精盗汗等证;补心阴者,多兼清心除烦之功,主治心阴虚之心悸怔忡、失眠多梦等证;补脾阴者,多性质平和,兼益脾气,主治脾之气阴两虚所致食纳减少、食后腹胀、便秘、唇干燥少津、干呕、呃逆、舌干苔少等证。

本类药大多有一定滋腻性,脾胃虚弱,痰湿内阻,腹满便溏者慎用。

北　沙　参
Běishāshēn
GLEHNIAE RADIX
《本草汇言》

为伞形科多年生草本植物珊瑚菜 *Glehnia littoralis* Fr. Schmidt ex Miq. 的干燥根。主产于山东、江苏,福建等地亦产。夏秋两季采挖,洗净,置沸水中烫后,除去外皮,干燥,切段。

【主要性能】甘、微苦,微寒。归肺、胃经。

【功效】养阴清肺,益胃生津。

【应用】

1. **肺阴虚证**　本品善补肺阴,兼清肺热。用治阴虚肺燥有热之干咳少痰、咳血或咽干音哑等证,常与养阴清肺、止咳平喘、止血、利咽开音之麦冬、南沙参、杏仁、桑叶、诃子等药。

2. **胃阴虚证**　本品养胃阴、生津止渴,兼清胃热。用治胃阴虚有热之口干多饮、饥不欲食、大便干结、舌苔光剥或舌红少津及胃痛、胃胀、干呕等证,常与养阴生津之石斛、玉竹、乌梅等同用。若胃阴脾气俱虚者,则宜与养阴、益气健脾之山药、太子参、黄精等品合用,以气阴双补。

【用法用量】生用。煎服,5～12 g。

【使用注意】反藜芦。

【参考文献】

1. **本草文献**

《本草汇言》引林仲先医案:"治一切阴虚火炎,似虚似实,逆气不降,清气不升,为烦,为渴,为胀,为满,不食,用真北沙参五钱水煎服。"

《本草从新》:"专补肺阴,清肺火,治久咳肺痿。"

《饮片新参》:"养肺胃阴,治劳嗽痰血。"

2. **临床新用**　治顽固性头痛:有报道以《串雅》治头痛汤:川芎、沙参各 30 g、蔓荆子 6 g、细辛 1.5 g、黄酒半碗为引,随证加减。治疗 67 例,56 例治愈,8 例显效,3 例有效。[时珍国医国药,2002,13(5):310]

3. **其他**　本品常用处方名有北沙参、沙参。《本经》只有沙参之名,未分南北。据考《本经》所载为南沙参,北沙参首载于明代《本草汇言》,至清代《本草从新》首将沙参按南北之名分条论述。

南　沙　参
Nánshāshēn
ADENOPHORAE RADIX
《神农本草经》

为桔梗科多年生草本植物轮叶沙参 *Adenophora tetraphylla* (Thunb.) Fisch. 或沙参 *Adenophora stricta* Miq. 的干燥根。主产于安徽、贵州、江苏等地。春秋二季采挖,除去须根,洗后趁鲜刮去粗皮,干燥。切厚片或短段。

【**主要性能**】甘,微寒。归肺、胃经。

【**功效**】养阴清肺,益胃生津,化痰,益气。

【**应用**】

1. **肺阴虚证** 本品补肺阴、润肺燥,功似北沙参而力稍逊,兼能清肺化痰。适用于阴虚肺燥有热之干咳痰少、咳血或咽干音哑等证,常与养阴润肺、止咳止血之天冬、川贝母、阿胶等配伍,如《医学心悟》月华丸;用治秋感燥气,温燥犯肺所致干咳少痰兼身热、微恶风者,常与清宣润燥、止咳化痰之桑叶、苦杏仁、浙贝母等同用,如《温病条辨》桑杏汤。

2. **胃阴虚证** 本品养胃阴、生津止渴,兼清胃热。用治胃阴虚有热之口燥咽干、大便秘结、舌红少津及饥不欲食、胃脘灼热隐痛等证,可与养胃阴、清胃热之玉竹、麦冬、生地等配伍,如《温病条辨》益胃汤。

此外,本品略有补脾肺之气的功效,可用于热病后期,气阴两虚者。

【**用法用量**】生用。煎服,9～15 g。

【**使用注意**】反藜芦。

【**参考文献**】

1. **本草文献**

《神农本草经》:"补中,益肺气。"

《本草纲目》:"清肺火,治久咳肺痿。"

《饮片新参》:"清肺养阴,治虚劳咳呛痰血。"

2. **其他** 本品常用处方名有南沙参、沙参。北沙参与南沙参来源不同,然两者功相近似,均有养阴清肺、益胃生津之功。但北沙参清养肺胃作用稍强,肺胃阴虚有热之证较为多用。而南沙参尚兼益气及化痰作用,较宜于气阴两伤及燥痰咳嗽者。

麦 冬
Màidōng
OPHIOPOGONIS RADIX
《神农本草经》

为百合科多年生草本植物麦冬 *Ophiopogon japonicus* (Thunb.)Ker-Gawl. 的干燥块根。主产于四川、浙江、江苏等地。夏季采挖,洗净,干燥,打破。

【**主要性能**】甘、微苦,微寒。归肺、胃、心经。

【**功效**】养阴润肺,益胃生津,清心除烦。

【**应用**】

1. **肺阴虚证** 本品养肺阴,兼清肺热,用治阴虚肺燥有热的鼻燥咽干、干咳痰少、咳血、咽痛音哑等证,常与养阴清肺润燥之桑叶、阿胶、杏仁等同用,如《医门法律》清燥救肺汤;治肺肾阴虚之劳嗽咳血,常与滋肾润肺,清降虚火之天冬同用,如《张氏医通》二冬膏。治胃阴虚热之舌干口渴,胃脘疼痛,饥不欲食,呕逆,大便干结等症。如治热伤胃阴,口干舌燥,常与生地、玉竹、沙参等益胃生津药配伍,如益胃汤;治消渴,可与天花粉、乌梅等配伍;治胃阴不足之气逆呕吐,与半夏、人参等配伍,如麦门冬汤。治热邪伤津之肠燥便秘,常与生地、玄参配伍,以滋阴润肠通便,即增液汤。

2. **胃阴虚证** 本品长于滋养胃阴,生津止渴,兼清胃热,广泛用于胃阴虚有热之舌干口渴,胃脘疼痛,饥不欲食,呕逆,大便干结等证。常与养胃生津之沙参、玉竹、生地等同用,如《温病条辨》益胃汤;治消渴,可与生津止渴之天花粉、乌梅等同用;治胃阴不足之气逆呕吐,则与和胃降逆之人参、半夏、粳米等同用,如《金匮要略》麦门冬汤;治热邪伤津之便秘,每与生津润燥之生地、玄参等相伍以增液行舟,如《温病条辨》增液汤。

3. 心阴虚证　本品滋养心阴,清心除烦。用治阴虚内热之心烦不眠,常与滋阴养血安神之生地黄、酸枣仁等同用,如《摄生秘剖》天王补心丹;若热入心营,心烦少寐,舌绛而干者,宜与清心凉血养阴之黄连、生地、玄参等配伍,如《温病条辨》清营汤。

【用法用量】生用。煎服,6～15 g。

【参考文献】

1. 本草文献

《名医别录》:"主疗虚劳客热,口干燥渴……保神,定肺气,安五脏。"

《本草拾遗》:"去心热,止烦热。"

《本草汇言》:"清心润肺之药。主心气不足,惊悸怔忡,健忘恍惚,精神失守;或肺热肺燥,咳声连发,肺痿叶焦,短气虚喘;火伏肺中,咯血咳血;或虚劳客热,津液干少;或脾胃燥涸,虚秘便难。"

2. 临床新用　治缺乳:王氏认为麦冬通乳良功,证之临床,其效确然。[中国民族民间医药,2012,23:33]

3. 其他　本品常用处方名有麦冬、麦门冬、寸冬。

天　冬
Tiāndōng
PORIA
《神农本草经》

为百合科多年生攀援草本植物天冬 *Asparagus cochinchinensis* (Lour.) Merr. 的干燥块根。主产于贵州、四川、广西等地。秋冬二季采挖,洗净,除去茎基和须根,置沸水中煮或蒸至透心,趁热除去外皮,洗净,干燥,切片或段。

【主要性能】甘、苦,寒。归肺、肾经。

【功效】养阴润肺,滋肾降火,益胃生津。

【应用】

1. 肺阴虚证　本品养肺阴,润肺燥,清肺热,作用强于麦冬、玉竹等药。用治阴虚肺燥有热之干咳痰少、咳血、咽痛音哑等证,可单用,如《医学正传》天冬膏;亦可与养阴润肺之麦冬同用,如《张氏医通》二冬膏,或与川贝母、生地黄、阿胶等配伍,以养阴润肺,化痰止血。

2. 肾阴虚证　本品滋肾阴,降虚火,用治肾阴亏虚之眩晕、耳鸣、腰膝酸痛及阴虚火旺之骨蒸潮热,内热消渴等证,常配滋阴降火之熟地黄、麦冬、知母等。

3. 胃阴虚及热病伤津证　本品益胃生津,兼清胃热,用治热病伤津口渴及肠燥便秘证,常随证配伍其他养阴生津药。若气阴两伤,食欲不振,口渴者,宜与养阴生津益气之生地黄、人参等配伍,如《温病条辨》三才汤;津亏肠燥便秘者,宜与养阴生津,润肠通便之生地、当归、生首乌等同用。

【用法用量】生用。煎服,6～15 g。

【使用注意】脾虚便溏、虚寒泄泻者忌用。

【参考文献】

1. 本草文献

《药性论》:"主肺气咳逆,喘息促急,除热,通肾气,疗肺痿生痈吐脓……止消渴,去热中风,宜久服。"

《本草纲目》:"润燥滋阴,清金降火。"

《本草汇言》:"润燥滋阴,降火清肺之药也。统理肺肾火燥为病,如肺热叶焦,发为痿痈,吐血咳嗽,烦渴传为肾消,骨蒸热劳诸证,在所必需者也。"

2. 临床新用

(1) 治乳腺增生:王氏等报道,用天冬单品 30～50 g,煎服,连服 7～10 d,可治乳腺小叶增生[中国现代药物应用,2008,8:39]。钟小军等用医院自制天冬合剂治疗 200 例,取得了良好效果[云南中医中药杂志,2005,4:21]。

(2) 治慢性单纯性鼻炎:将生蜂蜜(中华蜜蜂酿者佳)盛于洁净之陶罐中,纳入去皮鲜天冬,蜂蜜量以恰好淹没天冬为宜,罐口密封,20 d 后启用。每次生食天冬 2 支,开水冲服浸用蜂蜜 20 g,早、晚各 1 次,10 d 为 1 个疗程,有良好疗效。[中药与临床,2012,4:61]

3. 其他　本品常用处方名有天冬、天门冬。

百 合
Bǎihé
LILII BULBUS
《神农本草经》

为百合科多年生草本植物卷丹 *Lilium lancifolium* Thund.、百合 *Lilium brownii* F. E. Brown var. *viridulum* Baker 或细叶百合 *Lilium pumilllm* DC. 的干燥肉质鳞叶。全国大部分地区均产,以湖南、浙江产者为多。秋季采挖。洗净,剥取鳞叶,置沸水中略烫,干燥。

【主要性能】甘、寒。归肺、心、胃经。

【功效】养阴润肺,清心安神。

【应用】

1. 肺阴虚证　本品养阴润肺,兼清肺热,且作用平和。其润肺清肺之力虽不及北沙参、麦冬等,但兼能止咳祛痰。常用治阴虚肺燥有热之干咳少痰、咳血或咽干音哑等证。可单用鲜品捣汁服,亦可与润肺清肺化痰止咳之生地黄、桔梗、贝母等配伍,如《慎斋遗书》百合固金汤。

2. 心阴虚及心神不安证　本品养阴清心,除烦安神。用治心阴虚,虚热上扰之虚烦惊悸、失眠多梦,可与清心安神之麦冬、酸枣仁、丹参等同用。治疗以神志恍惚,情绪不能自主,口苦、小便赤、脉微数等为主要见症的百合病心肺阴虚内热证,常与养阴清热之生地黄、知母等同用,如《金匮要略》百合地黄汤、百合知母汤等。

此外,本品尚能养胃阴、清胃热,治阴虚胃热之胃脘疼痛。

【用法用量】生用或蜜炙用。煎服,10～30 g。本品清心宜生用;润肺宜炙用。

【使用注意】脾肾虚寒便溏者不宜。

【参考文献】

1. 本草文献

《药性论》:"除心下急、满、痛,治脚气,热咳逆。"

《日华子本草》:"安心,定胆,益志,养五脏。"

《本草纲目拾遗》:"清痰火,补虚损。"

2. 临床新用

(1)治带状疱疹:肖氏用鲜百合汁治带状疱疹,有效率84%,疼痛消失时间及结痂时间均较涂龙胆紫组短。[临床皮肤科杂志,1998,3:166]

(2)治痈肿疔疮:龙氏等用鲜百合洗净,捣烂后加少许冰片外敷,治骨结核引流口久不愈4例,脓疡溃口不收11例,乳房肿痛20例效果良好。[山西中医学院学报,2000,3:54]

3. 其他　本品常用处方名有百合、野百合。

石　斛
Shíhú
DENDROBII CAULIS
《神农本草经》

为兰科多年生草本植物金钗石斛 *Dendrobium nobile* Lindl.、鼓槌石斛 *Dendrobium chrysotoxum* Lindl. 或流苏石斛 *Dendrobium fimbriatum* Hook. 的栽培品及其同属植物近似种的新鲜或干燥茎。主产于四川、贵州、云南等地。全年均可采收,以秋季采收为佳。鲜用者除去根和泥沙;干用者采收后,除去杂质,用开水略烫或烘软,再边搓边烘晒,至叶鞘搓净,干燥。切段。

【主要性能】甘、微寒。归胃、肾经。

【功效】益胃生津,滋阴清热。

【应用】

1. 胃阴虚及热病伤津证　本品为养胃阴之要药,又能生津止渴,兼清胃热。用治胃阴虚有热及热病伤津之低热烦渴,口燥咽干,胃脘嘈杂、隐痛或灼痛等证,可与养阴清热生津止渴之生地黄、麦冬、天花粉等配伍。

2. 肾阴虚证　本品又善滋肾阴,清虚热。用治肾阴亏虚,目暗不明者,常与补肝肾、明目之枸杞子、熟地黄、菟丝子等同用,如《原机启微》石斛夜光丸;对肾阴亏虚,筋骨痿软者,常与补肝肾、强筋骨之熟地、山茱萸、杜仲、牛膝等同用。若肾虚火旺,骨蒸劳热者,则宜与滋肾阴、退虚热之生地黄、黄柏、胡黄连等同用。

【用法用量】生用。煎服,6~12 g。鲜品15~30 g,干品入汤剂宜先煎。

【参考文献】

1. 本草文献

《神农本草经》:"主伤中,除痹,下气,补五脏虚劳羸瘦,强阴,久服厚肠胃。"

《本草纲目拾遗》:"清胃,除虚热,生津,已劳损。"

《本草再新》:"清胃火,除心中烦渴,疗肾经之虚热。"

2. 其他　本品常用处方名有石斛、鲜石斛、铁皮石斛、金钗石斛、霍石斛、耳环石斛。

玉　竹
Yùzhú
POLYGONATI ODORATI RHIZOMA
《神农本草经》

为百合科多年生草本植物玉竹 *Polygonatum odoratum* (Mill.)Druce 的干燥根茎。主产于湖南、河南、江苏等地。秋季采挖,洗净,晒至柔软后,反复揉搓,晾晒至无硬心,晒干;或蒸透后,揉至半透明,晒干。切厚片或段用。

【主要性能】甘、微寒。归肺、胃经。

【功效】养阴润肺,益胃生津。

【应用】

1. 肺阴虚证 本品养肺阴,润肺燥,兼清肺热。用治阴虚肺燥有热的干咳少痰、咳血、声音嘶哑等证,常与养阴清肺之沙参、麦冬、桑叶等同用,如《温病条辨》沙参麦冬汤。又因其性质平和,滋阴而不碍邪,可用于阴虚之体感受风温及冬温咳嗽,咽干痰少等证,可使发汗而不伤阴,滋阴而不留邪,常与疏散风热、化痰利咽之薄荷、桔梗等相伍,如《重订通俗伤寒论》加减葳蕤汤。

2. 胃阴虚证 本品益胃生津,兼清胃热。用治胃阴虚有热及热病伤津之口干舌燥、饥不欲食、消渴及肠燥便秘等证,常与益胃生津之沙参、麦冬配伍,如《温病条辨》玉竹麦冬汤、益胃汤。

此外,本品尚能养心阴,可用于心阴虚证。

【用法用量】生用。煎服,10～15 g。

【参考文献】

1. 本草文献

《神农本草经》:"主中风暴热,不能动摇,跌筋结肉,诸不足。"

《日华子本草》:"除烦闷,止渴,润心肺,补五劳七伤虚损。"

《本草正义》:"治肺胃燥热,津液枯涸,口渴嗌干等症,而胃火炽盛,燥渴消谷,多食易饥者,尤有捷效。"

2. 临床新用 治脑动脉硬化:玉竹 12 g,白糖 20 g。加水煮熟,饮其汤,食其药,每日 1 剂。[上海医药,2008,29(12):556]

3. 其他 本品常用处方名有玉竹、肥玉竹、葳蕤。

黄 精

Huángjīng

POLYGONATI RHIZOMA

《名医别录》

为百合科多年生草本植物滇黄精 *Polygonatum kingianum* Coll. et Hemsl.、黄精 *Polygonatum sibirifum* Red. 或多花黄精 *Polygonatum cyrtonema* Hua 的干燥根茎。按形状不同,习称"大黄精""鸡头黄精""姜形黄精"。主产于河北、云南、贵州等地。春、秋二季采挖,除去须根,洗净,置沸水中略烫或蒸至透心,干燥。切厚片。

【主要性能】甘、平。归脾、肺、肾经。

【功效】养阴润肺,滋肾益精,补脾益气。

【应用】

1. 阴虚久咳,肺燥干咳 本品润肺滋肾,可用于阴虚肺燥,干咳少痰及肺肾阴虚的劳嗽久咳。因性平和缓,可单用熬膏久服,亦可与滋养肺肾、化痰止咳之熟地、川贝母、百部等同用。

2. 肾精亏虚证 本品补益肾精,用治肾虚精亏所致的头晕、腰膝酸软、须发早白等早衰症状,可单用熬膏服,如《千金方》黄精膏方;亦可与补肾填精之枸杞子同用,如《奇效良方》二精丸。

3. 脾脏气阴两虚证 本品既补脾气,又益脾阴。用治脾脏气阴两虚之面色萎黄、困倦乏力、口干食少、大便干燥等证,可单用或与补气健脾之党参、茯苓、山药等同用。

此外,还可用于消渴。可单用,或与养阴生津之品配伍。

【用法用量】生用或酒制用。煎服,10～15 g。熬膏或入丸、散服。

【使用注意】痰湿壅滞,中寒便溏、气滞腹胀者宜慎用。

【参考文献】

1. 本草文献

《名医别录》:"主补中益气,除风湿,安五脏。久服轻身延年不饥。"

《日华子本草》:"补五劳七伤,助筋骨,生肌,耐寒暑,益脾胃,润心肺。"

《本草纲目》:"补诸虚,止寒热,填精髓。"

2. 临床新用

(1) 治自汗:于氏每常以黄精为主药,益气固表止汗,治疗自汗证,收效满意。对于自汗而气液两伤者,功胜黄芪。[中医杂志,2001,1:12]

(2) 治手、足癣:以黄精 60 g,蛇床子、地肤子、白鲜皮、石榴皮、苦参各 30 g,明矾 15 g,生大蒜 3～4 头(去皮打破),共放入搪瓷盆中,以镇江香醋 3 瓶(斤)浸泡 2 d 后,每日将患部浸入药液中 2 h(浸泡时间愈长愈好),连浸 10 d 为 1 个疗程,一般治疗 1～2 个疗程即可痊愈。有效率达 95% 以上。[中医杂志,2000,9:523]

3. 其他 本品常用处方名有黄精、制黄精、滇黄精。

枸 杞 子
Gǒuqǐzǐ
LYCII FRUCTUS
《神农本草经》

为茄科灌木植物宁夏枸杞 *Lycium barbarum* L. 的干燥成熟果实。主产于宁夏、甘肃、新疆等地。以宁夏为著名道地产区。夏秋二秋果实呈红色时采收,热风烘干,除去果梗,或晾至皮皱后,晒干,除去果梗。

【主要性能】甘、平。归肝、肾经。

【功效】补肝肾阴,益精养血,明目。

【应用】

1. 肝肾不足,精血亏虚证 本品性平质润,为补肝肾,益精血之良药,用治肝肾阴虚,精血不足所致腰膝酸软,耳鸣耳聋,发脱齿松,遗精阳痿,不育不孕,健忘呆钝或生长发育迟缓及消渴诸症,可单用浸酒或熬膏服,如《饮膳正要》枸杞酒及《寿世保元》枸杞膏;或与滋肾益精之熟地、龟甲胶、山萸肉等配伍,如《景岳全书》左归丸。本品益肾精以助肾阴肾阳,常配伍补肾阳、益精血药,用于肾阳虚证;或与滋肾阴、益精血药配伍,用于肾阴虚证。

2. 血虚证 本品补血,又可用于血虚所致面色萎黄,失眠多梦,头昏耳鸣等证,常与养血安神之龙眼肉同用,如《摄生秘剖》杞圆膏。

3. 目暗不明,视力减退 本品善补肝肾,益精血,又有明目之效,为治肝肾不足,精血不能上荣之眼目昏花,干涩流泪,视力减退的佳品。常与补肝肾明目之菊花、熟地、山萸肉等同用,如《医级》杞菊地黄丸。

此外,本品有润肺之功,用治阴虚劳嗽,可配伍养阴润肺止咳之知母、麦冬、川贝母等。

【用法用量】生用。煎服,6～12 g;熬膏、浸酒或入丸、散。

【使用注意】脾虚便溏者不宜用。

【参考文献】

1. 本草文献

《本草经集注》:"补益精气,强盛阴道。"

《药性论》:"补益精,诸不足,易颜色,变白,明目……令人长寿。"

《本草经疏》:"为肝肾真阴不足,劳乏内热补益之要药……故服食家为益精明目之上品。"

2. 临床新用

(1) 治慢性萎缩性胃炎:选宁夏枸杞子洗净,烘干打碎分装,每日 20 g,分 2 次于空腹时嚼服,2 个月为 1 个疗程。治疗 20 例,显效 15 例,有效 5 例。[中医杂志,1987,28(2):12]

(2) 治烫伤:枸杞子 40 g,烘干研细末。麻油 1 200 g 加热至沸,离火倒入枸杞子粉搅匀。以消毒药棉蘸浸药油涂于患处,局部包扎,每 4~6 h 涂药 1 次,一般半小时后痛减,5 d 痊愈。[中国民间疗法,2012,20(5):18]

(3) 治疗疮结肿、皮肤疾患:刘氏等认为枸杞子外用有解毒消肿之效,以油调成凡士林外敷,可治疗外科、皮肤科等多种疾病。无论疔疮疖肿已溃、未溃均可使用,且药性平和柔润,无刺激性。对银屑病、湿疹、神经性皮炎、带状疱疹等均有疗效,可使症状减轻或消失,部分患者皮肤损害消退。[邯郸医学高等专科学校学报,2004,17(6):519]

3. 其他　本品常用处方名有枸杞子、甘枸杞、宁枸杞、杞果。

桑　椹

Sāngshèn

MORI FRUCTUC

《新修本草》

为桑科乔木植物桑 *Morus alba* L. 的干燥果穗。主产于江苏、浙江、湖南等地。4~6 月果实变红时采收,晒干,或略蒸后晒干用。

【主要性能】甘、酸,寒。归肝、肾经。

【功效】滋阴补血,生津润燥。

【应用】

1. 肝肾阴虚证　本品既补肝肾之阴,又有养血之效,用治肝肾阴血亏虚之头晕耳鸣、目暗昏花、心悸失眠、须发早白等症,可熬膏常服;或与女贞子、何首乌、墨旱莲等滋阴补血药配伍,如首乌延寿丹。

2. 津伤口渴、消渴及肠燥便秘等证　本品生津止渴,用治津伤口渴,内热消渴,常与养阴生津之麦冬、天花粉等配伍。其既润肠燥,又补阴血,故尤宜于血虚阴亏肠燥便秘,可与补阴血、润肠燥之何首乌、火麻仁、黑芝麻等配伍。

【用法用量】生用。煎服,9~15 g。

【参考文献】

1. 本草文献

《新修本草》:"主消渴。"

《滇南本草》:"益肾脏而固精,久服黑发明目。"

《本草经疏》:"为凉血补血益阴之药。"

2. 其他　本品常用处方名有桑椹、桑椹子、黑桑椹。

墨 旱 莲
Mòhànlián
ECLIPTAE HERBA
《新修本草》

为菊科一年生草本植物醴肠 *Eclipta prostrata* L. 的干燥地上部分。主产于江苏、江西、浙江等地。夏、秋花开时采割,晒干,切段。

【主要性能】甘、酸,寒,归肝、肾经。

【功效】补肝肾阴,凉血止血。

【应用】

1. 肝肾阴虚证　本品善能滋养肝肾之阴,用治肝肾阴虚所致须发早白、头晕目眩、失眠多梦、腰膝酸软、遗精耳鸣等证,可单用,如《医灯续焰》旱莲膏单用本品熬膏服;或与滋养肝肾之女贞子配伍,如《医方集解》二至丸。

2. 出血证　本品凉血止血,可用治血热妄行所致的咯血、衄血、便血、尿血、崩漏等多种出血证,因其又能滋阴,故尤宜用于阴虚血热所致出血证,可单用或与滋阴凉血止血之生地黄、阿胶等同用。其鲜品捣烂外敷,尚可用于外伤出血。

【用法用量】生用。煎服,10～15 g。外用适量。

【使用注意】本品寒凉,故脾胃虚寒,大便泄泻者慎用。

【参考文献】

1. 本草文献

《新修本草》:"洪血不可止者,傅之立已。汁涂发眉,生速而繁。"

《本草纲目》:"乌须发,益肾阴。"

《本草正义》:"入肾补阴而生长毛发,又能入血,为凉血止血之品。"

2. 临床新用　治脱发:鲜墨旱莲捣汁外涂患处,每日3～5次,治疗斑秃。[中国实用乡村医生杂志,2008,15(5):24]

3. 其他　本品常用处方名有墨旱莲、旱莲草、鳢肠。

女 贞 子
Nǚzhēnzǐ
LIGUSTRI LUCIDI FRUCTUS
《神农本草经》

为木犀科乔木植物女贞 *Ligustrum lucidum* Ait. 的干燥成熟果实。主产于浙江、江苏、湖南等地。冬季果实成熟时采收,除去枝叶,稍蒸或置沸水中略烫后,干燥,或直接干燥。

【主要性能】甘、苦,凉。归肝、肾经。

【功效】补肝肾阴,退虚热,明目。

【应用】

1. 肝肾阴虚证　本品善补肝肾之阴,用治肝肾阴虚所致的眩晕耳鸣、腰膝酸软、失眠多梦、须发早白、目暗不明、视力减退、遗精、消渴等证,常与滋养肝肾之墨旱莲相须为用,如《医方集解》二至丸。

2. 阴虚内热证　本品又有滋阴退虚热之功,对于阴虚内热之潮热、心烦者,常与滋阴退虚热之生地黄、地骨皮、青蒿等同用,以增其效。

3. **目疾**　本品既补肝肾之阴,兼能凉肝,又有明目之效,可用治肝肾阴虚或肝热之目疾诸证。对于肝肾阴虚所致的视力减退、目暗不明,常与补益肝肾、益精明目之熟地黄、枸杞子等同用,如《审视瑶函》加味砍离丸;若治肝热目赤、目昏者,则宜配伍清肝明目之决明子、菊花、夏枯草等。

【**用法用量**】生用或酒制用。煎服,10～15 g。或入丸、散。因主要成分齐墩果酸难溶于水,故以入丸剂为佳。本品以黄酒拌后蒸制,可增强滋补肝肾作用,并使苦寒之性减弱,避免滑肠。

【**使用注意**】脾胃虚寒,大便溏泄者慎用。

【**参考文献**】

1. **本草文献**

《神农本草经》:"主补中,安五脏,养精神,除百病。"

《本草纲目》:"强阴,健腰膝,变白发,明目。"

《本草备要》:"益肝肾,安五脏,强腰膝,明耳目,乌须发,补风虚,除百病。"

2. **临床新用**　治类风湿关节炎:女贞子 30～60 g,水煎服,每日分 2 次服用。重症类风湿者,可每日用女贞子 60 g;病情缓解后巩固疗效者,或轻症类风湿者,每日用女贞子 30 g。若辅以中药神凤丹和通痹丹,其效更佳。重用女贞子有助于缩短类风湿治疗的疗程,促使类风湿因子(RF)转阴。[中医杂志,1998,9:519]

3. **其他**　本品常用处方名有女贞子、女贞实、冬青子。

龟　甲

Guījiǎ

TESTUDINIS CARAPAX ET PLASTRUM

《神农本草经》

为龟科动物乌龟 *Chinemys reevesii*(Gray)的背甲及腹甲。主产于浙江、湖北、湖南等地。全年均可捕捉,以秋冬二季为多,捕捉后杀死,或用沸水烫死,剥取背甲和腹甲,除去残肉,晒干。

【**主要性能**】咸、甘,微寒。归肝、肾、心经。

【**功效**】滋阴潜阳,益肾健骨,固经止血,养血补心。

【**应用**】

1. **肝肾阴虚证**　本品大补肾阴,兼养肝阴,有"补水制火"、育阴潜阳之效,可用治肝肾阴虚所致阳亢、内热、风动诸证。治阴虚阳亢,头晕目眩,面红目赤,急躁易怒,常与滋阴潜阳,重镇降逆之玄参、天冬、代赭石等配伍,如《医学衷中参西录》镇肝息风汤;治阴虚内热,骨蒸潮热,盗汗遗精,常与滋阴退热之熟地、知母、黄柏等配伍,如《丹溪心法》大补阴丸;治热病伤阴,阴虚风动,手足蠕动,舌干红绛,常与滋阴潜阳息风之生地黄、牡蛎、鳖甲等配伍,如《温病条辨》三甲复脉汤、大定风珠。

2. **肾虚筋骨痿弱证**　本品长于滋肾养肝,又能健骨强筋。用治肾虚肝弱腰膝痿软,筋骨不健,以及小儿囟门不合,齿迟,行迟等,常与补肝肾,强筋骨之熟地、锁阳等同用,如《丹溪心法》虎潜丸。

3. **崩漏,月经过多**　本品滋肾水制虚火,有固冲止血之功。用治阴虚血热,冲脉不固的崩漏,月经过多,常与滋阴清热,凉血止血之白芍、黄芩、椿皮等配伍,如《医学入门》固经丸。

4. **血虚惊悸、失眠、健忘**　本品既滋肾阴,又能养血补心以安神定志。用治阴血不足,心肾失养之惊悸、失眠、健忘,常与宁心安神之石菖蒲、远志、龙骨等同用,如《千金方》孔圣枕中丹。

【用法用量】生用或醋淬用。煎服,10～30 g。入汤剂宜打碎先煎。外用适量,烧灰研末敷。

【使用注意】脾胃虚寒者慎用。

【参考文献】

1. 本草文献

《神农本草经》:"主漏下赤白,破癥瘕……四肢重弱,小儿囟不合。"

《本草纲目》:"补心、补肾、补血,皆以养阴也……观龟甲所主诸病,皆属阴虚血弱。"

《本草通玄》:"大有补水制火之功,故能强筋骨,益心智……止新血。"

2. 其他　本品常用处方名有龟甲、制龟甲、龟版、制龟版。

鳖　甲

Biējiǎ

TRIONYCIS CARAPAX

《神农本草经》

为鳖科动物鳖 *Trionyx sinensis* Wiegmann 的背甲。主产于湖北、湖南、江苏等地。全年均可捕捉,以秋冬二季为多,捕捉后杀死,置沸水中烫至背甲上硬皮能剥落时,取出,剥去背甲,除去残肉,晒干。

【主要性能】咸、甘,微寒。归肝、肾经。

【功效】滋阴潜阳,退热除蒸,软坚散结。

【应用】

1. 肝肾阴虚证　本品滋阴潜阳、退热除蒸,可用于肝肾阴虚所致内热、风动、阳亢诸证。对阴虚内热证,本品滋养之力虽不及龟甲,但长于退虚热、除骨蒸,故尤为多用。治阴虚骨蒸盗汗、低热午后尤甚、唇红颧赤,常与清退虚热之秦艽、知母、胡黄连等配伍,如《证治准绳》清骨散;治热病伤阴,夜热早凉,热退无汗者,多与养阴清热之青蒿、生地黄、丹皮等配伍,如《温病条辨》青蒿鳖甲汤;治阴虚阳亢,头晕目眩,常与滋阴潜阳之生地、牡蛎、菊花等配伍;治热病伤阴,阴虚风动,手足瘈疭者,常与滋阴潜阳以息风之阿胶、生地黄、麦冬等配伍,如《温病条辨》大定风珠。

2. 癥瘕积聚　本品软坚散结,用治癥瘕积聚,多与活血行气化痰药配伍,如《金匮要略》鳖甲煎丸以之与丹皮、土鳖虫、厚朴、半夏等同用,治疟疾日久不愈,胁下痞硬成块之疟母。现代临床多用治肝病日久或血吸虫所致肝脾肿大,有一定疗效。

【用法用量】生用或醋淬用。煎服,10～30 g。入汤剂宜打碎先煎。滋阴潜阳宜生用,软坚散结宜醋炙用。

【使用注意】孕妇及脾胃虚寒者忌用。

【参考文献】

1. 本草文献

《神农本草经》:"主心腹癥瘕坚积,寒热,去痞息肉。"

《药性论》:"主宿食、癥块、疒癖气、冷瘕、劳瘦,下气,除骨热,骨节间劳热,结实壅塞。治妇人漏下五色羸瘦者。"

《本草汇言》:"除阴虚热疟,解劳热骨蒸之药也。厥阴血闭邪结,渐至寒热,为癥瘕,为痞胀,为疟疾,为淋沥,为骨蒸者,咸得主之。"

2. 临床新用

(1) 治灼伤:取 1 只鳖甲烧成灰面,用麻油调和,涂搽于灼伤处,每日 3 次,一般 2 周内即可愈

合。有止痛去热、化腐生肌之效。[中国民间疗法,2005,13(1):64]

(2) 治痔瘘:取鲜鳖甲 1 个,装陶器中,上扣盖。以泥土封闭后置火中烧至陶器发红。离火冷却后,取出研末,敷于患处。每次用量 3～10 g,每日 1 次,7 d 为 1 个疗程。治疗 20 例,仅 1 例无效。[中国民间疗法,2002,10(10):57]

3. **其他** 本品常用处方名有鳖甲、生鳖甲、醋制鳖甲、上甲。

表 28-4 补阴药参考药

药名	来 源	性味归经	功 效	应 用	用法用量	使用注意
明党参	为伞形科植物明党参的根	甘、微苦,微寒。归肺、脾、胃经	润肺化痰,养阴和胃	1. 燥热咳嗽 2. 胃热津亏,食少口干,呕吐反胃	煎服,6～12 g	
黑芝麻	为脂麻科植物脂麻的成熟种子	甘、平。归肝、肾经	补肝肾,益精血,润肠燥	1. 肝肾精血亏虚证 2. 肠燥便秘	煎服,10～15 g	大便溏薄者慎用
龟甲胶	为龟甲经水煎煮、浓缩制成的固体胶	甘、咸,凉。归肝、肾、心经	滋阴,养血,止血	1. 肝肾阴虚,腰膝酸软、骨蒸潮热盗汗 2. 血虚萎黄 3. 崩漏,月经过多	3～10 g,烊化兑服	
楮实子	为桑科植物构树的干燥成熟果实	甘,寒。归肝、肾经	滋补肝肾,清肝明目,利尿	1. 肝肾阴虚,腰膝酸软 2. 肝热目赤,眼目昏花 3. 水肿胀满	煎服,6～10 g	
银耳	为银耳科真菌银耳的子实体	甘,平。归肺、胃经	滋阴润肺,养胃生津	1. 肺阴虚证 2. 胃阴虚证	煎服,3～10 g	外感风寒咳嗽,湿阻痰滞而中满者,均不宜用

问题与思考

1. 如何理解人参"大补元气"?
2. 试述黄芪补气功效在临床上的应用。
3. 黄芪与连翘均为"疮家圣药",临床如何区别应用?
4. 当归、香附、丹参、艾叶均为妇女调经要药,临床如何区别应用?

辨证用药练习

罗某,女,20 岁,半年前因经期参加跑步比赛,致月经量突然增多,且持续十余日方止。此后,每月经量均多,持续时间长,经色淡红,并伴有神疲,倦怠乏力,食少便溏,面白无华,舌淡苔白,脉细无力。

诊为月经过多。试写出其证型,可选择哪些药物,并陈述理由。

第二十九章

收 涩 药

凡以收敛固涩为主要功效,常用于治疗各种滑脱病证的药物,称为收涩药,又称收敛药,或固涩药。

根据功效及临床应用的不同,本类药物可分为敛汗药、敛肺涩肠药、固精缩尿止带药三类。

收涩药药味多酸涩,性温或平,主归肺、脾、肾、大肠经。

酸主收敛,"涩可固脱",收涩药具有收敛固涩之功,包括止汗、止咳、止泻、固精、缩尿、止带等。主要用于久病体虚、正气不固、脏腑功能减退所致的自汗、盗汗、久咳虚喘、久泻久痢、遗精滑精、遗尿尿频、崩带不止等滑脱病证。

部分药物兼有补虚之功,于正气不固之滑脱病证可标本兼顾。

又因滑脱病证是由于正气虚弱所致,收涩药属于治病之标,临床应用本类药物时,须与相应的补虚药配伍,以标本兼治。如治气虚自汗、阴虚盗汗者,配伍补气药、补阴药;治脾肾阳虚之久泻、久痢者,应配伍温补脾肾药;肾虚遗精、滑精、遗尿、尿频者,当配伍补肾固涩药;治冲任不固,崩漏不止者,当配伍补肝肾,固冲任药;肺肾亏虚,久咳虚喘者,宜配伍补肺益肾药等。若兼脾胃气虚者,应配伍补益脾胃药;兼气虚下陷者,须配伍补中益气药。

本类药物有"闭门留寇"之弊,凡表邪未解、湿热所致之泄泻、痢疾、带下,以及郁热未清者,均不宜用。

第一节 敛 汗 药

本类药物多味涩,性平,以收敛止汗为主要功效,主要用于气虚肌表不固,腠理疏松,津液外泄而自汗;或阴虚不能制阳,阳热迫津外泄而盗汗。

凡实邪所致汗出,应以祛邪为主,非本类药物所宜。

浮 小 麦
Fúxiǎomài
FRUCTUS TRITICI LEVIS
《本草蒙筌》

为禾本科一年生草本植物小麦 *Triticum aestivum* L. 干燥未成熟的颖果。中国各地均产。收获时,扬起其轻浮干瘪者,或以水淘之,浮起者为佳。晒干。

【**主要性能**】甘,凉。归心经。

【**功效**】敛汗,益气,除虚热。

【**应用**】

1. **自汗,盗汗** 本品能补心气、敛心液而止汗;质轻上浮走表,又能实腠理、固皮毛而止汗。治自汗,盗汗,均可单用,炒焦研末,米汤调服。治自汗者,亦可与益气固表之黄芪、煅牡蛎等同用,如《和剂局方》牡蛎散;治盗汗者,亦可与补阴、收敛之麦冬、五味子同用。

2. **虚热证** 本品略能益阴,除虚热,可治阴虚发热,骨蒸潮热等,常与清热滋阴之生地、麦冬等同用。

【**用法用量**】生用,或炒用。煎服,15～30 g;研末服,3～5 g。

【**使用注意**】表证汗出者忌用。

【**参考文献**】

1. **本草文献**

《本草蒙筌》:"敛虚汗。"

《本草纲目》:"益气除热,止自汗盗汗,骨蒸虚热,妇人劳热。"

《现代实用中药》:"补心,止烦,除热,敛汗,利小便。"

2. **临床新用** 治习惯性便秘:以甘麦大枣汤加味(浮小麦 30 g,大红枣 10 枚,炙甘草 15 g 等)治疗习惯性便秘 20 例,连服 6 剂为 1 个疗程。痊愈 14 例,好转 5 例。[中医药信息,2000,1:37]

3. **其他** 本品常用处方名有浮小麦。

【**附药**】

小麦 为禾本科一年生草本植物小麦的成熟颖果。性味甘,微寒。归心经。功能养心除烦。主要适用于心神不宁,烦躁失眠及妇人脏躁证。煎服,30～60 g。

麻 黄 根

Máhuánggēn

EPHEDRAE RADIX ET RHIZOMA

《本草经集注》

为麻黄科多年生灌木植物草麻黄 *Ephedra sinica* Stapf 或中麻黄 *Ephedra intermedia* Schrenk et C. A. Mey. 的干燥根及根茎。主产于河北、山西、内蒙古等地。立秋后采收。剪去须根,干燥切段。

【**主要性能**】甘、涩,平。归心、肺经。

【**功效**】敛汗。

【**应用**】

自汗、盗汗 本品具止汗之功,治气虚自汗,常与益气固表之黄芪、煅牡蛎等同用,如《和剂局方》牡蛎散;治阴虚盗汗,常与补阴敛汗之五味子、山茱萸等同用;治产后虚汗不止,常与补气养血之黄芪、当归等同用,如《圣惠方》麻黄根散。

【**用法用量**】生用。煎服,3～9 g。外用适量,研粉外敷。

【**使用注意**】有表邪者,忌用。

【**参考文献**】

1. **本草文献**

《本草经集注》:"止汗,夏月杂粉扑之。"

《滇南本草》:"止汗,实表气,固虚。"

《四川中药志》:"敛汗固表。治阳虚自汗,阴虚盗汗。"

2. 临床新用　治局部臭汗症:用"止汗祛臭擦剂"(明矾、枯矾、弥陀僧、煅牡蛎、麻黄根等共研为细末,等量混匀。取药粉 200 g,75%酒精加至 1 000 ml,浸泡 1 周后过滤分装备用)治疗局部臭汗症 242 例,外擦多汗处,每日 1 次,总有效率 91.4%。[中国美容医学,1999,8(3):167]

3. 其他　本品常用处方名有麻黄根。

表 29-1　敛汗药参考药

药名	来源	药性	功效	应用	用法用量	使用注意
糯稻根须	禾本科一年生草本糯稻的干燥根茎及根	甘,平。归心、肝经	敛汗,益胃生津,退虚热	1. 自汗,盗汗 2. 虚热证 3. 骨蒸潮热	煎服,15～30 g	

第二节　敛肺涩肠药

本类药物味酸涩,以敛肺止咳、涩肠止泻为主要功效,主要用于肺虚喘咳,久治不愈或肺肾两虚,摄纳无权之虚喘证;或大肠虚寒不能固摄或脾肾虚寒之久泻、久痢。

凡痰多壅肺之咳喘、泻痢初起、伤食腹泻者不宜用本类药物。

五 味 子
Wǔwèizǐ
SCHISANDRAE CHINENSIS FRUCTUS
《神农本草经》

为木兰科多年生藤本植物五味子 *Schisandra chinesis*(Turcz.)Baill. 或华中五味子 *S. sphenanthera* Rehd. et Wils. 的干燥成熟果实。前者习称"北五味子",主产于东北地区;后者习称"南五味子",主产于西南及长江流域以南各省。秋季果实成熟时采取。晒干。

【主要性能】酸、甘,温。归肺、心、肾经。

【功效】收敛固涩(敛肺、涩肠、固精),益气生津,补肾宁心。

【应用】

1. 久咳虚喘　本品甘温而润,长于敛肺止咳,补肾纳气,尤善治久咳虚喘证。治肺虚久咳,可与止咳之罂粟壳同用,如《卫生家宝》五味子丸;治肺肾两虚喘咳,常与补肺肾之山药、山茱萸、熟地等同用,如《医宗己任编》都气丸;若治寒饮伏肺之咳喘证,常与发散解表、温肺化饮之麻黄、细辛、干姜等同用,取其收敛肺气之功,如《伤寒论》小青龙汤。

2. 自汗,盗汗　本品既能益气固表止汗,又能生津敛汗,为治虚汗常用药。治气虚津伤自汗者,常与补气固表、养阴生津之人参、麦冬同用,如《医学启源》生脉散;治阴虚盗汗者,常与山茱萸、熟地黄等同用,如《医部全录》引《体仁汇编》麦味地黄丸。

3. 遗精,滑精　本品既能补肾,又能涩精止遗,为治肾虚而精关不固之遗精、滑精常用药。治遗精,常与补肾益阴之熟地黄、山茱萸、麦冬等同用,如《医部全录》引《体仁汇编》麦味地黄丸;治滑精,常与温肾涩精之桑螵蛸、龙骨等同用,如《世医得效方》桑螵蛸丸。

4. 久泻不止　本品能涩肠止泻,可治脾肾虚寒,久泻不止,常与散寒燥湿止泻之吴茱萸同炒香研末,米汤送服,如《普济本事方》五味子散;或与补肾固涩之补骨脂、肉豆蔻等同用,如《内科摘要》四神丸。

5. 津伤口渴,消渴　本品具有益气养阴,生津止渴之功,治热伤气阴,汗多口渴,常与益气养阴之人参、麦冬同用,如《医学启源》生脉散;治消渴,常与补气养阴、生津止渴之黄芪、天花粉、葛根等同用,如《医学衷中参西录》玉液汤。

6. 心神不安证　本品既能补益心肾,又能宁心安神。治阴血亏损,心神失养,或心肾不交之心神不安证,如虚烦心悸、失眠多梦,常与清热养阴、养心安神之生地、当归、酸枣仁等,如《校注妇人良方》天王补心丹。

【用法用量】生用或经醋、蜜拌蒸晒干用。煎服,3～6 g;研末服,1～3 g。

【使用注意】凡表邪未解,内有实热,咳嗽初起,麻疹初期,均不宜用。

【参考文献】

1. 本草文献

《神农本草经》:"主益气,咳逆上气,劳伤羸瘦,补不足,强阴,益男子精。"

《名医别录》:"养五脏,除热,生阴中肌。"

《本草通玄》:"固精,敛汗。"

2. 其他　本品常用处方名有五味子、北五味子。

乌　梅

Wūméi

MUME FRUCTUS

《神农本草经》

为蔷薇科多年生落叶乔木植物梅 *Prunus mume* (Sieb.)Sieb. et Zucc. 的干燥近成熟果实。主产于云南、浙江、福建等地。夏季果实近成熟时采收,低温烘干后闷至皱皮,色变黑时即成。

【主要性能】酸、涩,平。归肝、脾、肺、大肠经。

【功效】敛肺止咳,涩肠止泻,生津止渴,安蛔止痛。

【应用】

1. 肺虚久咳　本品能敛肺气,止咳嗽,适用于肺虚久咳少痰或干咳无痰,常与敛肺止咳之罂粟壳、苦杏仁等同用。

2. 久泻,久痢　本品能涩肠止泻,为治久泻久痢之常用药。常与涩肠止泻之罂粟壳、诃子等同用,如《证治准绳》固肠丸。若治湿热泻痢,便脓血者,可与清热燥湿之黄连、黄柏等同用,如《太平圣惠方》乌梅丸。

3. 消渴　本品能生津止渴。治虚热消渴,可单用煎服,或与养阴生津之天花粉、麦冬、人参等同用,如《沈氏尊生书》玉泉散。

4. 蛔厥证　本品具有安蛔止痛之功,为安蛔之良药。可与花椒、细辛等同用,如《伤寒论》乌梅丸。

此外,本品炒炭后,能固冲止漏,可用于崩漏不止,便血等;外敷能消疮毒,可治胬肉外突,头疮等。

【用法用量】去核生用或炒炭用。煎服,6～12 g;止泻止血宜炒炭用;外用适量,捣烂或炒炭研末外敷。

【使用注意】外有表邪或内有实热积滞者均不宜用。

【参考文献】

1. 本草文献

《神农本草经》:"下气,除热烦满,安心,止肢体痛,偏枯不仁,死肌,去青黑痔,蚀恶肉。"

《名医别录》:"止下痢,好唾口干。"

《本草纲目》:"敛肺涩肠,止久嗽泻痢,反胃噎膈,蛔厥吐利。"

2. 临床新用

(1) 治儿童白癜风:乌梅、75%的酒精浸泡 10 d,局部外搽治疗儿童白癜风 106 例,总有效率 100%。[中国中西结合皮肤病学术会议论文汇编,2003:4]

(2) 治老年霉菌感染:黄柏乌梅合剂(黄柏 15～60 g,乌梅 30～120 g)外用或内服(上 2 味加甘草 6 g)治疗老年霉菌感染 50 例,治愈率为 96%。[福建中医药,1999,30(5):21]

(3) 治小儿鹅口疮:用金银花 10 g、乌梅 5 g、甘草 5 g 水煎液过滤去渣,每次 2 汤匙,频饮(每日不超过 8 次),治疗小儿鹅口疮,2 d 可治愈。[山东中医杂志,2002,21(9):538]

3. 其他　本品常用处方名有乌梅、熏梅、酸梅、乌梅肉、制乌梅、乌梅炭。

肉 豆 蔻

Ròudòukòu

MYRISTICAE SEMEN

《药性论》

为肉豆蔻科多年生木本植物肉豆蔻 *Myristica fragrans* Houtt. 的干燥成熟种仁。主产于马来西亚、印度尼西亚;中国广东、广西、云南亦有栽培。冬、春两季果实成熟时采收。除去皮壳后,干燥。

【主要性能】辛,温。归脾、胃、大肠经。

【功效】涩肠止泻,温中行气。

【应用】

1. 虚寒泻痢　本品能暖脾胃,固大肠,具涩肠止泻之功,善治虚寒性泻痢。治脾胃虚寒之久泻、久痢者,常与温中暖脾、涩肠止泻之肉桂、人参、罂粟壳等同用,如《太平惠民和剂局方》真人养脏汤。治脾肾阳虚之五更泄,常与补骨脂、五味子、吴茱萸同用,如《证治准绳》四神丸。

2. 胃寒气滞证　本品能温中行气止痛。治胃寒气滞之脘腹胀痛、食少呕吐等,常与温中止呕之半夏、干姜、木香等同用。

【用法用量】煨制去油用。煎服,3～9 g;入丸、散剂,每次 0.5～1 g。

【使用注意】湿热泻痢者忌用。

【参考文献】

1. 本草文献

《药性论》:"能主小儿吐逆不下乳,腹痛;治宿食不消,痰饮。"

《本草纲目》:"暖脾胃,固大肠。"

《本草求原》:"治肾泄,上盛下虚,诸逆上冲,元阳上浮而头痛。"

2. 其他　本品常用处方名有肉豆蔻、肉果。

诃　子

Hēzǐ

CHEBULAE FRUCTUS

《药性论》

为使君子科多年生乔木植物诃子 *Terminalia chebula* Retz. 或绒毛诃子 *T. chebula* Retz. var. tomentella Kurt. 的干燥成熟果实。主产于云南、广东、广西等地。秋冬两季采取。晒干。

【主要性能】苦、酸、涩,平。归肺、大肠经。

【功效】涩肠止泻,敛肺止咳,利咽开音。

【应用】

1. 久泻,久痢　本品善涩肠止泻,为治泻痢之常用药。治久泻,久痢,可单用,如《金匮要略》诃黎勒散。若治虚寒泻痢者,常与温中涩肠之干姜、陈皮、罂粟壳等同用,如《兰室秘藏》诃子皮饮;若治泻痢日久,中气下陷之脱肛者,常与补气升阳之人参、黄芪、升麻等同用。

2. 久咳,失音　本品既能敛肺降气止咳,又能清肺利咽开音,为治失音之要药。治久咳失音,不能言语者,常与宣肺利咽之桔梗、甘草同用,如《宣明论方》诃子汤。治久咳失音,咽喉肿痛者,常与解毒利咽之青黛、冰片、桔梗等同用,炼蜜丸,口服或含化,如《医学统旨》清音丸。治肺虚久咳、失音者,常与补气之人参、五味子等同用。

【用法用量】生用或煨用。煎服,3～10 g。涩肠止泻宜煨用,敛肺清热利咽开音宜生用。若用果肉,则去核。

【使用注意】凡外有表邪、内有湿热积滞者忌用。

【参考文献】

1. 本草文献

《药性论》:"通利津液,主破胸脯结气,止水道,黑髭发。"

《本草图经》:"治痰嗽咽喉不利,含三数枚。"

《本草通玄》:"生用则能清金行气,煨用则能暖胃固肠。"

2. 临床新用　治慢性甲沟炎:大黄诃子合剂(大黄 100 g、诃子 50 g、丹参 50 g、天花粉 50 g)外用治疗慢性甲沟炎 56 例,总有效率为 98.2%。[江苏中医,1999,20(9):24]

3. 其他　本品常用处方名有诃子、诃黎、诃黎勒。

赤　石　脂

Chìshízhī

HALLOYSITUM RUBRUM

《神农本草经》

为硅酸盐类矿物多水高岭石族多水高岭石,主含含水硅酸铝[$Al_4(Si_4O_{10})(OH)_8 \cdot 4H_2O$]。主产于河南、福建、山东等地。全年均可采挖。拣去杂石。

【主要性能】甘、酸、涩,温。归大肠、胃经。

【功效】涩肠止泻,收敛止血,止带,外用敛疮生肌。

【应用】

1. 久泻,久痢　本品长于涩肠止泻,又能止血,为治久泻久痢,下痢脓血之常用药。治泻痢日久,滑脱不禁,脱肛者,常与涩肠止泻之禹余粮相须为用,如《伤寒论》赤石脂禹余粮汤;治虚寒下痢,便脓血不止者,常与温中健脾之干姜、粳米同用,如《伤寒论》桃花汤。

2. **出血证**　本品有收敛止血之功,尤为崩漏、便血多用。治崩漏,常与收敛止血之与海螵蛸、侧柏叶同用,如《和剂局方》滋血汤;治便血、痔疮出血,常与收敛止血之地榆、禹余粮、煅龙骨等同用。

3. **带下**　本品又可收涩止带,可用于妇女肾虚带下,常与温阳固涩之鹿角霜、芡实等同用。

4. **疮疡不敛,湿疮流水**　本品外用有收湿敛疮生肌之功。治疮疡久溃不敛,湿疮流水,可单用,或与收敛生肌之煅龙骨、血竭等研细末,敷患处。

【**用法用量**】研末水飞或火煅水飞用。煎服,9～12 g,先煎。外用适量。研细末撒患处或调敷。

【**使用注意**】湿热积滞之泻痢者忌服。孕妇慎用。畏肉桂。

【**参考文献**】

1. **本草文献**

《神农本草经》:"主黄疸,泄痢,肠澼脓血,阴蚀下血赤白,邪气痈肿,疽痔恶疮,头疡疥瘙。"

《名医别录》:"主养心气,明目,益精,疗腹痛泄澼,下痢赤白,小便利,及痈疽疮痔,女子崩中、漏下、产难、胞衣不出。"

《本草汇言》:"渗停水,去湿气,敛疮口,固滑脱,止泻痢肠澼,禁崩中淋带。"

2. **其他**　本品常用处方名有赤石脂、赤石土、红土、红高岭。

五　倍　子
Wǔbèizǐ
GALLA CHINENSIS
《本草拾遗》

为漆树科灌木植物盐肤木 *Rhus chinensis* Mill.、红麸杨 *Rhus punjabensis* Stew. var. *sinica* (Diels) Rchd. et Wils. 或青麸杨 *Rhus potaninii* Maxim. 叶上的干燥虫瘿,主要由五倍子蚜 *Melaphis chinensis* (Bell) Baker 寄生而形成。中国大部分地区均有,以四川为主产区。秋季摘下虫瘿。煮死内中寄生虫,干燥。

【**主要性能**】酸、涩,寒。归肺、大肠、肾经。

【**功效**】敛肺降火,涩肠止泻,固精止遗,敛汗,止血,外用收湿敛疮。

【**应用**】

1. **咳嗽,咯血**　本品收涩作用较强,且涩中有清,既能敛肺止咳,又能清肺降火,善治久咳及肺热咳嗽。又因本品能止血,故尤宜于咳嗽,咯血者。治邪热灼肺之咳嗽咯血,常与凉血止血之黄芩、侧柏叶等同用;治肺虚久咳,常与补肺收敛之五味子、罂粟壳等同用;治肺热咳嗽,常与清肺润肺之黄芩、瓜蒌、川贝母等同用。

2. **久泻,久痢**　本品有涩肠止泻之功。用治久泻久痢,常与涩肠止泻之五味子、乌梅等同用。

3. **遗精,滑精**　本品能涩精止遗。治肾虚精关不固之遗精、滑精者,常与补脾益肾、固精之茯苓、煅龙骨同用,如《和剂局方》秘传玉锁丹。

4. **自汗,盗汗**　本品有敛汗之功,治自汗、盗汗,可单用研末,与荞面等分作饼,煨熟食之;或研末水调敷肚脐处。

5. **出血证**　本品有收敛止血之功。治崩漏,可单用,或与收敛止血之棕榈炭、血余炭等同用;治便血、痔血,常与凉血止血之槐花、地榆等同用,或煎汤熏洗患处。

6. **溃疡不敛,湿疮,肿毒** 本品外用,能收湿敛疮,且有清热解毒消肿之功,治溃疡不敛、湿疮流水、疮疖肿毒、肛脱不收、子宫下垂等,可单用或与收湿敛疮之枯矾研末外敷,或煎汤熏洗。

【用法用量】生用。煎服,3～9 g;入丸散剂,每次 1～1.5 g。外用适量。研末外敷或煎汤熏洗。

【使用注意】湿热泻痢者忌用。

【参考文献】

1. 本草文献

《本草拾遗》:"治肠虚泄痢,热汤服。"

《本草衍义》:"口疮,以末掺之。"

《本草纲目》:"敛肺降火,化痰饮,止咳嗽,消渴,盗汗,呕吐,失血,久痢,黄病,心腹痛,小儿夜啼,治眼赤湿烂,消肿毒、喉痹,敛溃疮、金疮,收脱肛、子肠坠下。"

2. 临床新用

(1) 治带状疱疹:大黄五倍子膏(生大黄 2 份,黄柏 2 份,五倍子 1 份,芒硝 1 份,共为细末,过 120 目筛,加凡士林配成 30% 的软膏)贴敷患处。治疗带状疱疹 150 例,全部治愈,平均疗程 6 d。[中医杂志,1988,8:15]

(2) 治小儿睾丸鞘膜积液:用枯矾、五倍子洗剂(枯矾、五倍子各三钱,水煎过滤,适温)治疗 8 例,把睾丸全部放入盛药液的容器内约 20～30 min,每日 1 次,直至鞘膜积液消失,全部治愈。[赤脚医生杂志,1977,5:28]

3. 其他 本品常用处方名有五倍子、文蛤。

石 榴 皮

Shíliùpí

GRANATI PERICARPIUM

《名医别录》

为石榴科多年生木本植物石榴 *Punica granatum* L. 的干燥果皮。中国大部分地区有栽培,秋季果实成熟时采果取皮。切小块,晒干。

【主要性能】酸、涩,温。归大肠经。

【功效】涩肠止泻,收敛止血,驱虫。

【应用】

1. **久泻,久痢** 本品长于涩肠止泻,为治久泻久痢之常用药。可单用,煎服;或研末,冲服;亦可与温中止泻之肉豆蔻、诃子等药同用。若治湿热泻痢者,须与清热燥湿之黄连、黄柏同用;若久泻久痢致中气下陷脱肛者,须与补气升阳之黄芪、人参、柴胡等同用。

2. **崩漏,便血** 本品能收敛止血,治崩漏,常与补血止血之阿胶、当归、艾叶炭等同用,如《产经方》石榴皮汤;治便血,可单用,煎服,或与凉血止血之地榆、槐花等同用。

3. **虫积腹痛** 本品具驱虫之功,治蛔虫、绦虫、蛲虫等虫积腹痛,常与驱虫之槟榔、使君子同用。

【用法用量】生用或炒炭用。煎服,3～10 g。入汤剂生用,入丸、散多炒用,止血多炒炭用。

【参考文献】

1. 本草文献

《名医别录》:"疗下痢,止漏精。"

《本草拾遗》:"主蛔虫。煎服。"

《本草纲目》:"主泻痢,下血,脱肛,崩中带下。"

2. **临床新用**　治鸡眼:以蜂胶石榴皮膏(将蜂胶 20 g 置冰箱内冷冻 24 h,取出后用刀切碎放入玻璃容器内,加入 70%乙醇 100 ml 充分搅拌使之溶解,再将石榴皮 60 g 粉碎,研成细末,过筛后与上述药物混合即得。)治疗鸡眼 126 例,先用温水浸泡患处,刮去鸡眼表面部分角质层,再将蜂胶石榴皮膏外涂鸡眼表面,厚为 2～3 mm,然后覆盖一层塑料薄膜,并用胶布固定之,3 d 换药 1次。治愈率为 97.6%。[中国临床医生,2001,29(6):23]

3. **其他**　本品常用处方名有石榴皮、酸石榴皮、石榴壳。

罂 粟 壳
Yīngsùké
PAPAVERIS PERICARPIUM
《本草发挥》

为罂粟科一年生或两年生草本植物罂粟 *Papaver somniferum* L. 的干燥成熟蒴果的外壳,原产于外国,中国部分地区由国家指定的药物种植场有少量栽培,以供药用。夏季采收,去蒂及种子、晒干。

【**主要性能**】酸、涩,平。有毒。归肺、大肠、肾经。

【**功效**】敛肺止咳,涩肠止泻,止痛。

【**应用**】

1. **肺虚久咳**　本品具有较强的敛肺止咳之功,用于肺虚久咳,而无邪实者。可单用,蜜炙研末冲服,或与敛肺止咳之乌梅肉同用,如《本草纲目》百劳散。

2. **久泻,久痢**　本品能涩肠止泻,治久泻、久痢而无邪滞者。治脾虚久泻者,常与温中止泻之橘皮、砂仁、诃子等同用,如《普济方》罂粟散;治脾虚久痢者,常与暖脾止泻之人参、白术、肉豆蔻等同用,如《和剂局方》真人养脏汤;治脾肾两虚之久泻久痢者,常与补脾益肾、涩肠止泻之人参、肉豆蔻、乌梅肉等同用,如《证治准绳》固肠丸。

3. **痛证**　本品止痛作用甚强,可用治胃痛,腹痛,筋骨痛等多种疼痛证。单用,或配入复方使用。

【**用法用量**】蜜炙或醋炒用。煎服,3～6 g。止咳蜜炙用,止血止痛醋炒用。

【**使用注意**】本品过量或久服易成瘾,不宜长服。孕妇及儿童禁用。运动员禁用。

【**参考文献**】

1. **本草文献**

《滇南本草》:"收敛肺气,止咳嗽,止大肠下血,止日久泻痢赤白。"

《本草纲目》:"止泻痢,固脱肛,治遗精久咳,敛肺涩肠,止心腹筋骨诸痛。"

《本经逢原》:"蜜炙止嗽,醋炙止痢。"

2. **临床新用**　治顽固性呃逆:取干燥、无霉变的罂粟壳适量,研末备用,治疗时取罂粟壳15 g用纸卷点燃,用鼻子嗅其烟,1 次约为 5 min,每日 2 次。另取罂粟壳 12 g,开水冲泡代茶饮,治疗顽固性呃逆 31 例,呃逆均消失,除 2 例肿瘤患者复发外,余者观察月余均无复发。[中医外治杂志,1995,5:20]

3. **其他**　本品常用处方名有罂粟壳、粟壳。

禹 余 粮
Yǔyúliáng
LIMONITUM
《神农本草经》

为氢氧化物类矿物褐铁矿,主含碱式氧化铁[FeO·(OH)]。主产于广东、浙江等地。全年可采。拣去杂石,洗净泥土,干燥。

【主要性能】甘、涩,微寒。归胃、大肠经。

【功效】涩肠止泻,收敛止血,止带。

【应用】

1. **久泻,久痢** 本品能涩肠止泻。治久泻、久痢,常与赤石脂相须而用,如《伤寒论》赤石脂禹余粮汤。

2. **崩漏,便血** 本品能收敛止血,主下焦出血证。治崩漏,常与收敛止血之赤石脂、煅龙骨等同用;治气虚便血,常与补气摄血止血之人参、白术、棕榈炭等同用。

3. **带下** 本品又可固涩止带。治肾虚带下,常与收涩止带之海螵蛸、煅牡蛎等同用。

【用法用量】醋煅用。煎服,9～15 g。先煎,或入丸散。

【使用注意】孕妇慎用。

【参考文献】

1. **本草文献**

《神农本草经》:“主咳逆,寒热烦满,下利赤白,血闭癥瘕,大热。”

《药性论》:“主治崩中。”

《本草纲目》:“禹余粮手足阳明血分重剂也,其性涩,故主下焦先后诸病。”

2. **其他** 本品常用处方名有禹余粮、禹粮石、煅禹余粮、煅禹粮石。

第三节 固精缩尿止带药

本类药物味多酸涩,以固精、缩尿、止带为主要功效,主要用于肾虚不固之遗精、滑精、遗尿、尿频以及带下等症。部分药物兼能补肾,有标本兼治之功。

凡心火亢盛、湿热下注之遗精、尿频、带下等不宜用。

山 茱 萸
Shānzhūyú
CORNI FRUCTUS
《神农本草经》

为山茱萸科多年生木本植物山茱萸 *Cornus officinalis* Sieb. et Zucc. 的干燥成熟果肉。主产于安徽、浙江、河南等地。秋末冬初采收。用文火烘焙或置沸水中略烫,及时挤出果核,干燥。

【主要性能】酸、甘,微温。归肝、肾经。

【功效】补益肝肾,收敛固涩。

【应用】

1. 肝肾亏虚证　本品温润不燥,补而不峻,既能益精,又可助阳,为平补肝肾阴阳之要药。治肝肾阴虚之头晕目眩、腰酸耳鸣者,常与补阴之熟地,山药等同用,如《小儿药证直诀》六味地黄丸;治肾阳不足之畏寒肢冷,腰膝冷痛者,常与温肾阳之与肉桂、附子等同用,如《金匮要略》肾气丸。

2. 遗精、滑精,遗尿、尿频　本品既能补肾,又具固精缩尿之功,于补益中有封藏之效,对肾虚之遗精、滑精,遗尿、尿频可标本兼顾。治肾阴不足之遗精、滑精者,常与滋阴固肾之与山药、熟地黄等同用;治肾阳不足之遗精、滑精者,又多与温肾固涩之补骨脂、桑螵蛸等同用;治肾虚膀胱失约之遗尿、尿频者,常与补肾缩尿之覆盆子、金樱子等同用。

3. 崩漏,月经过多　本品补肝肾,固冲任以止血。治肝肾亏虚,冲任不固之崩漏及月经过多,常与补肾养肝之熟地黄、白芍、当归等同用,如《傅青主女科》加味四物汤;若治脾气虚弱之崩漏者,常与补气固崩之白术、黄芪、煅牡蛎等同用,如《医学衷中参西录》固冲汤。

4. 大汗不止,体虚欲脱　本品敛汗力强。大剂量应用能敛汗固脱,但须与益气固脱、回阳救逆之人参、附子等同用,如《医学衷中参西录》来复汤。

此外,本品尚可治消渴证,常与滋阴生津之生地黄、天花粉等同用。

【用法用量】生用。煎服,6~12 g,急救固脱 20~30 g。

【使用注意】小便淋涩之湿热证,不宜使用。

【参考文献】

1. 本草文献

《神农本草经》:"主心下邪气,寒热,温中,逐寒湿痹,去三虫。"

《雷公炮炙论》:"壮元气,秘精。"

《药性论》:"治脑骨痛,止月水不定,补肾气;兴阳道,添精髓,疗耳鸣,除面上疮,主能发汗,止老人尿不节。"

2. 其他　本品常用处方名有山茱萸、山萸、枣皮、杭山萸、杭萸肉。

莲　子

Liánzǐ

NELUMBINIS SEMEN

《神农本草经》

为睡莲科多年生草本植物莲 *Nelumbo nucifera* Gaertn. 的干燥成熟种子。主产于江苏、湖南、福建等地。秋季采收。晒干。

【主要性能】甘、涩,平。归脾、肾、心经。

【功效】益肾固精,补脾止泻,止带,养心安神。

【应用】

1. 遗精,滑精　本品益肾固精,治肾虚精关不固之遗精、滑精,常与补肾固精之沙苑子、芡实、煅牡蛎等同用,如《医方集解》金锁固精丸。

2. 脾虚泄泻　本品性平力缓,为药食两用、补涩兼施之佳品。既能补益脾气,又能涩肠止泻。治脾虚泄泻,食欲不振者,常与补气健脾之党参、茯苓、白术等同用,如《和剂局方》参苓白术散。

3. 带下　本品补脾益肾,又固涩止带,为治脾虚、肾虚带下之常用药。治脾虚带下者,常与健脾之茯苓、白术等同用;治脾肾两虚之带下,腰膝酸软者,常与补肾固涩之山茱萸、山药、芡实等同用。

4. **心神不安证** 本品养心安神,治心神不安之心悸、失眠等症,常与安神之酸枣仁、茯神等同用。

【用法用量】生用,去心打碎用。煎服,6～15 g。

【参考文献】

1. **本草文献**

《神农本草经》:"主补中,养神,益气力。"

《本草拾遗》:"令发黑,不老。"

《本草纲目》:"交心肾,厚肠胃,固精气,强筋骨,补虚损,利耳目,除寒湿,止脾泄久痢,赤白浊,女人带下崩中诸血病。"

2. **其他** 本品常用处方名有莲子、藕实。

【附药】

1. **莲子心** 为睡莲科多年生草本植物莲的干燥成熟种子中的幼叶及胚根。性味苦,寒。归心、肾、肺经。功能清心火,平肝火,止血,固精。主要适用于神昏谵语、烦躁不眠、眩晕、吐血、遗精。煎服,1.5～3 g。

2. **莲房** 为睡莲科多年生草本植物莲的成熟花托。性味苦、涩,温。归肝、脾经。功能消瘀止血。主要适用于崩漏、月经过多、便血、尿血。煎服,5～10 g;或研末。外用适量,研末掺患处或煎汤熏洗。

3. **莲须** 为睡莲科多年生草本植物莲的干燥雄蕊。性味甘、涩,平。归心、肾经。功能清心益肾,涩精止血。主要适用于遗精、尿频、遗尿、带下、吐血、崩漏。煎服,1.5～5 g。

芡 实

Qiànshí

RYALES SEMEN

《神农本草经》

为睡莲科一年生植物芡 *Euryale ferox* Salisb. 的干燥成熟种仁。主产于江西、湖南、安徽等地。秋末冬初采收成熟果实,除去果皮,取出种仁,再除去硬壳,晒干。

【主要性能】甘、涩,平。归肾、脾经。

【功效】益肾固精,补脾止泻,除湿止带。

【应用】

1. **遗精,滑精** 本品益肾固精,治肾虚不固之腰膝酸软,遗精滑精者,常与补肾固精之金樱子相须而用,如《洪氏经验集》水陆二仙丹;亦可与益肾固精之莲子、莲须、煅牡蛎等同用,如《医方集解》金锁固精丸。

2. **脾虚久泻** 本品性平力缓,补中兼涩,效同莲子。能补脾止泻,治脾虚久泻,常与补气健脾之白术、茯苓、扁豆等同用。

3. **带下** 本品健脾益肾,除湿止带,为治带下之佳品。治脾肾两虚之带下常与健脾益肾之白术、党参、山药等同用。若治湿热带下,应与清热燥湿之黄柏、车前子等同用,如《傅青主女科》易黄汤。

【用法用量】捣碎生用或炒用。煎服,9～15 g。

【参考文献】

1. **本草文献**

《神农本草经》:"主治湿痹腰脊膝痛,补中,除暴疾,益精气,强志,令耳目聪明。"

《本草纲目》:"止渴益肾,治小便不禁,遗精,白浊,带下。"

《本草从新》:"补脾固肾,助气涩精。治梦遗滑精,解暑热酒毒,疗带浊泄泻,小便不禁。"

2. 其他　本品常用处方名有芡实、鸡头米、炒芡实。

海　螵　蛸
Hǎipiāoxiāo
SEPIAE ENDOCONCHA
《神农本草经》

为乌鲗科动物无针乌贼 *Sepiella maindroni de* Rochebrune 或金乌贼 *Sepia esculenta* Hoyle 的干燥内壳。主产于江苏、浙江、辽宁等沿海地区。收集其骨状内壳洗净,干燥。

【主要性能】咸、涩,微温。归肝、肾经。

【功效】固精止带,收敛止血,制酸止痛,外用收湿敛疮。

【应用】

1. 遗精,带下　本品固涩力强,有固精止带之功,治肾虚精关不固之遗精、滑精,常与补肾固精之山茱萸、菟丝子、沙苑子等同用;治肾虚带脉不固之带下,常与补肾止带之山药、芡实等同用;若治赤白带下,可与燥湿、止血之白芷、血余炭同用,如《妇人良方》白芷散。

2. 出血证　本品收敛止血,常用于崩漏,吐血,便血及外伤出血等出血证。治崩漏,常与止血之茜草、棕榈炭、五倍子等同用,如《医学衷中参西录》固冲汤;治吐血、便血者,常与收敛止血之白及等分为末服;治外伤出血,可单用研末外敷。

3. 胃痛吐酸　本品擅长制酸,多用于胃脘痛,胃酸过多症。常与止痛、收敛之延胡索、白及、浙贝母等同用。

4. 湿疮,湿疹,溃疡不敛　本品外用能收湿敛疮。治湿疮、湿疹,常与清热燥湿之黄柏、青黛等研末外敷;治溃疡多脓,久不愈合者,可单用研末外敷,或与收湿敛疮之煅石膏、枯矾、冰片等共研细末,撒敷患处。

【用法用量】生用。煎服,5～10 g。散剂酌减。外用适量。

【参考文献】

1. 本草文献

《神农本草经》:"主女子赤白漏下经汁,血闭,阴蚀肿痛,寒热症瘕,无子。"

《药性论》:"止妇人漏血,主耳聋。"

《本草纲目》:"主女子血枯病,伤肝,唾血下血,治疟消瘿。研末敷小儿疳疮,痘疮臭烂,丈夫阴疮,汤火伤,跌伤出血。"

2. 临床新用　治沙眼:用黄连炮制的海螵蛸摩擦棒刮治沙眼 1 825 人次,获得优良疗效。[江西中医药,1959,5:37-39]

3. 其他　本品常用处方名有海螵蛸、乌贼骨。

桑　螵　蛸
Sāngpiāoxiāo
MANTIDIS OOTHECA
《神农本草经》

为螳螂科昆虫大刀螂 *Tenodera sinensis* Saussure、小刀螂 *Statilia maculata* (Thunberg)或巨

斧螳螂 *Hierodula patellifera*(Serville)的干燥卵鞘。分别习称"团螵蛸""长螵蛸"及"黑螵蛸"。全国大部分地区均产。深秋至次春采收。置沸水浸杀其卵,或蒸透晒干用。

【**主要性能**】甘、咸,平。归肝、肾经。

【**功效**】补肾助阳,固精缩尿。

【**应用**】

遗精滑精,遗尿尿频,阳痿 本品补肾以固精缩尿,为治肾虚精关不固之遗精滑精、遗尿尿频、阳痿之良药。治肾虚遗精、滑精,常与补肾阳、固肾精之制附子、煅龙骨、五味子等同用;治小儿遗尿,可单用为末,米汤送服。治肾虚阳痿,常与补肾助阳之鹿茸、肉苁蓉、菟丝子等同用。

【**用法用量**】生用或盐水炒制用。煎服,5～10 g。

【**使用注意**】阴虚多火,膀胱有热而小便频数者忌用。

【**参考文献**】

1. 本草文献

《神农本草经》:"主伤中、疝瘕、阴痿,益精生子,女子血闭腰痛,通五淋,利小便水道。"

《名医别录》:"疗男子虚损,五脏气微,梦寐失精,遗溺。"

《药性论》:"主男子肾衰漏精,精自出,患虚冷者能止之。止小便利,火炮令热,空心食之。虚而小便利,加而用之。"

2. 其他 本品常用处方名有桑螵蛸。

覆 盆 子
Fùpénzi
RUBI FRUCTUS
《名医别录》

为蔷薇科多年生木本植物华东覆盆子 *Rubus chingii* Hu 的干燥未成熟果实。主产于江西、浙江、福建等地,夏初果实含青时采收。沸水略烫,晒干。

【**主要性能**】甘、酸,温。入肝、肾、膀胱经。

【**功效**】益肾固精缩尿,养肝明目。

【**应用**】

1. 肾虚滑脱证 本品能补能涩,既能补益肝肾,又能固精缩尿,常用治肾虚滑脱之遗精滑精、遗尿尿频等。治肾虚遗精、滑精,常与补肾固精之枸杞子、菟丝子、五味子等同用,如《丹溪心法》五子衍宗丸;治肾虚遗尿、尿频,常与补肾缩尿之桑螵蛸、补骨脂、益智仁等同用。

2. 肝肾不足,目暗不明 本品滋养肝肾以明目,治肝肾不足,目暗不明,可单用,久服;或与补益肝肾之枸杞子、桑椹、菟丝子等同用。

【**用法用量**】生用。煎服,6～12 g。

【**参考文献**】

1. 本草文献

《名医别录》:"主益气轻身,令发不白。"

《开宝本草》:"补虚续绝,强阴建阳,悦泽肌肤,安和脏腑,温中益力,疗劳损风虚,补肝明目。"

《本草衍义》:"益肾脏,缩小便。"

2. 其他 本品常用处方名有覆盆子、覆盆。

金 樱 子

Jīnyīngzǐ

ROSAE LAEVIGATAE FRUCTUS

《雷公炮炙论》

为蔷薇科多年生木本植物金樱子 *Rosa laevigata* Michx. 的干燥成熟果实。主产于广东、云南、四川等地。9~10 月采收。去刺及核,晒干用。

【主要性能】 酸、甘、涩,平。归肾、膀胱、大肠经。

【功效】 固精缩尿,固崩止带,涩肠止泻。

【应用】

1. **肾虚滑脱证** 本品收敛固涩之力强,长于固精、缩尿、止带。适用于肾虚之遗精滑精、遗尿尿频、带下等滑脱证。可单用本品熬膏服,如《明医指掌》金樱子膏;或与补益固精之芡实合用,如《洪氏经验集》水陆二仙丹。

2. **久泻、久痢** 本品能涩肠止泻。治大肠失固之久泻、久痢,可单用,或与补脾涩肠止党参、白术、芡实等同用,如《景岳全书》秘元煎。

此外,本品还可用于崩漏,脱肛,子宫脱垂等证。

【用法用量】 生用。煎服。6~12 g。

【参考文献】

1. **本草文献**

《名医别录》:"止遗泄。"

《蜀本草》:"主治脾泄下痢,止小便利,涩精气。"

《滇南本草》:"治日久下痢,血崩带下,涩精遗泄。"

2. **其他** 本品常用处方名有金樱子。

问题与思考

葛根、黄连、白术、车前子、吴茱萸、五味子、莲子均可治疗泄泻,试述各自的作用机理与主治病证有何不同?

辨证用药练习

刘某,男,57 岁。1990 年 3 月 20 日诊。患者自述患重感冒愈后一周以来,每于日间汗出不止,夜间睡醒时,全身冷汗淋漓,衬衣全湿,有时一夜之间换衬衣达两三次。近日来饮食无味,全身乏力。诊见:精神不振,面色少华,语言低弱,皮肤湿润而凉,舌苔白厚而腻,脉缓无力。[四川中医,1991,1:25]

诊为汗证。试写出其证型,可选择哪些药物,并陈述理由。

第三十章

涌 吐 药

凡以促使呕吐为主要功效，常用于治疗毒物、宿食、痰涎等停滞于胃脘或胸膈之上所致病证的药物，称为涌吐药，又称催吐药。

涌吐药大多味酸苦辛，性寒凉，作用趋于上行，直接作用于胃，主归胃经。

本类药具有促使呕吐毒物、宿食、痰涎的作用，主治误食毒物，停留胃中尚未被吸收；或宿食停滞不化，尚未入肠，胃脘胀痛；或痰涎壅盛，阻于胸膈或咽喉，呼吸急促；或痰浊上涌，蒙蔽清窍，癫痫发狂等证。使用涌吐药治疗上述诸证，属于"八法"中的吐法，旨在因势利导，驱邪外出，以达到治愈疾病的目的，即《素问·阴阳应象大论》所谓"其高者因而越之"之意。

本类药服用后，大部分会随呕吐吐出，不被机体吸收，故与其他类药物配伍的意义不大。常与之配伍的药物：一是能增强其涌吐作用的药物，在保证涌吐的疗效下，可降低单味药的用量，避免因单味药用量过大而产生中毒；二是作为赋形剂的药物，可降低涌吐药的浓度，使其作用缓和。

本类药易引起剧烈呕吐，损伤正气，且多具毒性，为确保临床用药安全和有效，宜"小量渐增"，中病即止，切忌骤用大量或连服、久服，以防中毒或涌吐太过。用药后可饮热开水以助药力，或用翎毛探喉助吐；若服药后呕吐不止，应立即停药，并及时解救。吐后应适当休息，不宜立即进食，待胃肠功能恢复后，方可食少量流质或易消化的食物，以养胃气。

本类药作用峻猛，仅适宜于体壮邪实者，故年老体弱、小儿、妇女胎前产后以及失血、头晕、心悸、劳嗽喘咳等患者，均忌用。

常 山
Chángshān
DICHROAE RADIX
《神农本草经》

为虎耳草科落叶小灌木常山 *Dichroa febrifuga* Lour. 的干燥根。主产于长江以南各地及四川、甘肃、陕西等地。秋季采收，除去须根，洗净，晒干。

【主要性能】苦、辛，寒。有毒。归胃、肺、肝经。

【功效】涌吐痰涎，截疟。

【应用】

1. 胸中痰饮证　本品生用性善上行，能涌吐胸中痰涎。适宜于痰饮停聚壅塞于胸膈，不欲饮食，欲吐而不能吐者，如《千金方》中与甘草配伍，水煎和蜜温服。

2. 疟疾　本品善截疟，为治疟要药。适宜于各种疟疾，尤以治间日疟、三日疟为佳。单用本品浸酒或煎服治疟有效；亦常与草果、槟榔等配伍，如《易简方》截疟七宝饮。

【用法用量】生用或酒制用。煎服,3～9 g;入丸、散酌减。涌吐宜生用,截疟宜酒制用。治疟宜在寒热发作前半日或2 h服用。

【使用注意】用量不宜过大,体虚者及孕妇慎用。

【参考文献】

1. 本草文献

《神农本草经》:"主伤寒寒热,温疟鬼毒,胸中痰结,吐逆。"

《药性本草》:"治诸疟,吐痰涎。"

《本草纲目》:"常山有劫痰截疟之功,须在发散表邪及提出阳分之后,用之得宜,神效立见;用失其法,真气必伤。夫疟有六经疟、五脏疟、痰湿食积、瘴疫鬼邪诸疟,须分阴阳虚实,不可一概而论也。""常山生用则上行必吐,酒蒸炒熟则气稍缓,少用亦不致吐也。"

2. 临床新用 治蓝氏贾第鞭毛虫病:每日以炒常山3～9 g,或加陈皮4～6 g,水煎,分2～3次服,连服7 d,有效。[江苏中医,1962,10:17]

3. 其他 本品常用处方名有常山、鸡骨常山、炒常山、恒山。

瓜 蒂

Guādì

MELO FRUCTUS PEDICELLUS

《神农本草经》

为葫芦科一年生草质藤本甜瓜 *Cucumis melo* L. 的干燥果蒂。全国各地均有栽培。夏季瓜果尚未老熟时,切取果蒂,阴干。

【主要性能】苦,寒。有毒。归胃经。

【功效】涌吐痰食,祛湿退黄。

【应用】

1. 热痰、宿食及食物中毒 本品能涌吐热痰、宿食。治痰火郁结于胸中所致癫痫发狂或痰涎壅喉所致喉痹喘息等证,单用本品研末吞服;治宿食停滞,脘腹胀满或误食毒物不久,尚停留于胃者,亦可单用本品研末吞服取吐,或与赤小豆同用为末,豆豉煎汤送服,如《伤寒论》瓜蒂散。

2. 湿热黄疸 本品有祛湿退黄之功。治湿热黄疸,多单用本品研末吹鼻,令鼻中黄水出而达祛湿退黄之效。单用本品煎汤或研末内服,亦可退黄。

【用法用量】生用或炒黄用。煎服,2.5～5 g;入丸、散服,每次0.3～1 g。外用适量;研末吹鼻,待鼻中黄水流出即可停药。

【使用注意】体虚、吐血、咯血、孕妇及上部无实邪者忌用。

【参考文献】

1. 本草文献

《神农本草经》:"主大水,身面四肢浮肿,下水,杀蛊毒,咳逆上气及食诸果,病在胸腹中,皆吐下之。"

《名医别录》:"去鼻中息肉,疗黄疸。"

《本草纲目》:"瓜蒂,乃阳明经除湿热之药,故能引去胸腔痰涎,头目湿气,皮肤水气,黄疸湿热诸证。凡胃弱人及病后、产后用吐药,皆宜加慎,何独瓜蒂为然。"

2. 其他 本品常用处方名有瓜蒂、甜瓜蒂、瓜丁、甜瓜把。

藜 芦

Lílú

VERATRI RADIX ET RHIZOMA

《神农本草经》

为百合科多年生草本黑藜芦 *Veratrum nigrum* L. 的干燥根及根茎。主产于山西、河北及河南等地。5～6 月末抽花茎前夏季采收。晒干。

【主要性能】辛、苦,寒。有毒。归肺、胃、肝经。

【功效】涌吐风痰,杀虫疗疮。

【应用】

1. 中风,癫痫,喉痹 本品内服催吐作用强,善涌吐风痰。中风、癫痫、喉痹等证见风痰壅盛者,皆可应用。治中风痰壅、癫痫,可与瓜蒂、防风同用,即《儒门事亲》三圣散,误食毒物,尚未吸收者亦可用此方;治咽喉肿痛,喉痹不通,可配雄黄、白矾、皂荚等。

2. 疥癣秃疮 本品外用能杀虫疗疮止痒。治疥癣,可研细末,生油调敷;治白头秃疮,研末后猪脂调涂。

【用法用量】生用。入丸散,0.3～0.9 g。外用适量,研末油调涂。

【使用注意】内服宜慎。体弱、素有失血者及孕妇忌服。反人参、丹参、玄参、沙参、苦参、细辛及芍药。若服后吐不止,饮葱汤解。

【参考文献】

1. 本草文献

《神农本草经》:"主蛊毒,咳逆,泄痢,肠澼,头疡,疥瘙,恶疮,杀诸虫毒,去死肌。"

《药性论》:"治恶风疮,疥癣,头秃,杀虫。"

《本草纲目》:"吐药不一,常山吐疟痰,瓜蒂吐热痰……藜芦则吐风痰也。"

2. 其他 本品常用处方名有藜芦、力芦、梨芦、山葱、憨葱等。

表 30-1 涌吐药参考药

药名	来源	药性	功效	应用	用法用量	使用注意
胆矾	为天然硫酸盐类矿物胆矾的晶体,或为人工制成的含水硫酸铜($CuSO_4 \cdot 5H_2O$)	酸、涩、辛,寒。有毒。归胃、肝、胆经	涌吐痰涎,解毒收湿,祛腐蚀疮	1. 喉痹、癫痫、误食毒物 2. 风眼赤烂、口疮、牙疳、瘑肉、疮疡	温水化服,0.3～0.6 g。外用适量,研末撒或调敷,或以水溶化后外洗	体虚者忌用

问题与思考

常山、瓜蒂、藜芦皆能涌吐,临床如何区别应用?

辨证用药练习

于某,女,28 岁。该患者素有神经衰弱史。某年仲秋与邻舍发生纠纷后,心烦少眠,恶梦纷纭,胸闷不舒,烦躁易怒,善太息。并咽中如有物梗塞,咯之不出,吞之不下,饮食减少。诊为神经官能症,但投药无效。症见:表情淡漠,郁郁寡欢,饮食不佳,胸闷欲呕,舌边尖红,舌苔白腻,脉见弦滑。[中医函授通讯,1983,3∶32]

诊为郁证。试写出其证型,可选择哪些药物并陈述理由。

第三十一章

攻毒杀虫燥湿止痒药

凡以攻毒疗疮、杀虫止痒为主要功效,常用于治疗疮痈疔毒、虫蛇咬伤、梅毒、癌肿、疥癣、湿疹瘙痒及麻风等外科皮肤及五官科病证的药物,分别称为攻毒药、杀虫止痒药,总称为攻毒杀虫燥湿止痒药。

本类药物大多有毒,所谓"攻毒"即有以毒制毒之意,即用具有毒性的药物治疗疮痈肿毒、蛇虫毒、梅毒、癌毒等毒邪所致病证。

本类药物以外用为主,兼可内服。外用方法因病因药而异,可研末外敷,或作成药捻、栓剂栓塞,或用油脂及水调敷,或制成软膏涂抹,或制成硬膏敷贴;或煎汤熏洗及热敷、含漱;或制成相应剂型点眼、吹喉、滴耳等。个别有毒药物需内服时,宜作丸散剂应用,以利于药物缓慢溶解吸收。

本类药物大多具有不同程度的毒性,无论外用或内服,均应严格掌握剂量及用法,不可过量或持续使用,以防发生中毒。制剂时应严格遵守炮制和制剂法度,以减轻其毒性,确保用药安全。

硫 黄
Liúhuáng
SULFUR
《神农本草经》

为自然元素类矿物硫族自然硫。主产于山西、山东及河南等地。全年均可采挖。采挖后加热熔化,除去杂质,冷却后即得。

【主要性能】酸,温。有毒。归肾、大肠经。

【功效】外用解毒杀虫止痒;内服补火助阳通便。

【应用】

1. 疥癣,湿疹,阴疽疮疡　本品外用有解毒杀虫止痒作用,尤长于杀疥虫,为治疥疮要药,如《肘后方》治疥即单取硫黄为末,麻油调涂;治顽癣瘙痒,与轻粉、冰片等为末,同香油、面粉为膏,涂敷患处,如《医宗金鉴》臭灵丹;治湿疹瘙痒,配伍风化石灰、铅丹、轻粉为末,猪油调涂,如《圣济总录》硫黄散;若治阴疽瘙痒,可单用或配伍蛇床子、枯矾等杀虫燥湿止痒药。

2. 阳痿,虚寒哮喘,虚寒便秘　本品内服能补火助阳、温阳通便,可用于肾阳衰微,下元虚冷诸证。治肾虚阳痿,常与补肾壮阳之鹿茸、补骨脂、蛇床子等同用;治肾不纳气之喘促,常与补肾纳气之附子、肉桂、沉香等同用,如《和剂局方》黑锡丹;治虚冷便秘,常配半夏同用,即《和剂局方》半硫丸。

【用法用量】外用适量,研末敷或加油调敷。内服 1.5～3 g,常与豆腐同煮后阴干,入丸、散服。

【使用注意】阴虚火旺及孕妇忌服。畏朴硝。

【参考文献】

1. 本草文献

《神农本草经》:"主妇人阴蚀,疽痔,恶血,坚筋骨,除头疮。"

《本草纲目》:"主虚寒久痢,滑泄,霍乱,补命门不足,阳气暴绝,阴毒伤寒,小儿慢惊。"

2. 临床新用 治网球肘:取硫黄颗粒置于痛点处,用火柴点燃并迅速用橡皮盖揿灭,一般灸1次,不愈3d后再灸1次,治疗网球肘234例,治愈89例,好转127例。[浙江中医杂志,1982,1:35]

3. 其他 本品常用处方名有硫黄、石硫黄。

雄　黄

Xiónghuáng

REALGAR

《神农本草经》

为硫化物类矿物雄黄族雄黄,主含二硫化二砷(As_2S_2)。主产于湖南、湖北及贵州等地。采挖后除去杂质。

【主要性能】辛,温。有毒。归肝、胃、大肠经。

【功效】解毒,杀虫。

【应用】

1. 痈肿疗疮,湿疹疥癣,蛇虫咬伤 本品有较强的解毒作用。治痈肿疗毒,可单用且多外用,或与活血消痈之乳香、没药、麝香等同用,如《外科全生集》醒消丸;治湿疹疥癣,常与收湿止痒之白矾同用,清茶调涂患处,即《医宗金鉴》二味拔毒散;治蛇虫咬伤,可单用本品香油调涂患处或黄酒冲服并外敷。

2. 虫积腹痛 本品有杀虫作用。适宜于蛔虫等肠道寄生虫引起的虫积腹痛,常与驱虫之槟榔、牵牛子等同用,如《沈氏尊生书》牵牛丸。此外,亦治蛲虫引起的肛门瘙痒,可与铜绿为末撒于肛门处或配蛇床子、冰片等为末,用凡士林制成软膏,涂于患处。

此外,本品亦有燥湿祛痰、截疟作用,用于咳喘、疟疾、癫痫等证。

【用法用量】研细或水飞用。外用适量,研末敷或香油调敷。入丸、散服,每次0.15～0.3g。

【使用注意】内服宜慎,不可过量久服;外用时不宜大面积涂擦及长期持续使用。孕妇忌用。切忌火煅,因煅烧即变成剧毒的三氧化二砷(砒霜)。

【参考文献】

1. 本草文献

《神农本草经》:"主寒热,鼠瘘,恶疮,疽痔,死肌,杀百虫毒。"

《日华子本草》:"治疥癣,风邪癫痫,岚瘴,一切蛇虫、犬兽伤咬。"

《本草从新》:"燥湿杀虫。治劳疳蛇伤,敷杨梅疔毒。"

2. 临床新用

(1) 治骨髓增生异常综合征:将雄黄研细末装入胶囊中,每粒1g,口服,每次1粒,每日3次。治疗骨髓增生异常综合征14例,10例原始细胞过多性难治性贫血(RAEB)中6例完全缓解,4例获部分缓解,而4例难治性贫血(RA)均未缓解。[临床内科杂志,1998,15(3):125]

(2) 治慢性粒细胞性白血病:复方黄黛片(青黛、水飞雄黄、太子参、丹参),每片0.27g,每次饭后服用8～10片,每日3次。治疗慢性粒细胞性白血病204例,有效率96.1%。[中西医结合学报,2008,6:639]

3. 其他　本品常用处方名有雄黄、明雄黄、腰黄、雄精。

蛇 床 子
Shéchuángzi
CNIDII FRUCTUS
《神农本草经》

为伞形科一年生草本蛇床 *Cnidium monnieri* (L.)Cuss. 的干燥成熟果实。主产于河北、山东及广东等地。夏、秋二季果实成熟时采收,晒干。

【主要性能】辛、苦,温。归肾经。

【功效】杀虫止痒,温肾壮阳。

【应用】

1. 阴部湿痒,湿疹,疥癣　本品外用能祛风燥湿、杀虫止痒。治阴部瘙痒,与白矾煎汤外洗,或与清热燥湿之黄柏、苦参、白矾等同用,煎汤外洗;治湿疹、疥癣,可单用本品煎汤外洗,或研粉油调外涂,亦可配枯矾、苦参、黄柏、硼砂等研末,油调外涂。

2. 肾虚阳痿,宫冷不孕　本品内服能温肾壮阳。适宜于肾阳虚弱、下焦虚寒所致的阳痿、宫冷不孕之证,常配伍当归、枸杞、淫羊藿、肉苁蓉等,如《景岳全书》赞育丹,或配伍熟地、菟丝子、五味子、肉桂等。

此外,本品有散寒祛风燥湿作用,可用于寒湿带下,湿痹腰痛等证。

【用法用量】生用。外用适量,多煎汤熏洗或研末调敷,或制成油膏、软膏、栓剂外用。内服3～10 g。

【使用注意】阴虚火旺或下焦有湿热者不宜内服。

【参考文献】

1. 本草文献

《神农本草经》:"主男子阴痿湿痒,妇人阴中肿痛,除痹气,利关节,癫痫,恶疮。"

《药性论》:"治男子、女人虚,湿痹,毒风,顽痛,去男子腰疼。浴男子阴,去风冷,大益阳事。主大风身痒,煎汤浴之瘥。疗齿痛及小儿惊痫。"

2. 临床新用　治支气管哮喘和喘息型支气管炎发作:口服蛇床子总香豆素,每次 80 mg,每日 3 次,10 d 为 1 疗程。治疗支气管哮喘和喘息型支气管炎发作 118 例,有效率 87.3%。[中草药,1988,9：410]

3. 其他　本品常用处方名有蛇床子、蛇床、蛇米、蛇床实。

蜂 房
Fēngfáng
VESPAE NIDUS
《神农本草经》

为胡蜂科昆虫果马蜂 *Ploistes olivaceous* (DeGeer)、日本长脚胡蜂 *P. japonicus* Saussure 或异腹胡蜂 *Parapolybia varia* Fabricius 的巢。全国均有,南方尤多,均为野生。秋、冬二季采收。晒干或略蒸,除去死蜂死蛹,晒干。

【主要性能】甘,平。归胃经。

【功效】攻毒杀虫,祛风止痛。

【应用】

1. 疮疡肿毒，乳痈，瘰疬，疥癣瘙痒，癌肿　本品既能以毒攻毒，疗疮止痛，又能杀虫、祛风止痒。治疮疡、乳痈初起，与生南星、赤小豆、生草乌、白矾共为细末，米醋调涂；治瘰疬，与玄参、蛇蜕、黄芪等熬膏外贴，如《圣惠方》蜂房膏；治疥疮、头癣，以本品为末，猪脂调涂，或配蜈蚣、明矾，文火焙焦为末，麻油调涂；治癌肿，可与莪术、全蝎、僵蚕、山慈菇等同用。

2. 风湿痹痛，风疹瘙痒，牙痛　本品善于祛风，既能祛风止痒，又能祛风止痛。治风湿痹痛，与乌头、全蝎、蜈蚣、桂枝等同用；治风疹瘙痒，常与蝉蜕、白鲜皮等同用；治牙痛，可单用或配细辛、花椒煎汤含漱。

【用法用量】生用或炒用。外用适量，研末用油调敷或煎汤漱口，或熏洗患处。内服，3～5 g。

【参考文献】

1. 本草文献

《神农本草经》："主惊痫瘈疭，寒热邪气，癫疾，肠痔。"

《日华子本草》："治牙齿疼，痢疾，乳痈，蜂叮，恶疮。"

《本草纲目》："露蜂房，阳明药也。外科齿科及他病用之者，亦皆取其以毒攻毒，兼杀虫之功耳。"

2. 临床新用

(1) 治早泄：蜂房、白芷各 10 g，烘干研末，醋调成面团状，睡前敷于神阙穴，外盖纱布并用橡皮膏固定，每日 1 次，敷 6～7 次。治疗早泄 43 例，全部奏效。[浙江中医杂志，1991，2：86]

(3) 治甲状腺囊肿：蜂房、黄药子(去毒)等量研细粉，装入胶囊中，每粒 0.5 g，每次 1 粒，每日 3 次，饭后黄酒冲服。治疗甲状腺囊肿 71 例，治愈率 76%。[河南医药，1981，1：59]

3. 其他　本品常用处方名有蜂房、露蜂房、蜂肠、野蜂房、马蜂窝、蜂巢。

大　蒜

Dàsuàn

ALLII SATIVI BULBUS

《名医别录》

为百合科多年生草本大蒜 *Allium sativum* L. 的鳞茎。全国各地均有栽培。夏季叶枯时采挖，除去须根和泥沙，晾干。

【主要性能】辛，温。归脾、胃、肺经。

【功效】解毒杀虫，消肿，止痢。

【应用】

1. 痈肿疔毒，疥癣　本品外用能解毒消肿、杀虫。治痈肿初起，可切片贴患处，或捣烂加麻油适量调匀敷患处；治疥癣瘙痒，亦可切片外擦或捣烂外敷，或制成 30% 凡士林软膏外涂。

2. 痢疾，泄泻，肺痨，百日咳　本品内服有解毒、杀虫、止痢作用。治痢疾、泄泻，可生食本品，或煎汤服；治肺痨咳嗽，可用本品煮粥送服白及粉；治百日咳，可将本品捣烂，凉开水浸泡 12 h 后，取液加白糖调服。

3. 钩虫病，蛲虫病　本品有杀虫作用。治蛲虫病，可将本品捣烂，加茶油少许，睡前涂于肛门周围，或用 5%～10% 大蒜浸液作保留灌肠；预防钩虫病，可将本品捣烂于下田前涂于四肢。

此外，大蒜还有健脾温胃的作用，治脘腹冷痛，饮食不消或食欲减退等证。

【用法用量】生用。外用适量,捣烂外敷或切片外擦。内服5～10 g,煎服或生食,或制成糖浆服。

【使用注意】外用可引起皮肤发红、灼热、起泡,故不可敷之过久。阴虚火旺及有目、舌、喉、口齿诸疾不宜服用。孕妇忌灌肠用。

【参考文献】

1. 本草文献

《名医别录》:"散痈肿䘌疮,除风邪,杀毒气。"

《本草纲目》:"其气熏烈,能通五脏,达诸窍,去寒湿,辟邪恶,消痈肿,化癥积肉食,此其功也。"

2. 临床新用

(1) 治关节炎:大蒜(去皮)100 g,李树皮50 g,生姜10 g,蜂蜜6 g。大蒜捣成糊状,李树皮用水100 ml,煎取2 ml,生姜捣烂取汁加蜂蜜调匀,将上述诸药调成糊剂,外敷关节周围,绷带包扎固定,待局部组织有发热、刺痛30～50 min,除去敷药,暴露患处。治疗关节炎104例,总有效率为95.2％。[四川中医,1989,3：33]

(2) 治急性脑梗死:将大蒜素注射液60 mg加入5％葡萄糖注射液500 ml静滴,每日1次,2周为1个疗程。治疗急性脑梗死101例,治疗2周总有效率77.23％,治疗4周总有效率89.36％。[中国中西医结合急救杂志,1999,9：390]

(3) 治高脂血症:每日吃约1头大蒜(约30 g)。治疗高脂血症51例,总有效率96.08％。[中国疗养医学,2009,18(6)：504]

3. 其他 本品常用处方名有大蒜、胡蒜、独头蒜、独蒜。

樟 脑
Zhāngnǎo
CAMPHORA
《本草品汇精要》

为樟科常绿乔木樟 *Cinnamomum camphora* (L.) Presl. 的枝、干、叶及根部,经提炼制得的颗粒状结晶。主产于台湾及长江以南地区,以台湾产量最大,质量最佳。多为栽培品。因易挥发,应密封保存。

【主要性能】辛,热。有毒。归心、脾经。

【功效】外用除湿杀虫,温散止痛,内服开窍辟秽。

【应用】

1. 疥癣瘙痒,湿疮 本品外用除湿杀虫、消肿止痒。治癣可与土荆皮、川椒、白矾等配伍。治臁疮,与枯矾、轻粉共为细末,湿则干掺,干则油调敷,如《外科大成》香白散。治瘰疬溃烂,与雄黄等份为末,用时先以荆芥煎汤洗患处,再以麻油调涂,如《外科全生集》雄脑散。

2. 跌打伤痛,牙痛 本品能消肿止痛。治跌打伤痛,肌肤完好者,可浸酒外擦。治龋齿牙痛,与黄丹、皂角各等份为末,制成蜜丸,塞孔中,如《余居士选奇方》。

3. 痧胀腹痛,吐泻神昏 本品有开窍醒神、辟秽化浊和温散止痛之功。治秽浊疫疠或暑湿之邪所致痧胀腹痛、吐泻昏厥诸证,可制成丸、散剂或酒剂内服,也可与没药、乳香共为细末,以茶水调服。

【用法用量】生用。外用适量,研末撒布或调敷。内服0.1～0.2 g,入散剂或用酒溶化服。

【使用注意】气虚阴亏,有热及孕妇忌服。

【参考文献】

1. 本草文献

《本草品汇精要》："主杀虫,除疥癣,疗汤火疮,敌秽气。"

《本草纲目》："通关窍,利滞气,治中恶邪气、霍乱、心腹痛、寒湿脚气、疥癣、风瘙、龋齿、杀虫,避蠹,着鞋中去脚气。"

2. 其他　本品常用处方名有樟脑、潮脑、脑冰、樟丹、韶脑。

土　荆　皮

Tǔjīngpí

PSEUDOLARICIS CORTEX

《本草纲目拾遗》

为松科落叶乔木金钱松 *Pseudolarix amabilis* (Nelson) Rehd. 的干燥根皮或近根树皮。主产于江苏、浙江及安徽等地。多为栽培。于立夏前后剥取,除去杂质,晒干。

【主要性能】辛,温。有毒。归肺、脾经。

【功效】杀虫,疗癣,止痒。

【应用】

1. 体癣、手足癣、头癣等多种癣病　本品有较好杀虫疗癣,祛湿止痒作用。治癣,以外用为主,可单用浸酒涂擦或研末加醋调敷。现多制成10％～50％土荆皮酊或配合水杨酸、苯甲酸等制成复方土荆皮酊外用。

2. 湿疹,皮炎,皮肤瘙痒　本品可单用浸酒外擦,或配大黄、苦参、黄柏、蛇床子等同用。

【用法用量】生用。外用适量,酒或醋浸涂擦,或研末调涂患处。

【使用注意】只供外用,不可内服。

【参考文献】

1. 本草文献

《本草纲目拾遗》："其皮治一切血,杀虫瘿癣,合芦荟、香油调搽。"

2. 其他　本品常用处方名有土槿皮、荆树皮、金钱松皮。

表 31－1　攻毒杀虫燥湿止痒药参考药

药名	来　源	药　性	功　效	应　用	用法用量	使用注意
木鳖子	为葫芦科多年生草质藤本木鳖的成熟种子	苦、微甘,凉。有毒。归肝、脾、胃经	攻毒疗疮,消肿散结	1. 疮疡肿毒,瘰疬,乳痈,痔疮肿痛,干癣,秃疮 2. 筋脉拘挛	外用适量,研末,油或醋调涂患处。内服0.6～1.2 g,多入丸、散用	孕妇及体虚者忌服
白矾	为硫酸盐类矿物明矾石经加工提炼制成,主含含水硫酸铝钾[KAl(SO₄)₂·12H₂O]	酸、涩,寒。归肺、脾、肝、大肠经	外用解毒杀虫,燥湿止痒;内服止血,止泻,化痰	1. 湿疹瘙痒,疥癣疮疡 2. 便血、崩漏、衄血 3. 久泻,久痢 4. 痰厥癫狂痫证	外用适量,研末撒、调敷或化水洗患处。内服1～3 g,入丸、散服	体虚胃弱及无湿热痰火者忌服

问题与思考

1. 雄黄为什么切忌火煅?

2. 比较硫黄与雄黄功效主治的异同。

辨证用药练习

石某,男,46 岁。左侧胁肋至右侧背部出现多数成群的粟米至绿豆大小的丘疱疹及部分水泡,泡液透明澄清,疱壁紧张发亮,周围有红晕,累累如串珠,排列成带状,胁肋灼痛,大便调,小溲黄,舌淡红,苔薄黄,脉弦。[四川中医,1989,9:37]

诊为"蛇串疮"又名"缠腰火丹"。试写出其证型,可选择哪些药物并陈述理由。

第三十二章

拔毒去腐生肌药

凡外用以拔毒化腐,生肌敛疮为主要功效的药物,常用于治疗痈疽难溃或溃而不敛等病证的药物,称为拔毒去腐生肌药。

本类药物多为矿石、重金属类药物,以辛味居多,性有寒热之异,大多有剧毒。主治痈疽疮疡溃后脓出不畅,或溃后腐肉不去,新肉难生,伤口难以愈合之证;有的也可用于治疗癌肿、梅毒、湿疹瘙痒、口疮、喉证、目赤翳障等证。

本类药物以外用为主。外用方法因病因药而异,可研末外撒,或加油调敷,或制成药捻,或制成膏药敷贴,或点眼、吹喉、滴鼻、滴耳等。

本类药物多有剧毒或刺激性较强,使用时应严格控制剂量和用法,不可过量或持续应用。特别是含砷、汞、铅类的药物如升药、轻粉、砒石等,不宜在头面及黏膜上使用,以防发生毒副反应。制剂时,应严格遵守炮制和制剂法度以降低毒性,确保用药安全。

升　药

Shēngyào

COMPONERE HYDRARGYRUM

《外科大成》

由水银、火硝、白矾各等份混合升华而成。红色者称"红升",黄色者称"黄升"。主产于河北、湖北及湖南等地。研细末入药,陈久者良。

【**主要性能**】辛,热。有大毒。归肺、脾经。

【**功效**】拔毒去腐。

【**应用**】

痈疽溃后,脓出不畅,或腐肉不去　本品外用有良好的拔毒化腐排脓作用,为外科常用药之一。常与收湿敛疮之煅石膏同用,可随病情不同,二药的用量比例不同。治疮疡后期,脓毒较轻,疮口不敛,升药与煅石膏的用量比为1:9,称九一丹,拔毒力较轻而收湿生肌力较强;治疮疡中期,脓毒较盛,升药与煅石膏的用量比为1:1,称五五丹,拔毒力较强;治痈疽初溃,脓毒盛,腐肉不去,升药与煅石膏的用量比为9:1,称九转丹,其拔毒化腐排脓力最强。

此外,本品也可用治湿疮、黄水疮、顽癣及阴蚀等。

【**用法用量**】外用适量,且不用纯品,多以煅石膏配用。用时,研极细粉末,干掺或调敷,或以药捻沾药粉使用。

【**使用注意**】本品有大毒,只供外用,不能内服。外用亦不可过量或持续使用。外疡腐肉已去或脓水已尽者,不宜用。

【参考文献】

1. 本草文献

《外科大成》:"治一切顽疮及杨梅粉毒、喉疳、下疳、痘子。"

《疡医大全》:"提脓长肉,治疮口坚硬,肉暗紫黑,或有脓不尽者。"

《疡科心得集》:"治一切疮疡溃后,拔毒去腐,生新长肉。"

2. 其他 本品常用处方名有升药、红粉、红升、黄升、三仙丹、红升丹、黄升丹。

炉 甘 石
Lúgānshí
CALAMINA
《本草品汇精要》

为碳酸盐类方解石族矿物菱锌矿,主含碳酸锌($ZnCO_3$)。主产于广西、湖南及四川等地。全年可采挖。

【主要性能】甘,平。归肝、胃经。

【功效】解毒明目退翳,收湿生肌敛疮。

【应用】

1. **目赤翳障,眼睑溃烂** 本品既能解毒明目退翳,又能收湿止泪止痒,为眼科外用要药。治目赤暴肿,与玄明粉各等份为末,化水点眼,如《御药院方》神应散;治目生翳膜,配青矾、朴硝等份,沸水化开,温洗;治各种睑缘炎,配十大功劳制成眼膏外用,或配黄连、冰片,如《证治准绳》黄连炉甘石散;治多种目疾,配海螵蛸、硼砂、冰片等,制成眼药点眼。

2. **溃疡不敛,湿疹湿疮** 本品外用既能解毒生肌敛疮,又能收湿止痒。治溃疡不敛,配龙骨同用为细末,干掺患处,或配煅石膏、青黛、黄连等研末外用。

【用法用量】煅后水飞用。外用适量,研末外撒或调敷。水飞点眼、吹喉。

【使用注意】宜炮制后用,一般不内服。

【参考文献】

1. 本草文献

《本草品汇精要》:"主风热赤眼,或痒或痛,渐生翳膜,及治下部湿疮。"

《本草纲目》:"止血,消肿毒,生肌,明目,去翳退赤,收湿除烂。"

2. 临床新用 治螨虫皮炎:炉甘石 10 g、氧化锌 5 g、液化苯酚 1 g、甘油 5 g,水加至 100 g。先把炉甘石、氧化锌混合,然后加甘油和适量水调成糊状,再加液化苯酚和足量水搅匀即得。用棉签涂搽患处,每日数次,7 d 为 1 个疗程。治疗螨虫皮炎 120 例,总有效率 98.33%。[厂矿医药卫生,2000,16(1):64]

3. 其他 本品常用处方名有炉甘石、飞甘石、制炉甘石、生甘石、浮水甘石。

硼 砂
Péngshā
BORAX
《日华子本草》

为天然硼酸盐类硼砂族矿物硼砂经提炼精制而成的结晶体。主产于青海、西藏及陕西等地。一般 8～11 月间采挖。

【主要性能】甘,咸,凉。归肺、胃经。

【功效】外用清热解毒,内服清肺化痰。

【应用】

1. **咽喉肿痛,口舌生疮,目赤翳障** 本品外用能清热解毒、消肿防腐,为喉科、眼科常用外用药。治咽喉肿痛、口舌生疮,常与冰片、玄明粉、朱砂同用,如《外科正宗》冰硼散;治火眼、翳障胬肉,可单用本品水溶液洗眼,或配冰片、炉甘石、玄明粉制成点眼剂点眼,如《证治准绳》白龙丹;或配冰片、珍珠、炉甘石、熊胆为细末点眼,如《全国中药成药处方集》八宝眼药。

2. **痰热咳嗽** 本品内服有清肺化痰作用。适宜于痰热咳嗽并有咽喉肿痛、咳痰不利者,可单用含化,或与沙参、玄参、贝母、瓜蒌、黄芩等同用。

【用法用量】生用或煅用。外用适量,研极细末干撒或调敷患处;或化水含漱。入丸、散服,每次 1.5～3 g。

【使用注意】本品以外用为主,内服宜慎。

【参考文献】

1. **本草文献**

《日华子本草》:"消痰止嗽,破癥结喉痹。"

《本草纲目》:"治上焦痰热,生津液,去口气,消障翳,除噎膈反胃,积块结瘀肉,阴溃,骨鲠,恶疮及口齿诸病。"

2. **临床新用**

(1) 治脂溢性皮炎:取硼砂 10 g,3 d 外洗 1 次。治疗脂溢性皮炎 120 例,全部有效。[中国社区医师,1992,7:14]

(2) 治氟骨症:每次服硼砂 1.5 g,每日 3 次,连服 3 月。治疗氟骨症 31 例,总有效率 96.7%。[河北中医,1990,5:8]

(3) 治食管癌:守宫粉 400 g,硼砂 200 g,大麦粉 500 g,将守宫粉和大麦粉放置锅中,用文火炒至焦黄色,出锅冷却后与硼砂拌匀,用梨汁或牛奶送服,每次 10 g,每日 3 次,1 个月为 1 个疗程,观察 1～3 个疗程。治疗食管癌 48 例,总有效率 97.9%。[浙江中医杂志,2000,6:239]

(4) 治汗斑:硼砂研细,过 100 目筛,取 20 g 硼砂末,加入 75% 乙醇 100 ml,密闭浸泡 2 d,常规消毒皮肤部位,用软毛笔蘸取药液涂于患处,每日 4 次。治疗汗斑 50 例,总有效率 90%。[中医外治杂志,2003,4:50]

3. **其他** 本品常用处方名有硼砂、月石、蓬砂。

砒 石

Pīshí

ARSENOLITUM

《日华子本草》

为砷华、毒砂(硫砷铁矿)、雄黄等含砷矿物的加工制成品。主产于江西、湖南及广东等地。药材分白砒与红砒,两者三氧化二砷(As_2O_3)的含量均在 96% 以上,但前者更纯,后者尚含少量硫化砷等红色矿物质。药用以红砒为主。砒石升华的精制品即砒霜(三氧化二砷,As_2O_3),其毒性更剧。

【主要性能】辛,大热。有大毒。归肺、肝经。

【功效】外用攻毒杀虫,蚀疮去腐;内服劫痰平喘。

【应用】

1. **恶疮，顽癣，瘰疬，牙疳，痔疮，溃疡腐肉不脱** 本品外用有攻毒杀虫、蚀疮去腐作用。治恶疮顽癣，以本品少许，研细末，米汤调涂患处，或配硫黄、苦参、附子、蜡同用，调油为膏，柳枝煎汤洗疮后外涂，如《圣惠方》砒霜膏；治瘰疬，以本品为末，合浓墨汁为丸，先用针刺破患处，再外贴，蚀尽为度；治牙疳，用去核大枣，包裹本品，煅炭研末，外敷患处；治痔疮，可配白矾、硼砂、雄黄等外用，如枯痔散；治溃疡腐肉不脱，可配明矾、雄黄、乳香为细末制成药线用。

2. **寒痰哮喘** 本品内服能祛寒劫痰平喘。治寒痰喘咳，久治不愈，可配淡豆豉为丸服，如《普济本事方》紫金丹。

此外，古方还用治疟疾，现已少用。

【用法用量】 生用。外用适量，研末撒敷，宜作复方散剂或入膏药、药捻用。入丸、散服，每次0.002～0.004 g。

【使用注意】 本品剧毒，内服宜慎；外用不可过量，以防局部吸收中毒。孕妇忌服。不可作酒剂服。畏水银。

【参考文献】

1. **本草文献**

《日华子本草》："治疟疾、肾气。带辟蚤虱。"

《本草纲目》："除齁喘积痢，烂肉，蚀瘀腐瘰疬。"又"蚀痈疽败肉，枯痔杀虫。"

2. **临床新用** 治急性早幼粒细胞白血病：三氧化二砷注射液 10 ml 用 5％葡萄糖注射液 300～500 ml 稀释，静脉滴注，每日 1 次，连续 28 d 为 1 个疗程，间歇期为 1～2 周。治疗急性早幼粒细胞白血病 72 例，其中初治者 30 例，有效率 90％，复发及难治者 42 例，有效率 64.2％。[中华血液学杂志，1996,17(2)：58]

3. **其他** 本品常用处方名有砒石、信石、人言、信砒、砒霜、白砒、红砒。

表 32-1 其他拔毒去腐生肌药参考药

药名	来源	药性	功效	应用	用法用量	使用注意
轻粉	为水银、白矾(或胆矾)、食盐等用升华法制成的氯化亚汞(Hg_2Cl_2)结晶性粉末	辛，寒。有毒。归大肠、小肠经	外用攻毒杀虫，敛疮；内服逐水通便	1. 外用治疮疡溃烂，疥癣瘙痒，湿疹，酒齇鼻，梅毒下疳 2. 内服治水肿胀满，二便不利	外用适量，研末调涂或制膏外贴。内服每次 0.1～0.2 g，入丸、散服	本品有毒(可致汞中毒)，内服宜慎，且服后应及时漱口，以免口腔糜烂。体虚及孕妇忌服
铅丹	为纯铅加工制成为铅的氧化物(Pb_3O_4)	辛，微寒。有毒。归心、肝经	拔毒生肌，杀虫止痒	外用治疮疡溃烂，湿疹瘙痒，疥癣	外用适量，研末撒布或熬膏贴敷。内服每次 0.3～0.6 g，入丸、散服	本品有毒(可致铅中毒)，宜慎用；不可持续使用以防蓄积中毒

问题与思考

升药与煅石膏按比例配伍应用有几种情况？各自的适应证是什么？

辨证用药练习

患者，女，56 岁，因长期卧床，臀部出现褥疮。虽经多方治疗，但褥疮不见好转，并日益加重。

两臀部形成直径 9.3～9.6 cm，最深处达 6.2 cm 的重症创面，其边缘颜色紫黑，创面干涸不整，滑膜裸露。［中国社区医师,2007,23(2)：38］

诊为重症褥疮。可选择哪些药物，并陈述理由。

附　篇

中药化学成分研究进展

中药化学是一门结合中医药基本理论和临床用药经验,运用现代科学与技术方法,从化学的角度研究中药所含化学成分(主要是有效成分)的学科。从中药化学的观点来看,每一味中药均由不同的化学成分组成。中药的疗效主要由其所含的某些化学成分起作用。

前人在长期的医疗实践中,不但发现了种类繁多的中药,而且也认识到中药的疗效与其所含的某些物质有关。比如重视"道地药材",讲究采收时节和方法,注意贮存、炮制和制剂的选择,以全其"性味"。在中药理论中,十分重视"四气五味",也意识到药物作用是有物质基础的。但由于历史原因和科学技术发展水平的限制,当时对中药化学成分还不可能有较深入的了解,以致在论及药物治病道理时发出了"有可解者,有不可解者"的感叹。因此,了解中药化学成分的有关知识,对于探索中药防治疾病的原理、改进中药的炮制和制剂、控制质量、提高临床疗效、开辟新药源、创制新药等,都有重要意义。

中药的化学成分十分复杂,每种中药所含成分少则数种,多者可达数十甚至百余种,很多品种目前尚未完全探明。中药中的有效成分往往不是单一成分,常常是同一结构类型的多种成分(有效部位),甚至是不同结构类型的多种成分(有效组分)。中药所含的主要类型化学成分及其生物活性简介如下。

(一)生物碱

生物碱广泛存在于生物界(主要是植物界),是一类含氮的有机化合物,有类似碱的性质,能和酸结合生成盐。大多数生物碱是苦味、无色或白色结晶,少数有颜色(如小檗碱和蛇根碱为黄色)或为液体(如烟碱、毒芹碱、槟榔碱)。游离的生物碱一般不溶或难溶于水,能溶于乙醇、乙醚、氯仿、丙酮等有机溶剂。生物碱与酸作用生成盐后则易溶于水及含水的乙醇,不溶或难溶于乙醚、氯仿等有机溶剂。植物中的生物碱多数是以和植物酸性成分结合成盐的形式存在。

生物碱分布相当广泛,无论从数量上还是生物活性上,生物碱都是一类重要的化学成分,现已知至少有50多个科120属以上的植物含有生物碱。不仅同属植物中往往含有结构类似的生物碱,而且不同科属的植物亦有可能含有相同的生物碱,如小檗碱分布于多个科属的植物中。生物碱具有多种生物活性,部分中药所含生物碱及其生物活性如附表1所示。

附表1 部分中药所含生物碱及其生物活性

中 药	化 学 成 分	生 物 活 性
麻黄	麻黄碱、伪麻黄碱	拟肾上腺素作用,兴奋神经系统,利尿
黄连	小檗碱、小檗胺	抗菌,抗病毒,抗阿米巴,抗炎,抗腹泻,解热,抗凝
黄柏	小檗碱、黄柏碱、木兰花碱、药根碱	抗病原微生物,正性肌力及抗心律失常作用,抗溃疡
益母草	水苏碱、益母草碱	收缩子宫,降压

续 表

中 药	化 学 成 分	生 物 活 性
天仙子、洋金花、颠茄	莨菪碱、东莨菪碱,阿托品	抗胆碱药,加快心律,对中枢神经系统的影响,镇痛,解痉,抑制腺体分泌,散瞳
槟榔	槟榔碱	驱虫,兴奋胆碱受体
苦参、广豆根	苦参碱、氧化苦参碱、氧化槐果碱	抗肿瘤,升白,平喘祛痰,抗过敏,免疫抑制,抗炎,利尿,抗菌,抗滴虫
北豆根	蝙蝠葛碱	肌松,抗炎,抑菌,抗心律失常,降压,抑制血小板聚集,抗肿瘤,解痉,抑制胃液分泌
板蓝根、大青叶、青黛	靛蓝、靛玉红、靛苷	抗癌、抗菌
罂粟壳	吗啡、可待因、罂粟碱、那可汀	镇痛,催眠,呼吸抑制,镇咳
汉防己	粉防己碱(汉防己甲素)	增加冠脉流量,对心肌缺血缺氧的保护,抗心律失常,降压,消炎,抗过敏,镇痛,抗癌,抗菌
元胡	延胡索乙素、延胡索甲素	镇痛,对消化系统影响,扩张血管,肌松
马钱子	士的宁	兴奋神经系统,镇咳祛痰
钩藤	钩藤碱、异钩藤碱	降压,镇静,抗惊厥
厚朴	厚朴碱	降压
猪毛菜	猪毛菜碱	降压
百部	百部碱	镇咳祛痰
石斛	石斛碱	解热镇痛,兴奋子宫
附子	乌头碱、去甲乌头碱	抗炎,镇痛,镇静,强心,降压
吴茱萸	吴茱萸碱	健胃、镇痛、止呕、抗菌、降压
贝母	平贝碱甲	祛痰,降压
半边莲	半边莲碱	少量兴奋心血管、大量抑制,利尿,对中枢神经先兴奋后抑制,催吐
秦艽	秦艽碱甲(乙、丙)	抗炎,解热,镇痛,降压,升血糖
胡椒	胡椒碱	抗惊厥,镇静
常山	常山碱	抗疟
金鸡纳树皮	奎宁	抗疟
茶叶	咖啡因	兴奋中枢神经系统
一叶萩	一叶萩碱	兴奋中枢神经,临床用于治疗面神经麻痹等症
萝芙木	利血平(蛇根碱)	降血压,镇静
山慈菇	秋水仙碱	抗肿瘤,致应激反应
长春花	长春新碱	抗癌
喜树	喜树碱	抗肿瘤
美登木	美登木碱	抗癌
三尖杉	三尖杉酯碱	抗肿瘤
白屈菜	白屈菜碱	抗肿瘤
毛果芸香叶	毛果芸香碱	治疗青光眼
黄杨木	环维黄杨星 D	扩张血管,增加冠脉流量,降低心肌氧耗量,正性肌力作用,抗心律失常

（二）多糖

多糖为天然大分子物质，是由 10 个以上单糖聚合而成的高分子化合物，通常由几百甚至几千个单糖组成，几乎存在于所有生物体中。多糖随着单糖聚合度增加，性质与单糖差别较大。一般为非晶型，无甜味，难溶于冷水，或溶于热水成胶体溶液，不溶于亲脂性有机溶剂。随着醇浓度增加，溶解度降低。过去多糖曾被作为无效成分弃去，如今发现其具有多方面生物活性，日益受关注。部分中药所含多糖及其活性如附表 2 所示。

附表 2 部分中药所含多糖及其生物活性

中　药	化 学 成 分	生　物　活　性
香菇	香菇多糖	抗肿瘤，抗病毒
云芝	云芝多糖	抗肿瘤
茯苓	茯苓多糖	抗肿瘤
猪苓	猪苓多糖	促进免疫，提高抗肿瘤活性
冬虫夏草	冬虫夏草多糖	增强免疫，促进机体核酸及蛋白质的代谢，抗肿瘤，促干扰素的诱生
人参	人参多糖	免疫促进，抗衰老，抗辐射，抗疲劳
黄芪	黄芪多糖	增强免疫，促进淋巴细胞的转换，纠正外周白细胞的抑制，双向调节血糖，抗辐射，抗疲劳
天麻	天麻多糖	镇静，抗惊厥，增强免疫
当归	当归多糖	增强免疫，抗辐射，抑制肿瘤
红花	红花多糖	增强免疫，抑制肿瘤
黄芪	黄芪多糖	增强免疫
枸杞子	枸杞子多糖	增强免疫，抗肿瘤，抗氧化，降血糖
麦冬	麦门冬多糖	降血糖，增强免疫
刺五加	刺五加多糖	免疫促进，降血糖
知母	知母多糖	降血糖
地黄	地黄多糖	降血糖
薏苡仁	薏苡多糖	降血糖
天花粉	天花粉多糖	降血糖

（三）苷类化合物

苷是一类由糖或糖的衍生物如氨基糖、糖醛酸等和非糖部分组成的化合物，非糖部分称为苷元。苷的共性在糖部分，苷元的结构类型多样，性质和生物活性各不相同。苷类多数是无色、无臭、无味的中性晶体，但如果苷元是黄酮、花色素等特殊结构，苷类则呈不同颜色，如黄酮苷多呈黄色，花色苷呈红、紫或蓝色。苷类也有很甜的或很苦的，其苦甜味不但与苷元有关，也与糖有关。如穿心莲内酯味极苦，而新穿心莲内酯则无味；甜菊苷比蔗糖甜 200 倍，但水解去一个葡萄糖而成的二糖苷不再有甜味。苷类溶解度差别较大，多数可溶于水或乙醇，苷元则难溶于水，而易溶于有机溶剂。

苷类按化学结构和药理作用等不同可分为以下数类。

（1）按苷元的化学结构不同可为黄酮苷、氰苷、吲哚苷、香豆素苷、蒽醌苷等。

1）黄酮苷：含黄酮苷的中药有黄芩、槐花、陈皮、山楂、葛根、广豆根、金银花、黄荆、菊花、芫花、银杏叶等。中药所含黄酮类成分及其生物活性详见黄酮类成分项下。

2）氰苷：苦杏仁苷是一种氰苷，存在于苦杏仁、桃仁中。小剂量口服时，在体内缓慢分解生成苯甲醛(具有杏仁味)和氢氰酸，少量氢氰酸对呼吸中枢呈镇静作用，因而有镇咳作用。大剂量可产生中毒症状，因氢氰酸可使延髓生命中枢先兴奋后麻痹，并能抑制酶的活性，阻碍新陈代谢，而引起组织窒息。

3）吲哚苷：板蓝根(菘蓝的根)和大青叶(菘蓝的叶)含有菘蓝苷，为吲哚苷。吲哚苷元易氧化成暗蓝色的靛蓝,青黛就是粗制靛蓝。

4) 香豆素苷:香豆素大多有香气,能挥发,但多数香豆素苷无香气,不能挥发。香豆素及其苷均能溶于水、乙醇、氢氧化钠溶液。含此类成分的中药有秦皮、白芷、独活、前胡、茵陈、补骨脂、蛇床子、矮地茶等。部分中药所含香豆素类成分及其生物活性详见香豆素类成分项下。

5) 蒽醌苷:苷元为蒽醌类。多数为黄色或橙红色晶体。含蒽醌苷的中药有大黄、虎杖、番泻叶、决明子、何首乌、茜草等。中药所含蒽醌类成分及其生物活性详见蒽醌类成分项下。

6) 酚苷:是苷元上的酚基与糖结合而成的苷类。含酚苷的中药有牡丹皮、徐长卿、虎杖等。

此外,还有生物碱苷、木脂素苷、树脂苷等。

(2) 按苷键原子分类,有 O-苷,如牵牛子中的泻下有效成分牵牛醇苷;S-苷,如芥子中的芥子苷;N-苷,如巴豆中的巴豆苷;C-苷,如芦荟中的芦荟苷是蒽酮的 C-苷。

(3) 按糖的名称分类,如木糖苷、葡萄糖苷、鼠李糖苷。

(4) 按苷的特殊性质分,如皂苷。中药所含皂苷类成分及其生物活性详见皂苷类成分项下。

(5) 按生理作用分类,如强心苷。中药所含强心苷类成分及其生物活性详见强心苷类成分项下。

(6) 按苷类在植物体内存在状况分类,原存在于植物体的为原生苷,水解后失去一部分糖的为次生苷。

值得注意的是,含苷类的中药含有与其共存的酶,苷与酶共存于同一器官的不同细胞中。苷类与稀酸作用或遇到相应的酶(如在药材粉碎,细胞壁破坏时),则可被水解(酶解),生成糖和苷元或次级苷。苷类分解成苷元后,一般在水中的溶解度下降,疗效也相应降低。如黄芩苷在黄芩酶的作用下可水解成葡萄糖醛酸与黄芩素,后者易被氧化为醌类而使黄芩变绿,有效成分破坏,质量下降。故黄芩需蒸制以杀酶保苷。在多数情况下,多种结构相似的苷类或游离苷元共同存在于同一中药中。部分中药所含苷类及其生物活性见附表3。

附表3 部分中药所含苷类及其生物活性

中 药	化 学 成 分	生 物 活 性
赤芍	赤芍苷	扩冠,抑制血小板聚集,降温
牡丹皮	芍药苷	改善微循环,抗氧化及自由基损伤,抑制细胞内钙超载,抑制细胞凋亡,抗神经毒性,改善学习记忆功能
马鞭草	马鞭草苷,马鞭草宁	止血,镇咳
土茯苓	新妇苷	利尿,镇痛
牵牛子、络石藤	牵牛子苷	泻下
山茱萸	马钱苷	抗炎,调节免疫,强心
熟地	毛蕊花糖苷	改善性功能,增强学习记忆
天麻	天麻苷(天麻素)	镇静、安眠
红景天	红景天苷	抗疲劳、抗衰老、免疫调节、清除自由基

(四) 醌类化合物

醌类化合物是中药中的一类重要的化学成分,其分子中具有不饱和环二酮结构。醌类化合物常作为动植物色素存在于自然界。因醌类化合物具有氧化还原特性,故在生物的氧化还原反应过程中起着重要的电子传递作用,从而促进或干扰了某些生化反应,表现出抗菌、抗氧化、抗肿瘤等多种生物活性。醌类化合物按其结构可分为:苯醌、萘醌、蒽醌、菲醌等四种不同母核的化合物。

天然醌类多为黄、橙或红色的晶体。苯醌及萘醌多以游离状态存在。蒽醌可和糖结合成苷存在于植物中。蒽醌类衍生物多具有荧光,在不同 pH 值显不同颜色。还原型蒽醌类被还原可生成蒽酮及蒽酚,同时蒽酮及蒽酚也可被氧化成蒽醌。由于此氧化还原过程在生物体内也可能发生,因此在含有蒽醌类的新鲜药材中常伴有蒽酮、蒽酚等还原产物。新采收的大黄需贮存一定时期后才供药用,其目的就是为了使大黄中的蒽酚、蒽酮氧化成蒽醌类成分。游离的醌类多具有升华性。小分子的苯醌及萘醌类具有挥发性,能随水蒸气蒸馏,可用于醌类的提取、精制和鉴定。游离醌类多溶于乙醇、乙醚、苯、氯仿等有机溶剂,微溶或难溶于水。但结合成苷后极性增大,易溶于甲醇、乙醇中,在热水中也可溶解,但冷水中溶解度大大降低,并不溶于苯、乙醚、氯仿等非极性溶剂。醌类化合物分子中多有酚羟基,故有一定酸性,利用此性质,可采用碱溶解酸沉淀法提取该类成分。部分中药所含醌类化合物及其生物活性见附表 4。

附表 4　部分中药所含醌类化合物及其生物活性

中　药	化　学　成　分	生　物　活　性
紫草	紫草素	止血,抗炎,抗菌,抗病毒,抗癌
丹参	丹参酮ⅡA	治疗冠心病和心肌梗死
大黄、何首乌、虎杖、决明子	大黄素、大黄酚、大黄素甲醚、大黄酸、芦荟大黄素及苷	抗炎,降压,利尿,泻下
芦荟	芦荟苷	泻下
番泻叶	番泻叶苷	泻下
茜草	茜草酸、羟基茜草素、茜素、大黄素甲醚、大叶茜草素	止血、止咳、祛痰、抗炎
臭椿的果实	2,6-二甲氧基对苯醌	抗菌
马蔺子种皮	马蔺子甲素	抗辐射
指甲花	指甲花醌	抗霉菌

(五) 香豆素

香豆素是一类顺邻羟基桂皮酸失水而成的内酯,以游离状态或与糖结合成苷的形式而存在。游离香豆素多数为无色结晶,且多具有香味。分子量小的香豆素有挥发性并能升华。而香豆素苷多数无香味和挥发性,也不能升华。游离香豆素溶于沸水,难溶于冷水,易溶于甲醇、乙醇、氯仿和乙醚;香豆素苷溶于水、甲醇、乙醇,而难溶于乙醚、苯等极性小的有机溶剂。香豆素具有内酯结构,在稀碱溶液中内酯环可水解开环,生成能溶于水的顺邻羟基桂皮酸的盐,加酸后环合为原来的内酯而沉淀出来。部分中药所含香豆素及其生物活性见附表 5。

附表 5　部分中药所含香豆素及其生物活性

中　药	化　学　成　分	生　物　活　性
独活	二氢山芹醇、二氢欧山芹醇	抑制血小板聚集,解痉,光敏,抗胃溃疡
秦皮	七叶内酯、七叶苷	抗炎,抗真菌,止咳,祛痰平喘
白芷	白当归素(川白芷)、呋喃香豆素(杭白芷)	光敏作用,活化交感系激素,拮抗副交感系激素
前胡	伞形花内酯、紫花前胡内酯	抗血小板聚集,抗癌
茵陈	6,7-二甲氧基香豆素、茵陈炔内酯	利胆保肝,扩血管,降血脂,抗凝血
补骨脂	补骨脂素	光敏作用,抗癌,止血,舒张支气管平滑肌
蛇床子	蛇床子素	祛痰平喘

(六) 木脂素类

木脂素是一类由双分子苯丙素聚合成的天然化合物。木脂素多数为游离体,少数与糖结合成苷。由于多数存在于木部或树脂中,故称为木脂素。木脂素多数为白色结晶,多数不挥发。游离木脂素偏亲脂性,难溶于水,能溶于苯、氯仿、乙醚、乙醇等。与糖结合成苷者水溶性增大,并易被酶或酸水解。部分中药所含木脂素及其生物活性见附表 6。

附表 6　部分中药所含木脂素及其生物活性

中　药	化　学　成　分	生　物　活　性
五味子	五味子素	保护肝脏,降血清谷丙转氨酶水平
厚朴	厚朴酚、和厚朴酚	镇静、肌松
牛蒡子	牛蒡子苷	钙拮抗剂作用,抗肾病变,抗肿瘤
连翘	连翘脂素、连翘苷	抗菌、抗炎

（七）黄酮类化合物

黄酮类化合物是基本母核为 2-苯基色原酮的一类化合物。该类化合物广泛存在于植物中,大部分与糖结合成苷,部分以游离形式存在。黄酮类化合物多数为结晶性固体,少数为无定形粉末。黄酮类化合物在紫外线照射下,可产生各种颜色的荧光,遇碱后颜色改变。如查耳酮和橙酮呈亮黄棕色或亮黄色的荧光,在氨熏后为橙红色的荧光。黄酮类化合物的游离苷元一般难溶或不溶于水,易溶于甲醇、乙醇、乙酸乙酯、乙醚等有机溶剂及稀碱溶液中。黄酮类化合物羟基被糖苷化后,水溶性相应增大,而脂溶性相应降低。黄酮苷一般易溶于水、甲醇、乙醇、吡啶等极性溶剂中,但难溶或不溶于苯、氯仿、乙醚、石油醚等有机溶剂中。糖链越长,水溶性越大。黄酮类化合物因分子中多具有酚羟基,故显酸性,可溶于碱性水溶液、吡啶、甲酰胺及二甲基甲酰胺中。部分中药所含黄酮及其生物活性见附表 7。

附表 7　部分中药所含黄酮类化合物及其生物活性

中　药	化　学　成　分	生　物　活　性
黄芩	黄芩苷、黄芩素、汉黄芩素	抗菌,抗病毒,解热,解毒,抗炎,抗过敏,降低毛细血管脆性
槐花米	芸香苷、槲皮素	降低毛细血管脆性,降低通透性,抗炎,祛痰,镇咳
银杏叶	山柰黄素、槲皮素、白果素、银杏素、异银杏素	扩冠,抗衰老,解痉
满山红叶	杜鹃素	祛痰
陈皮	橙皮苷	活血化瘀
补骨脂	补骨脂乙素	扩冠,加强心肌收缩力,兴奋心脏
葛根	葛根素、大豆苷	增强心肌血氧供应,降血压,抗心律失常,抑制血小板的聚集,抗癌
桑叶	芸香苷、槲皮素	增强心肌收缩力及心输出量,减慢心率,祛痰,镇咳
甘草	甘草素、甘草苷	解痉,抗溃疡,抗菌,抑制肝细胞单胺氧化酶
菊花	菊花黄酮	扩冠
红花	红花苷、新红花苷、醌式红花苷	增加冠脉流量
凌霄花	芹菜素	解痉
骨碎补	骨碎补双氢黄酮苷	降血脂
山楂	山楂黄酮	降低血清胆固醇
金银花	木犀草素	抗炎,抗肿瘤,抗过敏,抗纤维化,抗菌,抗病毒,祛痰,镇咳
陈皮	橙皮苷	降低毛细血管脆性,保护毛细血管,防止微血管破裂出血
贯叶连翘	金丝桃苷	抗炎,解痉,利尿,止咳,降压,降低胆固醇
水飞蓟	水飞蓟素、水飞蓟宁	保肝,抗肿瘤,清除活性氧,保护脑缺血损伤
黄檀	黄檀素	抗凝血、增加冠脉流量,减慢心率和轻度增加心跳振幅

（八）萜类化合物

萜类化合物是天然物质中最多的一类化合物,已有 2 万种之多。由甲戊二羟酸衍生所形成的萜源类衍生物,均称为萜类。萜类化合物一般难溶于水,易溶于醇和非极性的有机溶剂。萜类化合物一般可分为半萜、低聚萜类,常温下多呈液体或低熔点的固体,具挥发性,能随水蒸气蒸馏,并带有芳香气味。单萜类和部分倍半萜类随分子量增加,功能基增多,化合物的挥发性降低,熔

点、沸点相应增高。萜类化合物按构成碳架的碳原子数目不同,可分为以下几类:

1. **单萜类** 单萜类的碳架多是由 10 个碳原子组成的,是多种植物挥发油的主要组成成分,但若以苷的形式存在,则不具挥发性。部分中药所含单萜类及其生物活性见附表 8。

附表 8 部分中药所含单萜类及其生物活性

中 药	化 学 成 分	生 物 活 性
陈皮	柠檬烯	祛痰平喘
薄荷	薄荷油(薄荷醇)	镇痛,止痒,局麻,防腐,杀菌,清凉
樟脑	樟脑	局部刺激,防腐,强心
冰片	龙脑	发汗,兴奋,镇痛,抗缺氧
土荆芥(油)	驱蛔素	驱线虫
小茴香	茴香酮	局部刺激
芍药	芍药苷	改善微循环,抗氧化及自由基损伤,抑制细胞内钙超载,抑制细胞凋亡,抗神经毒性,改善学习记忆功能
紫苏	紫苏醛	镇静
荆芥	右旋薄荷酮、消旋薄荷酮	镇痛
荜澄茄	柠檬醛、柠檬烯、莰烯	抗心律失常,抗心肌缺血,抗菌

2. **环烯醚萜类** 环烯醚萜类也属于单萜类化合物,大多为白色结晶体或粉末,味苦,其苷易溶于水、甲醇,溶于乙醇、正丁醇,难溶于氯仿、乙醚、苯等亲脂性溶剂。有的苷易水解成不稳定的苷元,在外界条件影响下易变色。如地黄、玄参含有这类苷,故在加工炮制或干燥放置中常逐渐变成黑色。部分中药所含环烯醚萜类及其生物活性见附表 9。

附表 9 部分中药所含环烯醚萜类及其生物活性

中 药	化 学 成 分	生 物 活 性
栀子	栀子苷元(京尼平)、栀子苷	促进胆汁分泌,利胆,泻下
地黄、车前、胡黄连	梓醇	降血糖,利尿,迟缓性泻下
龙胆、当归	龙胆苦苷	苦味成分
鸡屎藤	鸡屎藤苷	轻泻
马鞭草	马鞭草苷	收缩子宫,镇咳
当药、獐牙菜	当药苷、当药苦苷	扩张毛细血管,激活或促进皮肤细胞的酶系统

3. **倍半萜** 倍半萜类除烃类外,在植物体中常以醇、酮、内酯等形式存在于挥发油中,是挥发油中高沸点部分的主要组成物。倍半萜的含氧衍生物多具有较强的香气和生物活性,是医药、食品、化妆品工业的重要原料。部分中药所含倍半萜类及其生物活性见附表 10。

附表 10 部分中药所含倍半萜及其生物活性

中 药	化 学 成 分	生 物 活 性
青蒿	青蒿素	抗疟
枇杷叶	枇杷叶油(金合欢烯)	祛痰
藿香	藿香油(甲基胡椒酚)	促进胃液分泌,增强消化力,解痉
生姜	姜油酮	止吐,使肠管松弛,蠕动减慢
八角茴香	茴香油(茴香醚)	促平滑肌蠕动,促消化,促气管黏膜分泌
郁金	郁金油(郁金烯)	促进胆汁分泌
棉籽	棉酚	杀精子,抗菌,杀虫
桉叶	桉叶油(桉醇、桉油精)	祛痰,杀滴虫
香附	香附油(香附酮)	微弱雌激素作用
莪术	姜黄醇(莪术醇)	抗癌
泽兰	泽兰苦内酯	抗癌

4. 二萜类　二萜类化合物为基本骨架内含 20 个碳原子的天然物。植物醇是叶绿素的组成部分,它属于二萜衍生物。植物体分泌的乳汁、树脂等均以二萜衍生物为主要成分。部分中药所含二萜类及其生物活性见附表 11。

附表 11　部分中药所含二萜类及其生物活性

中 药	化 学 成 分	生 物 活 性
穿心莲	穿心莲内酯	抗癌,抗病毒,抗炎,解热,抗早孕
银杏叶	银杏内酯	治疗心脑血管疾病
雷公藤	雷公藤甲素、乙素、内酯	免疫抑制,抗肿瘤
红豆杉	紫杉醇	抗癌
甜叶菊	甜菊苷	甜味剂,高甜度、低热量、无毒性
冬凌草	冬凌草素	抗癌
香茶菜	香茶菜甲素	抗癌
海南粗榧	海南粗榧内酯	抗癌
巴豆油	巴豆醇	致癌性(故巴豆炮制脱油,以巴豆霜入药)

5. 三萜类　三萜类化合物是基本骨架由 30 个碳原子组成的天然产物,它以游离或与糖结合成苷的形式存在。部分中药所含三萜类及其生物活性见附表 12。

附表 12　部分中药所含三萜类及其生物活性

中 药	化 学 成 分	生 物 活 性
甘草、人参、连翘、槲寄生、女贞子	齐墩果酸	清热,消炎抑菌,强心利尿
甘草	甘草次酸、甘草酸	治疗胃溃疡
山楂、车前子、山茱萸、枸骨叶、白花蛇舌草	熊果酸(乌苏酸)	降血糖、尿糖,降血脂
人参、绞股蓝、西洋参	人参皂苷	对神经系统的双向调节,降血糖,免疫增强,抗肿瘤,抗衰老,保肝
三七	三七皂苷、人参皂苷	抗心律失常,降血脂,抗氧化,减少血栓形成,抗炎,镇静
黄芪	黄芪甲苷	抗衰老,镇静,镇痛
瓜蒂	葫芦苦素	降转氨酶
升麻	升麻素、升麻苷	中枢抑制,降温
雪胆	雪胆素	抗菌,解热,抗炎,提高机体耐缺氧能力
泽泻	泽泻萜醇	降血脂
地榆	地榆皂苷	抗炎

(九) 挥发油

挥发油又称精油,多具有浓烈香味和挥发性,是一类可随水蒸气蒸馏的油状液体。挥发油在常温下大多为无色或淡黄色油状液体,少数有颜色,如桂皮油呈红棕色,佛手油呈绿色,满山红油呈淡黄绿色。常温情况下易挥发而不留油迹,可与脂肪油相区别。少数挥发油在低温下可析出结晶,常称为"脑",如薄荷脑、樟脑、茴香脑等,去脑后的挥发油称为"脱脑油"。挥发油大多数比水轻,仅少数比水重,如丁香油、桂皮油等。挥发油难溶于水,易溶于各种有机溶剂,如石油醚、乙醚、二硫化碳、油脂及高浓度乙醇等。挥发油对光线、空气及温度较敏感,易氧化变质,而导致比重增加、颜色加深、失去原有气味,并形成树脂样物质而不能随水蒸气蒸馏。

挥发油所含化学成分较为复杂,均是由数十种至数百种化合物所组成,故除含某种成分较多的挥发油外,其单一成分的活性研究比较少。挥发油大体分为以下四类:

1. 萜类化合物　挥发油中存在最多的成分是单萜、倍半萜和它的含氧衍生物,详见萜类化合物。

2. **芳香族化合物**　在芳香油中,芳香族化合物仅次于萜类,存在也相当广泛。部分中药所含芳香族挥发油及其生物活性见附表 13。

附表 13　部分中药所含芳香族挥发油及其生物活性

中　药	化　学　成　分	生　物　活　性
肉桂	桂皮醛	镇静,镇痛,升白细胞,抗放射,抗肿瘤
茴香	茴香醚	刺激,促胃肠移动,促呼吸道分泌,祛痰
丁香	丁香酚	抑菌,杀虫
细辛	甲基丁香酚、细辛醚	中枢抑制,麻醉,镇痛,降温,抗组胺,抗变态反应

3. **脂肪族化合物**　该类化合物在挥发油中也广泛存在,但含量和作用不如前两类化合物。部分中药所含脂肪族化合物及其生物活性见附表 14。

附表 14　部分中药所含脂肪族化合物及其生物活性

中　药	化　学　成　分	生　物　活　性
人参	人参油(人参炔醇)	抑制癌细胞,促血液循环、新陈代谢
鱼腥草	鱼腥草素(癸烯乙醛)	抗菌,抗病毒,增强免疫

4. **其他类化合物**　含硫及含氮化合物的挥发油存在含量极少,有些中药经水蒸气蒸馏分解得到挥发性物质。部分中药所含其他类挥发油化合物及其生物活性见附表 15。

附表 15　部分中药所含其他类挥发油化合物及其生物活性

中　药	化　合　物	分　解　物	生　物　活　性
芥子	芥子苷	异硫氰酸烯丙酯	刺激
白头翁	毛茛苷	原白头翁素	抗菌
杏仁	苦杏仁苷	苯甲醛	抑制胃蛋白酶消化
大蒜	大蒜氨酸	大蒜辣素	抗癌

(十) 强心苷和其他甾体类化合物

甾体类化合物是广泛存在于自然界中,是一类结构中具有由环戊烷多氢菲甾体母核的天然化学成分,这类化合物具有广泛的生物活性和药理作用,在抗肿瘤、强心、镇痛、抗炎、抑菌等方面疗效确切,同时也是合成甾体激素的重要原料。常见的有强心苷、赡毒配基、性激素、植物甾醇类、胆汁酸类、蜕皮激素类、甾体生物碱、甾体皂苷等。本部分主要介绍强心苷等,甾体皂苷、甾体生物碱分别在皂苷及生物碱中介绍。

1. **强心苷**　强心苷是一类能增强心肌收缩能力,具有强心生物活性的甾体苷类。其苷元可分为甲型和乙型,甲型占大多数。强心苷大都是中性化合物,无定形粉末或无色结晶,味苦,对黏膜有刺激性。苷元亲脂性较强,难溶于水,苷可溶于水及乙醇、甲醇、丙酮等极性溶剂,几乎不溶于乙醚等亲脂性有机溶剂。去氧多糖的苷,在极性溶剂中溶解度小。苷元上的羟基数目少,其苷在极性溶剂中的溶解性也小。部分中药所含强心苷及其生物活性见附表 16。

附表 16　部分中药所含强心苷类成分

中　药	化　学　成　分
紫花洋地黄叶	洋地黄毒苷
毛花洋地黄叶	毛花洋地黄苷丙,去乙酰毛花洋地黄苷丙(西地兰),异羟基洋地黄毒苷(地高辛)
康毗毒毛旋花子	毒毛旋花子苷 K

续　表

中　药	化　学　成　分
香加皮(杠柳根皮)	杠柳苷、杠柳次苷
黄花夹竹桃果仁	黄夹苷(强心灵)
铃兰全草	铃兰毒苷
罗布麻(红麻根)	加拿大麻苷
福寿草	福寿草苷
羊角拗种子	羊角拗苷、辛诺苷

2. **蟾酥强心成分**　蟾酥是蟾蜍耳后腺及皮肤腺分泌的白色浆状物加工干燥而成的,其成分较复杂,主要为甾类和生物碱。其药理作用以强心、升压、抗肿瘤、抗炎、镇痛、抗辐射、利尿、增强免疫和改善微循环等。其强心成分以蟾酥甾烯为主。它们都具有乙型强心苷元的结构,成分较多,主要有脂蟾毒配基、华蟾毒精和蟾毒灵。

3. **孕甾烷类衍生物**　孕甾烷类衍生物是一类重要的化合物,如黄体酮。该类成分是具有21个碳原子的甾体衍生物,故又称 C_{21} 甾类,多以苷的形式存在。如白首乌中含多种该类成分,具有抗衰老、抗肿瘤、保肝、降脂等活性。

4. **植物蜕皮素**　植物蜕皮素为植物中与昆虫变态激素相类似的成分。部分中药所含蜕皮素及其生物活性见附表17。

附表 17　部分中药所含蜕皮素及其生物活性

中　药	化　学　成　分	生　物　活　性
牛膝	蜕皮甾酮、牛膝甾酮	促蛋白合成
桑叶	川牛膝甾酮、蜕皮甾酮	降血糖
祁州漏芦	漏芦甾酮	增强免疫

5. **植物甾醇类**　得自植物体的甾醇称为植物甾醇,几乎所有植物中均存在,是植物细胞的重要组分。中药中常见的有:谷甾醇类、豆甾醇类和菠甾醇类。甾醇类成分亲脂性较强。

6. **胆汁酸类**　胆汁酸类是一类具有甾核和羧基的一类成分,存在于动物胆汁中,统称为胆汁酸。游离或结合型胆汁酸均呈酸性,难溶于水,易溶于有机溶剂,能与碱成盐能溶于水。结合型胆汁酸可被皂化,生成游离胆汁酸及氨基酸。甾核上羟基可氧化为酮基,再用还原法除去酮基。利用此反应,以胆汁酸为原料,选择适宜的氧化剂,可制备某些去氧胆酸。部分中药所含胆汁酸及其生物活性见附表18。

附表 18　部分中药所含胆汁酸及其生物活性

中　药	化　学　成　分	生　物　活　性
熊胆	胆酸、鹅去养胆酸、熊去氧胆酸	利胆,溶解胆石,降压,降血脂,解痉,抗惊厥,解毒,抑菌
牛黄	胆酸、去氧胆酸、鹅去氧胆酸	解痉,抗菌,抗病毒,祛痰

(十一) 皂苷

皂苷是一类结构复杂的螺甾烷及其相似生源的甾体化合物的低聚糖苷以及三萜类化合物的低聚糖苷,可溶于水,其水溶液经振摇能产生大量持久肥皂样泡沫,因而称之皂苷。皂苷分子量大,不易结晶,多为白色无定性粉末,除去糖基的甾苷元,大多有完好的结晶。皂苷的熔点较高,一般在熔融前就分解,因此,无明显的熔点,测得的大多是分解点。皂苷多数具有苦和辛辣味,对黏膜有刺激性,尤其鼻黏膜最敏感,吸入其粉末能引起喷嚏。皂苷还具有吸湿性。大多数皂苷极性较大,可溶于水,易溶于热水、热甲醇、热乙醇和稀醇;几乎不溶或难溶于苯、乙醚、石油醚等弱极性有机溶剂。皂苷在含水丁醇和戊醇中溶解度较好,因此丁醇常作为提取分离皂苷的溶剂。次级苷极性降低,在水中溶解度降低,易溶于醇、丙酮、乙酸乙酯。皂苷元不溶于水,能溶于石油醚、苯、乙醚、氯仿、醇等有机溶剂中。皂苷有助溶性,可以促进其他成分在水中的溶解性。皂苷的水溶液经振摇能产生持久性的泡沫,且不因加热而消失,这是与蛋白质水溶液产生泡沫的明显区别。皂苷发泡性是由于其降低水溶液表面张力而具有表面活性作用。

皂苷的水溶液大多能破坏红细胞而有溶血作用,故如将皂苷的水溶液静脉注射毒性极大,肌内注射也易引起组织坏死,口服则无溶血作用,这点可能与在胃肠道不被吸收有关。皂苷能溶血,是由于多数皂苷可与红细胞壁上的胆甾醇结合生成不溶于水的分子复合物,破坏了红细胞的正常渗透,使细胞内渗透压增加而发生崩解,从而发生溶血。

皂苷由皂苷元与糖组成,依据苷元的结构将皂苷划分为两大类,一类为甾体皂苷,另一类为三萜皂苷。与皂苷共存于植物中的酶,能使皂苷酶解成各种次级苷。

1. **甾体皂苷** 甾体皂苷以作为合成甾体激素及其有关药物的原料而著名。如薯蓣皂苷存在于薯蓣属的多种植物中,其皂苷元是合成甾体激素类药物和甾体避孕药的重要原料。黄山药中提取的甾体皂苷制成的地奥心血康胶囊,对心脏病心绞痛疗效较好。知母的主要成分为知母皂苷,其苷元为菝葜皂苷元。云南白药原料重楼的主要成分为重楼皂苷,具有镇静、止痛、止血的生物活性。

2. **三萜皂苷** 三萜皂苷在自然界分布比甾体皂苷广泛,种类也多。部分中药所含皂苷及其生物活性见附表 19。

附表 19 部分中药所含三萜皂苷及其生物活性

中 药	化 学 成 分	生 物 活 性
商陆	商陆皂苷	祛痰
人参	人参皂苷	详见三萜类
柴胡	柴胡皂苷	解热,镇痛,抗炎,抗病原体,保肝,抗肿瘤
桔梗	桔梗皂苷	祛痰,抑制胃液分泌,抗溃疡,抗炎
甘草	甘草皂苷	抗艾滋病毒
远志	远志皂苷	祛痰,镇静,抗痉厥
白头翁	白头翁皂苷	抗阿米巴原虫,抑癌
知母	知母皂苷	解热,抗病原体,抗肿瘤
娑罗子	七叶皂苷	抗炎,消水肿
三七	三七总皂苷	中枢抑制,镇痛,抗心律失常,扩冠,降压,活血止血
黄芪	黄芪甲苷	增强免疫,抗病毒,促进核酸合成

(十二) 鞣质

鞣质又称丹宁或鞣酸,是一类广泛存在于植物中的复杂多元酚类化合物。因其能与生兽皮中的蛋白质结合形成不溶于水的沉淀,故可把兽皮鞣制成不易腐败、透气性好、柔韧致密的皮革,因此称其为鞣质。由于其在中药中分布广泛,且随其越来越多的生物活性的发现,鞣质的研究日益得到重视。鞣质多为灰白色无定性粉末,少数为结晶状,并多具有吸湿性。鞣质极性较强,溶于水、甲醇、乙醇、丙酮,可溶于乙酸乙酯、丙酮和乙醇的混合液,难溶于或不溶于乙醚、苯、氯仿、石油醚、二硫化碳等。少量水存在能够增加鞣质在有机溶剂中的溶解度。鞣质含有很多酚羟基,很易被氧化。部分中药所含鞣质及其生物活性见附表 20。

附表 20　部分中药所含鞣质及其生物活性

中　药	化　学　成　分	生　物　活　性
五倍子	五倍子鞣质	收敛解毒
儿茶	儿茶鞣酸、儿茶素	降低毛细血管通透性，保肝，利胆
大黄	儿茶素、表儿茶素、没食子酸	抑制胃肠运动
地榆	地榆鞣质、地榆素、没食子酸	止血，升高白细胞
老鹳草	老鹳草素	抗氧化，止泻

（十三）氨基酸、蛋白质和酶

　　氨基酸是一类广泛存在于动植物中既含有氨基又含有羧基的化合物。氨基酸为无色结晶，除胱氨酸及酪氨酸外大都可溶于水；除脯氨酸及半胱氨酸外，一般都难溶于有机溶剂。因有两性的性质，能成内盐，因此氨基酸的熔点均较高，一般在 200～300℃，多数没有确切的熔点，而是分解点。氨基酸具两性电解质的性质，当溶液 pH 值达到某一定值时，氨基酸荷电成中性，此时溶液的 pH 值为该氨基酸的等电点。不同的氨基酸有不同的等电点，等电点时氨基酸的溶解度最小。利用此性质可以分离氨基酸。

　　氨基酸有两类来源：一类是构成有机体蛋白质的氨基酸；称蛋白质氨基酸。这类氨基酸由蛋白质水解而来，有 20 余种。此类氨基酸大部分已被应用于医药等方面。如精氨酸、谷氨酸用作肝昏迷抢救药；组氨酸用于治疗胃及十二指肠溃疡和肝炎。另一类是从天然界分出来的非蛋白质氨基酸称天然游离氨基酸。这些氨基酸游离分布于多种植物中，有些中药除含有蛋白质氨基酸外，还含具有一定生物活性的天然游离氨基酸。部分中药所含氨基酸及其生物活性见附表 21。

附表 21　部分中药所含氨基酸及其生物活性

中　药	化　学　成　分	生　物　活　性
使君子	使君子氨酸	驱蛔虫
鹧鸪茶	海人草氨酸	驱蛔虫
南瓜子	南瓜子氨酸	抑制血吸虫幼虫生长发育
天门冬、玄参	天门冬素	止咳，平喘
三七	三七素	止血
半夏、天南星、蔓荆	γ-氨基丁酸	暂时降压

　　酶和蛋白质是生物体最基本的生命物质，凡有生命的地方就有酶和蛋白质。酶和蛋白质具如下特性：① 溶解性：大多数酶和蛋白质溶于水，不溶于有机溶剂。蛋白质的溶解度受 pH 的影响。② 分子量大：酶和蛋白质溶液具有亲水胶体特性，分子量一般都在一万以上，高的可达千万左右，因此作为高分子物质不能透过半透膜，可利用此性质来提纯蛋白质。③ 两性和等电点：蛋白分子两端都具有氨基和羟基，因而和氨基酸一样都具有两性和等电点。④ 盐析和变性：蛋白质和酶在水溶液中可被高浓度的硫酸铵和氯化钠溶液沉淀，此种作用称盐析。盐析出来的蛋白质还可溶于水，因此该性质是可逆的。当蛋白质和酶被加热、酸、碱以及其他化学药品作用时，则变性失去活性。⑤ 水解：蛋白质在酸、碱、酶等作用下可逐步水解，最终产物为各种 α-氨基酸。⑥ 酶的专一性：酶具有特别高的催化效率及高度作用专一性，即酶通常只能催化一种或一类反应。

　　蛋白质除了是构成生命活动的最基本物质外，近年来从植物中提取的一些植物蛋白具有显著生物活性，部分中药所含蛋白质及其生物活性见附表 22。

附表 22　部分中药所含蛋白质及其生物活性

中　药	化　学　成　分	生　物　活　性
天花粉	天花粉蛋白	引产,抗病毒,抗艾滋病毒
地龙	蚯蚓纤溶酶	抗血栓
麦芽、谷芽	淀粉酶	促进消化
番木瓜	木瓜酶	驱虫
苦杏仁	苦杏仁酶	止咳、平喘
鸡内金	角蛋白,胃蛋白酶,淀粉酶	促进消化

（十四）有机酸

有机酸广泛存在于植物界,多分布于植物的叶和果实中。在植物体中大多与钾、镁、钙离子结合成盐或以酯的形式存在。有机酸具有羧酸的一般性质。含八个碳原子以下的低级脂肪酸或不饱和脂肪酸在常温时多为液体,较高级的脂肪酸如多元酸和芳香酸类则为固体。有机酸的溶解度与结构有关。多元酸比一元酸易溶于水,含羟基数目多的有机酸水溶性大。芳香酸较难溶于水。一般有机酸能溶于乙醇或乙醚等有机溶剂,但难溶于或不溶于石油醚。有机酸能与碱金属、碱土金属结合成盐,其一价金属盐易溶于水,而二价或三价金属盐较难溶于水。部分中药所含有机酸及其生物活性见附表 23。

附表 23　部分中药所含有机酸及其生物活性

中　药	化　学　成　分	生　物　活　性
茵陈、青蒿、沙棘、桑叶、金银花	绿原酸	抑菌,利胆,提升白细胞及止血
当归、川芎	阿魏酸	抑制子宫,抗心律失常,增加营养血流,扩血管,抑制血小板聚集,抗血栓
地龙	琥珀酸	平喘

（十五）树脂

树脂通常存在于植物组织的树脂道中,当植物体受伤后分泌出来,露于空气中干燥形成一种无定形的固体或半固体物质。树脂与树胶不同,它不是糖类化合物,而是一类化学组成较复杂的混合物。

树脂性脆,不溶于水,能溶于乙醇、乙醚、氯仿等有机溶剂。除松香外多数树脂很少溶于石油醚。在碱性溶液中能部分溶解或完全溶解,但加酸酸化,树脂又会沉淀析出。树脂受热时先软化后变成液体,具有粘性,燃烧时发生浓烟及明亮的火焰。

树脂广泛分布于植物界,但大多数树脂均无医疗作用,仅有少数作为药用。如乳香、没药、琥珀、阿魏、藤黄、血竭等,其中乳香中含 α-乳香酸(三萜酸),具有兴奋、收敛、防腐作用,可作局部抗菌药。内服具有止咳祛痰作用。

（十六）色素

植物色素是指那些较为普遍分布于植物界的有色物质。植物体内的色素可分为水溶性色素和脂溶性色素,脂溶性色素可溶于油脂、石油醚、苯、乙醚、高浓度乙醇等,如叶绿素、叶黄素、胡萝卜素、醌类及黄酮类化合物。

叶绿素是植物赖以进行光合作用的物质,为绿色混合物,凡是植物体上带绿色部分多含叶绿素,一般视为无效成分。叶绿素本身有抑菌、消炎和促进肉芽生长的作用,可用于治疗皮肤创伤、溃疡和灼伤等。胡萝卜素分布于所有绿色植物的叶片中,它是维生素 A 的前体,可用于维生素 A 的缺乏症。醌类化合物为一类有生物活性的重要色素类,如紫草中的紫草素和异紫草素是紫草中止血、抗炎、抗菌及抗病毒的重要有效成分。黄酮类成分是广泛分布植物体中一类黄色色素。花色素是一类水溶性色素,是花和果成色的基本物质。植物中其他成分也常带有颜色,如姜黄的根茎中有3%~6%的姜黄色素是姜黄素、去甲基姜黄素及二去甲基姜黄素的混合物,为橙黄色结晶,具特殊芳香味,在中性和酸性中呈黄色,在碱性溶液中呈红褐色。姜黄色素作为食用色素无毒、无副作用,又有良好的染着性及分散性。

(十七）无机成分

无机成分(无机物)是构成中药化学成分的另一个重要方面,许多矿物药主要成分为无机成分,如附表24所示。长期以来,对中药有效成分的研究偏重于有机物,对其中的无机物往往以杂质处理。近年来随着对中药活性成分的深入探讨,对无机成分尤其是微量元素的研究日益受到人们的重视。

附表 24　部分矿物药主要成分

中　药	化　学　成　分
石膏	$CaSO_4 \cdot 2H_2O$
白矾	$KAl(SO_4)_2 \cdot 12H_2O$
雄黄	As_2S_2
赭石	$Fe_2O_3 \cdot 3H_2O$
朱砂	HgS
磁石	Fe_3O_4
炉甘石	$ZnCO_3$
滑石	$Mg_3(Si_4O_{10})(OH)_2$
自然铜	FeS_2
芒硝	$Na_2SO_4 \cdot 10H_2O$
玄明粉	Na_2SO_4
硫黄	S
赤石脂	$Al_4(Si_4O_{10})(OH)_8 \cdot 4H_2O$
花蕊石	$CaCO_3 、MgCO_3$
禹余粮	$Fe_2O_3 \cdot 3H_2O$

无机成分按其在自然界中存在分布量的多少,分为常量元素如钠、镁、磷、硫、氯、钾、钙等及微量元素。按对人体作用,又可将微量元素分为必需微量元素和有害微量元素。必需微量元素如铁、铜、锌、钴、硒、铬、碘、氟、钼、锰、镍、锶、钒、锡、硅等。有害微量元素如砷、汞、铅、锑等,这些元素在人体内积蓄到一定程度,引起中毒。

每一种中药都含有数种以至数十种无机元素。中药所含微量元素的种类和数量与药材的质量,诸如品种、入药部位、产地(包括因特殊生长环境而形成的"道地药材")、栽培、炮制、制剂以及合理使用等,密切相关。研究中药与微量元素的联系,对查清微量元素与疾病的因果关系,以及在鉴定药材的品种和质量方面,均有重要意义。

主要参考文献:

[1] 王峥涛,梁光义.中药化学.上海:上海科学技术出版社,2009

[2] 石任兵.中药化学.北京:人民卫生出版社,2012

[3] 杜方麓.中药化学.北京:中国中医药出版社,2006

中药现代药理研究进展

中药药理学是在中医药理论指导下,应用现代科学技术和方法,研究中药与机体相互作用及作用规律的科学。中药药理主要是研究中药对机体的作用(包括治疗作用、保健作用和毒副作用)、作用机制、产生作用的物质基础以及机体对中药的作用(主要是中药进入机体后,吸收、分布、代谢、排泄过程)。

中药药理学是近几十年来形成的一门新兴学科,是中医药学的重要组成部分,是连接中国传统医学与现代医学的纽带,是沟通基础医学和临床医学的桥梁。运用现代科学技术方法,从新的高度认识中药防治疾病的机制及其药效物质基础,阐明中医药理论的现代科学本质,不仅可以大大地丰富中药学的内容,而且有助于中药理论的发展。通过中药药理的研究,可使医务工作者更能准确、合理地遣方用药,进一步提高临床疗效。中药药理研究对于研制中药新药、发展新药源、发现新药材也有重要参考价值。

历代本草中记载的黄连止痢、人参补虚、麻黄平喘、大黄泻下、半夏止呕、茵陈退黄、乌头止痛等功用,是古人几千年临床经验的积累,更是属于中药药理学的范畴,因此,古代本草、方书对中药功效和不良反应的记载可作为中药药理学的基础。但古人受历史条件和科技水平的限制,不可能像现代人一样,从细胞、分子水平来阐释中药防治疾病的作用机理,只能结合当时的哲学、文化等认识手段去阐明中药的作用机制,这便形成了传统中药药性理论,如四气、五味、归经、升降浮沉等。到了宋代,古人渐渐认识到中药的某些自然特征与中药药效存在一定联系,并逐渐形成了"法象药理"理论模式,将药物的某些自然特征作为产生药效的本原,如《圣济经》(卷五)"药理篇"中提出"物生而后有象,象而后有滋,物物妙理,可得而推"。这种阐释药理的方式到了金元明清时期更甚,如《本草求真》对蝉蜕药理的阐释:"其言能治肝经风热者,因体气轻虚而味甘寒之意也;其言能治妇人生子不下及退翳膜侵睛瘀肉满者,因其性有善脱之意也;其言能治皮肤疮疥瘾疹者,以其所取在壳之意也;皮以治皮意。其言能治中风不语者,以其蝉声清响之意也;声以通声。其言能治小儿夜啼者,以其昼鸣夜息之意也。"清代徐灵胎在其《医学源流论》中归纳了中药奏效的方式:"或取其味,或取其性,或取其色,或取其形,或取其质,或取其性情,或取其听生之时,或取其所成之地。"这种"法象药理"理论模式是在药物功用确定后的说理,有较强的实用主义色彩,尽管缺少事实依据,但也是古人积极探求中药奏效机理的一种表现。

真正意义上的中药药理学始于20世纪20年代。1924年,我国学者陈克恢等从麻黄中提取分离得到麻黄碱并进行了动物实验,证明麻黄碱具有拟肾上腺素样作用,开创了中药药理学的先河。随后,药理工作者又开展了当归、草乌、延胡索、五倍子等中药的研究,为中药药理的大力开展奠定了基础。新中国成立后,国家高度重视中医药的发展,在政策和资金上给予大力支持,中药药理学得到蓬勃发展,取得了许多成就,如黄连及黄连素抗菌,青蒿中青蒿素抗疟,五味子及五味子酯保肝,川芎、丹参及丹参酮、丹酚酸扩张冠状动脉,薏苡仁、莪术抗肿瘤,等等。这些研究大大地推动了中药药理学的发展。

现就不同类中药的主要药理作用简介如下：

（一）解表药

解表药一般均具有发汗、解热、镇痛、抗炎、抗病原微生物、调节免疫功能等药理作用。

（1）发汗：解表药一般都有不同程度的发汗或促进汗液分泌作用，通过发汗达到表邪从汗而解，尤以发散风寒药的发汗作用为强。麻黄生物碱、麻黄挥发油、桂皮油、生姜挥发油及其辛辣成分等为发汗的物质基础。作用机制包括：通过抑制汗腺导管对钠离子的重吸收而促进汗液分泌，该作用与中枢神经系统功能状态有关；扩张外周血管，促进血液循环而发汗。

（2）解热：解表药大多有不同程度的解热作用，能使实验性发热动物体温降低，有些还能使正常动物体温下降。一般而言，发散风热药的解热作用强于发散风寒药，以柴胡为著。柴胡挥发油、柴胡皂苷、麻黄挥发油、葛根素、桂皮油、荆芥油等为解热作用的物质基础。作用机制包括：通过发汗或扩张皮肤血管，促进发汗而加速机体散热；抑制中枢 $cAMP$、PGE_2 等致热物质的合成和释放，使体温调节点下移而解热；通过抗炎、抗病原微生物等作用消除病因，促使体温下降。

（3）镇痛：多数解表药具有镇痛作用，可提高痛阈值。麻黄挥发油、细辛挥发油、柴胡皂苷、α-薄荷酮和桂皮醛等为镇痛作用的物质基础。大多通过影响外周致痛物质的合成和释放发挥作用，部分通过作用于中枢发挥镇痛作用。

（4）抗炎：大部分解表药有抗炎作用，如柴胡、麻黄、生姜、辛夷等对多种实验性急、慢性炎症有明显抑制作用，使炎症局部红肿热痛症状缓解。作用机制包括：抑制组胺等炎症介质合成和释放；抑制花生四烯酸代谢；增强肾上腺皮质分泌功能；消除自由基等。

（5）抗病原微生物：体外实验证明，麻黄、桂枝、荆芥、防风、柴胡、薄荷、桑叶、菊花、麻黄挥发油等对多种细菌，如金黄色葡萄球菌、肺炎球菌、溶血性链球菌、伤寒杆菌、大肠杆菌、痢疾杆菌、结核杆菌以及某些致病性皮肤真菌均有不同程度抑制作用；麻黄、桂枝、紫苏、荆芥、防风、柴胡、菊花等对呼吸道病毒亦有一定的抑制作用，其抗病毒成分主要是挥发油、鞣质等。

（6）调节免疫：柴胡、紫苏叶、葛根等可增强巨噬细胞吞噬功能，提高机体抗病能力；有的能促进抗内毒素抗体生成，加速内毒素的清除；部分解表药有提高特异性免疫功能和抗变态反应作用。

（7）镇咳、祛痰、平喘：麻黄水煎液、麻黄挥发油、桂皮油、薄荷醇、细辛挥发油等可减少咳嗽次数或促进气管排泌，对抗致痉物质，有的作用于中枢或直接作用于受体而产生镇咳、祛痰、平喘作用。

部分解表药主要药理作用如附表 25 所示。

附表 25　部分解表药主要药理作用*

类别	中药	发汗	解热	抗菌	抗病毒	镇痛	镇静	抗炎	抗过敏	其　他　作　用
发散风寒药	麻黄	+	+	+	+			+	+	平喘、利尿、升血压、兴奋中枢
	桂枝	+	+	+	+	+	+	+	+	利尿、强心、扩血管
	紫苏		+	+	+	+	+			止咳、祛痰、平喘、止血
	生姜	+			+	+		+	+	止吐、促消化液分泌
	荆芥		+	+	+	+		+		止血、抗氧化
	防风		+	+	+	+	+	+		增强免疫功能
	羌活		+			+		+		
	白芷		+	+	+	+				光敏作用
	细辛		+	+	+	+	+	+		平喘、祛痰、强心、升血压
	苍耳子									
	辛夷		+	+				+	+	降血压、兴奋子宫、平喘

类别	中药	发汗	解热	抗菌	抗病毒	镇痛	镇静	抗炎	抗过敏	其　他　作　用
发散风热药	薄荷		+	+		+	+	+		祛痰、止痒、保肝、利胆
	牛蒡子		+	+		+	+			利尿
	桑叶		+	+	+			+		降血脂、降血糖、抗氧化
	菊花		+	+	+			+		降血压、增加冠脉血流量、抗氧化
	蔓荆子					+	+			
	柴胡		+	+	+	+	+	+	+	保肝、利胆、降血脂、镇咳
	升麻					+	+	+	+	抗肿瘤、抗骨质疏松
	葛根		+			+			+	降血脂、降血糖、心脑血管系统作用

* 表中"＋"表示具有该药理作用。

(二) 清热药

清热药一般均具有抗病原微生物、解热、抗炎、抗毒素等药理作用。

(1) 抗病原微生物

1) 抗菌：清热药抗菌谱较广，以清热解毒药、清热燥湿药的抗菌作用更为明显。黄芩、黄连、黄柏、龙胆、金银花、连翘、大青叶、蒲公英、鱼腥草、紫草等对金黄色葡萄球菌、溶血性链球菌、肺炎球菌、大肠杆菌、痢疾杆菌、变形杆菌等有抑制作用；黄连、黄柏对结核杆菌、钩端螺旋体有抑制作用；黄芩、黄连、黄柏、苦参、连翘、大青叶、板蓝根、鱼腥草、山豆根、知母、栀子、牡丹皮及青蒿等能抑制多种皮肤真菌。小檗碱、黄芩苷、连翘酚、绿原酸、异绿原酸、原儿茶酸、6,7 - 二羟基香豆素、苦参碱、穿心莲内酯等为抗菌作用的物质基础。抗菌机理可能涉及多个环节：破坏菌体结构；影响细菌细胞膜；抑制核酸、蛋白质合成；干扰糖代谢等。细菌对清热药一般不易产生耐药性，且部分中药如黄芩、黄连、黄柏、金银花、穿心莲、马齿苋、射干、大黄、蒲公英等具有延缓或清除耐药性的作用。

2) 抗病毒：金银花、连翘、鱼腥草、黄连、黄芩、黄柏、贯众、大青叶、板蓝根、栀子、败酱草、丹皮等对多种呼吸道病毒有抑制作用；金银花、连翘、黄芩、苦参、贯众、虎杖等对柯萨奇病毒等有抑制作用，苦参、黄芩、赤芍、丹皮、半枝莲、山豆根、青蒿等对乙型肝炎病毒有抑制作用；蒲公英、野菊花、黄芩、贯众、败酱草、青蒿等对疱疹病毒有抑制作用。抗病毒机制：直接杀灭病毒；抑制和阻滞病毒在细胞内的复制；延缓病毒引起的细胞病变，增强机体免疫功能，保护机体免受病毒的伤害。

(2) 解热：许多清热药对不同热原所致发热有一定的解热作用，尤以清热泻火、清热凉血药为佳。石膏、知母、黄芩、黄连、金银花、大青叶、水牛角、玄参、赤芍、紫草、地骨皮等对实验性发热动物具有明显解热作用，其机制可能是通过抑制内热原的产生以及阻断发热的病理环节来发挥作用。

(3) 抗炎：大多数清热药对实验性炎症各个阶段均有不同程度抑制作用。金银花、大青叶、板蓝根、鱼腥草、穿心莲、黄芩、黄连、苦参、龙胆、知母、栀子、赤芍、牡丹皮、苦木、鸭跖草、玄参等对二甲苯所致小鼠耳肿胀、角叉菜胶所致大鼠足肿胀等急性渗出性炎症有明显抑制作用，并能降低组胺等引起的毛细血管通透性增加。金银花、知母、黄芩、赤芍、牡丹皮等对大鼠佐剂性关节炎也有一定的抑制作用。抗炎机制主要有：兴奋垂体-肾上腺皮质系统，抑制炎症反应；抑制各种炎症介质(如环氧合酶、脂氧合酶、前列腺素 E、白三烯 B_4 等)的合成与释放。

(4) 抗毒素：大多数清热药具有抗细菌内毒素作用，主要是通过使内毒素降解及提高机体对毒素的耐受力来实现。机制主要有：① 降解内毒素，如黄连、黄芩、金银花、大青叶、板蓝根、蒲公英、穿心莲、鸭跖草、水牛角等能直接中和、降解内毒素或破坏其正常结构，同时能抑制内毒素诱导的炎症介质合成与过度释放,有效地控制病情,降低死亡率;② 拮抗外毒素,如小檗碱能使霍乱弧菌毒素所致的腹泻潜伏期延长以及腹泻程度减轻。

(5)抗肿瘤:青黛、苦参、山豆根、金银花、半枝莲、白花蛇舌草、冬凌草、穿心莲、紫草等具有一定的抗肿瘤作用。作用机制有:通过抑制肿瘤细胞增殖、调节机体免疫力、阻断致癌基因突变、诱导肿瘤细胞凋亡、抑制癌基因转录、调控基因表达等。某些清热药具有逆转肿瘤多药耐药性、增强肿瘤细胞对化疗药物的敏感性。

(6)调节免疫:多数清热药能提高机体的免疫功能,增强机体抗病能力。如苦参、山豆根能升高白细胞数;蒲公英、大青叶、青蒿、白花蛇舌草等能促进单核-巨噬细胞系统吞噬功能;黄连、黄芩、蒲公英、金银花、青蒿、白花蛇舌草等可促进淋巴细胞的转化;牡丹皮、赤芍、山豆根、白花蛇舌草、金银花、黄柏、鱼腥草、穿心莲还可增强体液免疫功能。某些清热药可抑制多种类型变态反应,如黄芩、苦参等能抑制肥大细胞脱颗粒,抑制过敏介质的释放。苦参、穿心莲还能抑制迟发型超敏反应。

清热药的主要物质基础有黄芩素(黄芩)、小檗碱(黄连、黄柏)、苦参碱(苦参、山豆根)、秦皮乙素(秦皮)、绿原酸(金银花)、连翘酚、连翘酯苷(连翘)、色胺酮(板蓝根、青黛)、穿心莲内酯(穿心莲)、癸酰乙醛(鱼腥草)、原白头翁素(白头翁)、β-二甲基丙烯酰紫草醌(紫草)等。

部分清热药主要药理作用如附表 26 所示。

附表 26　部分清热药主要药理作用*

类别	中药	解热	抗炎	抗毒素	抗菌	抗病毒	抗肿瘤	调节免疫	其　他　作　用
清热泻火药	石膏	+	+					+	抗凝、利尿、止渴
	知母	+	+	+	+	+	+		抑制交感神经功能、降血糖、改善学习功能
	栀子	+	+		+				镇静、保肝利胆、降血压、降血糖
清热燥湿药	黄芩	+	+		+	+		+	保肝利胆、降血压、调血脂
	黄连	+	+	+	+		+		抗心律失常、抗心肌缺血、抗溃疡、止泻、降血糖
	黄柏	+	+		+			+	抗溃疡、调节胃肠运动、抗心律失常、降血压
	苦参	+	+		+	+		+	抗心律失常、抗心肌缺血、抗肝纤维化、平喘
	龙胆草		+		+			+	保肝利胆、健胃、降血压
清热解毒药	金银花	+	+		+	+		+	保肝利胆、降血压、调血脂、止血、抗氧化
	连翘	+	+		+	+		+	保肝、止吐等
	大青叶	+	+		+	+		+	保肝、抑制肠蠕动
	板蓝根	+	+	+	+	+		+	保肝、抗血小板、降血脂
	鱼腥草		+	+	+	+		+	平喘、利尿
	蒲公英			+	+			+	抗溃疡、利胆保肝
	穿心莲	+	+		+	+		+	抗血小板、抗心律失常、抗心肌缺血
	白头翁		+		+				抗原虫
	山豆根	+	+		+		+	+	保肝、抗心律失常、抗心肌缺血
	牛黄	+	+		+				镇静、抗惊厥、抗血小板、降血压等
清热凉血药	牡丹皮	+	+		+		+	+	镇静、抗惊厥、保肝、降血糖、抗血小板等
	赤芍	+	+		+		+		镇静、镇痛、增加冠脉流量、抗心肌缺血、保肝
	紫草	+	+		+				止血、降血糖等
清虚热药	青蒿	+	+		+	+		+	抗疟原虫、抗心律失常、抗组织纤维化等
	地骨皮	+			+			+	降血糖、调血脂、降血压

*表中"＋"表示具有该药理作用。

（三）泻下药

泻下药具有泻下、利尿、抗病原微生物、抗炎等药理作用。

（1）泻下：泻下药以不同方式刺激肠黏膜，使胃肠蠕动增加，表现出不同程度的泻下作用。

1）刺激性泻下：大黄、番泻叶、芦荟等攻下药的致泻成分为结合型蒽醌苷，口服后在肠道细菌作用下水解成苷元，刺激大肠黏膜下神经丛，使结肠蠕动增加而产生泻下作用；峻下逐水药牵牛子所含牵牛子苷、巴豆所含巴豆油及芫花中的芫花酯均能强烈刺激肠黏膜，使胃肠运动增加、分泌亢进，产生剧烈泻下作用，引起水泻。

2）容积性泻下：攻下药芒硝主要成分为硫酸钠，口服后在肠内不易被吸收，使肠内渗透压升高，大量水分保留在肠腔，肠容积增大、肠管扩张，机械性刺激肠壁引起肠蠕动增加而致泻。

3）润滑性泻下：火麻仁、郁李仁等润下药因含大量脂肪油而润滑肠道、软化大便，加之脂肪油在碱性肠液中能分解产生脂肪酸，对肠壁产生温和的刺激作用，使肠蠕动增加而产生缓泻作用。

（2）利尿：芫花、甘遂、牵牛子、商陆等均具有较强的利尿作用。大鼠灌服芫花煎剂可使尿量增加；大戟对大鼠实验性腹水模型有明显的利尿作用。攻下药大黄也有利尿作用，其作用机制与抑制肾小管上皮细胞 Na^+，K^+-ATP 酶有关。

（3）抗病原微生物：大戟、甘遂、芫花、商陆、大黄、芦荟等对某些革兰阴性菌、革兰阳性菌、病毒、真菌以及致病性原虫有不同程度抑制作用。

（4）抗炎：大黄、商陆具有明显抗炎作用，能抑制炎症早期水肿及炎症后期肉芽组织增生。大黄素的抗炎作用与调控炎症细胞因子，抑制黏附分子表达，尤其是抑制 $NF-\kappa B$ 活化有关。商陆皂苷能兴奋垂体-肾上腺皮质系统发挥抗炎作用。

泻下药的主要药效物质基础有蒽醌类化合物、硫酸钠、脂肪油、芫花酯、牵牛子苷等。

部分泻下药主要药理作用如附表 27 所示。

附表 27　部分泻下药主要药理作用*

类别	中药	泻下	利尿	抗菌	抗病毒	抗肿瘤	抗炎	调节免疫	其　他　作　用
攻下药	大黄	+	+	+	+	+	+	+	止血、抗溃疡、降血脂、改善肾功能、保肝利胆、抑制胰酶
	芒硝	+		+			+		利胆
	番泻叶	+		+					止血、肌松
	芦荟	+		+		+		+	降血脂、愈创
润下药	火麻仁	+					+	+	降血压、降血脂、镇痛、镇静、抗溃疡、抗氧化、改善学习记忆功能
	郁李仁	+							降血压
峻下逐水药	甘遂	+	+	+					镇痛
	大戟	+	+	+		+			
	芫花	+	+	+			+		镇咳、祛痰、致流产、镇痛、抗惊厥
	商陆	+	+	+	+	+	+	+	镇咳、祛痰、平喘
	牵牛子	+	+						
	巴豆	+		+					

*表中"+"表示具有该药理作用。

（四）祛风湿药

祛风湿药一般均具有抗炎、镇痛、调节免疫特别是免疫抑制作用。

（1）抗炎：祛风湿药对多种实验性炎症均有不同程度抑制作用。雷公藤、青风藤、独活、防己、秦艽、五加皮、豨莶草等能抑制炎症肿胀反应。雷公藤、秦艽、独活、防己、五加皮等能抑制毛细血管通透性增高,减少炎症渗出。五加皮、雷公藤、防己对大鼠佐剂性关节炎有明显抑制作用。雷公藤多苷能改善大鼠佐剂性关节炎症状。秦艽、五加皮、雷公藤、青风藤、粉防己碱的抗炎作用可能与兴奋垂体-肾上腺皮质系统功能有关。防己碱、雷公藤红素的抗炎作用与抑制 PGE_2 的合成或释放有关。

(2)镇痛:川乌、秦艽、独活、防己、独活均有镇痛作用,可显著提高痛阈值。青风藤碱、乌头碱的镇痛部位在中枢神经系统,且无成瘾性。

(3)调节免疫:祛风湿药大多具有抑制免疫功能作用。雷公藤、青风藤、五加皮、独活、豨莶草能明显抑制机体免疫功能。雷公藤可使风湿性关节炎患者血清中 IgG、IgA、IgM 水平明显下降;雷公藤多苷能直接抑制 IL-2 的基因表达;雷公藤甲素能使细胞内 cAMP 水平降低,cGMP 水平增高,从而抑制 NK 细胞活性等。豨莶草能使小鼠脾脏和胸腺重量减轻,E 花环形成率下降并抑制抗体形成。粉防己碱选择性地抑制 T 细胞依赖免疫反应,抑制抗体形成。秦艽能明显抑制绵羊红细胞所致的小鼠迟发型超敏反应。此外,部分祛风湿药能增强免疫功能,如五加总皂苷和多糖可提高小鼠网状内皮系统的吞噬功能和小鼠血清抗体滴度。

祛风湿药的主要物质基础有雷公藤总苷、雷公藤碱、青风藤碱、秦艽碱甲、汉防己甲素、川乌总碱等。

部分祛风湿药主要药理作用如附表 28 所示。

附表 28　部分祛风湿药主要药理作用*

中药	抗炎	免疫功能	镇痛	其　他　作　用
独活	＋	－	＋	镇静、抑制血小板聚集、降血压、抗心律失常、抗肿瘤
防己	＋	－	＋	降血压、抗心律失常、抗心肌缺血、抑制血小板聚集、抗肝纤维化、抗肿瘤、抗菌
川乌	＋		＋	强心、升血压、降血糖
威灵仙	＋		＋	抗心肌缺血、抗菌、抗疟、利胆
秦艽	＋	－	＋	镇静、解热、保肝利胆、升高血糖、降血压、利尿、抗菌
木瓜	＋			抗肿瘤、抗菌
豨莶草	＋			扩张血管、降血压、抗血栓、改善微循环、抗菌、抗疟
臭梧桐	＋		＋	镇静、降血压
青风藤	＋	±	＋	镇静、降血压、兴奋胃肠平滑肌
雷公藤	＋	－		改善血液流变学、杀虫、抗菌、抗病毒、抗生育、抗肿瘤
五加皮	＋	±		镇静、抗利尿、抗应激、性激素样作用、降血糖、抗溃疡

＊表中"＋"表示具有该药理作用,"－"表示具有抑制作用,"±"表示具有双向调节作用。

(五) 化湿药

化湿药一般具有调节胃肠运动功能、促进消化液分泌、抗溃疡、抗病原微生物等作用,部分还兼有抗炎、镇痛作用。

(1)调整胃肠运动功能:砂仁有促进肠管推进运动作用;豆蔻能提高肠道紧张度。厚朴、砂仁、苍术等对乙酰胆碱、氯化钡等引起的动物离体肠肌痉挛有不同程度的解痉作用。化湿药对胃肠运动的影响与机体的机能状态有关,如苍术既能对抗乙酰胆碱所致小肠痉挛,又能对抗肾上腺素所致平滑肌抑制。砂仁挥发油、厚朴酚、和厚朴酚、苍术醇、β-桉叶醇是调节胃肠运动的物质基础。

(2)促进消化液分泌:厚朴、广藿香、白豆蔻、草豆蔻、草果等均含有挥发油,通过刺激嗅觉、味觉感受器或温和地刺激局部黏膜,反射性地增加消化腺分泌。

（3）抗病原微生物：厚朴酚、苍术提取物、广藿香对金黄色葡萄球菌、溶血性链球菌、肺炎球菌、百日咳杆菌、大肠杆菌、枯草杆菌、变形杆菌、痢疾杆菌、铜绿假单胞菌等具有抑制或杀灭作用，其中尤以厚朴抗菌力强、抗菌谱广。苍术对黄曲霉菌及其他致病性真菌有抑制作用；广藿香的乙醚及乙醇浸出液对白色念珠菌、许兰黄癣菌、趾间及足跖毛癣菌等多种致病性真菌有抑制作用。厚朴、苍术、广藿香、砂仁、白豆蔻对腮腺炎病毒、流感病毒等有抑制作用。

（4）抗溃疡：苍术、厚朴、砂仁等化湿药，具有较强的抗溃疡作用。作用环节包括：① 保护胃黏膜作用：苍术中的氨基己糖具有促进胃黏膜修复作用；关苍术提取物还能增加氨基己糖在胃液和黏膜中的含量；砂仁能促进胃黏膜细胞释放前列腺素，保护胃黏膜免遭其他外源性因素的损伤。② 抑制胃酸分泌：厚朴酚能明显对抗四肽胃泌素及氨甲酰胆碱所致胃酸分泌增多；茅苍术所含 β-桉叶醇有阻断 H_2 受体作用，抑制胃酸分泌，并对抗皮质激素对胃酸分泌的刺激作用。

化湿药的主要物质基础有砂仁挥发油、厚朴酚、和厚朴酚、β-桉叶醇、苍术醇、茅术醇、广藿香醇等。

部分化湿药主要药理作用如附表 29 所示。

附表 29 部分化湿药主要药理作用*

中药	调节平滑肌	促消化液分泌	抗溃疡	抗菌	抗病毒	抗炎	其 他 作 用
广藿香	±	+		+	+	+	解热镇痛、调节免疫
佩兰	+			+	+		祛痰
苍术	±		+	+		+	保肝、利尿、降血糖、扩血管、抗缺氧、中枢抑制、抗肿瘤
厚朴	±	+	+	+	+	+	中枢抑制、肌松、保肝、抑制血小板聚集、抗变态反应、降血压、镇痛
砂仁	+		+				镇痛、抗血小板聚集、免疫抑制
豆蔻	+	+		+			平喘
草豆蔻	±	+					增强蛋白酶活性

* 表中"+"表示具有该药理作用，"±"表示具有双向调节作用。

（六）利水渗湿药

利水渗湿药一般均具有利尿、利胆、保肝、抗病原微生物等药理作用。

（1）利尿：茯苓、猪苓、泽泻、木通、玉米须、半边莲、车前子、通草、萹蓄、瞿麦、茵陈、金钱草等均具有不同程度的利尿作用，以猪苓、泽泻的利尿作用较强。猪苓、泽泻抑制肾小管对 Na^+ 的重吸收；茯苓素抗醛固酮；泽泻增加心钠素的含量等。

（2）利胆、保肝：茵陈、半边莲、金钱草、玉米须等均有利胆作用，通过扩张奥狄括约肌，促进胆汁中固体物、胆酸及胆红素的排出，茵陈作用尤为明显。泽泻能改善肝脏脂肪代谢，具有抗脂肪肝作用。茵陈能减轻 CCl_4 致大鼠肝纤维化的肝细胞损伤，改善肝功能。

（3）抗病原微生物：猪苓、茯苓、泽泻、车前子、茵陈、金钱草、木通、萹蓄、半边莲等具有抗菌作用；车前子、茵陈、地肤子、萹蓄、木通等能抗真菌；车前子及茵陈能抑制钩端螺旋体。

（4）对免疫功能的影响：茯苓多糖、猪苓多糖能促进正常小鼠及荷瘤小鼠巨噬细胞的吞噬功能，提高非特异性免疫功能；能增强细胞免疫，使玫瑰花环形成率及淋巴细胞转化率上升；还能促进抗体形成，增强体液免疫功能。泽泻能抑制迟发型超敏反应，增强细胞免疫功能。

（5）抗肿瘤：茯苓多糖、茯苓素、猪苓多糖及茵陈均具有抗肿瘤作用，能抑制多种动物移植性肿瘤的生长。

利水渗湿药主要物质基础有茯苓多糖、茯苓素、猪苓多糖、泽泻醇 A、茵陈素等。

部分利水渗湿药主要药理作用如附表 30 所示。

附表 30　部分利水渗湿药主要药理作用*

类别	中药	利尿	利胆	保肝	抗病原微生物	其　他　作　用
利水消肿药	茯苓	+		+	+	增强免疫、抗肿瘤、降血糖、镇静、抗炎
	猪苓	+		+	+	增强免疫、抗肿瘤、抗辐射
	薏苡仁					影响消化系统、解热、镇痛、抗炎、抗肿瘤、增强免疫、降血糖
	泽泻	+	+	+	+	降血糖、降血脂、抗炎、抑制免疫、抑制肾结石
	玉米须	+	+	+	+	降血糖
	半边莲	+	+		+	抗蛇毒
利尿通淋药	车前子	+	+		+	降血脂、降血压、抗炎、抗溃疡
	木通	+	+	+	+	抗肿瘤、强心
	萹蓄	+	+		+	增强子宫张力、止血
	瞿麦	+	+			兴奋肠管、子宫
	石韦					止咳祛痰、平喘
利湿退黄药	茵陈	+	+	+	+	降血脂、降血糖、降血压、解热、抗炎、抗肿瘤、镇痛
	金钱草	+	+		+	抗心肌缺血、抑制尿路结石、抗炎、抗氧化
	虎杖		+		+	抗肿瘤、抗炎、镇痛、抗氧化、扩张血管、保护心肌细胞、抗血栓、抗休克
	垂盆草		+		+	抑制免疫

* 表中"＋"表示具有该药理作用。

（七）温里药

温里药一般均具有强心、抗心律失常、扩张血管、改善循环、抗休克和增强交感-肾上腺皮质系统功能、促进胃肠运动、促消化、止吐、抗溃疡、镇痛和抗炎等药理作用。

（1）强心：附子、干姜、肉桂、吴茱萸等均有强心作用,可使心肌收缩力增强、心率加快、心输出量增加。消旋去甲乌药碱、去甲猪毛菜碱、附子苷等是附子强心的有效成分。肉桂的强心作用与其促进交感神经末梢释放儿茶酚胺有关。干姜醇提液有直接兴奋心肌作用。

（2）抗心律失常：附子对维拉帕米所致小鼠缓慢性心律失常能改善房室传导,恢复正常窦性心律;对甲醛所致家兔窦房结功能低下也有一定的改善作用。干姜、肉桂、荜澄茄、荜茇有加快心律作用,但吴茱萸提取物能减慢心率。

（3）扩张血管、改善微循环：附子、肉桂、吴茱萸、荜澄茄、荜茇等能扩张冠脉,增加冠脉流量,改善心肌供血。附子、干姜、肉桂等可扩张脑血管、增加脑血流量、改善脑循环。干姜、肉桂、胡椒等所含的挥发油或辛辣成分可使体表血管、内脏血管扩张,改善循环,使全身产生温热感。温里药能"助阳""散寒",治疗四肢厥逆(冷)主要与其改善循环作用有关。

（4）抗休克：附子、肉桂、干姜等均能提高失血性、内毒素性、心源性及肠系膜上动脉夹闭性等休克模型动物的动脉压,延长实验动物存活时间和提高存活率,对单纯缺氧性、血管栓塞性休克等亦有明显的防治作用。抗休克作用机理主要与其强心、扩张血管、改善微循环有关。

（5）对胃肠运动的影响：干姜、肉桂、吴茱萸、丁香、胡椒、荜澄茄等性味辛热,含有挥发油,能兴奋肠管,增强胃肠张力,促进胃肠运动,排出胃肠积气。另外,附子、丁香、小茴香等能抑制小鼠的胃排空,吴茱萸、干姜、肉桂能缓解胃肠痉挛性收缩。

（6）促消化：干姜的芳香和辛辣成分能直接刺激口腔和胃黏膜,使胃液分泌增加,胃蛋白酶活性和唾液淀粉酶活性增强,有助于提高食欲和促进消化。丁香、高良姜、草豆蔻可增加胃酸排出量,提高胃蛋白酶活力。

(7) 利胆、止吐、抗溃疡:干姜、肉桂、丁香、高良姜等能促进胆汁分泌。干姜、吴茱萸、花椒、小茴香、丁香有止吐作用。附子、干姜、肉桂、吴茱萸、花椒、小茴香、丁香等有抗胃溃疡作用。

(8) 抗炎、镇静、镇痛:附子、肉桂、干姜等有不同程度抗炎作用。附子、肉桂、吴茱萸、小茴香等有镇静作用。附子、干姜、肉桂、吴茱萸、花椒、小茴香、丁香、高良姜等有不同程度的镇痛作用。附子、干姜、肉桂能兴奋交感神经,使产热增加,故能祛寒。

温里药主要物质基础有去甲乌药碱、乌头碱、姜烯、姜酚、桂皮醛和桂皮酸等。

部分温里药主要药理作用如附表 31 所示。

附表 31　部分温里药主要药理作用*

中药	强心	扩血管	抗休克	健胃	止吐	抗炎	镇静	镇痛	兴奋交感	其 他 作 用
附子	+	+	+	+		+	+	+	+	增强免疫、局麻、抗血栓、耐缺氧、抗寒冷、抗心律失常、抗心肌缺血
肉桂	+	+		+		+	+	+	+	抗菌、抗缺氧、抗血栓、抗溃疡
干姜	+			+	+	+		+		镇吐、抗菌、增强免疫、抗血栓、抗溃疡、抗缺氧
吴茱萸		+		+	+	+	+	+	+	抗菌、镇吐、止泻、抗血栓
丁香				+	+					抗菌、驱虫、兴奋子宫
胡椒		+		+	+			+		升压、全身温热感
小茴香				+	+					增强胃肠运动、抗溃疡
荜澄茄				+	+		+	+		抗过敏、抗菌

＊表中"＋"表示具有该药理作用。

(八) 理气药

理气药一般具有调节胃肠运动、调节消化液分泌、利胆、松弛支气管平滑肌等药理作用。

(1) 调节胃肠运动:理气药对胃肠平滑肌运动有双向调节作用,可使失调的胃肠运动恢复正常。枳实、枳壳、乌药、木香、大腹皮、陈皮、砂仁等能促进胃肠运动。青皮、陈皮、枳实、枳壳、木香等可降低实验动物离体肠管的紧张性,降低收缩幅度,减慢收缩节律。青皮、枳实与枳壳对乙酰胆碱、毛果芸香碱、氯化钡等引起的肠肌痉挛有明显抑制作用。

(2) 调节消化液分泌:陈皮、木香、乌药、佛手等所含挥发油均可促进胃液、肠液、胰液等消化液分泌,提高消化酶活性,具有促进消化作用。枳实、枳壳、木香、陈皮等均可降低病理性胃酸分泌增多,对多种实验性胃溃疡具有抑制作用。

(3) 利胆:青皮、陈皮、枳壳、沉香、木香、香附等均有不同程度的利胆作用,能促进人和实验动物的胆汁分泌,使胆汁流量增加。青皮、陈皮还能显著增加胆汁中胆酸盐含量,沉香则使胆汁中胆固醇含量降低。

(4) 松弛支气管平滑肌:陈皮、香橼、枳实、甘松、沉香中均能松弛支气管平滑肌,青皮、陈皮、木香、香附、佛手能缓解组胺所致支气管平滑肌痉挛,扩张支气管、增加肺灌流量。

(5) 调节子宫平滑肌:枳壳、枳实、陈皮、木香等均能兴奋子宫,而香附、青皮、乌药、甘松则能抑制子宫平滑肌,使痉挛的子宫平滑肌松弛,张力减少。

理气药主要物质基础有挥发油、对羟福林、N-甲基酪胺、橙皮苷、甲基橙皮苷等。

部分理气药主要药理作用如附表 32 所示。

附表 32　部分理气药主要药理作用*

| 中药 | 调节胃肠运动 | | 促消化液分泌 | 利胆 | 松弛支气管平滑肌 | 调节子宫机能 | | 升压 | 强心 | 其 他 作 用 |
	兴奋	抑制				兴奋	抑制			
陈皮	＋	＋	＋	＋	＋		＋	＋	＋	抗溃疡、助消化、祛痰、抗菌
青皮			＋	＋	＋		＋	＋	＋	祛痰、保肝、抗休克
枳壳	＋	＋		＋		＋		＋	＋	利尿、抗炎、抗溃疡
枳实	＋	＋		＋		＋		＋	＋	利尿、抗炎、抗菌、抗氧化、镇痛、抗溃疡
木香	＋	＋		＋	＋					抗溃疡、镇痛、抗菌、抗炎
香附			＋		＋	＋		＋		抗炎、雌激素样作用、镇痛、镇静、解热、抗菌
乌药	＋		＋							止血、抗菌、镇痛、抗炎
大腹皮	＋									
荔枝核	＋									
甘松		＋			＋		＋	＋		祛痰、镇静、抗心律失常
佛手		＋	＋		＋					祛痰、中枢抑制

*表中"＋"表示具有该药理作用。

（九）消食药

消食药一般均具有助消化、调节胃肠运动等作用。

（1）助消化：消食药多含有消化酶、维生素等,有助消化作用,并能促进消化液分泌和增加消化酶活性。

1）消化酶作用：山楂、神曲含有脂肪酶,有利于脂肪的消化,擅长消"肉积";麦芽、谷芽及神曲中淀粉酶活性较高,能促进碳水化合物的消化,擅消"米面食积";淀粉酶为蛋白质,遇高温破坏,若将麦芽炒黄、炒焦或制成煎剂后助消化作用明显降低,故助消化宜生用或微炒。

2）有机酸与维生素作用：山楂含山楂酸、柠檬酸等多种有机酸,能提高胃蛋白酶活性,促进蛋白质消化;山楂、麦芽、谷芽等富含维生素,包括维生素 B_1、维生素 B_2、维生素 C 等,神曲为酵母制剂,除含多种消化酶外,尚含大量酵母菌、B 族维生素等,补充维生素有利于增进食欲,促进消化。

3）促进消化液分泌：山楂、麦芽、鸡内金能明显促进胃液和胃酸分泌而有助于消化。

（2）调节胃肠运动：鸡内金、山楂能增强胃肠运动,促进胃排空;莱菔子能加强离体回肠的节律性收缩,有利于消除肠道积气积物,消除"脘腹胀满"症状;山楂既能对抗乙酰胆碱、钡离子引起的家兔十二指肠痉挛性收缩,又能增强大鼠松弛状态的平滑肌收缩,对胃肠运动有调节作用。

此外,山楂、莱菔子等均有降血脂的作用,提示消食药消积导滞功效不仅能消有形积滞,还与降血脂、抗动脉粥样硬化等消除无形积滞有关。消食药发挥作用的主要物质基础为消化酶、维生素及有机酸等。

部分消食药主要药理作用如附表 33 所示。

附表 33　部分消食药主要药理作用*

药物	促消化液分泌	调节胃肠运动	降血脂	其 他
山楂	＋	＋	＋	改善血液流学、抗氧化、强心、抗心律失常、降血压、降血糖、抗肿瘤、抗菌
神曲	＋	＋		调节肠道微生态
鸡内金	＋	＋	＋	抗凝、改善血液流学、促进锶排泄、降血糖、抗乳腺增生

续　表

药物	促消化液分泌	调节胃肠运动	降血脂	其　他
麦芽	＋		＋	降血糖、回乳
谷芽	＋			
莱菔子		＋	＋	降血压、化痰、止咳、平喘、降血脂、抗氧化、抗肿瘤、抗菌
鸡矢藤		＋		镇痛、镇静

＊表中"＋"表示具有该药理作用。

（十）止血药

止血药能收缩局部血管、明显缩短凝血时间、凝血酶原时间、出血时间,有一定止血作用。

（1）收缩局部血管：三七、小蓟、紫珠可收缩局部小血管；槐花收缩局部小血管,降低毛细管通透性；白茅根可降低毛细血管通透性。

（2）促进血液凝固：大蓟促进凝血酶原激活物生成；小蓟含有凝血酶样活性物质；三七增加凝血酶含量；白茅根促进凝血原生成；这些都有利于血液凝固。艾叶、茜草促进凝血过程而止血。

（3）提高血小板数量和促进血小板聚集：三七增加血小板数,提高血小板的黏附性,促进血小板释放、聚集；白及增强血小板因子Ⅲ的活性；地榆增强血小板功能；蒲黄、紫珠、仙鹤草、小蓟增加血小板数而止血。有的止血药如三七、蒲黄能抑制血小板聚集,有活血化瘀作用,有利于止血而不留瘀。

（4）抗纤维蛋白溶解：白及、紫珠、大蓟、小蓟、艾叶等可抑制纤维蛋白溶解而止血。

（5）改善血管壁功能,增强毛细血管对损伤的抵抗力,降低血管通透性：如槐花、白茅根。

综上所述,止血药作用机制是促进凝血因子生成,增加凝血因子浓度和活力；增加血小板数目,增强血小板功能；收缩局部血管或改善血管功能,增强毛细血管抵抗力,降低血管通透性；促进纤维蛋白原或纤维蛋白生成,抑制纤维蛋白溶解。促进血液凝固和抑制纤维蛋白溶解是其主要机制。

常用止血药的主要药理作用见附表34。

附表34　常用止血药主要药理作用＊

类别	中药	收缩局部血管	增强毛细血管抵抗力	促凝血	抗纤溶	其　他　作　用
化瘀止血药	三七	＋		＋		抗血栓、促进造血、对心脑血管系统作用、抗炎、保肝、利胆、镇痛、镇静、抗肿瘤、调节免疫、抗氧化、调节代谢
	蒲黄			＋		抗血小板聚集、对心血管系统作用、抗炎
	茜草			＋		抗凝血、升高白细胞、抗肿瘤、抗炎
收敛止血药	白及			＋	＋	促进创面愈合、保护胃黏膜、抗病原微生物、抗肿瘤
	仙鹤草			＋		抗病原微生物、抗炎、镇痛、增强免疫、降血糖、降血压、杀虫、抗肿瘤
	紫珠	＋		＋	＋	抗菌
凉血止血药	小蓟	＋		＋	＋	降血脂、强心、升压、利尿、利胆
	大蓟			＋		降血压、抗菌
	地榆			＋		抗菌、抗炎、抗溃疡、保肝
	槐花	＋	＋			抗炎、解痉、降血压、降血脂、抗病原微生物、雌激素样作用、抗肿瘤
	白茅根		＋	＋		利尿、抗菌
温经止血药	艾叶			＋	＋	平喘、镇咳、祛痰、利胆
	炮姜			＋		抗溃疡

＊表中"＋"表示具有该药理作用。

（十一）活血化瘀药

活血化瘀药一般具有改善微循环、改善血液流变学、改善血流动力学、抗血栓形成等作用。

（1）改善微循环：丹参、川芎、红花、姜黄、益母草、当归、蒲黄等活血化瘀药具有改善微循环作用。作用机制为① 改善微血流：使流动缓慢的血流加速。② 改善微血管状态：缓解微血管痉挛，减轻微循环内红细胞瘀滞和汇集，减少或消除微血管襻顶瘀血，微血管轮廓清楚，形态趋于正常。③ 降低毛细血管通透性，减少或消除微血管周围渗血。④ 促进侧支循环建立，如丹参多酚酸盐可显著增加缺血区心肌内毛细血管密度，促进侧支血管生成。

（2）改善血液流变学：活血化瘀药可降低血液黏度和红细胞压积，减慢红细胞沉降率，加快红细胞电泳速度，增强红细胞变形能力，以丹参、川芎、赤芍、益母草、蒲黄等作用更为明显。

（3）改善血流动力学：丹参、川芎、益母草、桃仁、水蛭、莪术、延胡索、穿山甲等均有不同程度的扩张外周血管和增加组织器官血流量的作用，其中丹参酮ⅡA是丹参扩张冠状动脉的活性成分。此外，川芎嗪也有明显的舒张血管作用，可对抗多种不同诱发因素引起的血管收缩。

（4）抗血栓：丹参、益母草、赤芍、当归、三棱、莪术有明显的抗血栓形成作用。作用环节为① 抑制血小板聚集。② 增加纤溶酶活性。如丹酚酸B可抑制凝血系统的激活、抑制血小板与暴露的内皮下胶原黏附；隐丹参酮可抑制血小板与内皮细胞的黏附；丹参总酚酸盐可提高血浆组织型纤维溶酶原激活物水平，同时降低纤溶酶原激活物抑制剂–1水平而增强机体纤溶能力；川芎嗪在体外对诱导剂ADP、胶原、凝血酶所致的家兔血小板聚集有强烈的抑制作用。

（5）其他：活血化瘀药还具有抗动脉粥样硬化、抑制组织异常增生、抗炎、镇痛、调节免疫功能等作用。

活血化瘀药的主要物质基础有川芎嗪、丹参酮、丹参多酚酸、莪术挥发油、槲皮素、水蛭素、延胡索乙素等。

常用活血化瘀药的主要药理作用见附表35。

附表35　常用活血化瘀药的主要药理作用*

类别	中药	血流动力学		抗血小板聚集和抗血栓	改善微循环	其 他 作 用
		增加冠脉流量	扩血管			
活血止痛药	川芎	＋	＋	＋	＋	镇静、提高免疫和造血功能、降血脂、兴奋子宫平滑肌、镇痛
	延胡索	＋	＋	＋		镇痛、镇静、抗溃疡、抗肿瘤
	郁金		＋			利胆、降血脂、抑制肿瘤生长
	乳香		＋			镇痛、增加血管通透性
	没药		＋			镇痛、抗炎
	五灵脂		＋	＋		镇痛、增加血管通透性
活血调经药	丹参	＋	＋	＋	＋	镇静、抗菌、抗肝纤维化、抗肿瘤、降血脂、抗心律失常
	红花	＋	＋	＋	＋	加强子宫收缩、降血脂
	桃仁					兴奋子宫、润肠缓泻、镇咳
	益母草	＋	＋	＋	＋	兴奋子宫、利尿、抗心肌肥厚、抗炎、抗过敏
	鸡血藤	＋	＋	＋		加强子宫收缩、利尿、降血压
活血疗伤药	土鳖虫				＋	镇痛、镇咳、祛痰、抑菌
	血竭		＋			镇痛
破血消癥药	三棱			＋	＋	抗肿瘤
	莪术			＋		抗肿瘤、抗早孕、抗肝纤维化、抗病毒、增强胃肠动力
	水蛭			＋	＋	抗肿瘤、降血压、抗早孕、保护视网膜、兴奋子宫

*表中"＋"表示具有该药理作用。

（十二）化痰止咳平喘药

祛痰药多能止咳,而止咳、平喘药又多兼有化痰作用。

（1）祛痰:桔梗、川贝母、前胡、紫菀、皂荚、天南星、款冬花、葶菜、满山红、远志等的煎剂或流浸膏均有祛痰作用,以桔梗、前胡、皂荚作用最强。家兔灌胃天南星煎剂能增强呼吸道分泌功能,可持续 4 h 以上。祛痰作用多与药物所含皂苷类成分有关。皂苷能刺激胃黏膜或咽喉黏膜,反射性地引起轻度恶心,增加支气管腺体分泌,稀释痰液而使痰液易于咯出。满山红中的杜鹃素,葶菜中的葶菜素也有明显的祛痰作用。

（2）镇咳:半夏、苦杏仁、桔梗、款冬花、川贝母、百部、紫菀、满山红等均有不同程度的镇咳作用。半夏、苦杏仁、百部等的镇咳作用与抑制咳嗽中枢有关。

（3）平喘:浙贝母、苦杏仁、款冬花、枇杷叶、洋金花、葶菜等可扩张支气管、改善通气功能而平喘。平喘作用机理是多方面的,如浙贝碱能松弛家兔、猫的支气管平滑肌,抑制支气管痉挛而缓解哮喘症状;款冬花醚提物能抑制组胺所致豚鼠支气管痉挛,可能与抗过敏、兴奋神经节有关;洋金花含莨菪类生物碱,平喘作用与阻断 M 受体有关。

（4）其他:部分化痰止咳平喘药的药理作用涉及抗炎、抗菌、抗病毒、调血脂、抗心律失常、镇吐、镇静、抗惊厥和抗肿瘤作用。

化痰止咳平喘药主要物质基础为皂苷类成分、挥发油和生物碱等。

常用化痰止咳平喘药的主要药理作用见附表 36。

附表 36　化痰止咳平喘药的主要药理作用*

类　别	中药	祛痰	镇咳	平喘	其　他　作　用
温化寒痰药	半夏	+	+		镇吐、抗肿瘤、抗早孕、抗心律失常、降血脂、抗炎
清热化痰药	桔梗	+	+		松弛平滑肌、抗炎、抗溃疡、解热、镇静、镇痛、降血糖、降血脂、扩张血管、减慢心律
	川贝母	+	+	+	抗菌、松弛胃肠平滑肌、抗溃疡、升高血糖、降血压
	浙贝母	+	+	+	兴奋子宫、收缩肠肌、降血压、镇静、镇痛
止咳平喘药	苦杏仁	+	+	+	抗炎、镇痛、抗肿瘤、抑制胃蛋白酶活性、增强免疫、泻下
	款冬花	+	+	+	升血压、抑制血小板聚集
	紫菀	+	+		抗菌、抗病毒、抗肿瘤
	前胡	+			抗炎、抗过敏、抗心律失常、扩张血管、抗血小板聚集
	葶菜	+	+	+	抗菌、抗病毒、抗肿瘤
	天南星	+			镇静、镇痛、抗惊厥、抗肿瘤

* 表中"+"表示具有该药理作用。

（十三）安神药

安神药具有镇静催眠、改善学习记忆功能、抗心律失常等作用。

（1）镇静催眠:酸枣仁、远志、朱砂、琥珀、磁石、龙骨等有明显的镇静作用,可减少小鼠自发活动,拮抗苯丙胺等中枢兴奋作用。酸枣仁、夜交藤、磁石、龙骨等能延长大鼠睡眠时间、延长慢波睡眠中 SWS 期。

（2）抗惊厥:酸枣仁、远志、酸枣仁、琥珀、磁石能对抗戊四氮或士的宁引起的阵挛性惊厥。琥珀对大鼠听源性惊厥及小鼠电惊厥,龙骨对二甲弗林及灵芝烟碱所致惊厥,朱砂对安钠咖所致惊厥,均具有显著抑制作用。

（3）对心血管系统的影响:酸枣仁、远志、灵芝对心血管系统具有明显的抗心律失常、抗心肌缺血和降血压作用。

安神药主要物质基础有酸枣仁总苷、琥珀酸等。

常用安神药的主要药理作用见附表37。

附表 37　部分常用安神药的主要药理作用 *

类别	药名	镇静	抗惊厥	改善睡眠	其 他 作 用
重镇安神药	朱砂	+	+	+	镇咳、祛痰、解毒、抗心律失常、抗菌
	琥珀	+	+	+	
	磁石	+	+	+	抗炎、止血、镇痛、补血
	龙骨	+	+	+	促凝血、收敛、固涩
养心安神药	酸枣仁	+	+	+	镇痛、降温、降血脂、降血压、抗心律失常、抗心肌缺血、抗抑郁、抗焦虑、增强学习记忆、增强免疫、抗炎、耐缺氧、抗氧化、抗肿瘤
	远志	+	+	+	抗抑郁、增强学习记忆、祛痰、镇咳、降血压、兴奋子宫、抗菌、抗心肌缺血、抗诱变
	灵芝	+	+	+	增强免疫、促进学习记忆、延缓衰老、抗肿瘤、降血糖、抗炎、抗过敏、保肝、解毒、抗心肌缺血、抗心律失常

* 表中"+"表示具有该药理作用。

（十四）平肝息风药

平肝息风药具有镇静、抗惊厥、降血压、抗血栓、解热、镇痛等作用。

（1）镇静、抗惊厥：天麻、钩藤、羚羊角、地龙、牛黄、牡蛎、僵蚕、全蝎、代赭石能减少动物自主活动，增强戊巴比妥钠、硫喷妥钠、水合氯醛等的中枢抑制作用，对抗戊四氮、咖啡因、士的宁或电刺激所致惊厥。天麻、钩藤、全蝎、牛黄、地龙等还有抗癫痫作用。

（2）降血压：天麻、钩藤、羚羊角、地龙、蜈蚣、全蝎、蒺藜等均有不同程度降压作用。降血压作用与中枢抑制作用有关，如钩藤直接和反射性地抑制血管运动中枢，扩张外周血管，降低外周阻力产生降压作用。此外，还与阻滞交感神经及神经节、兴奋迷走神经、直接扩张外周血管等机制相关。

（3）抗血栓：天麻、钩藤、地龙、蒺藜、全蝎等均有不同程度抑制血小板聚集、抗血栓形成作用。地龙可使血液黏度和血小板聚集性降低，红细胞变形能力增强、刚性指数降低。地龙中含有纤溶酶样物质，具有促进纤溶作用，能直接溶解纤维蛋白及血块。地龙还具有激活纤维蛋白溶解酶原的作用。

（4）解热、镇痛：羚羊角、地龙、牛黄等具有不同程度的解热作用。牛黄可抑制2,4-二硝基苯酚、酵母或大肠杆菌内毒素引起的大鼠发热，且能降低正常大鼠体温。羚羊角能明显降低伤寒、副伤寒疫苗所致体温升高。羚羊角、天麻、地龙、全蝎、蜈蚣、牛黄等具有不同程度的镇痛作用。

平肝息风药物质基础有钩藤碱、天麻素、蚓激酶等。

常用平肝息风药主要药理作用见附表38。

附表 38　常用平肝息风药主要药理作用 *

类别	中药	镇静	抗惊厥	降血压	抗血栓	其 他 作 用
息风止痉药	天麻	+	+	+	+	增加脑血流量、改善记忆、延缓衰老、保护脑神经细胞、抗眩晕、抗炎、增强免疫、抗心肌缺血、镇痛
	钩藤	+	±	+	+	减慢心率、延长功能性不应期、减弱心收缩力、钙阻滞、抗脑缺血、抗变态反应、抗心律失常
	牛黄	+	+	+		抗病毒、解热、抗炎、利胆、保肝、镇咳、祛痰、平喘、增强免疫功能、抗氧化、抗脑缺血
	羚羊角	+	+	+		解热、镇痛
	地龙	+	+	+	+	解热、镇痛、平喘、抗肿瘤、增强免疫、兴奋子宫
	全蝎	±	+	+	+	镇痛、抗肿瘤
	蜈蚣		+	+		镇痛
	僵蚕	+	+			抑菌、抗肿瘤

续　表

类别	中药	镇静	抗惊厥	降血压	抗血栓	其　他　作　用
平抑肝阳药	罗布麻叶	+		+		降血脂、抗血小板聚集、利尿、抗自由基
	石决明	+		+		解热、抗菌
	珍珠母	+	+			抗自由基、抗衰老、抗肿瘤、抗实验性胃溃疡
	牡蛎	+	+			镇痛、抗炎、抗实验性胃溃疡
	代赭石	+				促进红细胞生成、促进肠蠕动
	蒺藜			+	+	镇痛、抗肿瘤、利尿、抗脑缺血、抗菌、降血糖

* 表中"+"表示具有该药理作用,"±"表示具有双向调节作用。

(十五) 开窍药

开窍药具有调节中枢神经系统功能、保护脑组织、改善学习记忆、抗心肌缺血、抗炎等作用。

(1) 调节中枢神经系统功能:石菖蒲、冰片等多数开窍药有中枢镇静作用,麝香对中枢有兴奋和抑制双重作用,麝香酮多次给药可缩短戊巴比妥钠所致大鼠睡眠时间。冰片、苏合香可对抗动物电休克。牛黄抑制大脑皮质,缺兴奋呼吸中枢。

(2) 抗脑缺血、保护脑组织:麝香对缺血性神经元损伤有保护作用,能减轻脑细胞超微结构损害。麝香酮可改善实验动物大脑缺血与缺氧,使单胺类递质的分解减少,改善中枢神经系统功能。冰片、石菖蒲对神经细胞缺氧性损伤有保护作用。

(3) 改善学习记忆:麝香酮可明显拮抗痴呆小鼠学习记忆功能减退,并可升高其血清 SOD 活力,降低脑组织中升高的 MDA 含量,抑制单胺氧化酶(MAO)活力。石菖蒲的挥发油类成分,如 β-细辛醚、α-细辛醚对各种小鼠记忆障碍模型均有不同程度的改善作用。

(4) 抗心肌缺血:麝香、冰片、苏合香可增加心肌血流量,降低心肌耗氧量,减轻缺血所致心肌损伤。石菖蒲挥发油中的 β-细辛醚能扩张豚鼠冠状动脉,α-细辛醚能对抗垂体后叶素所致家兔心肌缺血。苏合香能显著延长异丙肾上腺素所致小鼠心肌缺氧的常压耐缺氧时间。

(5) 抗炎:麝香对炎症的早、中、晚期均有明显效果,尤其是对早、中期的作用较强,抗炎机理可能与兴奋神经-垂体-肾上腺皮质系统有关。冰片对多种实验性炎症有抑制作用。

开窍药主要物质基础有麝香酮、龙脑、异龙脑、挥发油等。

常用开窍药的主要药理作用见附表 39。

附表 39　开窍药的主要药理作用*

中药	对中枢神经系统的作用	抗脑缺血	改善学习记忆	抗心肌缺血	抗炎	其　他　作　用
麝香	±	+	+	+	+	耐缺氧、兴奋呼吸中枢、抗血小板聚集、抗肿瘤、兴奋子宫、抗溃疡、雄激素样作用、增强免疫、抗菌
冰片	－	+		+	+	耐缺氧、抗炎、镇痛、抗病原微生物、促渗透、抗生育
石菖蒲	－		+	+		解痉、抗病原微生物、利胆、抗抑郁、抗动脉粥样硬化
苏合香				+	+	抗血小板聚集、抗血栓、抗心律失常、祛痰

* 表中"+"表示具有该药理作用,"－"表示具有抑制作用,"±"表示具有双向调节作用。

(十六) 补虚药

补虚药的药理作用广泛,主要包括调节免疫功能,调节内分泌功能,促进新陈代谢,调节消化系统、心血管系统和神经系统功能等作用。

(1) 调节免疫功能:补虚药可调节机体免疫功能,具有免疫增强和抑制双向作用。当机体免疫功能低下时,补虚药增强机体免疫功能;当机体免疫功能处于病理性亢进时,则可抑制机体免疫功能。多数补虚药对免疫功能低下动物模型表现出：① 增加免疫器官胸腺或脾脏重量,对抗免疫抑制剂所致免疫器官萎缩。人参、麦冬、鹿茸均可使大鼠脾脏重量和幼年小鼠胸腺重量增加;党参、黄芪、白芍等能对抗环磷酰胺所致脾脏和胸腺重量降低。② 升高外周白细胞数,增强巨噬细胞吞噬功能,如人参、黄芪、当归、枸杞子等。③ 增加外周血 T 淋巴细胞数,促进 T 淋巴细胞转化增殖;增强 T 淋巴细胞功能,如人参、山药、淫羊藿等可提高外周血中 T 细胞的比例;人参、黄芪、当归等均可提高淋巴细胞转化率。④ 促进抗体生成,人参、黄精、菟丝子、肉桂、冬虫夏草等可促进抗体生成,不同程度地提高血清抗体水平。

(2)调节内分泌系统功能：① 增强下丘脑-垂体-肾上腺皮质系统功能：补气药人参、白术、黄芪、甘草,补血药当归、熟地黄、何首乌,补阴药生地黄、玄参、知母,补阳药淫羊藿、巴戟天、鹿茸等均可促进肾上腺皮质激素合成和释放,使肾上腺皮质重量增加,肾上腺皮质 cAMP 含量增高,维生素 C 和胆固醇含量下降,血浆皮质类固醇含量增高。② 调节下丘脑-垂体-甲状腺系统功能：紫河车、人参能增强甲状腺功能;人参还具有调节甲状腺功能作用,可防治甲状腺素所致"甲亢"症和 6-甲硫氧嘧啶所致"甲低"症。③ 增强下丘脑-垂体-性腺系统功能：人参、鹿茸、刺五加、冬虫夏草、紫河车、补骨脂、淫羊藿等均有兴奋性腺系统功能作用,可使雌性动物子宫内膜增生,子宫肌肥厚;雄性动物睾丸、精液囊、前列腺重量增加;血中或尿中性激素水平及其代谢物增多。也有少数补虚药中所含成分本身具有性激素作用,如鹿茸中的雌二醇。

(3)调节中枢神经系统功能：人参、黄芪、党参、何首乌、枸杞子等可提高正常小鼠学习记忆能力。作用环节包括：调节大脑兴奋与抑制过程;影响神经递质释放及功能;提高脑组织抗氧化酶活性,抗氧自由基损伤;改善大脑能量供应;增加脑内蛋白质合成。

(4)调节物质代谢：当归、熟地黄、芍药等富含维生素 B_{12}、叶酸、多种氨基酸和微量元素,为红细胞和血红蛋白生成提供必需的原料。作用环节包括：① 促进蛋白质和核酸合成：人参皂苷对生发活动旺盛的组织(如睾丸、骨髓等)的 DNA、RNA 及蛋白质生物合成有促进作用;人参、黄芪、白术、甘草等可明显改善大黄致脾虚动物肝脏合成 RNA 的能力。② 调节糖代谢：人参、枸杞子、麦冬等对多种原因所致高血糖均有降低作用,并能减轻多种糖尿病慢性并发症。黄芪多糖能对抗肾上腺素导致小鼠血糖升高和苯乙双胍致小鼠实验性低血糖现象。③ 调节脂质代谢：人参、枸杞子、当归、淫羊藿等能改善脂质代谢,降低高脂血症家兔血清胆固醇和甘油三酯的含量,并能减少在主动脉壁脂质沉着,具有降血脂和抗动脉粥样硬化作用。

(5)对心血管系统的影响：人参、黄芪等具有强心、升压、抗休克作用。黄芪、当归、刺五加、淫羊藿、杜仲等有扩张血管和降血压作用。人参、党参、当归、淫羊藿等有抗心肌缺血、扩张冠脉、增加冠脉血流量、改善心肌血氧供应、提高心肌抗缺氧作用;甘草、当归、淫羊藿、冬虫夏草、麦冬等能抗心律失常。

(6)对造血系统的影响：阿胶、鹿茸、当归、熟地、人参、党参、黄芪、何首乌等能增强骨髓造血功能,不仅能明显升高红细胞数和血红蛋白含量,还能促进骨髓造血祖细胞增殖,对多种贫血有一定的补血作用。

(7)对消化系统的影响：党参、白术、人参、黄芪、甘草等能促进小肠吸收、调节胃肠道平滑肌运动、抗溃疡、保护胃黏膜。

(8)抗氧化：多数补虚药具有抗氧化损伤的作用,如人参二醇皂苷抗脑缺血损伤与降低脑组织中脂质过氧化产物 MDA 有关;甘草黄酮对抗多种实验性肝损伤的作用机理之一就是降低肝脏 MDA 含量,减少肝组织还原性谷胱甘肽的消耗;鹿茸提取物可明显降低老化小鼠脑和肝组织中是 MDA 含量。

综上所述,补虚药的主要物质基础有皂苷、多糖、氨基酸、维生素、微量元素、激素等。

常用补虚药的主要药理作用见附表40。

附表40　常用补虚药的主要药理作用*

类别	中药	免疫系统					内分泌系统		物质代谢				心血管系统							其他作用
		升高白细胞	增强吞噬功能	增强细胞免疫	增强体液免疫	改善学习记忆	下丘脑-垂体-肾上腺	下丘脑-垂体-性腺	蛋白质合成	降血糖	降血脂	抗氧化损伤	强心	扩张冠状血管	扩张脑血管	扩张外周血管	降压	增强造血功能	改善消化功能	
补气药	人参	+	+	+	+	+	+	+	+	+	+	+	+	+	+	+	+	+	+	抗应激、抗肿瘤、延缓衰老
	党参	+	+	+	+	+	+				+	+	+	+			+	+		抗应激、延缓衰老
	黄芪	+	+	+	+	+	+	+	+	+			+	+	+	+	+	+	+	抗溃疡、延缓衰老
	甘草		+	+			+				+								+	抗溃疡、解毒、祛痰、抗肿瘤
	白术		+		+		+							+				+	+	利尿、抑制子宫、抗应激、延缓衰老、抗肿瘤、抗凝血
	山药		+	+	+					+	+	+							+	抗肝损伤
	刺五加		+		+		+	+		+					+		+			抗应激、抗血栓、抗心律失常、抗病原微生物、抗肿瘤、抗炎、延缓衰老
补血药	当归	+	+	+	+	+					+	+		+	+	+	+	+		调节子宫
	白芍	+	+	+	+	+								+				+		镇静、镇痛、保肝
	何首乌	+	+	+			+		+	+	+		+	+				+		延缓衰老、镇静
	熟地黄	+					+				+		+				+			利尿、抗溃疡
补阴药	枸杞子	+	+	+				+	+	+								+		抗肿瘤、延缓衰老
	沙参		+										+							解热、镇痛、祛痰
	麦冬		+										+							抗休克及心律失常
	女贞子	+	+	+							+					+		+		利尿、止咳、保肝
补阳药	鹿茸		+	+	+	+		+	+									+		促骨生长、抗衰老
	淫羊藿	+	+	+			+	+	+				+	+				+		促骨生长、抗衰老
	冬虫夏草		+	+												+		+		保护肾脏、抗衰老
	肉苁蓉		+	+												+				延缓衰老、通便
	补骨脂		+	+					+			+				+				雌激素样作用、抗骨质疏松、抗肿瘤、抗菌、增加皮肤色素

* 表中"＋"表示具有该药理作用。

(十七) 收涩药

收涩药具有收敛、止泻、镇咳、抗病原微生物等作用。

(1) 收敛:五味子、乌梅、赤石脂、石榴皮、五倍子等收涩药多数味酸、涩。酸味药主要含有机酸和鞣质,涩味药主要含有鞣质。鞣质与烧伤表面、胃肠黏膜、胃溃疡面等部位接触后,能使表面蛋白沉淀和凝固,从而形成一层保护膜,减轻对黏膜、创面的刺激,促进创面愈合;鞣质与出血面接触后,能使血液中的蛋白质凝固、局部小血管收缩而促进凝血;鞣质还能使腺体表层蛋白质变性凝固,分泌液难以排出,从而抑制汗腺、消化腺及性腺等腺体分泌。

(2)止泻:诃子、石榴皮、乌梅、罂粟壳、五倍子、金樱子、赤石脂、禹余粮等均具有止泻作用。五倍子、石榴皮、乌梅、诃子等含有大量鞣质,鞣质的收敛作用使肠黏膜蛋白质沉淀凝固,在肠黏膜表面形成保护层,保护肠黏膜免受肠内有害物质的刺激,减少肠蠕动。罂粟壳含吗啡,吗啡可使胃肠道及其括约肌张力提高,消化液分泌减少,便意迟钝;赤石脂、禹余粮能吸附肠毒素、细菌及其代谢产物,减轻其对肠黏膜的刺激。乌梅、石榴皮、五倍子等能抑制多种肠道致病菌,消除病因、缓解症状而止泻。

(3)镇咳:罂粟壳、五倍子、五味子、诃子等有镇咳作用。五味子及其乙醚提取物可明显减少由氨水刺激而引起的咳嗽次数。

(4)抗病原微生物:乌梅、五倍子、诃子、石榴皮、山茱萸、金樱子等有抗病原微生物作用。诃子水煎液能抑制各种痢疾杆菌,对金黄色葡萄球菌、大肠杆菌、肺炎球菌、溶血性链球菌、铜绿假单胞菌、白喉杆菌、变形杆菌、伤寒杆菌亦有抑制作用。诃子乙醇提取物具有抗真菌作用。乌梅制剂对大肠杆菌、痢疾杆菌、伤寒杆菌、副伤寒杆菌、金黄色葡萄球菌、肺炎杆菌、溶血性链球菌、幽门螺杆菌、变形杆菌、白喉杆菌、类白喉杆菌、铜绿假单胞菌、炭疽杆菌、人型结核杆菌及真菌有抑制作用。

收涩药主要物质基础有鞣质等。

常用收涩药的主要药理作用见附表41。

附表41　常用收涩药的主要药理作用*

类别	药物	收敛	止泻	抗菌	其　他　作　用
敛肺涩肠药	五味子	+	+	+	保肝降酶、抗氧化、调节神经系统功能、兴奋呼吸、祛痰、增强免疫、抗肿瘤、改善心功能、抗溃疡、兴奋子宫
	乌梅	+	+	+	驱虫、兴奋子宫、抗过敏、收缩胆囊、抗肿瘤、抗氧化、抗疲劳、保肝、解毒、止血、抗衰老、促消化、抗生育
	五倍子	+	+	+	抗氧化、止血、降血糖、放龋齿、抗病毒、杀精子、抑制胃酸分泌
	罂粟壳	+	+		镇痛、镇静、镇咳、呼吸抑制、催眠
	诃子	+	+	+	抗动脉硬化、抗氧化、保肝利胆、抗溃疡、解痉、抗艾滋病毒、抗氧化、强心
	石榴皮	+	+	+	抗病毒、抗癌、免疫调节、降血脂、抑制胃酸分泌、驱虫
	肉豆蔻	+	+		抗炎、镇静、抗惊厥、促进胃肠功能、抗氧化
	赤石脂	+	+		抗血栓、吸附
	禹余粮	+	+	+	抗肿瘤、抗氧化、促红细胞生成、吸附
固精缩尿止带药	山茱萸	+		+	抗休克、强心、抗氧化、降血糖、降血脂、抗癌、抑制血小板聚集、抗炎、镇痛、升压、适应原样作用、抗衰老、调节免疫功能、保肝
	金樱子	+	+	+	抗炎、抗氧化、降血糖、降血脂、抗病毒、调节免疫
	覆盆子	+	+	+	抗突变、改善学习记忆、抗衰老、增强免疫
	海螵蛸	+	+		抗胃溃疡、成骨作用、抗辐射

* 表中"+"表示具有该药理作用。

(十八) 攻毒杀虫燥湿止痒药

攻毒杀虫燥湿止痒药具有抗病原微生物、杀虫、抗炎、止血等作用。

(1)抗病原微生物:大部分攻毒杀虫燥湿止痒药对金黄色葡萄球菌、链球菌、肺炎球菌、脑膜炎奈瑟菌、炭疽杆菌、铜绿假单胞菌、结核杆菌、痢疾杆菌、变形杆菌等多种病原微生物均有抑制作用,同时对多种皮肤真菌有较强的抑制作用。五倍子通过酸及鞣质凝固蛋白而杀菌;土荆皮可使真菌细胞线粒体消失,细胞结构变性而抑菌;砒石主要成分是三氧化二砷,砷为细胞原浆毒,可直接杀灭活体细胞。

（2）杀虫：黄连、苦参、蛇床子、大蒜、雄黄、白矾等有抗滴虫作用；轻粉、雄黄、硫黄能杀疥虫。有些药物内服可杀肠道寄生虫、血吸虫、疟原虫等。

（3）抗炎：硫黄、蜂房有一定的抗炎作用。

（4）止血：白矾、土荆皮可止血。

攻毒杀虫燥湿止痒药的主要药理作用见附表42。

附表 42　攻毒杀虫燥湿止痒药的主要药理作用*

中药	抗细菌	抗真菌	抗寄生虫	抗肿瘤	抗炎	抗变态反应	止痒	其 他 作 用
雄黄	＋	＋	＋	＋	＋			
硫黄	＋	＋						缓泻
白矾	＋	＋				＋		
蛇床子	＋	＋		＋	＋	＋	＋	抗心律失常、中枢抑制、益智
川楝子	＋	＋		＋				驱虫、兴奋平滑肌、阻断神经肌肉接头
土荆皮	＋	＋		＋				抗早孕
砒石	＋	＋	＋	＋				腐蚀、平喘
炉甘石	＋					＋		
硼砂	＋	＋						缓解氟中毒

* 表中"＋"表示具有该药理作用。

主要参考文献：

[1] 彭成.中药药理学.北京：中国中医药出版社，2012

[2] 沈映君.中药药理学. 北京：人民卫生出版社，2011

[3] 陈长勋.中药药理学. 上海：上海科学技术出版社，2012

[4] 孙建宁.中药药理学. 北京：中国中医药出版社，2006

[5] 陆茵，张大方.中药药理学. 北京：人民卫生出版社，2012

药名拼音索引